临床护士一本通丛书

急诊科护士一本通

陈彩玲　李　可　王聪敏　主　编

中国健康传媒集团·北京

中国医药科技出版社

内 容 提 要

本书为"临床护士一本通丛书"之一。本丛书根据临床专科护理发展和专科护理岗位的需求，按照国家卫生健康委员会关于实施医院护士岗位管理的指导意见，由中华护理学会各专业委员会组织三甲医院资深护理专家精心编写而成，旨在指导临床护理操作技能更加规范化。该书针对急诊科护理操作的目的和意义、操作步骤、操作难点及重点、注意事项、操作并发症及处理等内容进行了详细的叙述，可使每一位护理人员参照操作步骤能准确进行各项操作。本书内容翔实，字句精炼，适合各级医疗机构急诊科护理人员和高等院校护理学专业师生参考使用。

图书在版编目（CIP）数据

急诊科护士一本通 / 陈彩玲，李可，王聪敏主编.

北京：中国医药科技出版社，2025.9. —（临床护士一本通丛书）. -- ISBN 978 - 7 - 5214 - 5467 - 3

Ⅰ. R472. 2

中国国家版本馆 CIP 数据核字第 2025U4C882 号

美术编辑 陈君杞

版式设计 诚达誉高

出版 **中国健康传媒集团** | 中国医药科技出版社

地址 北京市海淀区文慧园北路甲 22 号

邮编 100082

电话 发行：010 - 62227427 邮购：010 - 62236938

网址 www. cmstp. com

规格 710 × 1000mm ¹⁄₁₆

印张 32½

字数 617 千字

版次 2025 年 9 月第 1 版

印次 2025 年 9 月第 1 次印刷

印刷 河北环京美印刷有限公司

经销 全国各地新华书店

书号 ISBN 978 - 7 - 5214 - 5467 - 3

定价 129. 00 元

获取新书信息、投稿、为图书纠错，请扫码联系我们。

《急诊科护士一本通》
编　委　会

前言
Foreword

急诊科护理技术操作不仅构成了临床护理工作的基石，更是在分秒必争的急救战场上守护生命的关键。随着急诊医学的快速发展，护理实践正面临着精准化、标准化与时效性并重的全新挑战。为构建科学化、标准化、同质化的急诊护理操作体系，本书编者系统整合国内外最新循证护理证据及行业标准，历时一年时间完成这部兼具学术价值与实践意义的图书，旨为广大从事急诊科护理工作的人员提供较好的参考。

全书以系统的理论知识、规范的技术操作规程及实践经验为基础，在反映先进性、科学性和实用性方面做了较多努力。全书分三章，共114节，涵盖基础护理技术、专科护理技术和急诊抢救监测技术。本书凸显三大特色：其一，各项护理操作均按标准化流程编写，突出重点，系统阐述了各项护理技术的基本理论、操作规范和注意事项等；其二，各项操作配有图片，形象直观，还可扫码看到操作演示视频，有助于读者易学易记；其三，本书增加了急危重症监测技术操作规范，解析监护设备应用、床旁即时检测等现代急救技术操作规范。书中更凝练了编者在急危重症抢救中积累的实战经验。

鉴于医学发展的动态性和急诊护理实践的复杂性，各章节相关内容中加入了许多来自编者经过实践得出的见解和经验。由于编写时间有限，本书难免存在不足或疏漏之处，恳请业界同仁不吝指正，以便再版时完善。

编　者
2025 年 7 月

目录 *Contents*

第一章

急诊科一般护理技术操作规范

第一节　手卫生技术

手卫生是医务人员洗手、卫生手消毒和外科手消毒的总称。在临床实践中，各科治疗、护理工作都离不开医务人员的双手，如不加强手卫生就会直接或间接地导致医院感染的发生。为保障患者安全，提高医疗质量，防止交叉感染，医院应当加强医务人员手卫生的规范，提高医务人员手卫生的依从性。

洗手是医务人员用肥皂（皂液）和流动水洗手，去除手部皮肤污垢、碎屑和部分致病菌的过程。

卫生手消毒是医务人员用速干手消毒剂揉搓双手，以减少手部暂居菌的过程。

外科手消毒是外科手术前医务人员用肥皂（皂液）和流动水洗手，再用手消毒剂清除或者杀灭手部暂居菌和减少常居菌的过程。使用的手消毒剂可具有持续抗菌活性。

速干手消毒剂是指含有醇类和护肤成分的手消毒剂，包括水剂、凝胶和泡沫型，用以减少手部细菌。

【操作目的及意义】

清除手部皮肤污垢，杀灭手部暂居菌和减少常居菌。切断手感染传播的途径，是保护患者及医务人员的重要措施。暂居菌也称污染菌或过客菌丛，寄居在皮肤表层，通过常规洗手很容易被清除，直接接触患者或被污染的物体表面时可获得，可随时通过手传播，与医院感染密切相关。常居菌也称固有性细菌，能从大部分人的皮肤上分离出来，是皮肤上持久的固有寄居菌，不易被机械的摩擦清除，如凝固酶阴性葡萄球菌、棒状杆菌类、丙酸菌属、不动杆菌属等，一般情况下不致病。

【操作步骤】

（一）洗手

1. 操作准备

（1）护士准备：着装整齐，修剪指甲，取下手上的饰品及手表，卷袖过肘。

（2）物品准备：流动水洗手设施、清洁剂、干手设施，必要时备护手液或直接备速干手消毒剂。

（3）环境准备：清洁、宽敞。

2. 操作方法

（1）打开水龙头，调节水流和水温，水流不可过大，以防溅湿工作服。水温适当，太热或太冷会使皮肤干燥。水龙头最好是感应式或用肘、脚踏、膝控制的开关。

（2）在流动水下，使双手充分淋湿。

（3）关上水龙头，取肥皂（皂液）或抗菌洗手液，均匀涂抹至整个手掌、手背、手指和指缝。

（4）按七步洗手法（图1-1-1）认真揉搓双手，每步至少15秒。①掌心相对，手指并拢相互揉搓。②手心对手背沿指缝相互揉搓，交换进行。③掌心相对，双手交叉指缝相互揉搓。④弯曲手指使关节在另一只手掌心旋转揉搓，交换进行。⑤一手握另一手大拇指旋转揉搓，交替进行。⑥将5个手指尖并拢放在另一只手掌心旋转揉搓，交换进行。⑦握住手腕回旋揉搓手腕部及腕上10cm，交换进行。

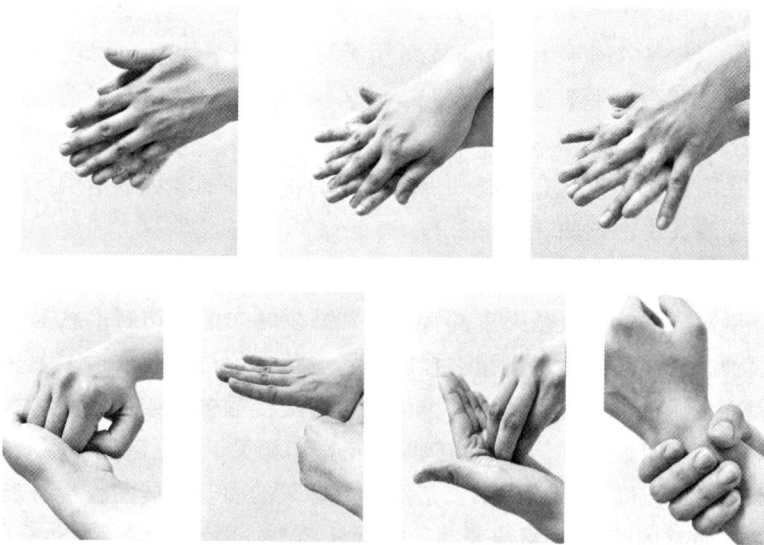

图1-1-1 七步洗手法

（5）打开水龙头，双手稍低置，在流动水下（流动水可避免污水沾污双手）彻底冲洗双手，冲净双手时注意指尖向下。

（6）关闭水龙头，用一次性纸巾或干手机干燥双手，必要时取护手液护肤。

（7）按医疗废弃物处理用物。

3. 操作评价

（1）操作者清楚洗手的意义及目的。

（2）操作规范，动作流畅。

（3）遵循洗手流程，揉搓面面到位，时间符合标准。

（二）卫生手消毒

1. 操作准备

（1）护士准备：着装整齐，修剪指甲，取下手上的饰品及手表，卷袖过肘。

（2）物品准备：速干手消毒剂。

（3）环境准备：清洁、宽敞。

2. 操作方法同（一）洗手。

3. 操作评价

（1）操作者清楚卫生手消毒的意义及目的。

（2）操作规范，动作流畅。

（3）步骤正确，揉搓时间达到标准。

（4）卫生手消毒后，手部检测不到致病微生物。

（5）操作者涂剂揉搓覆盖完全。

（三）外科手消毒　同卫生手消毒。

【操作重点及难点】

（1）遵守医院感染控制要求。

（2）洗手或使用速干手消毒剂的指征：①直接接触每个患者前后，从同一患者身体的污染部位移动到清洁部位时。②接触患者黏膜、破损皮肤或伤口前后，接触患者的血液、体液、分泌物、排泄物、伤口敷料等之后。③穿脱隔离衣前后，摘手套后。④进行无菌操作及处理清洁、无菌物品之前。⑤接触患者周围环境及物品后。⑥处理药物或配餐前。

两个"前"是保护处理对象，3个"前后"是保护双方，3个"后"是污染接触后。

（3）注意清洗双手所有皮肤，包括手背、指尖、指缝。按七步洗手法要求卫生手消毒。

（4）流动水可避免污染双手，冲净双手时注意指尖向下，干手巾应一用一消毒。

（5）消毒剂要求：作用速度快，不损伤皮肤，不引起过敏反应。

（6）保证消毒剂完全覆盖皮肤。

（7）揉搓时间不少于 15 秒。

（8）自然干燥，必要时取护手液护肤。

【注意事项】

（1）当手部有血液或其他体液等肉眼可见污染时，应用清洁剂或流动水洗手。当手部没有肉眼可见污染时，可用速干手消毒剂消毒双手替代洗手，揉搓方法与卫生手消毒方法相同。

（2）外科洗手与手消毒方法应遵循先洗手、后消毒的原则，不同患者手术之间、手套破损或手被污染时，应重新进行外科洗手与手消毒，外科手消毒时间 2~6 分钟。

（3）注意调节合适的水温、水流，避免污染周围环境。

（4）操作者洗手之前应先摘除手部饰品（包括假指甲）或手表，修剪指甲时要求长度不超过指尖，保持指甲周围组织的清洁。

（5）终末处理规范：用后的清洁指甲用具、揉搓用品如海绵、手刷等，应放到指定的容器内。揉搓用品应没人使用后消毒或一次性使用。清洁指甲用品应每日清洁与消毒。术后摘除外科手套后，应用肥皂水清洁双手。

第二节 无菌技术

无菌技术是在医疗护理操作过程中，保持无菌物品、无菌区域不被污染、防止病原微生物侵入人体或传播给他人而采取的一系列操作技术和管理方法。无菌技术作为预防医院感染的一项重要而基础的技术，医护人员必须正确、熟练地掌握，在技术操作中严守操作规程，以确保患者安全，防止医源性感染的发生。

【操作目的及意义】

（1）防止病原微生物侵入人体。

（2）保持无菌物品及无菌区不被污染。

（3）避免给患者带来相应的损失和危害。

【操作步骤】

1. 操作准备

（1）护士准备：衣帽整齐，剪指甲，取下手表，卫生手消毒，戴口罩。

（2）物品准备：无菌容器及持物钳、敷料缸、棉签、消毒液瓶、无菌巾包、无菌溶液、小无菌物品包、有盖方盘或储槽（内盛放无菌物品）、无菌手套、弯盘、笔、抹布（操作前半小时湿抹治疗盘），另备清洁治疗盘2个。仔细检查无菌物品、无菌溶液的名称、灭菌日期及是否在有效期内。

（3）环境准备：无菌操作前半小时应停止清扫工作，减少走动，避免尘土飞扬。湿抹治疗台和治疗盘，操作环境应清洁、干燥、宽阔、定期消毒，操作台清洁、干燥、平坦、物品布局合理。

2. 操作方法

（1）无菌持物钳使用法（图1-2-1）：①无菌持物钳应浸泡在盛有消毒液的大口容器内，溶液应浸没钳轴关节以上2~3cm或钳的1/2。每个容器只能放1把无菌持物钳（镊）。目前临床主要使用干燥保存法，即将盛有无菌持物钳的无菌干罐保存在无菌包内，使用前开包，4小时更换一次。②取无菌持物钳时，手不可触及容器盖内面，手持无菌持物钳上1/3处，应钳端闭合，将无菌持物钳移至容器中央，垂直取出，关闭容器盖，不可触及容器边缘或液面以上的容器内壁，使用持物钳时应保持钳端向下，不能倒转，用后立即放回容器中，并松开关节，将钳端打开，防止无菌持物钳在空气中暴露过久而污染。③无菌持物钳只能用来夹取无菌物品，不可用于夹取油纱布，也不能用于换药或消毒皮肤。④到远处取物时应连同容器一起搬移，就地取出使用。如有被污染或可疑污染时应重新灭菌。持物钳高度不可低于腰部且钳端向下，不能随意甩动。

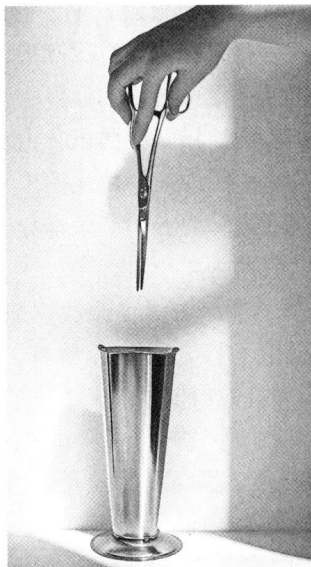

图1-2-1　取无菌持物钳的方法

（2）无菌包打开法：①取无菌巾，查对包外标签（物品名称、灭菌日期、指示胶带是否变色、无菌包有无潮湿或破损等）。②将包托在手上，手接触包布四角外面，逐层打开（揭开对角、右、左、内角）。③查看消毒指示卡，取无菌持物钳夹取无菌巾，余物按原痕折好，放回无菌持物钳。④打开的无菌包未用完按原折缝包好，注明开包日期、时间，限24小时内使用。⑤如将包内物品全部取出，可将包托在手上，依次打开其他三角，将包巾四角抓住，露出无菌容器，稳妥地放入无菌盘内。

（3）铺无菌盘法（图1-2-2）

1）单巾铺盘法：①双手捏住无菌巾一边外面两角展开（双层，边缘对齐），平铺于治疗盘上，将上层呈扇形折至对侧，开口向外（无菌面向上）。

②放入无菌物品。③双手捏住扇形折叠层治疗巾外面，无菌巾边缘对齐覆盖于物品上，将开口处向上翻折两次，两边向下翻折一次，露出治疗盘边缘。④注明铺盘日期及时间。

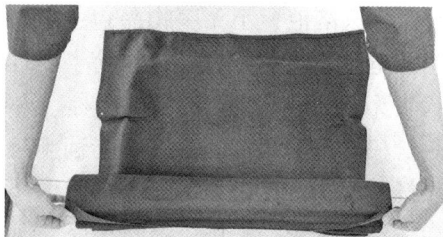

图1-2-2 铺无菌盘法

2）双巾铺盘法：①检查并核对无菌包名称、灭菌日期、有效期、灭菌标识，检查无菌包有无潮湿或破损。②打开无菌巾包，用无菌持物钳取一块无菌巾放于无菌区，按原痕将包折好并注明开包日期及时间。③双手捏住无菌巾两角外面，展开无菌巾，由对侧向近侧平铺于盘上，无菌面向上。④放入无菌物品后，夹取另一块无菌巾双手展开后由近侧向对侧覆盖于无菌盘上，无菌面向下，边缘对齐，剩余部分向上反折，不暴露无菌物品。⑤注明铺盘日期及时间，有效期为4小时。

（4）无菌容器使用法：①检查无菌容器外标签、灭菌日期、化学指示胶带，打开无菌容器盖，平移离开容器，将盖的内面向上置于稳妥处或将盖的内面向下拿在手中，不可触及盖的边缘及内面。②用无菌持物钳垂直夹取无菌物品，不可触及容器边缘。③取出物品后立即将盖的内面向下，移至容器口上方盖严。④手持无菌容器应托住底部，手指不可触及容器的边缘和内面。

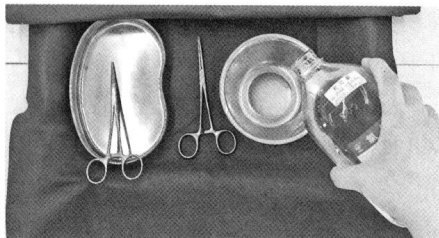

图1-2-3 取无菌溶液

（5）取无菌溶液法（图1-2-3）：①取盛有无菌溶液的密封瓶，擦净瓶外灰尘，核对标签上的药名、剂量、浓度和有效期，检查瓶盖是否松动，瓶身有无裂缝，溶液有无变质、浑浊。②启开盖子，消毒瓶塞，待干后于标签侧启开瓶塞。③标签朝向手心，倒出少量溶液冲洗瓶口，再由原处倒出适量溶液于无菌容器中。④及时盖塞，注明开瓶时间及日期，已开启的溶液瓶内溶液，可保存24小时。

（6）戴无菌手套法（图1-2-4）：①洗净、擦干双手。②核对无菌手套袋的号码和灭菌日期，包装是否完整、干燥。③将手套袋平放于清洁、干燥的桌面上并打开。④将手套反折部分取出手套，手套拇指相对。一手伸入手套内戴好，再以戴好手套之手伸入另一手套之反折部分，依法戴好另一手套，将反折部分翻转于衣袖上，戴好手套的手始终保持在腰部以上。⑤双手对合交叉检查是否漏气，并调整手套位置。

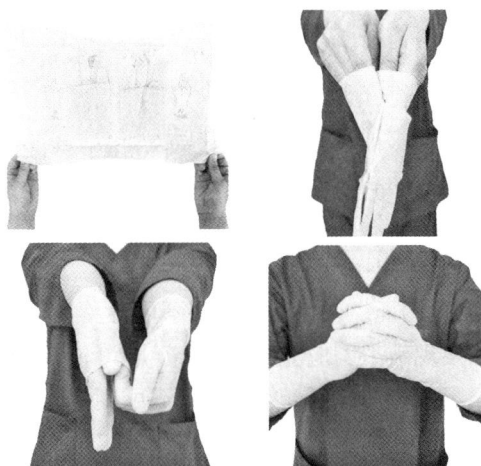

图 1 - 2 - 4 戴无菌手套法

3. 操作评价

（1）操作熟练，有无菌观念。

（2）始终保持无菌操作原则。

（3）保证无菌物品、无菌溶液、无菌容器未受污染。

【操作重点及难点】

（1）无菌操作环境应清洁、宽敞。操作前半小时需停止打扫、更换床单等工作，空气清新，无尘埃。

（2）无菌操作前，工作人员穿戴整洁，帽子需遮住头发，口罩需盖住口鼻，需修剪指甲并卫生手消毒，必要时穿无菌衣，戴无菌手套。

（3）无菌物品必须与非无菌物品分开放置，且明确标志。无菌物品不可暴露于空气中，需存放于无菌包或无菌容器中。需用的无菌物品注意核对名称及消毒是否有效，取完后标明开启日期及时间。

（4）在进行无菌技术操作时，明确无菌区、非无菌区、无菌物品、非无菌物品，非无菌物品应远离无菌区域。

（5）取、放物品应面向无菌区，勿跨越无菌区，污染物品要妥善放置。

（6）操作者身体应与无菌区保持一定距离，手臂保持在腰部或治疗台面以上，注意勿触及非无菌物品。

（7）取无菌物品应使用无菌持物钳。无菌物品取出后不可再放回无菌容器内，用物疑有污染或已被污染应重新灭菌。

（8）一套无菌物品只供一位患者使用，以防止交叉感染。

【注意事项】

（1）铺无菌盘的区域必须清洁、干燥、宽敞，位置摆放合理，无菌包避免潮湿。

（2）无菌物品应定期消毒，如过期、被污染或指示胶带变色，则需重新灭菌。

（3）用物排放有序，符合无菌操作要求。

（4）无菌面不可触及衣袖和其他有菌物品。

（5）铺盘时非无菌物品和身体应与无菌盘保持适当距离，手不可触及无菌巾内面。无菌盘不宜放置过久，有效期不超过4小时。

（6）戴手套时手套外面不可触及任何非无菌物品。已戴手套的手不可触及未戴手套的手及另一手套的内面。未戴手套的手不可触及手套的外面。

（7）戴手套后如发现破裂，应立即更换。

（8）脱手套时，需将手套口翻转脱下，不可用力强拉手套边缘或手指部分，以免损坏。脱手套后应洗手。

第三节　体温、脉搏、呼吸、血压测量

一、体温测量

体温包括体核温度和体表温度。一般所说的体温是指体核温度。体核温度指身体内部胸腔、腹腔和中枢神经的温度，具有相对稳定且较皮肤温度高的特点。医学上说的体温是指机体深部的平均温度，体温一般有三种表示方法：直肠温度、腋下温度和口腔温度。

【操作目的及意义】

（1）判断体温有无异常。

（2）动态监测体温，分析热型及伴随症状等。

（3）协助医生诊断，为预防、治疗、护理和康复提供依据。

【操作步骤】

1. 评估患者并解释

（1）评估：①患者的病情、治疗情况、用药史、过敏史及禁忌证。②患者的意识状态、心理状态、合作程度。

（2）解释：向患者及家属解释体温测量的目的、方法、注意事项及配合要点。

2. 操作准备

（1）护士准备：衣帽整洁，修剪指甲，卫生手消毒，戴口罩。

（2）患者准备：①了解体温测量的目的、配合方法及注意事项。②体位舒适，情绪稳定。③测温前20～30分钟若有运动、进食、冷热饮、冷热敷、洗澡、坐浴、灌肠等，应休息30分钟后再测量。

（3）物品准备：治疗车、手消毒液，治疗盘内备容器两个（一个为清洁容器，盛放已消毒备用的体温计若干，体温计甩至35℃以下；另一个容器内有消毒液、消毒湿纱布、体温记录单、笔、带秒针的表）。若测腋温，另备干纱布。若测肛温，另备液状石蜡、棉签、卫生纸。

（4）环境准备：病室整洁、干净、明亮。

3.操作方法（水银体温计操作方法）

（1）卫生手消毒，戴口罩，备齐用物。

（2）核对医嘱，检查用物的有效期，请二人核对，携物品至床旁。

（3）两种方法核对患者身份信息，根据患者病情选择体温测量方式。

（4）再次核对患者身份信息。

（5）患者根据病情取舒适仰卧位。

（6）戴手套。

（7）测量体温：①口腔测量法（图1-3-1）：口表水银端斜放于患者舌下热窝处，嘱患者紧闭口唇，用鼻呼吸，勿用牙咬体温计，3分钟后取出，用纱布擦拭后准确读数并记录。②腋温测量法（图1-3-2）：检查患者腋下有无汗液，若有用干纱布擦干，腋表水银端放于腋窝深处，嘱患者屈臂过胸，夹紧体温计，形成人工体腔，10分钟后取出，用消毒纱布擦拭，准确读数。③肛温测量法（见图1-3-3）：取仰卧位、俯卧位或屈膝仰卧位，以暴露臀部，用液状石蜡润滑肛表水银端后轻轻插入肛门3~4cm，婴幼儿可取仰卧位，护士一手抓住其双踝，提起双腿，另一手将肛表插入肛门，婴儿插入1.25cm，幼儿插入2.5cm，并握住肛表用手掌根部和手指将双臀轻轻捏拢，加以固定，3分钟后取出，用卫生纸擦净，再用消毒纱布擦拭，准确读数。协助患者擦净肛门，穿好衣裤。

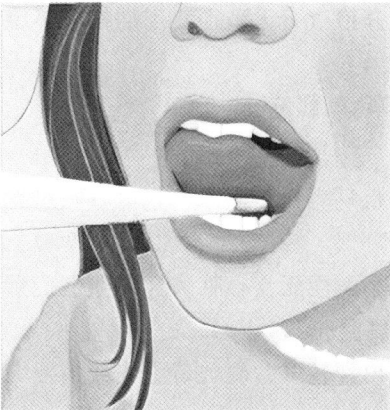

图1-3-1　口腔测量法

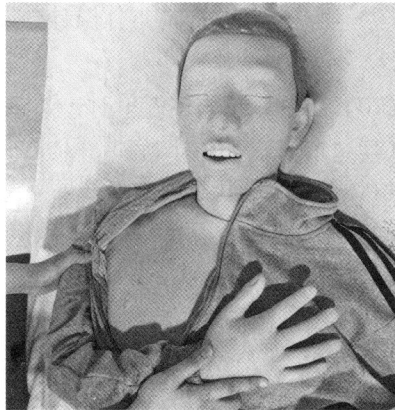

图1-3-2　腋温测量法

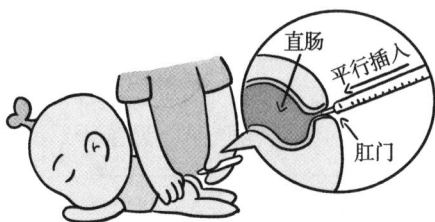

图 1 - 3 - 3 肛温测量法

(8) 告知患者体温值，并记录。

(9) 整理用物，将使用后的体温计甩至 35℃ 以下，浸泡于消毒液中，协助患者取舒适卧位。

(10) 脱手套，卫生手消毒。

(11) 绘制体温单或录入到移动护理信息系统的终端设备并注明测定部位。

4. 操作评价

(1) 操作有效，患者及其家属能正确配合。

(2) 测量结果准确。

(3) 操作过程严格符合无菌要求。

【操作重点及难点】

(1) 确认患者测量部位，使患者消除紧张情绪并积极配合很重要。

(2) 测口温、腋温者可取坐位或仰卧位。测肛温者可取侧卧位、俯卧位或仰卧位。

(3) 舌下热窝为口腔温度最高处，防止患者咬破体温计。

(4) 形成人工体腔，确保测量的准确性。腋下汗液过多，会导致散热增加，影响测量的准确性。

(5) 屈臂过胸是使腋窝形成相对密闭的腔，以减少外界温度的影响。

(6) 婴幼儿测肛温，需有专人守护，扶持并固定肛表。

(7) 肛温测量前用液状石蜡润滑肛表前端以减少阻力，避免擦伤肛门或直肠黏膜。

(8) 体温计测量后及时消毒，防止交叉感染。

(9) 测量体温前应清点体温计数量，并检查有无破损。定期检查体温计的准确性。

(10) 绘制或录入体温单时，要注明测定的部位。

【注意事项】

(1) 婴幼儿及昏迷、精神异常、口腔疾病、口鼻手术、张口呼吸患者及不能合作者禁测口温。

(2) 直肠、肛门疾患或手术，腹泻，心肌梗死及心脏病（刺激肛门后，迷走神经兴奋，会引起心律不齐）患者禁测肛温。

(3) 腋下有创伤或手术及炎症，腋下出汗较多，肩关节受伤或消瘦夹不紧体温计者不宜测腋温。

(4) 避免影响体温测量的各种因素，如运动、进食、冷热饮、冷热敷、洗澡、坐浴、灌肠等。

（5）婴幼儿、危重症或躁动患者测体温时应有专人守护，防止发生意外。

（6）若患者不慎咬破体温计，应立即清除玻璃碎屑，避免损伤唇、舌、口腔、食管、胃肠道黏膜，口服蛋清或牛奶，以保护消化道黏膜，减少或延缓水银的吸收。若病情允许，可进食粗纤维食物，加快水银的排出。

（7）插入肛表勿用力，以免损伤肛门直肠黏膜。

（8）发现体温与病情不相符时，应在床旁重新监测，必要时做肛温和口温对照复查。

（9）切忌体温计放在超过42℃的热水中清洗，以防爆裂。用离心机甩体温计时，应先消毒后再放于离心机内。

二、脉搏测量

在每个心动周期中，随着心脏的收缩和舒张，动脉内的压力和容积发生周期性波动导致动脉管壁产生有节律的搏动，称动脉脉搏，简称脉搏。

【操作目的及意义】

（1）判断患者脉搏有无异常。

（2）动态监测脉搏变化，间接了解心脏情况。

（3）协助诊断，为预防、治疗、护理、康复提供依据。

【操作步骤】

1. 评估患者并解释

（1）评估：患者的年龄、病情、治疗情况、心理状态及合作程度。

（2）解释：向患者及家属解释脉搏测量的目的、方法、注意事项及配合要点。

2. 操作准备

（1）护士准备：衣帽整洁，修剪指甲，卫生手消毒，戴口罩。

（2）患者准备：①了解测量脉搏的目的、方法、注意事项及配合方法。②取舒适体位，保持情绪稳定。③测量前若有剧烈运动、紧张、恐惧、哭闹等，应休息20～30分钟后再测量。

（3）物品准备：治疗车、手消毒液，治疗盘内备记录单、笔、带秒针的表，必要时另备听诊器、乳胶手套。

（4）环境准备：室温适宜、光线充足、环境安静。

3. 操作方法

（1）卫生手消毒，戴口罩，备齐用物。

（2）核对医嘱，检查用物的有效期，请二人核对，携用物至床旁。

（3）两种方法核对患者身份信息并评估患者。确认患者，选择测量部位。

（4）护士以示指、中指和无名指指端按压在桡动脉搏动最强处，力度以能清楚感觉到搏动为宜。

（5）再次核对患者身份信息，确认患者。

（6）戴手套。

（7）测量脉搏：正确测量脉搏30秒，所得数值乘以2，即为脉率，脉搏异常及心脏器质性病变时，需要测量1分钟。特殊患者的测量如下所述。①脉搏微弱难以触诊者，应用听诊器测心率（心尖搏动选择左锁骨中线内侧第5肋间处听诊）1分钟。②脉搏短绌者，应有两位护士，一位护士测脉率；另一位护士听心率，发出"起"和"停"的口令，测量1分钟。

（8）脱手套，卫生手消毒。

（9）告知患者测量结果并记录。

（10）整理用物，协助患者取舒适体位。

（11）洗手后绘制体温单或输入到移动护理信息系统的终端设备。

4. 操作评价

（1）患者及其家属能理解测量脉搏的目的、意义，并能主动配合。

（2）在测量过程中患者无不适感，测量结果准确。

（3）操作过程符合无菌技术要求且规范。

【操作重点及难点】

（1）测量脉搏的部位：靠近骨骼的浅表大动脉都可扪及，最常用、最方便的诊脉部位是桡动脉，其次部位：颞动脉、颈动脉、肱动脉、股动脉、腘动脉、胫后动脉、足背动脉等（图1-3-4）。

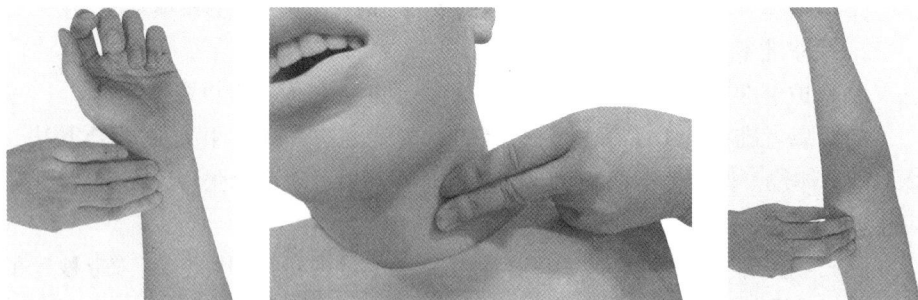

图1-3-4 常用诊脉部位：桡动脉、颈动脉、肱动脉

（2）心房纤颤患者，应由两名护士同时测量，即一名护士测脉率；另一名护士听心率，发出"起"或"停"口令。二人同时测量1分钟，以"心率/脉率"方式记录（图1-3-5）。

（3）测量脉搏时按压力量适中，太大会阻断脉搏搏动，太小测量不到脉搏搏动。

（4）脉搏短绌患者，可选择心脏听诊，听诊部位可选择左锁骨中线内侧第5肋间隙处。

【注意事项】

（1）测量脉搏前患者需保持安静，避免各种影响患者脉率的因素，如剧烈运动、情绪激动等，以保证其准确性。

（2）不可用拇指诊脉，因拇指动脉较强，易与患者的脉搏相混淆。

图1-3-5　心房纤颤者脉搏的测量方法

（3）偏瘫患者应选择健侧肢体测量。

（4）测量脉率的同时，应注意脉律、脉搏的强弱及动脉壁的弹性等。

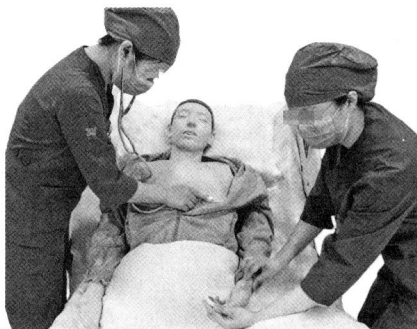

三、呼吸测量

机体在新陈代谢过程中，需要不断从外界环境中摄取氧气，并把自身产生的二氧化碳排出体外，机体与外界环境之间所进行的气体交换过程，称为呼吸。呼吸是维持机体新陈代谢和生命活动所必需的基本生理过程之一，一旦呼吸停止，生命也将终结。

【操作目的及意义】

（1）判断呼吸有无异常。

（2）动态监测呼吸变化及呼吸功能。

（3）协助临床诊断，为预防、治疗、护理、康复提供依据。

【操作步骤】

1. 评估患者并解释

（1）评估：患者的年龄、病情、治疗情况、心理状态。

（2）解释：向患者及家属解释测量呼吸的目的、方法、注意事项。

2. 操作准备

（1）护士准备：衣帽整洁，修剪指甲，卫生手消毒，戴口罩。

（2）患者准备：①了解测量呼吸的目的、方法、注意事项及配合方法。②取舒适体位，情绪稳定，保持自然呼吸状态。③测量前如有剧烈运动、情绪激动等，应休息20~30分钟后再测量。

（3）物品准备：手消毒液，治疗盘内备记录单、笔、带秒针的表，必要时备棉花。

（4）环境准备：室温适宜、光线充足、环境安静。

3. 操作方法

（1）卫生手消毒，戴口罩。

（2）核对医嘱，检查用物的有效期，请二人核对，携用物至床旁。

（3）两种方法核对患者身份信息并评估患者。

（4）协助患者取舒适卧位，精神放松，避免引起患者紧张。

（5）戴手套，再次核对患者身份信息，确认患者。

（6）测量呼吸：保持诊脉姿势，观察患者胸部或腹部的起伏（一起一伏为一次呼吸），计数30秒，所得数值乘以2，如呼吸异常或婴儿需要测量1分钟。危重患者如呼吸较弱，可将少许棉花置于患者近鼻孔处，计数棉花被吹动的次数，计时1分钟。同时观察呼吸的节律、声音，有无呼吸困难等。

（7）脱手套，洗手。

（8）记录测量值。

（9）整理用物，协助患者取舒适体位，洗手。

（10）将所测量的呼吸值记录在记录本或者输入到移动护理信息系统的终端设备。

4. 操作评价

（1）操作规范熟练，测量结果准确。

（2）测量过程中患者感到舒适并愿意配合。

【操作重点及难点】

（1）异常呼吸患者或婴儿应测量1分钟。

（2）测量呼吸时应采用测量脉搏同时测量呼吸的方法，避免因患者紧张影响测量数据的准确性。

（3）女士以胸式呼吸为主，男性和儿童以腹式呼吸为主。

（4）同时观察呼吸深度、节律、型态及有无呼吸困难表现。

（5）危重患者测量呼吸，可将少许棉花置于患者近鼻孔处，观察棉花被吹动的次数，计时1分钟（图1-3-6）。

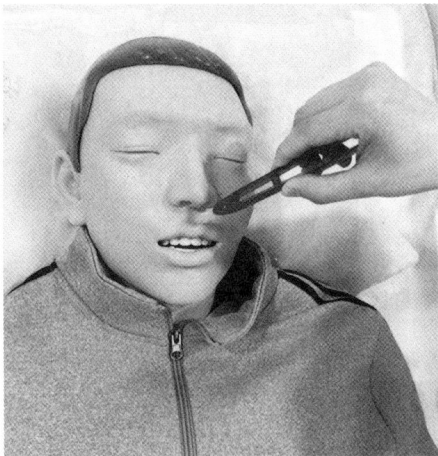

图1-3-6　危重患者测量呼吸方法

【注意事项】

（1）呼吸容易受意识控制，测量呼吸时应在环境安静、情绪稳定、患者不易察觉的情况下测量。

（2）测量呼吸前如有剧烈运动、情绪激动等，应休息 30 分钟后再测量。

（3）在测量呼吸次数的同时，应注意观察呼吸的节律、深浅度及气味等变化。

四、血压测量

血压是血液在血管内流动时对血管壁的侧压力。在不同的血管内，血压分别被称为动脉血压、毛细血管压和静脉血压，一般所说的血压指动脉血压。在心动周期中，动脉血压会随着心室的收缩和舒张而发生规律性的变化。当心室收缩时，动脉血压上升，至收缩中期达到最高值称为收缩压。当心室舒张时，动脉血压下降，至舒张末期达到最低值称为舒张压。收缩压与舒张压的差值称为脉压差。心动周期中动脉血压的平均值称为平均动脉压，约等于舒张压加 1/3 脉压。

【操作目的及意义】

（1）判断血压有无异常。

（2）监测血压变化，间接了解患者循环系统的功能状况。

（3）协助诊断，为预防、治疗、护理、康复提供依据。

【操作步骤】

1. 评估患者并解释

（1）评估：患者的年龄、病情、治疗情况、既往高血压状况、服药情况、心理状态及合作程度。

（2）解释：向患者及家属解释血压测量的目的、方法、注意事项及配合要点。

2. 操作准备

（1）护士准备：衣帽整洁，修剪指甲，卫生手消毒，戴口罩。

（2）患者准备：①了解测量血压的目的、方法、注意事项及配合方法。②取舒适体位，保持情绪稳定。③测量前有吸烟、运动、情绪变化等，应休息 15～30 分钟后再测量。

（3）物品准备：手消毒液、血压计、听诊器、记录本、笔。

（4）环境准备：室温适宜，光线充足，环境安静。

3. 操作方法

（1）卫生手消毒，戴口罩。

（2）核对医嘱，检查用物的有效期，请二人核对，携用物至床旁。

（3）两种方法核对患者身份信息，做好解释。

（4）戴手套。

（5）选择测量部位，患者取坐位或仰卧位，被测肢体的肘臂伸直、掌心向上，肱动脉和心脏在同一水平。

（6）放平血压计于上臂旁，驱尽袖带内的空气，将袖带平整地缠于上臂中部，下缘距肘窝 2~3cm，松紧以能插入一指为宜。

（7）将听诊器探头放在肱动脉搏动最明显的地方，以一手稍加固定。

（8）打开水银开关，戴上听诊器，关闭输气球气门，手握橡皮球，均匀充气至肱动脉搏动音消失，再升高 20~30mmHg。

（9）缓慢松开加压气球阀门放气，速度以 4mmHg/秒左右为宜，同时听肱动脉搏动，并注意水银柱刻度。

（10）在听诊器中听到第一声搏动，水银所指刻度即为收缩压。当搏动音突然变弱或消失时，水银所指刻度即为舒张压。

（11）驱尽袖带内空气，解开袖带，安置患者取舒适卧位，整理床单位。

（12）排尽袖带内余气，扣紧压力活门，整理后放入盒内。血压计盒盖右倾 45°，使水银全部流回槽内，关闭水银槽开关，盖上盒盖，平稳放置。

（13）协助患者取舒适体位。

（14）脱手套，洗手。

（15）整理用物，记录血压，卫生手消毒。

4. 操作评价

（1）患者及其家属能理解测量血压的目的、意义，并能主动配合。

（2）在测量过程中患者感到安全、舒适，测量结果准确。

（3）教会患者正确使用血压计和测量血压，帮助患者创造在家中自测血压的条件，以便患者能够及时掌握自己血压的动态变化。

（4）向患者及家属正确解释血压的正常值及测量过程中的注意事项。

【操作重点及难点】

（1）排除影响血压值的外界因素。①血压计袖带太窄需要较高的压力才能阻断动脉血流，故测得血压值偏高。②血压计袖带过宽使大段血管受压，以致搏动音在达到袖带下缘之前已消失，故测出血压值偏低。③血压计袖带过松使橡胶袋充气后呈球状，以至有效的测量面积变窄，测得血压偏高。④血压计袖带过紧使血管在未充气前已受压，故测出血压偏低。⑤测量时若肱动脉低于心脏，血压值偏高；若高于心脏，血压值偏低。

（2）坐位时，肱动脉平第 4 肋软骨。卧位时，肱动脉平腋中线，血压计"0"点应与肱动脉、心脏在同一水平（图 1-3-7）。

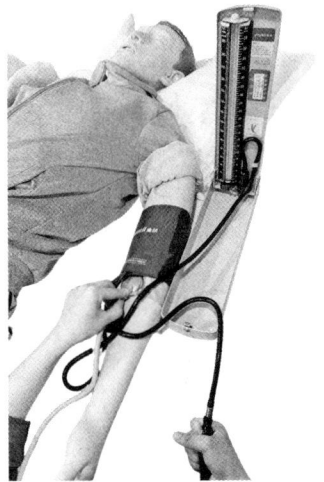

图 1-3-7 测量血压示意图

【注意事项】

（1）定期检查、校对血压计。血压计要保持性能良好，应平稳放置，不可倒置。测量前，检查血压计：玻璃管无裂损，刻度清晰，加压气球和橡胶管无老化、不漏气，水银充足、无断裂。袖带宽窄合适，保持清洁，用后空气要放尽，卷平，放于盒内固定处。用毕关闭水银槽开关，轻关盒盖，避免玻璃管被压碎。检查听诊器：橡胶管无老化、衔接紧密，听诊器传导正常。

（2）袖带的宽度要符合规定的标准，过窄可使测得的数值偏高，过宽可使测得的数值偏低，小儿最合适的袖带宽度是上臂直径的 1/2~2/3。

（3）测量前告知患者保持安静。劳累或情绪紧张者，应休息 20 分钟后再测。

（4）操作中血压听不清或异常时，应重复测量，先将袖带内空气驱尽，使汞柱降至"0"点，稍待片刻再进行测量，直到听准为止。

（5）对偏瘫患者，应测量健侧手臂血压，因患侧血液循环有障碍，不能反映机体血压的真实情况。

（6）对要求密切观察血压的患者，应尽量做到定时间、定部位、定体位和定血压计，这样才能相对准确。

（7）避免听诊器胸件塞在袖带下，以免局部受压较大和听诊时出现干扰声。充气不可过猛、过快，以免水银溢出和引起患者不适。

（8）不要放气太慢，否则易使静脉充血，舒张压值偏高；也不要放气太快，否则易因未注意到听诊间隔而猜测血压值。

【操作并发症及处理】

1. 汞中毒

（1）若患者不慎咬碎体温计，嘱其迅速吐出水银及玻璃渣并漱口。若已吞下，可服生蛋清或牛奶，蛋白质能与汞结合，以延缓汞的吸收并排出体外，或食用韭菜等粗纤维食物，使其包裹水银和吸收玻璃渣，并能刺激肠蠕动，加速其排出。玻璃渣勿丢入垃圾桶，因为玻璃管仍含有未溢出的水银。应将玻璃渣收集起来，置入专用容器，送本单位或者社区有害废物管理部门处理。

（2）当体温计损毁后，应立即开窗通风，及时收集掉落在地上的水银珠，装于小玻璃瓶中，上面加少量水封存，盖紧盖子，交给专门的医疗废弃物公司处理，对于角落、地缝中不易收集的地方撒上硫黄粉，使其与水银结合生成难以挥发的硫化汞化合物。

（3）切勿将收集起来的水银倒入下水道，以免污染地下水。如果水银渗入地下水，人们饮用了含有重金属的水，就会危害人体健康。

2. 皮肤破损

（1）测量体温前检查体温计是否完好。

（2）测量腋温时前臂屈肘过胸，体温计水银端放在腋窝深处，过度消瘦的患者不宜测量腋温。

（3）测量体温时，夹体温计的肢体保持不受压。

（4）插入肛表时动作轻柔，为小儿插入肛表时护士应守护在床旁并用手扶托体温计，防止失落或折断。

3. 心电监护仪袖带导致上肢毛细血管破裂引起手臂肿胀。

（1）护士应根据患者臂围选择大小合适的袖带，将袖带捆绑在穿有病号服的上臂，袖带捆绑的位置要正确，袖带的气囊中间部位正好压住肱动脉，下缘正好在肘弯上 2～3cm，松紧程度以仅能够伸入 1 个指头为宜，测压时上臂保持伸位并外展。

（2）患肢、伤肢、动静脉造瘘肢体、静脉注射管及循环不良的肢体严禁监测血压。

（3）严密观察受压部位局部情况，间歇时应松开袖带，每隔 1～2 小时检查 1 次血压袖带及皮肤，定时更换位置。

（4）密切观察充气导管是否通畅，袖带充气有无受压，松紧度是否适宜，位置与方向是否正确。

（5）注意保暖及避免皮肤破损；对高血压患者、老年人、小儿、危重患者、昏迷者、凝血功能障碍者及皮肤过敏者要更加重视。

（6）加强护士心电监测技术培训，培训中除操作外，还要求牢固掌握监护仪的日常维护及使用注意事项，增强每位护理人员防范意识，提高其技术操作能力，使之做到熟练掌握，熟练使用，有效、及时防范。

4. 持续血压监测导致压力性紫癜。

（1）选择质地柔软、宽窄适宜的袖带，以保证其平整柔软，及时监测袖带压力，保证其准确性。使用前先在肢体上缠两层纱布或厚度小于 0.5cm 的内衣，袖带缠绕在袖套上距肘窝 2～3cm 的部位，绑扎时松紧适宜、平整，以减少皱褶，使压力平均分散。

（2）每次测量完毕，及时将袖带松开，避免长时间捆绑对局部刺激并缩短压迫时间，同时有利于皮肤的透气。汗液等分泌物可导致袖带变硬、变臭，直接接触患者皮肤而出现过敏、发白，以及皮肤表层被袖带挤压出血造成皮肤破损。

（3）定期更换、清洗、消毒袖带。袖套有污染随时更换，使用完及时清洗、消毒处理并检查维修备用。要根据患者年龄大小、胖瘦程度，选择不同型号的袖带，如小儿则使用小儿袖带，以免影响测量结果。

（4）监测前要检查皮肤的状况，做好详细评估。

（5）对有明显躁动患者，先给予适当的镇静，再进行测量，以免因摩擦过度产生压力性紫癜；对年老体弱、极度消瘦、凝血功能降低患者，注意捆绑时不能太紧，充气压力不能太大。

（6）监测中密切注意皮肤变化，规范患者体位，清醒患者要主动询问患者主观感受，如有无自觉不适及轻度痒感，皮肤有无发红等，以便及时解决，确保护理安全，把安全放在第一位。

（7）袖带在使用过程中，应松紧适宜，不可在同一部位长时间测量，要经常更换部位；同时还要密切观察袖带远端、周围及中心部位皮肤情况，如果局部皮肤有充血、发红、散在出血点、紫癜等现象，应停止在该部位继续测量。每班接班者必须松开袖带检查监测部位及肢体血运情况，并更换监测部位或重新调整松紧度和位置，在护理记录单上描述皮肤状况，密切观察患者的皮肤情况，严格交接班，发现异常及时报告。

第四节　口腔护理术

口腔护理是根据患者病情和口腔情况，运用特殊方法，为患者清洁口腔的护理操作。良好的口腔护理可保持口腔清洁，预防感染，促进口腔正常功能的恢复，从而提高患者的生活质量。对于高热、昏迷、危重、禁食、鼻饲、口腔疾患、术后及生活不能自理的患者，护士应执行医嘱给予口腔护理。一般每日2~3次，如病情需要，可酌情增加次数。

【操作目的及意义】

（1）保持口腔清洁、湿润，使患者舒适，预防口腔感染等并发症。

（2）防止口臭，清除牙垢，增进食欲，确保患者舒适。

（3）观察口腔黏膜、舌苔的变化及有无特殊口腔气味，保持口腔正常功能，以提供患者病情动态变化的信息。

【操作步骤】

1. 评估患者并解释

（1）评估：患者的年龄、病情、意识、心理状态、自理能力、配合程度及口腔卫生状况。

（2）解释：向患者及家属解释口腔护理的目的、方法、注意事项及配合要点。

2. 操作准备

（1）护士准备：仪表端庄，衣帽整洁，修剪指甲，卫生手消毒，戴口罩。

（2）患者准备：①了解口腔护理的目的、方法、配合要点及注意事项。②取舒适、安全且易于操作的体位。

（3）物品准备：手消毒液、治疗盘、口腔护理包（内有盛棉球的治疗碗或弯盘、垫巾、空弯盘1个、弯止血钳2把、压舌板）、吸水管、棉签、液状石蜡、手电筒、纱布、小毛巾、一次性水杯、温开水、手电筒、乳胶手套，必要时备开口器。按需准备外用药及常用漱口液，必要时遵医嘱选择药物溶液。

（4）环境准备：宽敞、光线充足或有足够的照明。

3. 操作方法

（1）卫生手消毒，戴口罩。

（2）核对医嘱，请二人核对，检查用物的有效期并携用物至床旁。

（3）两种方法核对患者信息，向患者解释口腔护理的目的、配合要点及注意事项，取得其合作。

（4）协助患者侧卧或头偏向护士一侧。

（5）观察口腔有无溃疡、出血、真菌感染及舌苔性质等情况。有活动性义齿者，取下妥善保管，昏迷患者或牙关紧闭者可用开口器协助张口。

（6）洗手，将小毛巾置于床头。

（7）打开口腔护理包，取垫巾围颈下，空弯盘置于口角旁，倒漱口液，润湿并清点棉球数量。

（8）戴手套，用1把弯止血钳夹紧棉球，用另一把弯止血钳帮助拧干。

（9）核对患者信息，擦拭牙齿左外侧面、右外侧面、左上内侧面、左上咬合面、左下内侧面、左下咬合面、左侧颊部、右上内侧面、右上咬合面、右下内侧面、右下咬合面、右侧颊部，纵向擦拭。

（10）擦拭舌面、舌下、舌的两侧。

（11）操作前后认真清点棉球，指导患者用温水漱口及正确的漱口方法，擦干面部。酌情处理口腔疾病，唇干者涂以液状石蜡。

（12）擦拭完毕，再次清点棉球数量。协助患者再次漱口，纱布擦净口唇。再次评估口腔情况。口唇涂液状石蜡或润唇膏，酌情涂药。

（13）整理用物，协助患者取舒适卧位。

（14）脱手套，卫生手消毒，摘口罩。

4. 操作评价

（1）操作符合节力原则。

（2）擦洗口诀：一内二外三咬合四颚五舌六双颊。

（3）患者口腔清洁、湿润、无异味，感觉良好。

（4）护士操作方法正确，未损伤患者口腔黏膜，无误吸，未湿床铺及衣物。

（5）患者及家属了解口腔清洁方面的知识，并能密切配合。

【操作重点及难点】

（1）将患者头偏向一侧便于分泌物及多余水分从口腔内流出，防止反流造成误吸。

（2）操作动作轻柔，避免损伤黏膜及牙龈。

（3）擦洗口腔时用弯止血钳夹紧棉球，一次夹取一个，防止棉球遗留在口腔内引起窒息；棉球不可过湿，防止误吸。

（4）对昏迷患者禁忌漱口，需用开口器时应从臼齿放入，牙关紧闭时不可用暴力助其张口。

【注意事项】

1. 适应证　禁食、高热、昏迷、留置胃管、口腔疾患、术后、危重及气管插管等生活不能自理的患者和血液患者。

2. 其他

（1）操作动作轻柔，弯止血钳勿触及牙龈（尤其是凝血功能差的患者），防止碰伤黏膜、牙龈。

（2）擦洗颊部时，勿触及软腭，以免引起恶心。

（3）对有活动性义齿的患者，取下义齿并用冷水刷洗，浸于冷水中备用。

（4）对长期使用抗菌药物和激素的患者，应观察口腔黏膜有无真菌感染。

（5）传染病患者用物按消毒隔离原则处理。

【操作并发症及处理】

1. 窒息

（1）操作前清点棉球的数量，每次擦洗时只能夹一个棉球，以免遗漏棉球在口腔，操作结束后，再次核对棉球的数量，认真检查口腔内有无遗留物。

（2）对于清醒患者，操作前询问其有无义齿。对于昏迷患者，操作前仔细检查其牙齿有无松脱，义齿是否活动等。如为活动义齿，操作前取下存放于有标记的冷水杯中。

（3）对于兴奋、躁动、行为紊乱患者，尽量在其较安静的情况下进行口腔护理，操作时最好取坐位。昏迷、吞咽功能障碍患者，应采取侧卧位，棉球不宜过湿，以防误吸。夹取棉球最好使用弯止血钳，不易松脱。发现痰多时及时吸出。

（4）如患者出现窒息，应及时处理，迅速有效清除吸入的异物，及时解除呼吸道梗阻。采用一抠：用中、示指或弯止血钳直接抠出异物；二转：患者倒转180°，面朝下，用手拍击背部；三压：患者仰卧，用拳头向上推压其腹部；四吸：利用负压吸引器吸出阻塞的痰液或液体物质。

（5）如果异物已进入气道，患者出现呛咳或呼吸困难，先用粗针头在环状软骨下 1～2cm 处刺入气管，以争取时间行气管插管，在纤维支气管镜下取出异物，必要时行气管切开术解除呼吸困难。

2. 吸入性肺炎

（1）为昏迷患者进行口腔护理时，患者取仰卧位，将头偏向一侧，防止漱口液流入呼吸道。

（2）进行口腔护理的棉球要拧干，过湿容易呛咳。昏迷患者不可漱口，以免引起误吸。

（3）对于肺炎患者，根据病情选择合适的抗菌药物积极抗感染治疗，并结合相应的临床表现采取对症处理：高热可用物理降温或用小剂量退热剂；咳嗽、咳痰可用镇咳祛痰剂。

（4）患者气促、呼吸困难时，可给予氧气吸入。

3. 口腔黏膜损伤

（1）为患者尤其是放疗患者进行口腔护理时，动作要轻柔，禁忌弯止血钳尖部直接触及患者口腔黏膜以免造成损伤。

（2）医护人员要正确使用开口器，应从臼齿处放入，并套以橡皮套，牙关紧闭者不可使用暴力使其张口。

（3）选择温度适宜的漱口液，使用过程中加强对口腔黏膜的观察。

（4）发生口腔黏膜损伤者，应用朵贝尔氏液、呋喃西林液或 0.1%～0.2% 过氧化氢溶液含漱。

（5）如有口腔溃疡疼痛，溃疡面用西瓜霜喷敷或锡类散吹敷，必要时用 2% 利多卡因喷雾止痛或将氯己定漱口液用注射器直接喷于溃疡面，每日 3～4 次抗感染，疗效较好。

4. 口腔及牙龈出血

（1）进行口腔护理时，动作要轻柔、细致，特别是对凝血机制差、有出血倾向的患者，擦洗过程中要防止碰伤黏膜及牙龈。

（2）正确使用开口器，应从患者臼齿处放入，牙关紧闭者不可使用暴力强行使其张口，以免造成损伤，引起出血。

（3）出现口腔及牙龈出血者，止血方法可采用局部止血如明胶海绵、牙周袋内碘酚烧灼或加明胶海绵填塞，敷盖牙周塞治疗剂。必要时进行全身止血治疗，如肌内注射肾上腺色腙注射液、酚磺乙胺，同时针对原发疾病进行治疗。

5. 口腔感染

（1）去除引起口腔黏膜损伤、口腔及牙龈出血的原因，严格执行无菌操作原则及有关预防交叉感染的规定。

（2）认真、仔细擦洗，防止污物或残渣留于齿缝内。各部位清洗次数及所需棉球数量，以患者口腔清洁为准。

（3）注意观察口唇、口腔黏膜、舌、牙龈等处有无充血、水肿、出血、糜烂。对口腔内发生任何一点微小的变化都要做好记录，同时做好交班，及时采取治疗护理措施。加强日常的清洁护理，保持口腔卫生，饭前饭后用1:2000 氯己定和 1:5000 呋喃西林交替含漱。清醒患者选用软毛牙刷刷牙，血小板低下或有牙龈肿胀糜烂时禁用牙刷刷牙，改用漱口液含漱，根据口腔感染情况选用漱口液。必要时用棉签或棉球蘸漱口液擦洗口腔内容易积存污物处。

（4）对易感患者进行特别监护，如中老年人唾液腺分泌减少，唾液黏稠，有利于细菌生长繁殖，因病情需要禁食或长期卧床、鼻饲时，口腔清洗不彻底易发生口腔感染。另外，老年人牙齿松动，牙龈外露，食物残渣在口内发酵易致牙周炎，口腔护理易碰伤致口腔感染。因此，要嘱患者保持口腔清洁，清醒患者做到早晚刷牙，饭后漱口；昏迷或生活不能自理者，由护士用生理盐水或漱口液进行口腔护理。

（5）加强营养，增强机体抵抗力。鼓励患者平衡膳食。针对患者的不同嗜好调节食物品种，进食营养丰富、易消化的食物，避免进食坚硬或纤维多的食物，防止损伤或嵌入牙间隙。

（6）口腔溃疡表浅时可予西瓜霜喷剂，溃疡较深较广者除加强护理外，局部可用重组人粒细胞刺激因子注射液或重组人粒细胞集落刺激因子注射液等加少量生理盐水冲洗、涂擦，以加快溃疡面的修复。如疼痛较剧烈、进食困难，可在漱口液内或局部用药中加普利卡因，以减轻患者疼痛。口唇有坏死结痂者应先用生理盐水湿润，让痂皮软化后用消毒剪刀剪除，创面涂四环素软膏等。对口腔真菌感染患者可选用碳酸氢钠漱口或口腔护理，可有效地预防和减少口腔真菌感染。必要时可应用广谱抗菌药物——氧氟沙星含片治疗口腔感染。

6. 恶心、呕吐

（1）擦洗时动作要轻柔，擦舌部和软腭时不要触及咽喉部以免引起恶心。

（2）休息片刻待症状好转后再进行。

（3）根据病情遵医嘱给予止吐药物。

第五节 鼻胃管鼻饲技术

鼻胃管鼻饲技术是将胃管插入胃内，从管内灌注流质食物、水分和药物的方法。适用于不能由口进食的患者，其通过从胃管注入的营养丰富的流食来摄取足够的蛋白质、水、药物与热量。

【操作目的及意义】

对不能经口进食患者，从胃管注入流质食物，保证患者摄入足够的营养、水分和药物，以利早日康复。操作主要针对两类患者：一类是意识发生障碍不能进食患者，如中枢神经系统损害引起的昏迷，球麻痹引起的吞咽障碍，慢性消耗性疾病晚期伴有意识障碍者。另一类是消化道手术后及无法正常经口进食患者，如食管良性狭窄等，需提供含丰富营养素的流质饮食，保证患者摄入足够的热量及营养素，促进身体早日康复。此外，该操作还适用于其他患者，如早产儿、病情危重者、拒绝进食者。

【操作步骤】

1. 评估患者并解释

（1）评估：患者的年龄、病情、意识、鼻腔情况（包括鼻腔黏膜有无肿胀、炎症、鼻中隔弯曲、息肉等，既往有无鼻部疾患），心理状态及合作程度，询问患者身体状况，了解患者既往有无插管经历。

（2）解释：向患者及家属解释操作目的、过程及操作中配合方法。

2. 操作准备

（1）护士准备：仪表端庄，衣帽整洁，卫生手消毒，戴口罩，了解患者病情，安抚患者，取得患者合作。

（2）患者准备：患者做好思想准备，了解操作目的及方法，采取舒适的体位。

（3）物品准备：胃管可根据鼻饲持续时间、患者的耐受程度选择橡胶胃管、硅胶胃管或新型胃管，50ml 注射器、20ml 注射器、一次性治疗巾、棉签、别针 1 ~ 2 个、听诊器、手电筒、温开水、水杯 2 个、弯盘、鼻饲液（38 ~ 40℃）、液状石蜡、松节油、纱布、乳胶手套。另备：胶布、执行单、医用垃圾桶、生活垃圾桶、手消毒液。

（4）环境准备：环境清洁、宽敞、安静、无异味，关闭门窗，注意保暖。

3. 操作方法

（1）卫生手消毒，戴口罩。

（2）核对医嘱，请二人核对，检查用物的有效期并携用物至床旁。

（3）两种方法核对患者信息，向患者解释操作目的、配合要点及注意事项，取得其合作，请无关人员离开。

（4）摆体位：有义齿者取下义齿，清醒患者取半坐位或坐位，昏迷患者取去枕平卧位，头向后仰。

（5）观察鼻腔黏膜有无破溃、鼻中隔有无偏曲，鼻腔通气是否良好等情况。

（6）打开治疗巾，将一次性治疗巾铺于患者颌下，清洁插管侧鼻腔。

（7）检查并打开胃管包装，准备液状石蜡纱布。

（8）戴手套，取出胃管，测量插入长度，即自患者前额发际至剑突水平或由鼻尖到耳垂再到剑突的距离（图1-5-1）。

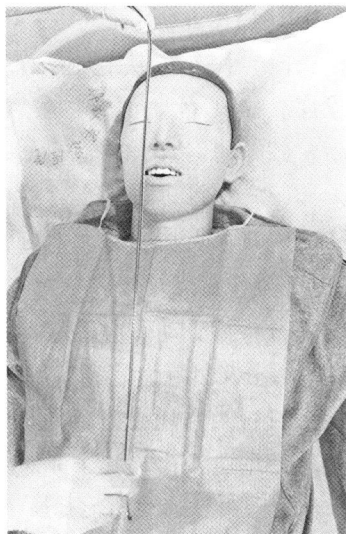

（9）用液状石蜡纱布自前向后润滑胃管前端20cm。

（10）核对患者信息，一手持纱布托住胃管，一手持胃管前端，沿选定侧鼻孔轻轻插入。

（11）插至咽喉部（10~15cm）时，根据患者具体情况进行插管。①嘱清醒患者做吞咽动作，顺势将胃管向前推进，至预定长度。②对昏迷患者，将头托起，使其下颌靠近胸骨柄，同时将胃管送下，缓慢插入胃管至预定长度。

（12）确定胃管位置的三种方法：①用注射器抽吸胃内容物，如有胃液抽出，即证明胃管

图1-5-1　测量插入胃管长度

已在胃内。②将听诊器放于剑突下，用注射器向胃管内注入10~20ml空气，听到气过水声，即证明胃管已在胃内。③将胃管末端置入水中，看有无气泡逸出，无气泡逸出即证明胃管已在胃内。

（13）确定胃管在胃内后，将胃管用胶布在鼻翼及颊部采用高举平台法固定。

（14）胃管外端接注射器，先回抽，见有胃液抽出，即注入20~50ml温开水，再慢慢注入温度38~40℃的流质饮食或药液。

（15）鼻饲完毕后用20~50ml温开水冲洗胃管。

（16）卧床患者鼻饲前应将床头抬高30°~35°，鼻饲后保持半卧位30~60分钟后再恢复到平卧位。

（17）保留胃管：冲洗完毕将胃管开口端盖好、反折，用纱布包裹别针固定于患者枕旁或衣服上。

（18）拔除胃管法：见留置胃管术。

（19）记录饮食量。

（20）将注射器用温开水洗净，放入治疗碗内，用纱布盖好备用。

（21）脱手套，为患者去除治疗巾，取舒适体位，整理床单位，再次核对患者信息，安慰患者。

（22）卫生手消毒。

（23）推车回处置室，按垃圾分类原则处理用物。

（24）卫生手消毒，记录。

4. 操作评价

（1）操作方法正确，置管成功，动作轻柔，无黏膜损伤出血及其他并发症。

（2）患者理解插管的意义并能主动配合。

（3）保证患者基本营养、药物及水分的摄取。

（4）鼻饲后患者无不适反应。

【操作重点及难点】

（1）插管动作应轻稳，特别是在通过食管三个狭窄处（环状软骨水平处、平气管分叉处、食管通过膈肌处）时，以免损伤食管黏膜。

（2）为昏迷患者插管时，应将患者头向后仰，当胃管插入咽喉部（10～15cm）时，左手托起头部，使下颌靠近胸骨柄，加大咽部通道的弧度，使管端沿后壁滑行，插至所需长度。

（3）若插管过程中患者出现恶心，应暂停片刻，嘱患者做深呼吸或做吞咽动作，随后迅速将管插入，以减轻不适。插入不畅时应检查胃管是否盘在口中。插管过程中如发现呛咳、呼吸困难、发绀等情况，表示误入气管，应立即拔出，休息片刻后重插。

（4）每次鼻饲前应确定胃管确在胃内，方可注食。抽吸切勿过于用力。如患者同时吸氧，勿将氧气管与胃管混淆。

（5）每次放入、取出胃管，取下注射器抽吸流食或药物时，均需夹闭管外口，以免胃内容物流出或空气进入胃内。

（6）鼻饲液的温度为38～40℃。每次灌注量为250～400ml。推注的速度不能快于30ml/min。新鲜果汁与奶液应分别注入，防止产生凝块。药片应碾碎溶解后注入。

（7）鼻饲后注入少量温开水冲净胃管，防止鼻饲液积存于管腔内变质造成胃肠炎或堵塞管腔。

【注意事项】

1. 适应证

（1）不能由口进食，如昏迷、口腔疾患及口腔手术后或不能张口（如破伤风）需要肠外营养者。

（2）拒绝进食患者。

（3）早产儿和病情危重的婴幼儿。

2. 禁忌证 食管梗阻、严重胃底静脉曲张患者。

3. 其他

（1）根据患者情况选择型号合适、质地软硬合适的胃管。

（2）置入胃管时患者的吞咽动作与操作人员送管动作需配合得当，动作轻柔，进管不宜急。

（3）胃管进入胃内不宜太多，以免造成胃管在胃内盘曲、打结。

（4）长期鼻饲者应每月更换一次胃管。更换胃管时应于当晚最后一次灌食后拔出，翌日晨从另一侧鼻孔插入。

（5）鼻饲混合流食，应当间接加温，以免蛋白凝固。

（6）长期鼻饲者应每天进行2次口腔护理，并定期更换胃管，普通胃管每周更换一次，硅胶胃管每月更换一次。

（7）注食后尽量不搬动患者，以免引起呕吐，观察患者有无呕吐、窒息发生。

（8）反折胃管可避免空气进入胃内造成腹胀。

（9）注射器每晨更换1次，所用物品应每日消毒1次。

【操作并发症及处理】

1. 腹泻

（1）鼻饲液配制过程中应防止污染，每日配制当日量，于4℃冰箱内保存，食物及容器应每日煮沸灭菌后使用。

（2）鼻饲液温度以38～40℃最为适宜。室温较低时，有条件者可使用加温器保持适宜的温度。

（3）注意浓度、容量与滴速。浓度由低到高，容量由少到多，滴速开始为20～80ml/h，根据患者反应增加或降低，直到患者能耐受的营养需要量。

（4）认真询问患者饮食史，对饮用牛奶、豆浆等易致腹泻，原来胃肠功能差或从未饮过牛奶、豆浆的患者要慎用含牛奶、豆浆的鼻饲液。

（5）菌群失调患者可口服乳酸菌制剂。有肠道真菌感染者给予抗真菌药物。严重腹泻无法控制时可暂停鼻饲。

（6）腹泻频繁者，要保持肛周皮肤清洁、干燥，可用温水轻拭后涂氧化锌或鞣酸软膏，防止皮肤溃烂。

2. 胃食管反流、误吸

胃食管反流是胃内食物经贲门、食管、口腔流出的现象，为最危险的并发症，不仅影响营养供给，还可致吸入性肺炎，甚至窒息。

（1）选用管径适宜的胃管，坚持匀速限速滴注。

（2）昏迷患者翻身应在管饲前进行，以免胃因受机械性刺激而引起反流。

（3）对危重患者，鼻饲前应吸净气道内痰液，以免鼻饲后吸痰憋气使腹内压增高而引起反流。鼻饲时和鼻饲后取半卧位，借重力和坡床作用可防止反流。

（4）鼻饲时辅以胃肠动力药可解决胃反流等问题，一般在鼻饲前半小时由鼻饲管内注入。在鼻饲前先回抽，检查胃潴留量。鼻饲过程中保持头高位（30°~40°）或抬高床头（20°~30°），能有效防止反流，注意勿使胃管脱出。

（5）误吸发生后，立即停止鼻饲，取头低右侧卧位，吸除气道内吸入物，气管切开者可经气管套管内吸引，然后胃管接负压瓶。有肺部感染迹象者及时对症处理。

3. 便秘

（1）调整营养液配方，增加纤维素丰富的蔬菜和水果的摄入。

（2）可根据患者情况用润肠药物，必要时用 0.2%~0.3% 肥皂水低压灌肠。

（3）老年患者因肛门括约肌较松弛，加上大便干结，往往灌肠效果不佳，需人工取便，即用手指由直肠取出嵌顿粪便。

4. 鼻、咽、食管黏膜损伤和出血

（1）对长期留置胃管者，选用聚氯酯和硅胶鼻饲管，质地软，管径小，可减少插管对黏膜的损伤。

（2）置管动作要轻、慢，应注意避开鼻中隔前下部的"易出血"区。插管不畅时，切勿暴力，以免损伤鼻、咽、食管黏膜。

（3）向患者做好解释说明，取得患者的充分合作，置管动作要轻柔。

（4）长期鼻饲者，可每日用液状石蜡滴鼻两次，防止鼻黏膜干燥、糜烂。

（5）每日两次口腔护理，定期更换胃管，晚上拔出，翌晨再由另一鼻孔插入。

（6）鼻腔黏膜损伤引起的出血量较多时，可用冰生理盐水和去甲肾上腺素浸湿的纱条填塞止血。咽部黏膜损伤可雾化吸入以减轻黏膜充血水肿。食管黏膜损伤出血可给予制酸、保护黏膜药物。

5. 胃出血

（1）重型颅脑损伤患者可预防性使用抑酸药物。

（2）鼻饲前抽吸力量适当。

（3）牢固固定鼻胃管，躁动不安患者可遵医嘱适当使用镇静剂。

（4）患者出血停止 48 小时后，无腹胀、肠麻痹，能闻及肠鸣音，胃空腹潴留液 <100ml 时，方可慎重开始鼻饲，初量宜少，每次 <15ml，每 4~6 小时一次。

（5）胃出血时可用冰生理盐水洗胃，暂停鼻饲，做胃液潜血试验，按医嘱应用止血药物。

6. 胃潴留

（1）每次鼻饲的量不超过 200ml，间隔时间不少于 2 小时。

（2）每次鼻饲完成后，可协助患者取高枕卧位或半坐卧位，以防止潴留胃内的食物反流入食管。

（3）在患者病情许可的情况下，鼓励其多进行床上及床边活动，促进胃肠功能恢复，并可依靠重力作用使鼻饲液顺畅运行，预防和减轻胃潴留。

7. 呼吸心跳骤停　对有心脏病史患者插胃管时需谨慎、小心。

8. 血糖紊乱　鼻饲配方需要营养师配制。对高血糖症患者可补给胰岛素或改用低糖饮食，也可注入降糖药，同时加强血糖监测。为避免低血糖症的发生，应缓慢停用要素饮食，同时补充其他糖。一旦发生低血糖症，立即静脉注射高渗葡萄糖。

9. 水、电解质紊乱

（1）严格记录出入量，以调整营养液的配方。

（2）监测血清电解质的变化及尿素氮的水平。

（3）尿量多的患者除给予含钾高的鼻饲液外，必要时给予静脉补钾，防止出现低钾血症。

第六节　导　尿　术

导尿术是指在严格操作下，用无菌操作的方法将导尿管经尿道插入膀胱内引流出尿液的方法。常用于排尿困难，尿潴留，尿细菌培养，测定残余尿量、膀胱容量及膀胱测压注入造影剂，膀胱冲洗。其目的是抢救危重患者时准确记录尿量，观察肾脏功能。膀胱置管也用于盆腔内器官手术，避免术中误伤。泌尿系统手术后留置导尿管，便于持续引流和冲洗，减轻手术切口的张力，利于愈合等。

【操作目的及意义】

（1）采集患者未受污染的尿标本，做细菌培养。

（2）为尿潴留患者引流尿液，减轻痛苦。

（3）用于患者术前膀胱减压以及下腹、盆腔器官手术中持续排空膀胱，避免术中损伤。

（4）患者尿道损伤早期或手术后作为支架引流，通过尿管对膀胱进行药物灌注治疗。

（5）患者昏迷、尿失禁或者会阴部有损伤时，留置导尿管以保持局部干燥、清洁，避免尿液的刺激。

（6）抢救休克或者危重患者，准确记录尿量、尿比重，为病情变化提供依据。

（7）为患者测定膀胱容量、压力及残余尿量，向膀胱注入造影剂或气体等以协助诊断。

（8）为膀胱肿瘤患者进行膀胱化疗。

【操作步骤】

1. 评估患者并解释

（1）评估：患者的年龄、病情、临床诊断、意识状态、生命体征、合作程度、心理状况、生活自理能力、膀胱充盈度、会阴部皮肤黏膜情况及清洁度。

（2）解释：向患者解释导尿的目的、注意事项及配合要点。

2. 操作准备

（1）护士准备：仪表端庄，衣帽整洁，卫生手消毒、戴口罩。

（2）患者准备：①患者和家属了解导尿的目的、意义、过程、注意事项及配合操作的要点。②清洁外阴，做好导尿的准备。若患者无自理能力，应协助其进行外阴清洁。

（3）物品准备：执行单、治疗车、手消毒液、弯盘、医嘱本、医疗垃圾桶、生活垃圾桶、一次性垫巾、浴巾、管路标识、清洁纱布、清洁手套、一次性使用无菌导尿包、20ml 注射器。

（4）环境准备：周围环境清洁、安静，关闭门窗，遮挡屏风，保护患者隐私，注意保暖，保持合适的室温，光线充足或有足够的照明。

3. 操作方法

（1）卫生手消毒，戴口罩。

（2）核对医嘱，二人核对，检查用物有效期，操作者备齐物品至患者床旁。

（3）两种方法核对患者身份信息，请无关人员离开。

（4）关闭门窗，遮挡屏风，保护患者隐私，嘱患者清洁外阴（患者不能自理时要帮助患者清洁）。

（5）松开床尾盖被，患者取屈膝仰卧位，脱去对侧裤腿盖于近侧腿上，对侧腿盖被子，双腿外展，注意保暖，臀部下方垫一次性垫巾，暴露外阴。

（6）在治疗车上打开导尿包，戴清洁手套，取出清洁包，夹消毒棉球放于弯盘远侧端。

（7）操作者站在患者右侧，左手戴无菌手套，右手将弯盘竖放于患者两腿之间消毒。

（8）消毒外阴

1）男：①清洗、消毒阴阜、阴茎（自阴茎根部向尿道口擦拭，先擦洗阴茎背面，顺序为中、左、右各用一棉球擦拭一下）、阴囊。②左手持纱布提起阴茎并向后推包皮，充分暴露冠状沟，夹取棉球自尿道口向外后旋转擦拭尿道口、龟头及冠状沟3次（图1-6-1）。

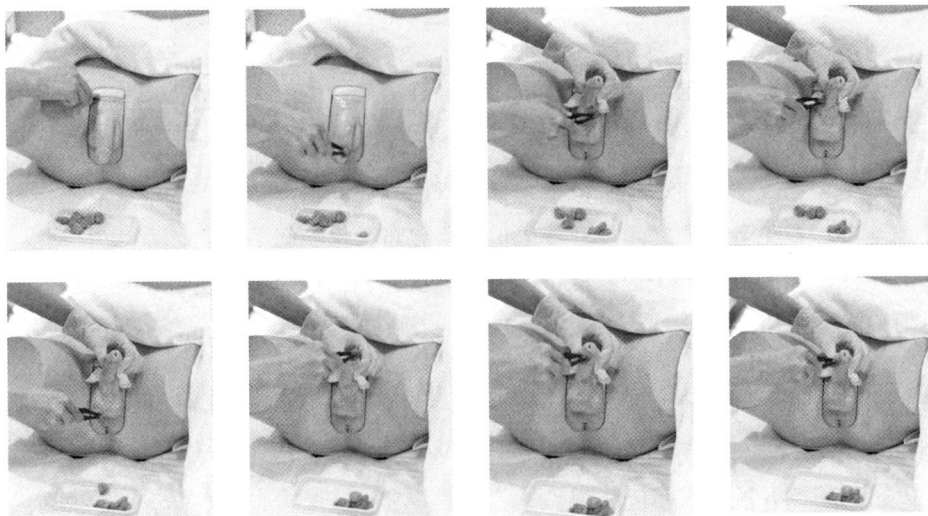

图1-6-1　初次消毒（男性）

2）女：①用持物钳夹取棉球依次消毒阴阜，由耻骨联合横向从上至下清洗3次。②再取一棉球从左侧腹股沟至大阴唇消毒3次，同样方法消毒右侧（原则是自上而下，由外向内）。③以左手拇指、示指分开大阴唇，右手持镊子依次消毒阴阜（Z字形）、对侧大阴唇、近侧大阴唇，左手垫纱布分开大阴唇，消毒对侧小阴唇、近侧小阴唇、尿道口至肛门（图1-6-2）。

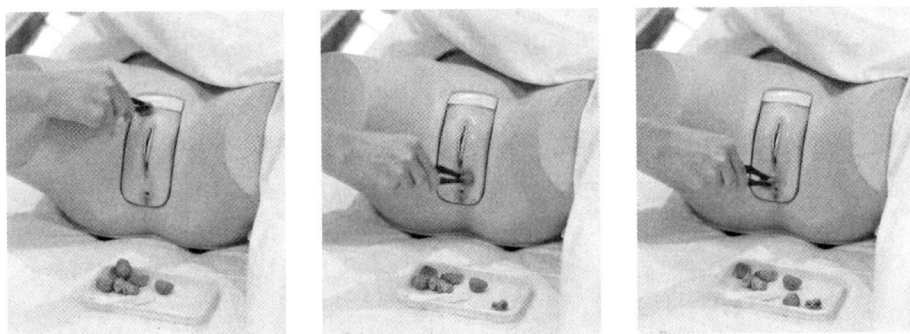

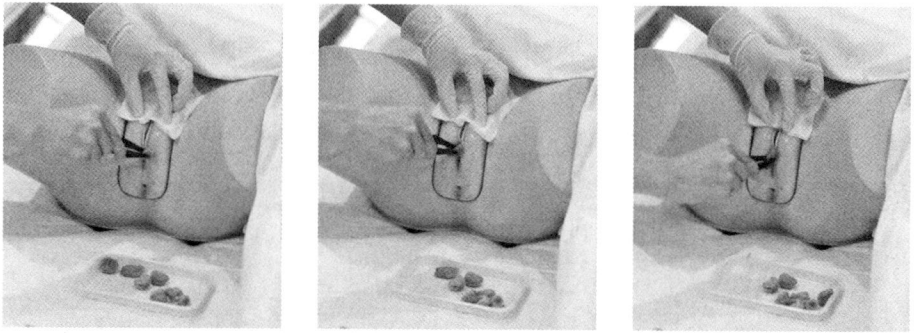

图 1 - 6 - 2 初次消毒（女性）

（9）初次消毒完毕，脱掉手套置弯盘内，放于治疗车下，洗手。

（10）在患者两腿之间打开导尿包外层包布，戴无菌手套。

（11）铺洞巾（双手捏住洞巾的上角内反卷），注意洞巾与无菌包内面重叠（衔接处无空白）。

（12）取出消毒棉球放于弯盘一侧。

（13）右手持注射器，向气囊内注入 5ml 水，检查气囊是否完整后将水抽出。取出尿袋，与导尿管衔接。

（14）撕开液状石蜡包装袋。

（15）取出导尿管盘于左手中。

（16）用无菌镊子夹取液状石蜡纱布自导尿管前端润滑导尿管（男 20cm、女 6cm）。

（17）男：左手垫纱布裹住阴茎并提起，使之与腹壁呈 60°角，将包皮向后推，暴露尿道口，右手持无菌持物钳夹取消毒棉球，再次消毒尿道口、龟头及冠状沟数次，左手固定不动（图 1 - 6 - 3）。

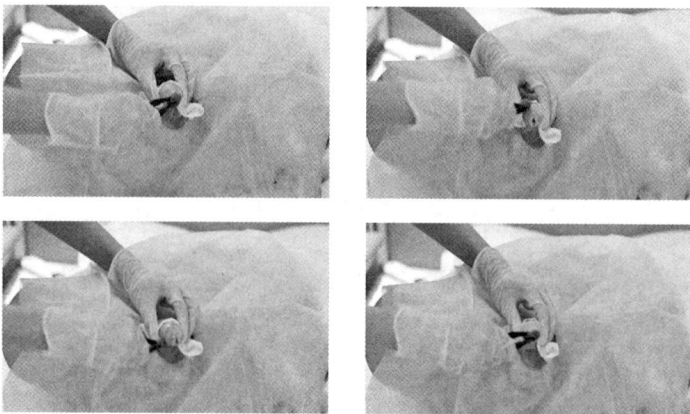

图 1 - 6 - 3 二次消毒（男性）

（18）女：左手分开小阴唇，暴露尿道口，右手用无菌持物钳夹取消毒棉球，消毒尿道口、小阴唇，再次消毒尿道口（图1-6-4）。

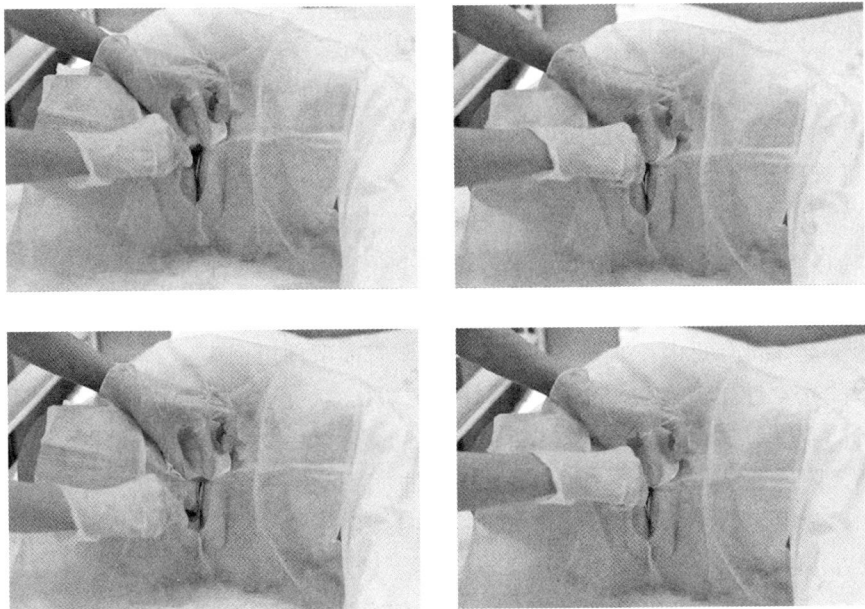

图1-6-4 二次消毒（女性）

（19）用另一无菌持物钳将尿管前端轻轻插入尿道。插管深度男性患者为20~22cm，女性患者为4~6cm，见尿后再进1~2cm。

（20）注水10~15ml（以有一定阻力感为宜），注水后轻轻回抽导尿管，观察其是否固定牢固。

（21）必要时留取尿标本（分离尿管与尿袋，从导管尾端留取）。

（22）将储尿袋从孔巾中穿出，在患者大腿下绕出用别针固定在床沿上。

（23）撤离导尿各种用物，取出一次性垫巾置于治疗车下，脱手套，洗手。

（24）标识：尿管末端贴标识，注明置管时间及尿管有效期。

（25）协助患者穿上裤子，整理床单位，给患者取舒适卧位，再次核对患者信息，安慰患者，打开屏风。

（26）卫生手消毒，摘口罩。

（27）记录。

另：拔除导尿管：①遮挡屏风，保护患者隐私。②携弯盘、纱布、20ml注射器至床旁。③戴清洁手套。④取20ml注射器抽出导尿管气囊内的生理盐水。⑤取纱布擦净会阴部。⑥协助患者穿上裤子，取舒适卧位。⑦整理床单位。⑧卫生手消毒，记录。

4. 操作评价

（1）用物准备、操作程序正确、熟练。

（2）有无菌观念，操作过程无污染。

（3）在操作过程中，注意保护、关心患者。

（4）消毒顺序符合无菌操作要求。

（5）操作中及操作后患者未诉特殊不适。

【操作重点及难点】

1. 尿道的生理特点

（1）男性尿道长为 18～20cm，有三个狭窄，即尿道内口、膜部和尿道外口；两个弯曲：即耻骨下弯和耻骨前弯。耻骨下弯固定无变化而耻骨前弯则随阴茎位置不同而变化，如阴茎向上提起，耻骨前弯即可消失。

（2）女性尿道长 4～5cm，较男性尿道短、直、粗，更容易发生尿道感染。

（3）变异尿道口操作：常规消毒外阴，戴手套，左手示指、中指并拢，轻轻插入阴道 1.5～2cm 时，将指端关节屈曲，而后将阴道前壁拉紧、外翻，在外翻的黏膜中便可找到尿道口，变异的尿道口一般不深。

2. 第一次消毒

（1）男性：左手戴手套，右手持镊子依次消毒阴阜、阴茎、阴囊，用纱布裹住患者阴茎，将包皮向后推，露出尿道口，自尿道口向外向后旋转擦拭尿道口、龟头及冠状沟。

（2）女性：右手持镊子依次消毒阴阜（Z 字形）、对侧大阴唇、近侧大阴唇，左手垫纱布分开大阴唇，消毒对侧小阴唇、近侧小阴唇、尿道口至肛门。

3. 第二次消毒

（1）男性：左手垫纱布将阴茎提起，露出龟头，消毒顺序为：尿道口，螺旋消毒尿道口、龟头、冠状沟，尿道口。

（2）女性：左手垫纱布分开大阴唇，暴露尿道口，消毒顺序为：尿道口、对侧小阴唇、近侧小阴唇、尿道口（由内向外，自上而下，消毒方向不折返）。

【注意事项】

1. 适应证

（1）无菌法取尿标本做检查或做尿细菌学检查。

（2）解除尿潴留。

（3）测定膀胱内残余尿量。

（4）测定膀胱容量和膀胱内压力改变，测定膀胱对冷、热刺激的感觉及膀胱本体感觉。

（5）行膀胱注水试验，鉴别膀胱破裂。

（6）注入对比剂，进行膀胱造影检查。

（7）危重患者观察尿量变化。

（8）产科手术前的常规导尿。大手术中持续引流膀胱，防止膀胱过度充盈及观察尿量。

（9）膀胱内药物灌注或膀胱冲洗。

（10）探测尿道有无狭窄；了解少尿或无尿的原因。

2. 禁忌证：急性尿道炎、急性前列腺炎、急性附睾炎、月经期。

3. 其他

（1）严格执行无菌技术操作。

（2）导尿管选择适宜型号的硅胶气囊导尿管，管道充分润滑，插管动作轻柔，避免损伤尿道黏膜。

（3）每个棉球只能使用一次。

（4）为女性患者导尿时如误入阴道，应更换无菌导尿管，重新消毒后插入。注意老年女性患者尿道口回缩，插管时应仔细观察、辨认。

（5）膀胱过度膨胀且极度虚弱的患者，第一次导尿量不超过1000ml，以免引起膀胱黏膜急剧充血、血尿，或腹内压急剧下降致使血压下降进而导致虚脱。

（6）引流袋位置切勿过低或过高，以免牵拉导尿管影响尿液流出及尿液反流而引起感染。

（7）对需要长期留置导尿管的患者切勿长期开放引流，应定时夹管、开放，训练膀胱的功能。

（8）长期留置导尿管容易造成逆行感染，对于需长期留置导尿管者，采用间歇导尿法，尽早拔除导尿管。

（9）如患者病情允许，尽量让患者多饮水，每日1500～2500ml。

（10）导尿过程中注意保暖及保护患者隐私。

【操作并发症及处理】

1. 尿道黏膜损伤

（1）插管前常规润滑导尿管，尤其是气囊处的润滑，以减少插管时的摩擦力。操作时手法宜轻柔，插入速度要缓慢，切忌强行插管，不要来回抽插及反复插管。

（2）对于下尿路不全梗阻患者以及前列腺增生遇插管有阻力患者，请泌尿外科医生会诊插尿管。

（3）选择粗细合适、质地柔软的导尿管。

（4）插管时延长插入长度，见尿液流出后继续前进5cm以上，球囊充液后再轻轻拉回至有阻力感处，一般为 2～3cm，这样可避免导尿管未进入膀胱，球囊充液膨胀而压迫及损伤后尿道。

（5）耐心解释，如患者精神过度紧张，可遵医嘱插管前用药，待患者安静后再进行插管。

（6）加强对留置导尿管患者的健康宣教，告知留置期间的注意事项，不可随意过度拉扯导尿管。

（7）妥善安置留置导尿管和引流管，避免过度牵拉。

（8）导尿所致的黏膜损伤，轻者无须处理或经止血镇痛等对症治疗即可痊愈。偶有严重损伤者，需要尿路改道、尿道修补等手术治疗。

2. 后尿道损伤

（1）尿道长短变化较大，与身高、体型、阴茎长短有关，老年前列腺肥大者后尿道延长。因此导尿管插入见尿后应再前进 8～10cm，注水后牵拉导尿管能外滑 2～3cm 比较安全。

（2）一旦发生后尿道损伤，如所用尿管为不带气囊导尿管，应尽早重新插入气囊导尿管，以便牵拉止血或作为支架防止尿道狭窄。后尿道损伤早期，局部充血、水肿尚不明显，在尿道黏膜麻醉及充分润滑下重新插管，一般都能顺利通过。

（3）护士操作前应了解男性尿道的解剖特点：即两个弯曲、三个狭窄。了解普通尿管插入深度，气囊导尿管与普通导尿管的差异，气囊尿管的气囊到尿管头部的距离。用气囊导尿管应比一般尿管插入深度长 6cm 以上。

3. 尿路感染

（1）严格无菌操作，动作轻柔，避免损伤尿道黏膜，保持会阴部清洁，用 2% 醋酸氯己定或 2% 碘伏清洗外阴，一天 2 次。每次大便后应清洗会阴和尿道口，避免粪便中的细菌对尿路的污染。鼓励患者多饮水，无特殊禁忌时，每天饮水量在 2000ml 以上。

（2）尽量避免长期留置导尿管，缩短留置时间。

（3）应用硅胶和乳胶材料的导尿管，用 0.1% 己烯雌酚无菌棉球作润滑剂涂擦导尿管，可减轻泌尿系统刺激症状。

（4）当尿路感染发生时，根据病情采用合适的抗菌药物进行治疗。

（5）采用封闭式导尿回路，引流装置最好是一次性导尿袋，引流装置低于膀胱位置，防止尿液逆流。

（6）对需要长期留置导尿管的患者应定时夹管、开放，训练膀胱的功能。

（7）在留置导尿管中、拔管时、拔管后进行细菌学检查，必要时采用抗菌药物局部或全身用药。

4. 尿潴留

（1）长期留置导尿管者，留置导尿管期间注意训练膀胱功能反射。可采取间歇性夹管方式：夹闭导尿管，每 3～4 小时开放 1 次，使膀胱定时充盈排空，促进膀胱功能的恢复。

（2）尽可能早地去除导尿管。

（3）对留置导尿管患者的护理，除观察尿色、尿量外，还应定时检查患者膀胱区有无膨胀情况。

（4）如发生尿潴留，采取诱导排尿等措施无效的情况下，需重新留置导尿管或再次导尿。

（5）去除导尿管后及时做尿分析及培养。

5. 尿道出血

（1）对凝血机制严重障碍患者，导尿术前应尽量予以纠正。

（2）对尿道黏膜充血、水肿患者，尽量选择口径较小的导尿管，插管前充分做好尿道润滑，操作轻柔，尽量避免损伤。

（3）插入导尿管后，放尿不宜过快，第一次放尿不超过 1000ml。

（4）镜下血尿一般不需特殊处理，如血尿较为严重，可适当使用止血药。

6. 导尿管拔除困难

（1）选择硅胶或乳胶材料导尿管，导尿前认真检查气囊的注、排气情况。

（2）女性患者可经阴道固定气囊，用麻醉套管针头刺破气囊，拔出导尿管。

（3）采用输尿管导管内置导丝经气囊导管插入刺破气囊将导尿管拔出。

（4）对于极度精神紧张者，要稳定患者情绪，适当给予镇静剂，使患者尽量放松。

7. 虚脱

（1）对膀胱高度膨胀且极度虚弱的患者，第一次放尿不应超过 1000ml。

（2）发现患者虚脱，应立即取平卧位或头低脚高位。

（3）给予温开水或糖水饮用，并用手指掐压人中、内关、合谷等穴位，或是针刺合谷、足三里等，都有助于急救患者。

（4）如经上述处理无效，应及时建立静脉通道，并立刻通知医生抢救。

8. 暂时性性功能障碍

（1）导尿前向患者做好解释工作，使患者清楚导尿本身并不会引起性功能障碍。

（2）一旦发生性功能障碍，给予心理辅导，如无效，由专科医生给予相应治疗。

9. 尿道狭窄

（1）长期留置导尿管应定期更换，每次留置时间不应超过 3 周。

（2）选择导尿管不宜过粗。

（3）已出现尿道狭窄者，行尿道扩张术。

10. 引流不畅

（1）留置尿管期间应指导患者活动，无心、肾功能不全者，应鼓励多饮水，成人饮水量每天 1500～2000ml。

（2）长期留置导尿管者，每天用生理盐水或 1∶5000 呋喃西林溶液冲洗膀胱 1 次，每月更换导尿管 1 次。

（3）若导尿管在膀胱内"打结"，可在超声引导下用细针刺破气囊，套结自动松解后拔出导尿管。亦可于尿道口处剪断导尿管，将残段插入膀胱，在膀胱镜下用 Wolf 硬异物钳取出。

（4）导尿管折断者，可经尿道镜用异物钳完整取出。

（5）有膀胱痉挛者，遵医嘱给予解痉药物。

11. 尿道出血

（1）长期留置导尿管的患者，应采取间断放尿的方法，以减少导尿管对膀胱的刺激。

（2）气囊内注入液体要适量，以 10～15ml 为宜，防止牵拉变形进入尿道。

（3）引流管应留出足以翻身的长度，防止患者翻身时过于牵拉导尿管，致尿道内口附近黏膜及肌肉受损伤。

（4）定期更换导尿管和集尿袋，并行膀胱冲洗及使用抗菌药物以预防泌尿系统感染。

12. 过敏反应　发生过敏者，马上拔除导尿管，予以抗过敏药物，如马来酸氯苯那敏、氯雷他定等。出现休克者，按过敏性休克抢救。

13. 导尿后应严密观察尿量及生命体征，根据尿量，适当补充水、纠正电解质，以免发生低钠、低钾及血容量不足。

第七节　留置胃管术

留置胃管术是将胃管由鼻孔插入，经由咽部，通过食管到达胃部，多用来抽胃液，也可以用来注入液体，提供给患者必需的食物和营养及为某些检查、术前做准备的一种操作技术。

【操作目的及意义】

（1）持续抽出胃内容物，减轻胃肠腔压力。

（2）对不能经口进食患者，从胃管注入流质食物，保证患者摄入足够的营养、水分和药物，以利其早日康复。

【操作步骤】

1. 评估患者并解释

（1）评估：患者的年龄、病情、意识、心理状态、合作程度及鼻腔情况，包括鼻腔黏膜有无肿胀、炎症、鼻中隔弯曲、息肉等，既往有无鼻部疾患。

（2）解释：向患者及家属解释操作目的、过程及操作中配合方法。

2. 操作准备

（1）护士准备：仪表端庄，衣帽整洁，卫生手消毒，戴口罩。

（2）患者准备：了解留置胃管的目的、操作过程及注意事项，愿意配合，鼻孔通畅。

（3）物品准备：无菌鼻饲包（内备：治疗碗、镊子、止血钳、压舌板、纱布、胃管、50ml 注射器、治疗巾。胃管可根据鼻饲持续时间、患者的耐受程度选择橡胶胃管、硅胶胃管或新型胃管）、液状石蜡、棉签、夹子或橡皮圈、手电筒、听诊器、温开水。另备：胶布、执行单、医用垃圾桶、生活垃圾桶、手消毒液。

（4）环境准备：周围环境清洁、安静，关闭门窗，注意保暖。

3. 操作方法

（1）卫生手消毒，戴口罩。

（2）核对医嘱，操作者备齐用物并检查用物的有效期，携用物至患者床旁。

（3）两种方法核对患者身份信息，请无关人员离开。

（4）有义齿者取下义齿，能配合者取半坐位或坐位，无法坐起者取右侧卧位，昏迷患者取去枕平卧位，头向后仰。

（5）打开治疗巾，将一次性治疗巾铺于患者颌下，弯盘置于便于取用处。

（6）观察鼻腔是否通畅，选择通畅一侧，用棉签清洁鼻腔。

（7）戴手套。

（8）取出胃管，测量插入长度（自患者前额发际至剑突长度或由患者鼻尖到耳垂再到剑突的长度）。

（9）用液状石蜡纱布自前而后润滑胃管前端20cm。

（10）一手持纱布托住胃管，一手持镊子夹住胃管前端，沿选定侧鼻孔轻轻插入，到咽喉部（10～15cm）时，嘱清醒患者做吞咽动作。昏迷患者将头托起，使下颌靠近胸骨柄，同时将胃管送下，插入长度为45～55cm（图1-7-1）。

（11）确定胃管位置的三种方法：①用注射器抽吸胃内容物，如有胃液抽

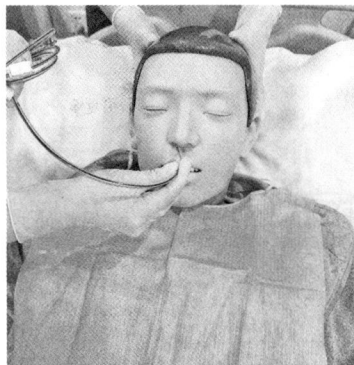

图 1-7-1　为昏迷患者插胃管

出，即证明胃管已在胃内。②将听诊器放于剑突下，用注射器向胃管内注入 10～20ml 空气，听到气过水声，则证明胃管已在胃内。③将胃管末端置入水中，看有无气泡逸出，无气泡逸出则证明胃管已在胃内。

（12）将胃管用胶布在鼻翼两侧及颊部采用高举平台法进行固定，将胃管开口端盖好、反折，用纱布包裹，用别针固定于患者枕旁或衣服上。

（13）脱手套，为患者去除治疗巾，取舒适体位，整理床单位，再次核对患者信息，安慰患者。

（14）卫生手消毒。

（15）推车回处置室，按垃圾分类原则处理用物。

（16）卫生手消毒，记录。

4. 操作评价

（1）操作方法正确，置管成功，动作轻柔，无黏膜损伤出血及其他并发症。

（2）患者理解插管的意义并能主动配合。

（3）保证患者基本营养、药物及水分的摄取。

【操作重点及难点】

（1）插管动作应轻稳，特别是在通过食管 3 个狭窄处（环状软骨水平处、平气管分叉处、食管通过膈肌处）时，以免损伤食管黏膜。昏迷患者插管时，应先撤去枕头，将患者头向后仰，当胃管插入会厌部约 15cm 时，左手托起头部，使下颌靠近胸骨柄，加大咽部通道的弧度，使管端沿后壁滑行，插至所需长度。

（2）若插管过程中患者出现恶心，应暂停片刻，嘱患者做深呼吸或吞咽动作，随后迅速将管插入，以减轻不适。插入不畅时应检查胃管是否盘在口中。插管过程中如发现呛咳、呼吸困难、发绀等情况，表示误入气管，应立即拔出，休息片刻后重插。

（3）每次放入、取出胃管，或每次取下注射器抽吸流食或药物时，均须夹闭管外口，以免胃内容物流出或空气进入胃内。

（4）每次鼻饲前应证实胃管在胃内且通畅，并用少量温水冲管后再进行喂食，鼻饲完毕后再次注入少量温开水，防止鼻饲液凝结。

（5）鼻饲液温度应保持在 38～40℃，避免过冷或过热。新鲜果汁与奶液应分别注入，防止产生凝块。药片应碾碎溶解后注入。

【注意事项】

1. 适应证

（1）急性胃扩张。

（2）上消化道穿孔或胃肠道有梗阻。

（3）急腹症有明显胀气者或胃肠手术前等。

（4）昏迷患者或不能经口进食者，如口腔疾患、口腔和咽喉手术后患者。

（5）上消化道肿瘤引起吞咽困难患者。

（6）不能张口患者，如破伤风患者。

（7）早产儿和病情危重拒绝进食患者。

（8）服毒自杀或误食中毒需洗胃患者。

2. 禁忌证

（1）鼻、咽部有癌肿或急性炎症患者。

（2）食管静脉曲张、上消化道出血、胃炎、鼻腔阻塞、食管、贲门狭窄或梗阻心力衰竭和重度高血压患者。

（3）吞食腐蚀性药物患者。

3. 其他

（1）根据患者情况选择型号合适、质地软硬合适的胃管。

（2）置入胃管时患者的吞咽动作与操作人员送管动作需配合得当、动作轻柔，进管不宜急。

（3）胃管进入胃内长度不宜太多，以免造成胃管在胃内盘曲、打结。

（4）加强口腔护理，保持口腔局部湿润。

（5）固定牢固，防止意外脱管。

（6）长期留置胃管患者应每月更换一次胃管。更换胃管时应于当晚最后一次灌食后拔出，翌日晨从另一侧鼻孔插入。

（7）病情允许应尽早拔出胃管。

【操作并发症及处理】

1. 咽、食管黏膜损伤和出血

（1）对长期留置胃管者，选用聚氯酯和硅胶管，其质地软，管径小，可减少插管对黏膜的损伤。

（2）向患者做好解释说明，取得患者的充分合作。置管动作要轻稳、快捷。

（3）长期留置胃管者，可每日用液状石蜡滴鼻，防止鼻黏膜干燥、糜烂。每日行两次口腔护理，以保持口腔湿润、清洁。每月更换胃管一次，晚上拔出，翌日晨再由另一鼻孔插入。

2. 声音嘶哑

（1）根据患者年龄、性别、个体差异选择粗细适宜的胃管，采用硅胶管可减轻局部刺激。

（2）发现声嘶后嘱患者少说话，使声带得以休息。

（3）加强口腔护理，保持局部湿润，给予雾化吸入。

（4）病情允许应尽早拔出胃管。

3. 呃逆

（1）留置胃管每天需做口腔护理，注意不用冷水刺激，以免加重呃逆，可用温开水，棉球不要过湿。

（2）一旦发生呃逆，可首先采用分散注意力的方法，如给患者突然提问或交谈等。或轮流用拇指重按患者攒竹穴，每侧一分钟，多能缓解。亦可将两示指分别压在患者左右耳垂凹陷处的翳风穴，手法由轻到重，压中带提，以患者最大耐受量为佳，持续一分钟后缓慢松手即可止呃。

（3）若上述方法无效，可遵医嘱给予药物治疗。

4. 败血症

（1）据文献报道，个别留置胃管患者可出现败血症。

（2）留置胃管前各仪器及管道须彻底消毒。选用尾端口有硅胶管塞的胃管，既能有效防止胃内液体外流，也能防止细菌通过胃管污染胃腔，从而减少条件致病菌所诱发的感染。

（3）对急性胃肠炎患者需留置胃管时要谨慎，胃管的前端不要太靠近胃黏膜，以免损伤充血水肿的胃黏膜而引起感染。

（4）注意观察用药后引起的细菌异常繁殖。

（5）密切观察胃液的颜色、量，及时发现问题。若发生败血症，应尽早给予相应的药物治疗。

第八节　胃肠减压术

胃肠减压术是利用负压吸引和虹吸作用的原理，通过胃管将积聚于胃肠道内的气体及液体吸出，对胃肠道梗阻患者可降低胃肠道内的压力和膨胀程度；对胃肠道穿孔患者可防止胃肠内容物漏入腹腔；用于消化道及腹部手术，减轻胃肠胀气，增加手术安全性，是外科常用的护理操作技术。

【操作目的及意义】

（1）解除或者缓解肠梗阻所致的症状。

（2）进行胃肠道手术的术前准备，以减少胃肠胀气。

（3）术后吸出胃肠内气体和胃内容物，减轻腹胀，减轻缝线张力和伤口疼痛，促进伤口愈合，改善胃肠壁血液循环，促进消化功能的恢复。

通过对胃肠减压吸出物的判断，可观察病情变化和协助诊断。

【操作步骤】

1. 评估患者并解释

（1）评估：①患者意识、年龄、病情、合作程度及自理能力。②患者鼻腔通畅、清洁情况，观察鼻腔黏膜有无炎症、肿胀、息肉、鼻中隔弯曲及鼻部疾病及外伤史。③患者既往有无插管经历。

（2）解释：向患者及家属解释胃肠减压的注意事项。

2. 操作准备

（1）护士准备：①仪表端庄，衣帽整洁，卫生手消毒，戴口罩。②了解患者病情，安抚患者，取得患者合作。

（2）患者准备：了解胃肠减压的目的、方法、配合事项及注意要点。做好思想准备，愿意配合。

（3）物品准备：合适型号的胃管1根、20ml注射器、一次性治疗巾、棉签、一次性胃肠减压器、听诊器、温开水、水杯2个、弯盘、液状石蜡、纱布、手电筒、胃管标识、止血钳。另备：胶布、执行单、医用垃圾桶、生活垃圾桶、手消毒液。

（4）环境准备：周围环境清洁、安静，关闭门窗，光线充足，注意保暖。有利于操作的顺利进行。

3. 操作方法（图1-8-1）

（1）卫生手消毒，戴口罩，操作者备齐用物携至患者床旁。

（2）两种方法核对患者身份信息，请无关人员离开。

（3）视病情协助患者取坐位、斜坡卧位或仰卧位。昏迷患者取去枕平卧位。

（4）打开治疗巾，将一次性治疗巾铺于患者颌下，清洁鼻腔。

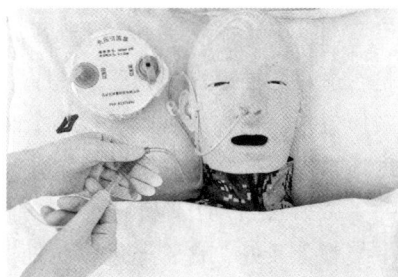
图1-8-1 胃肠减压术

（5）戴手套。

（6）取出胃管，测量置管长度，读取刻度值（自患者前额发际至胸骨剑突水平或由患者鼻尖到耳垂再到剑突的长度）。

（7）用液状石蜡纱布自前而后润滑胃管前端20cm。

（8）插胃管时沿一侧鼻孔缓慢插入，到咽喉部（14~16cm）时，嘱清醒患者做吞咽动作；昏迷患者将头略向前倾，同时将胃管送下，插入长度为 45～55cm。

（9）确定胃管位置：①用注射器抽吸胃内容物，如有胃液抽出，即证明胃管已至胃中。②将听诊器放于剑突下，用注射器向胃管内注入 10～20ml 空气，听到气过水声。③将胃管末端置水中，看有无气泡逸出，无气泡逸出则证明胃管已在胃内。

（10）将胃管用胶布缠绕交叉固定于鼻翼及面颊部，并做标记，将胃管开口端盖好。贴胃管标识。

（11）接胃肠减压器，调整减压装置呈负压状态，使胃管端与胃肠减压器入口处紧密连接，妥善固定于床旁。

（12）观察引流液的性状及胃肠减压器流出道是否漏气。

（13）脱手套，为患者去除治疗巾，取舒适体位，整理床单位，再次核对患者信息，安慰患者。

（14）卫生手消毒。

（15）推车回处置室，按垃圾分类原则处理用物。

（16）卫生手消毒，记录置管时间、置管长度。

4. 操作评价

（1）操作方法正确，置管成功，动作轻柔，无黏膜损伤、出血及其他并发症。

（2）患者理解胃肠减压的意义并能主动配合。

【操作重点及难点】

（1）胃管插入长度对胃肠减压效果的影响：插管时应注意胃管插入的长度是否适宜，插入过长胃管会在胃内盘曲，过短则不能接触胃内液体，均会影响减压效果。据临床观察，插胃管的长度因人高矮不同，插入到操作前的预定长度后再加 5～10cm，使导管侧孔完全达到胃内，会起到良好的减压效果。

（2）插管动作应轻稳，特别是在通过食管 3 个狭窄处（环状软骨水平处、平气管分叉处、食管通过膈肌处）时，以免损伤食管黏膜。

（3）为昏迷患者插管时，应将患者头向后仰，当胃管插入会厌部约 15cm 时，左手托起头部，使下颌靠近胸骨柄，加大咽部通道的弧度，使管端沿后壁滑行，插至所需长度。

（4）若插管过程中患者出现恶心，应暂停片刻，嘱患者做深呼吸或吞咽动作，随后迅速将管插入，以减轻不适。插管过程中如发现呛咳、呼吸困难、发绀等情况，表示误入气管，应立即拔出，休息片刻后重新操作。

（5）每次放入、取出胃管，或每次取下注射器抽吸流食或药物时，均须夹闭管外口，以免胃内容物流出或空气进入胃内。

（6）密切观察患者的生命体征及腹部情况，如有无腹痛、腹胀加重等。观察引流液的颜色、性质和量，并做好记录。

【注意事项】

1. 适应证

（1）外科手术特别是胃肠手术。

（2）外科手术前准备，手术后如感染、外伤等所引起的动力性肠梗阻。

（3）减轻胃肠道的张力，如急性胃扩张、胃穿孔等。

（4）解除或减轻肠梗阻，如麻痹性肠梗阻，急性原发性腹膜炎、出血性小肠炎、低钾血症等引起的梗阻，机械性肠梗阻，如肿瘤、肠扭转引起的梗阻等。

2. 禁忌证

（1）食管狭窄。

（2）严重的食管静脉曲张。

（3）严重的心肺功能不全，支气管哮喘。

（4）食管和胃腐蚀性损伤。

3. 其他

（1）根据患者情况选择型号合适、质地软硬合适的胃管。

（2）置入胃管时患者吞咽动作与操作人员的送管动作需配合得当，动作轻柔，进管不宜急。

（3）确定胃管在胃内，未盘旋在口咽部。

（4）用胶布固定胃管要牢固，避免因患者烦躁不安，使胃管向外滑出脱离胃腔。

（5）妥善固定胃肠减压装置，防止变换体位时加重对咽部的刺激，以及受压、脱出影响减压效果。

（6）观察引流液的颜色、性质、量，并记录24小时引流总量。

（7）胃肠减压期间，注意观察患者水、电解质及胃肠功能恢复情况。

（8）要随时保持胃管的通畅和持续有效的负压。胃管不通畅时，可用少量生理盐水低压冲洗并及时回抽，要随时检查胃肠减压器，防止装置漏气，失去负压等。

（9）胃肠减压期间口腔护理是为了预防肺部感染。

（10）护理人员要随时观察患者的生命体征及临床症状，发现异常及时报告医生对症处理。

（11）按要求及时更换胃管。

（12）胃肠减压期间，需要从胃管内注入药物时应夹管1～2小时，以免注入药物被负压吸出。

【操作并发症及处理】

1. 引流不畅

（1）定时更换胃管，以防止胃酸长时间腐蚀胃管，使其变质从而发生粘连，造成胃管不通畅。

（2）从胃管内注入药物后，应注入 20 ~ 50ml 温开水冲洗胃管，防止胃管堵塞。

（3）如发现胃管阻塞可先将胃管送入少许，如仍无液体引出，轻轻将胃管变动位置以减少胃管在胃壁的粘连。

（4）如确定为食物残渣或血凝块阻塞胃管，可用生理盐水或温开水从胃管注入以稀释和溶解黏稠的胃液、食物残渣或血凝块。

（5）胃肠减压器的位置应低于胃部，以利于引流。胃肠减压装置使用前认真仔细检查，如发现质量不合格而引起漏气，则应更换胃肠减压器。

（6）要随时保持胃管的通畅和持续有效的负压，经常挤压胃管，勿使管腔堵塞，胃管不通畅时，可用少量生理盐水低压冲洗并及时回抽。

（7）保持有效减压可以避免手术后胃扩张增加吻合张力而并发吻合。

（8）胃管脱出后应严密观察病情，不应再次盲目插入，以免戳穿吻合口；应遵照医嘱执行脱管后处理。

（9）准确记录 24 小时胃液量。

2. 插管困难

在插管过程中不能顺利进行，连续 3 次插管不成功者，称为插管困难。

（1）插管前做好患者心理护理，介绍插管经过、配合的要求，指导患者做有节律的吞咽动作，使护患配合，保证胃管的顺利插入；同时插管的动作要轻柔。

（2）对呕吐剧烈者，操作人员可以双手拇指按压患者双侧内关穴 3 ~ 5 分钟，然后再插入胃管；另可嘱其张口呼吸，暂停插管让患者休息，10 分钟后再试行插管。

（3）昏迷患者可采用昏迷患者插胃管法。

（4）选用质地优良的硅胶胃管，切忌同一胃管反复使用。

（5）培训医护人员熟练掌握专业知识及专科操作技能。

（6）对咽反射消失或减弱者，可在气管镜或胃镜的配合下进行插管。反复插管困难者，可在胃管内置导丝辅助插管。

（7）插管前检查鼻腔有无异常，并及时处理。

3. 上消化道出血

此类并发症并不多见，但一旦发生后果较为严重。

（1）插管操作动作熟练、轻柔，必要时使用专业导丝，以防引起机械性损伤。

（2）负压引流无液体引出时，要检查胃管是否通畅，如不通畅可向胃管内注入少许的生理盐水再回抽，不可盲目回抽。

（3）如发现引流液有鲜红色液体，及时报告医生，遵医嘱给予补充血容量及制酸、止血治疗；同时加强口腔护理。

（4）早期可行急诊胃镜检查，及早确定出血部位。根据引起出血的原因，采取不同的胃镜下介入治疗方法，如给予冰生理盐水加去甲肾上腺素，冲洗胃腔以促进止血；钛夹止血；生物蛋白胶喷洒止血；注射止血合剂止血等。

（5）如上述措施无效，出血不止者可考虑选择性血管造影；内科治疗无效者行外科手术治疗。

4. 声音嘶哑

（1）胃肠减压过程中，嘱患者少说话，使声带得到充分休息。遇剧烈咳嗽、呕吐时先用手固定胃管，以防胃管上下移动。必要时使用止咳、止吐药物，以减轻咳嗽、呕吐症状。

（2）出现声音嘶哑者，注意加强口腔护理及雾化吸入，保持局部的湿润。

（3）药物疗法：可用类固醇激素（如地塞米松）及抗菌药物雾化吸入，以减轻水肿，营养神经。

5. 呼吸困难

（1）严格遵守无菌操作原则，定期更换胃管和胃肠减压器。插管前耐心向患者做好解释，讲解插管的目的及配合方法，以取得其理解和配合。

（2）反复多次插管或长时间胃肠减压留置胃管的患者可给予糜蛋白酶或地塞米松雾化以消除喉头水肿。如已发生呼吸道感染，应根据病情给予抗菌药物治疗。

（3）根据引起呼吸困难的原因，采取相应的处理措施，必要时给予氧气吸入。鼓励患者咳嗽、咳痰，必要时给予雾化吸入，促进痰液排出。

6. 吸入性肺炎

（1）患者咽喉部有分泌物聚积时，鼓励患者咳嗽、排痰，咳嗽前先固定好胃管及胃肠减压装置，不能自行咳痰的患者加强翻身，拍背，促进排痰。

（2）保证胃肠减压引流通畅，疑引流不畅时及时予以处理，以防止胃液反流。

（3）每日口腔护理两次，以保持口腔清洁、湿润。

（4）发生吸入性肺炎者，结合症状遵医嘱给予相应的对症处理。

7. 低钾血症

（1）遵医嘱纠正电解质紊乱。

（2）持续胃肠减压患者，经常检测血钾的浓度。

第九节 大量不保留灌肠技术

大量不保留灌肠是指将一定量液体灌入肠道的操作方法，由肛门直接灌入结肠，以帮助患者排气、排便或由肠道供给药物，达到确诊和治疗目的。

【操作目的及意义】

临床上主要用于清洁肠道，为手术、分娩或者检查的患者做准备，刺激患者肠蠕动，软化粪便，解除便秘，排除肠内积气，减轻腹胀。稀释和清除肠道内的有害物质，减轻中毒。灌入低温液体，为高热患者降温。

【操作步骤】

1. 评估患者并解释

（1）评估：①患者的病情、腹胀及排便情况。②患者的意识状态、心理反应、自理能力及合作程度。③观察患者肛门皮肤情况，有无痔疮、肛裂。

（2）解释：向患者及家属解释大量不保留灌肠的注意事项。

2. 操作准备

（1）护士准备：①仪表端庄，衣帽整洁，卫生手消毒，戴口罩。修剪指甲，备齐用物。②了解患者病情，安抚患者，取得患者合作。③熟悉保留灌肠的操作程序。

（2）患者准备：①了解大量不保留灌肠的目的、方法、注意事项及配合要点。②做好思想准备，愿意配合。排尿，取左侧卧位。

（3）物品准备：一次性灌肠袋、弯盘、1000ml量杯、灌肠液、止血钳、水温计、纱布、一次性手套、一次性尿垫、卫生纸、便盆、软皂、生理盐水、液状石蜡、搅棒、橡胶手套，另备：输液架、屏风、医用垃圾桶、生活垃圾桶、执行单、手消毒液。①治疗车上层：一次性灌肠器包（包内有灌肠筒、引流管、肛管一套，孔巾，垫巾，纸巾数张，手套），医嘱执行本，弯盘，水温计，手消毒液，根据医嘱准备的灌肠液。②治疗车下层：便盆，便盆巾，生活垃圾桶，医疗垃圾桶。其他：输液架。灌肠溶液：常用0.1%～0.2%的肥皂液，生理盐水。成人每次用量为500～1000ml，小儿200～500ml。溶液温度一般为39～41℃，降温时用28～32℃，中暑用4℃。

（4）环境准备：周围环境清洁、安静，关闭门窗，注意保暖。

3. 操作方法（图1-9-1）

（1）卫生手消毒，戴口罩，备齐用物携至患者床旁，两种方法核对患者身份信息，请无关人员离开。

（2）关闭门窗，屏风遮挡，嘱患者排尿。

（3）协助患者取左侧卧位，脱裤至膝部，双膝屈曲，臀部移至床沿。

（4）将一次性垫巾垫于臀下，弯盘放臀边，盖好盖被（年老或肛门括约肌失控患者取仰卧位，臀下垫便盆）。

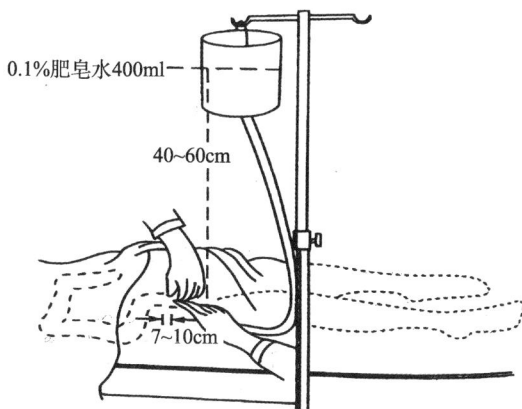

图 1-9-1　大量不保留灌肠法

（5）戴手套。

（6）根据医嘱配制灌肠液，测量温度，注入一次性灌肠袋中，灌肠袋挂于输液架上，倒入灌肠液，调整输液架高度，使液面距肛门 40～60cm，用血管钳夹紧导管。

（7）取肛管并润滑前端，排出管内气体，关闭水止。

（8）左手分开臀部，暴露肛门，右手将肛管轻轻插入直肠内 7～10cm，小儿插入 4～7cm，固定导管若插入受阻，稍停片刻再继续插入；然后左手固定肛管，右手打开水止，使溶液缓缓流入，并观察反应。如液体流入受阻，可稍移动、挤压肛管，检查有无粪块阻塞。

（9）如患者感觉腹胀或有便意嘱其做深呼吸，可适当降低灌肠筒的高度或稍停片刻。

（10）待溶液将要灌完时，关闭水止，拔出肛管放入弯盘内，置于治疗车下。擦拭肛门，嘱患者平卧，尽可能忍耐 10 分钟后再排便，以利于粪便软化。对不能下床者，应给予协助。

（11）帮助患者穿裤，整理床单位，协助患者取舒适卧位。

（12）打开门窗，撤去屏风，倒掉粪便，分类整理用物，放回原处。

（13）脱手套，卫生手消毒。

（14）记录灌肠结果：如灌肠后排便一次记录为 1/E。记录排便的次数、性状、量。

（15）操作后处理：①整理用物：排便后及时取出便盆，擦净肛门，去除异味，助患者穿裤，整理床单位，开窗通风。②采集标本：观察大便性状，必要时留取标本送检。③按相关要求处理用物，防止病原微生物传播。④洗手，记录。

4. 操作评价

（1）患者了解灌肠的目的及意义并积极配合。

（2）插入动作轻柔，无黏膜损伤，患者无不适。

（3）严格执行查对制度，操作规范，达到治疗目的。

（4）灌肠过程中无并发症发生。

【操作重点及难点】

（1）选择合适的肛管，操作者动作轻柔，灌肠过程中注意观察患者反应，若出现面色苍白、出冷汗、剧烈腹痛、脉速、心慌、气急等，立即停止灌肠并通知医生进行处理。

（2）患者若有便意，嘱患者深呼吸，减轻腹压，并降低灌肠筒的高度，以降低灌入压力。

（3）若液面下降过快，说明压力过大，常使患者不易保留灌肠液。

（4）若液面停止下降，说明溶液流入受阻，肛管被小粪块阻塞，只需稍移动肛管，就会冲开粪块。

【注意事项】

1. 适应证 各种原因引起的便秘及肠积气；结肠、直肠疾病检查及大手术前准备；高热降温；分娩前准备。

2. 禁忌证

（1）急腹症、消化道出血、妊娠、严重心血管疾病等不宜灌肠。

（2）肝性脑病患者禁用肥皂水灌肠，以减少氨的产生和吸收；充血性心力衰竭或钠潴留患者禁用生理盐水灌肠以减少钠的吸收。

3. 其他

（1）掌握灌肠的温度、浓度、流速、压力和液量，如为伤寒患者灌肠，溶液不得超过50ml，压力要低（液面距肛门不超过30ml）；降温灌肠应保留30分钟后排出，排便后30分钟测体温，并记录。

（2）操作时尽量少暴露患者肢体，保护患者自尊心，并防止受凉。

（3）常用灌肠液：0.1%～0.2%软皂水或生理盐水，降温用等渗冰盐水；灌肠液用量：成人800～1000ml，儿童200～500ml；溶液温度：39～41℃，降温时用28～32℃，中暑时用4℃生理盐水。

（4）指导患者掌握灌肠时的配合方法，如有便意，做深呼吸，灌肠完毕不要立即排便，尽量保留 5～10 分钟或以上。

（5）指导患者及家属避免腹胀的方法，如增加活动、正确选择饮品种类、保持健康的生活习惯以维持正常排便。

【操作并发症及处理】

1. 肠道黏膜损伤

（1）患者诉肛门疼痛时，暂停灌肠。

（2）疼痛较轻者，嘱其全身放松，帮助其分散注意力，以减轻疼痛。

（3）疼痛剧烈者，应立即报告医生，予以对症处理。

2. 肠道出血

（1）患者一旦出现脉搏快、面色苍白、大汗、剧烈腹痛、心慌气促，可能发生了肠道剧烈痉挛或出血，应立即停止灌肠并嘱患者平卧，同时报告医生。

（2）严密观察患者的生命体征以及腹部情况，如发生肠穿孔、肠破裂，按肠穿孔、肠破裂处理。

（3）建立静脉输液通道，根据病情遵医嘱应用相应的止血药物或局部治疗。

3. 肠穿孔、肠破裂

（1）立即建立静脉通道，积极完善术前准备，尽早手术。

（2）给予吸氧、心电监护，严密观察患者的生命体征。

4. 水中毒、电解质紊乱

（1）一旦发生水中毒、电解质紊乱，立即停止灌肠并使患者平卧，同时报告医生，进行抢救。

（2）立即建立两条静脉通道，为患者输注林格液体及 4% 氯化钠注射液，以及补充电解质，运用甘露醇、呋塞米以减轻脑水肿。

（3）给予镇静剂，以减轻患者抽搐。

（4）给予胃肠减压，以减轻患者腹胀。

（5）密切观察尿量和尿比重。

5. 虚脱

（1）一旦发生虚脱，立即停止灌肠并嘱患者平卧、保暖，一般休息片刻可缓解或恢复正常。

（2）如与饥饿有关，清醒后给予口服糖水等。

（3）如休息片刻后未缓解，给予吸氧，必要时静脉注射葡萄糖等，症状可逐渐缓减。

6. 肠道感染

（1）根据大便化验结果和致病微生物情况，选择合适的抗菌药物。

（2）观察大便的量、颜色、性状等的变化并记录。

（3）根据医嘱应用抗菌药物

7. 大便失禁

（1）已发生大便失禁者，床上铺橡胶单和中单或一次性尿布，每次便后用温水洗净肛门周围及臀部皮肤，保持皮肤干燥。

（2）必要时，肛门周围涂搽软膏以保护皮肤，避免其破损感染。

8. 肛周皮肤擦伤

（1）皮肤破溃时可用 TDP 灯照射治疗，每天 2 次，每次 15 ~ 30 分钟。

（2）以外科无菌换药法处理伤口。

第十节　小量不保留灌肠技术

小量不保留灌肠法是用导管自肛门经直肠插入结肠灌注液体以通便排气的治疗方法。该法能刺激肠蠕动，软化清除粪便，并有降温、催产、稀释肠内毒物、减少吸收的作用；此外，亦可达到供给药物、营养、水分等治疗目的。

【操作目的及意义】

（1）软化粪便，解除便秘。

（2）排除肠道积气，减轻腹胀。

（3）为腹部和盆腔手术后患者、危重患者、年老体弱患者及小儿和孕妇等解除腹胀和便秘。

【操作步骤】

1. 评估患者并解释

（1）评估：①患者的年龄、病情、临床诊断、意识状态、心理状况、排便情况、理解配合能力。②观察患者肛门皮肤情况，有无痔疮、肛裂。

（2）解释：向患者及家属解释灌肠的目的、操作程序和配合要点。

2. 操作准备

（1）护士准备：①仪表端庄，衣帽整洁，卫生手消毒，戴口罩，修剪指甲。②了解患者病情，安抚患者，取得患者合作。③熟悉小量不保留灌肠的操作程序。

（2）患者准备：取左侧卧位，排空膀胱。

（3）物品准备：一次性灌肠袋、量杯、灌肠液（123 溶液即 50% 硫酸镁 30ml、甘油 60ml、温开水 90ml）、温开水 5 ~ 10ml、卫生纸、一次性防水治疗巾、液状石蜡、水温计、橡胶手套，另备：便盆、输液架、屏风、医用垃圾桶、生活垃圾桶、执行单、手消毒液。

（4）环境准备：病室温湿度适宜、宽敞、明亮，关闭门窗、用屏风遮挡患者。

3. 操作方法

（1）卫生手消毒，戴口罩，备齐用物至患者床旁，两种方法核对患者身份信息及灌肠溶液，请无关人员离开。

（2）关门窗，用屏风遮挡患者，嘱患者排尿。

（3）协助患者取左侧卧位，双膝屈曲，脱裤至膝部，移臀部靠近床沿，将一次性防水治疗巾垫于臀下，弯盘置臀旁，盖好盖被。暴露臀部。

（4）戴手套。

（5）润滑肛管前端，根据医嘱配制灌肠液，测量温度，注入一次性灌肠袋中，将灌肠袋挂于输液架上，调整输液架高度。排气、夹管。

（6）分开臀部，暴露肛门，嘱患者深呼吸，右手将肛管轻轻插入直肠内 10～15cm，7～10cm 时松开血管钳，缓慢注入溶液，注毕夹管，反折肛管，用卫生纸包裹肛管前端，轻轻拔出置于弯盘内。

（7）嘱患者平卧，尽量保持 10～20 分钟后排便，以利于粪便软化。不能自理者协助排便。

（8）撤去全部用物，做好记录，将标本及时送检。

（9）脱手套。

（10）帮助患者穿裤，整理床单位；协助患者取舒适卧位；分类清理用物。

（11）卫生手消毒，记录排便的次数、性质、量。

4. 操作评价

（1）护士插入灌肠管动作轻柔，无黏膜损伤，患者无不适。

（2）严格执行查对制度，操作规范，达到治疗的目的，灌肠过程中无并发症发生。

【操作重点及难点】

（1）保证灌肠液温度适宜。

（2）灌肠时患者如有腹胀或便意，应嘱患者做深呼吸，以减轻不适。

（3）按照要求置入肛管，置入合适长度后固定肛管，减少插管时的阻力对黏膜的刺激，使灌肠溶液缓慢流入并观察患者反应。

（4）灌肠完毕，排便时不可过度用力，并观察大便性状。

【注意事项】

1. 适应证

（1）年老体弱、孕妇、小儿便秘。

（2）腹部及盆腔术后肠胀气。

（3）盆腔残余脓肿。

（4）门脉高压出血（禁用肥皂水）。

2. 禁忌证

（1）对急腹症、妊娠早期、消化道出血患者禁止灌肠；肝性脑病患者禁用肥皂水灌肠。

（2）伤寒患者灌肠量不能超过 500ml，液面距肛门不得超过 30cm。

3. 其他

（1）注意观察灌肠后的效果，无效时应再行清洁灌肠。

（2）经灌肠后仅有液体排出而无成形粪便时，说明有粪便嵌顿，应采取人工取便。

（3）对患者进行降温灌肠，灌肠后保留 30 分钟后再排便，排便后 30 分钟测体温。

（4）常用溶液：①123 溶液即 50% 硫酸镁 30ml、甘油 60ml、温开水 90ml，温度为 38℃。②油剂，即甘油 50ml 加等量温开水，多用于老年体弱者、小儿和孕妇。

【操作并发症及处理】

1. 肠道黏膜损伤

（1）患者诉肛门疼痛时，暂停灌肠。

（2）嘱患者全身放松，帮助其分散注意力，减轻疼痛。

（3）疼痛剧烈者，立即报告医生，予以对症处理。

2. 肠道出血

（1）患者一旦出现脉搏快、面色苍白、大汗、剧烈腹痛、心慌气促，应立即停止灌肠并嘱患者平卧，同时报告医生。

（2）严密观察患者的生命体征以及腹部情况。

（3）建立静脉输液通道，根据病情遵医嘱应用相应的止血药物或局部治疗。

3. 肠穿孔、肠破裂

（1）一旦发生肠穿孔、肠破裂，立即停止灌肠并嘱患者平卧，同时报告医生，进行抢救。

（2）立即建立静脉通道，积极完善术前准备，尽早手术。

（3）给予吸氧、心电监护，严密观察患者的生命体征。

4. 水中毒、电解质紊乱

（1）一旦发生水中毒、电解质紊乱，立即停止灌肠并使患者平卧，同时报告医生，进行抢救。

（2）立即建立两条静脉通道，为患者输注林格液及 4% 氯化钠注射液，以及补充电解质，运用甘露醇、呋塞米以减轻脑水肿。

（3）给予镇静剂，以减轻患者抽搐。

（4）给予胃肠减压，以减轻患者腹胀。

（5）密切观察尿量和尿比重。

5. 虚脱

（1）一旦发生虚脱，立即停止灌肠并嘱患者平卧、保暖，一般休息片刻即可缓解或恢复正常。

（2）如与饥饿有关，清醒后给予口服糖水等。

（3）如休息片刻后未缓解，给予吸氧，必要时静脉注射葡萄糖等溶液，症状可逐渐缓解。

5. 肠道感染

（1）根据大便化验结果和致病微生物情况，选择合适的抗菌药物。

（2）观察大便的量、颜色、性状等的变化并记录。

（3）根据医嘱应用抗菌药物。

6. 大便失禁

（1）已发生大便失禁者，床上铺橡胶单和中单或一次性尿布，每次便后用温水洗净肛门周围及臀部皮肤保持皮肤干燥。

（2）必要时，肛门周围涂搽软膏以保护皮肤，避免破损感染。

7. 肛周皮肤擦伤

（1）皮肤破溃时可用 TDP 灯照射治疗，一天 2 次，一次 15～30 分钟。

（2）用外科无菌换药法处理伤口。

第十一节　保留灌肠技术

保留灌肠法是将药液灌入直肠或结肠内，通过肠黏膜吸收达到治疗疾病目的的一种方法，其主要用于镇痛、催眠、治疗肠道感染。

【操作目的及意义】

将临床上用于镇静、催眠及治疗肠道感染的药液自肛门灌入，保留在肠道内，通过黏膜吸收，达到治疗的目的。

（1）镇静、催眠在小儿 CT、彩超、核磁共振等辅助检查中广泛应用。

（2）肠道感染、慢性盆腔炎、肝性脑病等的配合治疗。

【操作步骤】

1. 评估患者并解释

（1）评估：患者的年龄、病情、临床诊断、意识状态、心理状况、排便情况、理解配合能力。

（2）解释：向患者及家属解释保留灌肠的注意事项。

2. 操作准备

（1）护士准备：①仪表端庄，衣帽整洁，卫生手消毒，戴口罩。②了解患者病情，安抚患者，取得患者合作。③熟悉保留灌肠的操作程序。

（2）患者准备：做好思想准备，愿意配合。

（3）物品准备：一次性灌肠袋、卫生纸、纱布、一次性防水治疗巾、液状石蜡、橡胶手套。另备：便盆、输液架、屏风、医用垃圾桶、生活垃圾桶、执行单、手消毒液。①治疗车上层：注洗器、治疗碗（内盛遵医嘱备的灌肠液）、肛管（20号以下）、温开水5~10ml、止血钳、润滑剂、棉签、手套、弯盘、卫生纸、橡胶或塑料单、治疗巾、小垫枕、手消毒液。②治疗车下层：便盆和便盆巾，生活垃圾桶、医疗垃圾桶。③其他：药物及剂量遵医嘱准备，灌肠溶液量不超过200ml，溶液温度38℃。常用溶液：镇静、催眠用10%水合氯醛，剂量按医嘱准备。抗肠道感染用2%小檗碱，0.5%~1%新霉素或其他抗菌药物溶液。

（4）环境准备：周围环境清洁、安静，关闭门窗，注意保暖。

3. 操作方法

（1）卫生手消毒，戴口罩，备齐用物携至患者床旁，两种方法核对患者身份信息及灌肠溶液，请无关人员离开。

（2）关闭门窗，屏风遮挡，嘱患者排尿。

（3）协助患者取左侧卧位，灌肠前排空大小便，下肢弯曲，抬高臀部，床尾及臀部抬高10cm（慢性菌痢患者，病变部位多在直肠或乙状结肠，采取左侧卧位；阿米巴痢疾患者，病变部位多在回盲肠，采取右侧卧位）。

（4）戴手套。

（5）将一次性垫巾垫于臀下，弯盘放臀边，盖好盖被（年老或肛门括约肌失控患者取仰卧位，臀下垫便盆）。

（6）根据医嘱配置灌肠液，注入一次性灌肠袋中，将灌肠袋挂于输液架上，调整输液架高度，使液面距肛门高度为40~60cm。

（7）取肛管并润滑前端，排出管内气体，关闭水止。

（8）左手分开臀部，暴露肛门，右手将肛管自肛门轻轻插入（成人15~20cm，小儿4~7cm），液面距肛门<30cm，缓慢注入药液便于药物保留。

（9）如患者感觉腹胀或有便意嘱其做深呼吸，可适当降低灌肠袋的高度或稍停片刻。

（10）待溶液将要灌完时，关闭水止，拔出肛管放入弯盘内，置于治疗车下。擦拭肛门，嘱患者平卧，告知患者尽可能使药液保留1小时以上，以便于药物被吸收，对不能下床者，帮助其排便。

（11）帮助患者穿裤，整理床单位，协助患者取舒适卧位。

（12）打开门窗，撤去屏风，分类整理用物。

（13）脱手套，卫生手消毒。

（14）记录灌肠结果：如灌肠后排便一次为1/E。

4. 操作评价

（1）患者了解灌肠的目的及意义并积极配合。

（2）插入动作轻柔，无黏膜损伤，患者无不适。

（3）严格执行查对制度，操作规范，达到治疗的目的。

（4）灌肠过程中无并发症发生。

【操作重点及难点】

（1）肠道疾病患者以晚间睡眠前灌入为宜。灌肠时压力要低，速度要慢，温度要适宜，使之易保留于肠内。

（2）携物品至患者床旁，帮助患者取左侧卧位，为患者遮挡。

（3）按照要求置入肛管，置入合适长度后固定肛管，使灌肠溶液缓慢流入并观察患者反应。

（4）待溶液将要灌完时，夹紧肛管，拔出肛管放入弯盘内。

（5）灌肠完毕，嘱患者平卧，忍耐1小时后再排便并观察大便性状。

【注意事项】

（1）保留灌肠前嘱患者排便，肠道排空有利于药液吸收，了解灌肠目的和病变部位，以确保患者的卧位和插入的深度。

（2）保留灌肠时，应选择稍细、头端光滑、有侧孔的肛管并且插入要深，液量不宜过多，压力要低，灌入速度宜慢，以减少刺激，使灌入的药液能保留较长时间，利于肠黏膜吸收。

（3）保留药液期间可变换体位，增加药液与肠黏膜的接触面积，提高药物吸收利用率。

（4）适应证：①保留灌肠可用于灌注抗肿瘤药、抗菌药物、镇静剂等，起治疗性作用。②适用于阿米巴痢疾、慢性细菌性痢疾、结肠炎。

（5）禁忌证：①肛门、直肠、结肠等术后及排便失禁患者不宜做保留灌肠。②妊娠、急腹症、消化道出血患者不宜灌肠。

（6）其他：①镇静、催眠：用10%水化氯醛，剂量遵医嘱加等量温开水或生理盐水。②肠道杀菌剂：用2%黄连素、0.5%～1%新霉素及其他抗菌药物等，剂量遵医嘱不超过200ml，温度39～41℃。③肠道营养剂：10%葡萄糖溶液或牛奶等。

【操作并发症及处理】

1. 腹泻

（1）已发生腹泻者，卧床休息，腹部予以保暖。不能自理患者应及时给予便盆。

（2）保持皮肤完整性，特别是婴幼儿、老人、身体衰弱者，每次便后用软纸轻擦肛门，温水清洗，并在肛门周围涂油膏保护局部皮肤。

（3）腹泻严重者，给予止泻剂或静脉输液。

（4）严密观察病情，记录排便性质、次数等。

（5）向患者讲解有关腹泻的知识，使之养成良好的排便习惯。

2. 肠道黏膜损伤

（1）患者诉肛门疼痛时，暂停灌肠。

（2）嘱患者全身放松，帮助其分散注意力，减轻疼痛。

（3）疼痛剧烈者，立即报告医生，予以对症处理。

3. 肠道出血

（1）患者一旦出现脉搏加快、面色苍白、大汗、剧烈腹痛、心慌气促，可能发生了肠道剧烈痉挛或出血，立即停止灌肠并嘱患者平卧，同时报告医生。

（2）严密观察患者的生命体征以及腹部情况。

（3）建立静脉输液通道，根据病情遵医嘱应用相应的止血药物或局部治疗。

4. 肠穿孔、肠破裂

（1）一旦发生肠穿孔、肠破裂，立即停止灌肠并嘱患者平卧，同时报告医生，进行抢救。

（2）立即建立静脉通道，积极完善术前准备，尽早手术。

（3）给予吸氧、心电监护，严密观察患者的生命体征。

第十二节　肛管排气技术

肛管排气法是将肛管由肛门插入直肠，排除肠腔内积气的方法。

【操作目的及意义】

（1）帮助患者清除肠腔内积气，减轻腹胀。

（2）直肠或低位结肠切除吻合术后短期促进排气。

【操作步骤】

1. 评估患者并解释

（1）评估：患者的病情、年龄、临床诊断、意识状态、心理状况、理解配合能力。

（2）解释：向患者及家属解释肛管排气的目的、操作程序及配合要点。

2. 操作准备

（1）护士准备：①仪表端庄，衣帽整洁，卫生手消毒，戴口罩，修剪指甲。②了解患者病情，安抚患者，取得患者合作。

（2）患者准备：①了解肛管排气的目的、过程和注意事项，配合操作。②取左侧卧位。

（3）物品准备：治疗盘内备：肛管、玻璃接头、橡胶管、玻璃瓶（内盛水3/4满，瓶口系带）、弯盘、液状石蜡、纱布、棉签、卫生纸、胶布条（1cm×15cm）、别针、一次性防水治疗巾、橡胶手套。另备：便盆、绒毯、医用垃圾桶、生活垃圾桶、执行单、手消毒液。

（4）环境准备：病室温湿度适宜、宽敞、明亮，关闭门窗，用屏风遮挡患者。

3. 操作方法（图1－12－1）

（1）卫生手消毒，戴口罩，备齐用物携至床旁，核对患者信息，床号、姓名、腕带、住院号，请无关人员离开。

（2）关闭门窗，屏风遮挡，嘱患者排空膀胱。

（3）协助患者取左侧卧位，双膝屈曲，脱裤至膝部，臀部移至床沿；不能侧卧的患者可取仰卧位，只暴露肛门；盖好绒毯，勿暴露肢体。

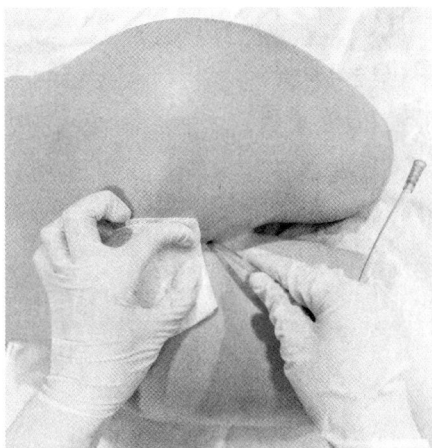

图1－12－1　肛管排气法

（4）戴手套。

（5）垫一次性治疗巾于臀下，弯盘置于臀边。

（6）连接气装置，将玻璃瓶放置床边，橡胶管一端插入玻璃瓶液面下，另一端与肛管连接。

（7）插管，戴手套，润滑肛管前端，嘱患者张口呼吸，将肛管轻轻插入直肠15～18cm，用胶布将肛管固定于臀部，橡胶管留出足够的长度用别针固定在床单位。

（8）观察排气情况，如排气不畅，帮助患者更换体位或按摩腹部。

（9）拔管，保留肛管不超过20分钟，拔出肛管，清洁肛门，脱下手套。

（10）操作后处理：①协助患者取舒适体位，整理床单位。②询问患者腹胀有无减轻，安慰患者。③清理用物，按垃圾分类处理。④卫生手消毒，记录排便时间及效果。⑤必要时 2~3 小时后再次灌肠排气。

4. 操作评价

(1) 插入动作轻柔，无黏膜损伤，患者无不适。

(2) 严格执行查对制度，操作规范，达到治疗的目的。

(3) 肛管排气过程中无并发症发生。

【操作重点及难点】

(1) 变换体位或按摩腹部可促进排气。

(2) 长时间留置肛管，会降低肛门括约肌的反应，甚至导致肛门括约肌永久性松弛。

(3) 操作前确认橡胶管插入玻璃瓶液面下，防止空气进入直肠内，加重腹胀。

(4) 肛管插入深度为 15~18cm，注意动作轻柔。

【注意事项】

1. 适应证

(1) 适用于腹腔内有积气、腹胀的患者。

(2) 肠梗阻早期。

(3) 术后肠道功能恢复。

2. 禁忌证

(1) 完全性肠梗阻。

(2) 肠道出血或穿孔。

(3) 肛门直肠严重病变。

【操作并发症及处理】

1. 肠道黏膜损伤

(1) 患者诉肛门疼痛时，暂停肛管插入。

(2) 疼痛减轻，嘱全身放松，帮助其分散注意力，减轻疼痛。

(3) 疼痛剧烈者，立即报告医生，予以对症处理。

2. 肠道出血

(1) 患者一旦出现脉搏快、面色苍白、大汗、剧烈腹痛、心慌气促，应立即停止插管并嘱患者平卧，同时报告医生。

(2) 严密观察患者生命体征及腹部情况。

(3) 建立静脉输液通道，根据病情遵医嘱应用相应的止血药物或局部治疗。

3. 肠穿孔、肠破裂

(1) 一旦发生肠穿孔、肠破裂，立即停止插管并嘱患者平卧，同时报告医生，进行抢救。

（2）立即建立静脉通道，积极完善术前准备，尽早手术。

（3）给予吸氧、心电监护，严密观察患者的生命体征。

第十三节 鼻导管吸氧技术

鼻导管吸氧是将双侧鼻导管前端插入鼻腔约1cm，妥善固定，实施吸氧的操作技术。此法刺激性小，适合患者长期应用。当患者的动脉血氧分压低于6.6kPa（正常值10.6~13.3kPa，6.6kPa为最低限值）时则应给予吸氧。

【操作目的及意义】

（1）纠正各种原因造成的缺氧状态，提高动脉氧分压（PaO_2）和动脉血氧饱和度（SaO_2），增加动脉血氧含量（CaO_2）。

（2）促进组织的新陈代谢，维持机体生命活动。

【操作步骤】

1. 评估患者并解释

（1）评估：患者的年龄、病情、意识、治疗情况、心理状态及合作程度。

（2）解释：向患者及家属解释吸氧的目的、方法、注意事项及配合要点。

2. 操作准备

（1）护士准备：①仪表端庄，衣帽整洁，卫生手消毒，戴口罩，修剪指甲。②了解患者病情，安抚患者，取得患者合作。③熟悉鼻导管吸氧的操作程序。

（2）患者准备：了解操作目的和方法，并愿意配合，体位舒适。

（3）物品准备：供氧装置，氧气压力表装置，治疗盘内置小药杯（内盛冷开水）、纱布、弯盘、鼻导管、棉签、胶布、扳手、标识、笔、手套，护理记录单。

（4）环境准备：室温适宜，光线充足，环境安静，远离火源。

3. 操作方法（图1-13-1）

（1）卫生手消毒，戴口罩，备齐用物至床旁，两种方法核对患者身份信息，协助患者取舒适体位。

（2）戴手套。

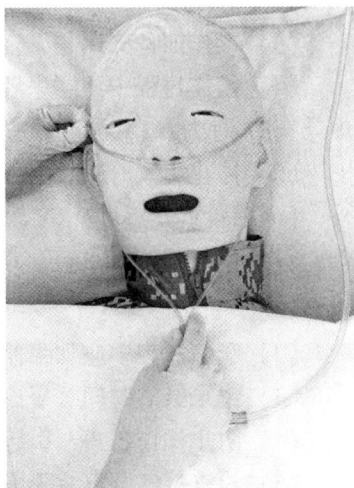

图1-13-1 鼻导管吸氧技术

（3）清洁检查，检查鼻腔有无分泌物堵塞及异常，用湿棉签清洁鼻腔。

（4）连接氧气装置，将鼻导管与湿化瓶出口连接。

（5）调节，打开流量开关，调节氧流量，检查设备功能是否正常，管道有无漏气。

（6）鼻导管前端置于小药杯冷开水中，检查鼻导管是否通畅。

（7）根据病情调节氧流量，轻度缺氧 1～2L/min，中度缺氧 2～4L/min，重度缺氧 4～6L/min，小儿 1～2L/min。

（8）插管，将鼻导管自清洁鼻孔轻轻插至鼻咽部，插入深度为鼻尖至耳垂的 2/3（如为双腔吸氧管，直接插入患者鼻腔部，于患者下颌部固定）。将鼻氧管插入患者鼻孔 1cm。

（9）固定，将导管环绕患者耳部向下放置并调节松紧度。

（10）洗手，记录给氧时间、氧流量，观察。

（11）停氧时先去掉胶布，然后拔除鼻导管。

（12）关闭流量开关，用棉签轻拭鼻腔然后关总开关，再开流量开关放出余气，关流量开关，备用。

（13）用乙醇拭去胶布痕迹，擦净面部。

（14）整理床单位及分类整理用物，协助患者取舒适卧位。

（15）脱手套，卫生手消毒。记录停止用氧时间及氧疗效果。

4. 操作评价

（1）操作者仪表端庄，服装整洁。

（2）评估时了解病情、缺氧程度及合作程度；与患者沟通言语恰当、态度和蔼。

（3）操作前备齐用物，合理放置。

（4）操作过程中注意患者的安全与舒适，按需要正确调整氧气流量；插入鼻导管的方法正确，深度合适，固定牢固、美观。

（5）停止吸氧时，拔除鼻导管的顺序和方法正确，记录全面、真实。

【操作重点及难点】

（1）用棉签清洁患者鼻孔，插吸氧管时操作要轻柔，避免损伤鼻黏膜引起出血。

（2）吸氧过程中应加强监护，准确判断用氧效果，以确保用氧安全。

（3）记录给氧时间、氧流量、患者反应、便于对照。

（4）防止操作不当，引起组织损伤。

（5）检查氧气装置有无漏气、是否通畅，有无氧疗不良反应。

【注意事项】

1. 适应证

（1）因呼吸系统疾患而影响肺活量者，如哮喘、支气管肺炎或气胸等。

（2）心肺功能不全，使肺部充血而致呼吸困难者，如心力衰竭时出现的呼吸困难。

（3）各种中毒引起的呼吸困难，使氧不能由毛细血管渗入组织而产生缺氧，如巴比妥类药物中毒或一氧化碳中毒等。

（4）昏迷患者，如脑血管意外或颅脑损伤患者。

（5）某些外科手术前后、大出血、休克患者以及分娩时产程过长或胎心音不良等。

2. 禁忌证

氧中毒者吸高浓度氧反而使 PaO_2 下降，加重缺氧，应控制吸氧。鼻腔外伤、肿瘤或阻塞等情况不宜采用鼻导管给氧。

3. 其他

（1）若鼻塞给氧，则擦净鼻腔，将鼻塞连接通气管，调节氧流量，将鼻塞塞入鼻孔内。以免一旦开关出错，大量氧气进入呼吸道损伤肺部组织。

（2）给氧前，若患者痰量较多，可先协助患者排痰，如变换体位、叩背，必要时采用吸痰术。

（3）持续给氧者，每班更换鼻导管，双侧鼻腔交替插管。

（4）给氧期间，常规观察患者病情、用氧后的效果，定期观察氧流量、湿化瓶内的水量，检查用氧设备工作状态是否良好，供氧管道是否通畅，保证用氧安全。

（5）严格遵守操作规程，注意用氧安全，切实做好四防，即防震、防火、防热、防油。

【操作并发症及处理】

1. 无效吸氧

（1）检查氧气装置、供氧压力、管道连接是否漏气，发现问题及时处理。

（2）吸氧管要妥善固定，避免脱落、移位，保持通畅。

（3）遵医嘱或根据患者的病情调节吸氧流量。

（4）及时清除呼吸道分泌物，保持气道通畅，避免分泌物结痂堵塞吸氧管，分泌物多的宜取平卧位，头偏向一侧。

（5）一旦出现无效吸氧，立即查找原因，采取相应的处理措施，尽快恢复有效的氧气供给。

2. 气道黏膜干燥

（1）保持室内适宜的温湿度，及时补充湿化瓶内的蒸馏水，保证吸入的氧气受到充分湿化。

（2）根据患者缺氧情况调节氧流量，轻度缺氧 1～2L/min，中度缺氧 2～

4L/min，重度缺氧 4~6L/min，小儿 1~2L/min。吸氧浓度控制在 45% 以下。

（3）过度通气患者要多补充水分，张口呼吸患者可用湿纱布覆盖口腔，定时更换。

（4）对气道黏膜干燥者，给予超声雾化吸入，超声雾化器可随时调节雾量的大小，并能对药液温和加热。

3. 氧中毒

（1）严格掌握吸氧指征、停氧指征，选择恰当的给氧方式。

（2）严格控制吸氧浓度，一般吸氧浓度不超过 45%。根据氧疗情况，及时调整吸氧流量、浓度、时间，避免长时间高流量吸氧。

（3）对氧疗患者做好健康宣教，告诫患者吸氧过程中勿自行随意调节氧流量。

（4）吸氧过程中，经常做血气分析，动态观察氧疗效果。一旦发现患者出现氧中毒，立即降低吸氧流量，并报告医生，对症处理。

4. 腹胀

（1）正确掌握鼻导管的使用方法。插管不宜过深，插管前仔细测量插入深度，以防插入过深，鼻导管误入食管。

（2）如发生急性腹胀，及时进行胃肠减压和肛管排气。

5. 肺组织损伤

（1）在调节氧流量后，供氧管方可与鼻导管连接。

（2）原面罩吸氧患者在改用鼻导管吸氧时，要及时将氧流量减速。

第十四节　面罩吸氧技术

面罩吸氧是一种通过面罩将氧气直接引入患者肺部的氧疗方法。由于口腔、双侧鼻腔都能吸入氧气，效果较好。适用于病情较重或鼻导管给氧效果不佳，氧分压明显下降和躁动不安、张口呼吸者，但给氧时必须有足够的氧流量，氧流量通常为 6~8L/min。

【操作目的及意义】

通过给氧，增加吸入空气中氧的浓度，以提高动脉血氧分压和动脉血氧饱和度，增加动脉血的氧含量，从而预防和纠正各种原因所造成的组织缺氧。

【操作步骤】

1. 评估患者并解释

（1）评估：了解患者的病情、意识状态、呼吸情况及缺氧程度等。

（2）解释：向患者及家属解释面罩吸氧的目的、方法及注意事项，取得患者的配合。

2. 操作准备

（1）护士准备：①仪表端庄，衣帽整洁，卫生手消毒，戴口罩。②了解患者病情，安抚患者，取得患者合作。③熟悉面罩吸氧的操作程序。

（2）患者准备：做好思想准备，愿意配合。

（3）物品准备：氧气装置，流量表，治疗盘内置治疗碗（蒸馏水）、一次性吸氧面罩及吸氧管、棉签、橡胶手套、护理记录单。

（4）环境准备：病室温湿度适宜、光线充足、环境安静、远离火源。

（3）操作方法（图1 – 14 – 1）

（1）卫生手消毒，戴口罩，备齐用物推车至床旁，核对患者，协助患者取舒适体位。

（2）戴手套。

（3）检查鼻腔有无分泌物堵塞及异常，用湿棉签清洁鼻腔。

图 1 – 14 – 1 面罩吸氧技术

（4）连接氧气装置，将面罩连接管与湿化瓶出口连接。

（5）打开流量开关，调节氧流量 6 ~ 8L/min，检查设备功能是否正常，管道有无漏气。

（6）检查面罩是否通畅。

（7）将面罩罩于口鼻部，颈后固定，松紧适度，观察患者吸氧情况。

（8）洗手，记录给氧时间、氧流量。

（9）停氧时先去掉面罩。

（10）关闭流量开关，为患者擦拭鼻面部，然后关总开关，再开流量开关放出余气，关流量开关，备用。

（11）记录停氧时间。

（12）整理床单位及分类整理用物，协助患者取舒适卧位。

（13）脱手套，卫生手消毒。

4. 操作评价

（1）操作者仪表端庄，服装整洁。

（2）评估时了解病情、缺氧程度及合作程度；耐心解释吸氧目的、方法及配合要点；与患者沟通言语恰当、态度和蔼。

（3）操作前备齐用物，合理放置。在规定时间内完成操作，效率高。

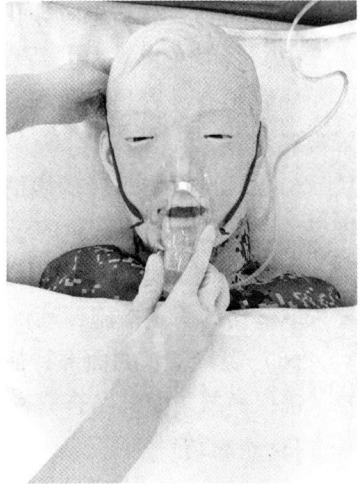

（4）操作过程中注意患者的安全与舒适，按需要正确调整氧气流量；戴面罩的方法正确，固定牢固美观。

（5）停止吸氧时，撤除面罩的顺序和方法正确；记录全面、真实。

【操作重点及难点】

（1）用棉签清洁患者鼻孔动作要轻柔，以免损伤鼻腔黏膜。

（2）将氧气装置和供氧装置接通后，连接面罩，根据医嘱调节氧流量。

（3）检查导管是否通畅，然后将面罩轻轻叩于患者口鼻部，并进行固定面罩吸氧。

（4）详细了解患者的病情，包括疾病诊断、症状表现、呼吸状况、缺氧程度等。这决定了选择合适的吸氧方式和氧流量。

（5）评估患者的意识状态和配合程度，对于意识不清或不能配合的患者，要采取适当的固定措施，确保面罩吸氧的安全有效。

（6）观察患者的面部特征，如脸型、口鼻大小等，以便选择合适型号的面罩，确保面罩与面部贴合紧密，减少漏气。

【注意事项】

1. 适应证

（1）神志清晰，短期或间断应用 1～2 小时。

（2）气管插管，昏迷或半昏迷者，保留 72 小时内。

（3）气管切开长期机械通气者。

（4）低氧血症和高碳酸血症患者。

（5）慢性阻塞性肺疾病（COPD）和慢性肺源性心脏病患者。

2. 禁忌证

（1）面部损伤、手术创伤或畸形患者应避免使用面罩吸氧。

（2）上呼吸道损伤或阻塞、气管食管瘘等情况也不宜使用面罩吸氧。

（3）过度吸氧：面罩吸氧可能会导致吸入空气的氧浓度过高，从而引发氧中毒。因此，需要密切监测患者的血氧饱和度，避免过度吸氧。

（4）剧烈运动后：面部血管扩张，使用面罩吸氧可能不利于血液流向重要器官，应避免立即进行吸氧。

3. 其他

（1）严格遵守操作规程，注意用氧安全。

（2）使用氧气时，先调节流量而后使用；停用氧气时，先除去连接患者的导管，再关闭氧气。

（3）面罩选择大小要适宜。

（4）给氧期间，常规观察患者病情及用氧后的效果，定期观察氧流量、湿化瓶内的水量，检查用氧设备工作状态是否良好，供氧管道是否通畅，保证用氧安全。

【操作并发症及处理】

1. 无效吸氧

（1）检查氧气装置、供氧压力、管道连接是否漏气，发现问题及时处理。

（2）吸氧管要妥善固定，避免脱落、移位，保持通畅。

（3）遵医嘱或根据患者的病情调节吸氧流量。

（4）及时清除呼吸道分泌物，保持气道通畅，避免分泌物结痂堵塞吸氧管。分泌物多的患者，宜取平卧位，头偏向一侧。

（5）一旦出现无效吸氧，立即查找原因，采取相应的处理措施，尽快恢复有效的氧气供给。

2. 气道黏膜干燥

（1）保持室内适宜的温湿度，及时补充湿化瓶内的蒸馏水，保证吸入氧气受到充分湿化。

（2）对于气道黏膜干燥者，给予超声雾化吸入，超声雾化器可随时调节雾量的大小，并能对药液温和加热。

3. 氧中毒

（1）严格掌握吸氧指征、停氧指征，选择恰当的给氧方式。

（2）严格控制吸氧浓度，一般吸氧浓度不超过45%。根据氧疗情况，及时调整吸氧流量浓度、时间，避免长时间高流量吸氧。

（3）对氧疗患者做好健康宣教，告诫患者吸氧过程中勿自行随意调节氧流量。

（4）吸氧过程中，经常做血气分析，动态观察氧疗效果。一旦发现患者出现氧中毒，立即降低吸氧流量，并报告医生，对症处理。

4. 腹胀

（1）正确掌握面罩吸氧的使用方法。

（2）如发生急性腹胀，及时给予胃肠减压和肛管排气及胃肠蠕动的药物。

（3）指导患者在吸氧过程中避免张口呼吸，减少气体进入胃肠道的机会。

5. 肺组织损伤

（1）在调节氧流量后，供氧管方可与鼻导管连接。

（2）原面罩吸氧患者在改用鼻导管吸氧时，要及时将氧流量减速。

6. 二氧化碳潴留

（1）降低氧流量，根据患者的病情和血气分析结果调整合适的氧流量。

（2）密切观察患者的意识状态、呼吸频率、深度等，如有异常及时通知医生。

（3）面罩吸氧易造成二氧化碳蓄积，需要动态呼吸末二氧化碳分压。

第十五节　换　药　技　术

伤口换药是敷料更换的俗称，是处理伤口的基本措施。其目的是清除伤口的分泌物、异物、坏死组织，保持引流通畅，控制伤口感染，促进肉芽组织健康生长和伤口愈合。换药操作时护士必须严格执行无菌技术原则。

伤口分类与处理如下所述。

（1）清洁伤口：无菌手术切口，可直接达到Ⅰ期愈合。

（2）污染伤口：有大量细菌污染，污染伤口需行清创术处理，其目的是尽可能使污染伤口变为清洁伤口，争取Ⅰ期愈合或放置引流。

（3）感染伤口：细菌严重污染并繁殖的伤口，多需延期缝合。感染伤口也需行清创术处理伤口，创口必须进行引流。

【操作目的及意义】

（1）检查伤口，清除伤口分泌物。

（2）去除伤口内异物和坏死组织，通畅引流。

（3）控制感染，促进伤口愈合。

【操作步骤】

1. 评估患者并解释

（1）评估：①患者的意识、自理能力、心理准备及合作程度。②患者病情的危重程度，是否消瘦或营养不良。③患者换药部位的皮肤大小及伤口性质。④伤口性质，评估换药所需伤口敷料及物品。

（2）解释：向患者及家属解释换药的目的、方法及注意事项，取得患者的配合。

2. 操作准备

（1）护士准备：①仪表端庄，衣帽整洁，卫生手消毒，戴口罩。②了解患者病情，向患者做好解释工作，解除其顾虑，以取得合作。③评估患者伤口情况。④病情允许情况下，患者取合适体位，充分暴露伤口。

（2）患者准备：周围环境清洁、安静，关闭门窗，注意保暖，必要时屏风遮挡，注意保护隐私。

（3）物品准备：手消毒液、治疗盘（内置复合碘、弯盘、无菌棉签、胶布）、无菌治疗盘2个、一次性换药盘、无菌敷料、镊子2把、无菌剪刀1把、无菌手套、一次性手套、一次性垫巾、消毒棉球、干棉球、纱布、引流条

（管）、生理盐水、探针和必需的外用药、绷带、腹带或宽胶布，另备：医嘱单、治疗单、医疗垃圾桶一个（内套黄色垃圾袋）、生活垃圾桶一个。

（4）环境准备：周围环境清洁、安静，关闭门窗，注意保暖，必要时屏风遮挡，注意保护隐私。

3. 操作方法（图 1-15-1）

（1）操作前备齐用物，卫生手消毒，戴口罩，推治疗车至患者床旁。

（2）核对医嘱，两种方法核对患者身份信息及换药部位。

（3）评估患者病情；评估患者换药伤口性

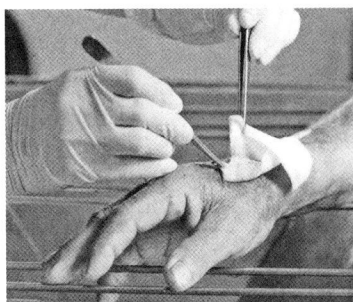

图 1-15-1 换药技术

质、部位、大小、深度、基底情况、渗液情况、有无感染迹象、换药所需敷料及物品；向患者及家属解释伤口换药的目的、方法、注意事项及配合要点。

（4）协助患者采取舒适的卧位或坐位，暴露创口，注意保暖，保护隐私。

（5）再次核对患者身份信息。

（6）戴手套。

（7）用手取下外层敷料（勿用镊子）。

（8）脱清洁手套，戴无菌手套。

（9）用无菌镊子取下内层敷料；与伤口粘住的最里层敷料，应先用生理盐水浸湿后再揭去，以免损伤肉芽组织或引起创面出血。操作时用两把镊子，一把镊子接触伤口，另一把接触敷料。

（10）创口周围皮肤处理去除敷料后，用乙醇棉球在创口周围由内向外消毒，注意勿使消毒液流入伤口内。若创口周围皮肤粘有较多胶布痕迹及污垢，应用松节油或汽油棉棒擦去，以减少对皮肤的刺激。

（11）创面处理：①用0.1%新洁尔灭或生理盐水棉球自内向外拭去创面分泌物，擦洗创口周围皮肤的棉球不得再洗创口内面。在擦洗创面分泌物时切忌反复用力擦拭，以免损伤创面肉芽或上皮组织；擦拭创面所用棉球不应太湿，可用换药镊将棉球中过多的药液挤掉。②创面擦净后，清除伤口异物。③最后用乙醇棉球消毒创口周围皮肤，根据伤口情况选择凡士林纱布药物或生理盐水纱布覆盖，或放入引流管、纱布引流条等。④肉芽组织有较明显水肿时，可用高渗盐水湿敷。

（12）包扎固定创面处理完毕，如创面大、渗液多的创口，可加用棉垫，绷带包扎。

（13）换药毕将污秽敷料倒入污物桶内，换药用过的盘和器械放入初消洗涤池中洗净，消毒后备用。

（14）脱手套，帮患者穿好衣裤，协助其取舒适体位，整理床单位；再次核对患者信息，安慰患者，对患者的配合表示感谢。

（15）卫生手消毒。

（16）推治疗车回处置室处理用物。

（17）卫生手消毒，记录换药时间、伤口分泌物性状、伤口愈合情况。

4. 操作评价

（1）严格执行无菌操作和查对制度。

（2）患者了解换药目的，有安全感，能够配合。

（3）操作正确，患者无不良反应。

【操作重点及难点】

（1）去除外敷料的方法：用手取下伤口外层胶布时应自伤口由外向里，若遇胶布粘着毛发，可剪去毛发或用汽油、乙醚、松节油等浸润后揭去。

（2）去除伤口内层敷料及引流物的方法：应用无菌镊取下，若内层敷料与创面干结成痂，可将未干结成痂的敷料剪去，留下已干结成痂的敷料使其愈合；若创面内层敷料被脓液浸透，可用过氧化氢溶液或生理盐水浸湿，待敷料与创面分离后再轻轻地顺创口长轴揭去。在换药过程中两把换药镊要保持其中一把始终处于相对的无菌状态，不可污净不分，随意乱用。

【注意事项】

1. 适应证

（1）观察和检查伤口局部情况后需要更换敷料。

（2）缝合伤口拆线或拔除引流管的同时需要更换敷料。

（3）伤口有渗出、出血等液体湿透敷料。

（4）污染伤口、感染伤口、烧伤创面、肠造口、肠瘘、慢性溃疡、窦道等，根据不同情况需每天换药一次或多次。

2. 其他

（1）换药前后都要观察伤口的变化，如肉芽生长、炎症轻重等情况；还要注意患者的全身营养状况和评估伤口的变化，及时采取相应措施。

（2）有无菌观念，严格遵守无菌操作原则。

（3）换药前进行卫生手消毒或手消毒等。

（4）凡接触伤口的器械、敷料必须经过灭菌处理；一次性使用的器械、敷料等不能重复使用。

（5）换药顺序：根据伤口清洁或污染程度换药，依次是清洁伤口、污染伤口、感染伤口。给感染伤口换药后，应认真洗手后方可给另一患者换药。为多位患者换药时，应先处理无菌伤口，然后处理感染伤口，需消毒隔离的伤口（如厌氧菌感染伤口）应放在最后换药；为有高度传染性疾病（破伤风和气性坏疽感染等）的伤口换药时，应有专人负责处理，必须严格遵守隔离处理的原则。医务人员应穿隔离衣；使用后的换药用具应分别给予处理（消毒、清洗、高压灭菌）；换下的敷料应予以焚毁；医务人员换药后手消毒。

（6）换药的时间视伤口、病情等情况而定，外科无菌伤口可于术后第2天或第3天换药1次，除敷料潮湿或脱落外，直至拆线前无须换药。对分泌物多、感染较严重的伤口，应增加换药次数，每日可换1～2次，必要时也可随时更换，以保持伤口敷料干燥。

（7）换药时既不能使感染伤口的渗液或分泌物污染伤口周围的皮肤，也不能将周围皮肤上的细菌带入伤口。

（8）应避免引流物和敷料放置不当或者久置不换，否则会使渗液、脓液等积聚增多。

（9）换药时态度要和蔼，动作要轻柔、熟练、迅速，关心体贴患者，尽量减少患者在换药中的痛苦，擦拭创面时不可过分用力，以免新生的肉芽组织脱落；用探针伸入伤口时，要防止造成窦道或出血。

（10）高度传染性伤口，如气性坏疽、破伤风、溶血性链球菌感染、铜绿假单胞菌感染等，必须严格执行伤口隔离，其用过的敷料必须焚烧，用过的器械用品等应另行消毒灭菌，单独使用，以免引起交叉感染。

（11）伤口长期不愈者，应检查原因，排除异物存留、结核菌感染、引流不畅以及线头、死骨、弹片等，并核对引流物的数目是否正确。

（12）避免不必要地暴露患者的身体，避免过久暴露创面，冬季应注意患者的保暖。

（13）准备换药的物品及操作时，一定要严格执行无菌技术操作，最好在换药室换药。

（14）换药物品的准备，应按使用先后次序夹取。一般是先用者后取，后用者先取；先取干的，后取湿的物品；先取无刺激性的，后取有刺激性的物品。按上述要求，通常先夹取棉球未暴露钳尖，棉球湿度适宜。取纱布、干棉球、生理盐水棉球、引流物，再取碘酊棉球，最后取镊子等。

（15）揭除伤口内层敷料时，需用镊子沿伤口纵轴方向取下。

（16）换药动作必须轻柔，注意保护健康的肉芽组织和上皮。

【操作并发症及处理】

1. 交叉感染

（1）保持换药环境清洁、空气流通。

（2）严格遵守无菌技术操作规程。

（3）严格掌握换药原则：清洁伤口→污染伤口→感染伤口→特殊感染伤口。

（4）根据感染情况对症处理。

2. 伤口延迟愈合

（1）正确地诊断和处理伤口。

（2）严格执行清创原则。

（3）积极治疗原发病。

（4）换药间隔时间根据伤口情况和分泌物多少而定。

3. 健康教育

（1）普及安全知识，加强安全防护意识，避免受伤。一旦受伤，及时到医院就诊，接受正确的处理，尽量避免伤口发生感染。

（2）向患者和家属解释伤口换药的目的和注意事项，使患者和家属能够获得伤口换药的有关知识，积极参与护理活动。能够有效地保持伤口清洁、干燥，保持伤口敷料妥善固定，避免伤口受压或牵拉，预防伤口再感染的发生，促进伤口愈合。

（3）对消瘦或营养不良患者，鼓励进食高蛋白、高维生素饮食，加速伤口愈合过程。

第十六节　氧气雾化吸入技术

氧气雾化吸入法是利用高速氧气气流，使药液形成雾状，再由呼吸道吸入，达到治疗的目的。吸入一定的雾化剂，可解除支气管痉挛；减少黏膜水肿和液化支气管分泌物，使其利于自呼吸道排出，刺激呼吸道的自身清洁，改善通气功能；减轻支气管炎症。其优点是药物可直接作用于呼吸道局部，使局部药物浓度高，药效明显；对呼吸道疾病疗效快，用药省，全身反应少。

【操作目的及意义】

（1）湿化气道，稀释痰液。

（2）协助患者镇咳，减轻气道炎症，祛痰。

（3）帮助患者改善通气，解除支气管痉挛，减轻气道黏膜水肿，改善通气功能。

（4）预防、治疗、控制感染，消除炎症，常用于患者发生呼吸道感染。

（5）治疗肿瘤，吸入抗肿瘤药物。

（6）呼吸道用药，吸入局部麻醉药物。

【操作步骤】

1. 评估患者并解释

（1）评估：①患者的病情、治疗情况、用药史、过敏史及禁忌证。②患者的意识状态、心理状态、合作程度及了解药物的相关知识。③呼吸道是否通畅，口腔情况。

（2）解释：向患者及家属解释氧气雾化吸入法的目的、方法、注意事项。

2. 操作准备

（1）护士准备：仪表端庄，衣帽整洁，洗手，戴口罩。

（2）患者准备：取舒适体位接受氧气雾化治疗。

（3）物品准备：氧气装置、一次性雾化吸入器、按医嘱备药、一次性治疗巾、弯盘、纱布2块、漱口杯、棉签、橡胶手套。另备：执行单、手消毒液、医用垃圾桶、生活垃圾桶。

（4）环境准备：周围环境清洁、安静，光线、温湿度适宜。

3. 操作方法（图1-16-1）

（1）卫生手消毒，戴口罩，操作者备齐物品携至床旁。

（2）两种方法核对患者身份信息，请无关人员离开，指导清醒患者正确用口吸气、鼻呼气的方法。

（3）戴手套。

（4）按医嘱配制药液，放于治疗盘内。

（5）根据患者情况，协助患者取舒适体位。

（6）铺治疗巾于颌下。

（7）清洁口腔：漱口，清除口腔分泌物及食物残渣。

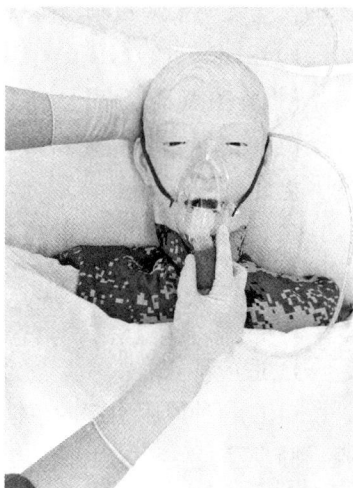

图1-16-1 氧气雾化吸入技术

（8）打开一次性雾化吸入器包装，组装，将6~10ml配制好的药液注入雾化吸入器内。

（9）安装氧气装置（湿化瓶内不加水），检查氧气流量，调节氧气流量为6~10L/min，将氧气装置与雾化吸入器相连接。

（10）调节、观察出雾量。

（11）二次核对患者信息。

（12）将口含嘴放入患者口中（或雾化面罩罩住口鼻），指导其紧闭口唇，用口深吸气，鼻呼气，如此反复，直至药液吸完为止，每次治疗时间为15~20分钟。

（13）治疗完毕，取下口含嘴（或面罩），协助患者再次漱口。

（14）关闭氧气装置开关。

（15）取下治疗巾，帮助患者擦拭面部，协助其取舒适卧位，整理床单位。

（16）脱手套。

（17）再次核对患者信息，安慰患者。

（18）卫生手消毒。

（19）推车回处置室，分类处理垃圾。

（20）洗手，记录。

4. 操作评价

（1）观察并记录雾化药物名称、剂量、雾化方式、雾化时间、患者的反应及效果。治疗后是否达到预期目标，如湿化气道、祛痰、解痉与消炎等，并注意是否出现不良反应。

（2）雾化吸入治疗后，有时因黏稠的分泌物经湿化而膨胀，使原来部分阻塞的支气管完全被阻塞，而致咳不出痰。应予拍背以助痰排出，必要时吸痰。

（3）注意水的入量，若吸入水负荷过多，可引起肺水肿及水中毒。

【操作重点及难点】

（1）指导患者做闭口深呼吸、用鼻呼气的方法，以使药液到达呼吸道深部，更好地发挥药效。

（2）每次吸入时间为 15~20 分钟。

（3）治疗完毕，先取下一次性雾化吸入器，再关闭氧气装置。

【注意事项】

1. 适应证

（1）各种原因引起的急性或慢性呼吸道感染，如咽炎、喉炎、毛细支气管炎、肺炎等。

（2）气管内插管及气管切开术后，目的是湿化气道，预防肺部感染。

2. 禁忌证

（1）自发性气胸及肺大疱患者。

（2）急性肺水肿患者。

（3）支气管哮喘患者。

3. 其他

（1）当患者呼吸道分泌物多时，先拍背咳痰，让呼吸道尽可能保持通畅，减少阻碍，提高雾化治疗的效果。

（2）在行雾化吸入之前，询问患者有无药物过敏史，在雾化吸入的过程中观察患者，如有过敏症状，应停止治疗并立即报告医生。较少会出现过敏性休克。

（3）每次雾化结束后需彻底清洗雾化装置、干燥保存、专人专用，并定期消毒，减少感染的发生率。

（4）观察患者痰液排出情况，若因黏稠的分泌物经湿化后膨胀致痰液不易咳出，应予以拍背以协助痰液排出，必要时吸痰。

（5）吸入时间应控制在15~20分钟，及时吸出湿化的痰液，以免阻塞呼吸道，引起窒息。

（6）氧流量应为6~10L/min，氧气雾化器的外面必要时用热毛巾包裹，以提高雾滴的温度，避免因吸入低温气体引起呼吸道痉挛。

（7）对于某些患者，如慢性阻塞性肺疾病或哮喘持续状态患者等湿化量不宜太大，一般氧气流量为1~1.5L/min即可，不宜应用高渗盐水。

（8）在雾化吸入过程中，密切观察患者面色、呼吸、神志等情况，一旦发现异常应立即停止雾化，予以半坐卧位并吸氧，严密观察病情变化；有痰液堵塞立即清理，保持呼吸道通畅。

（9）根据患者情况，选择坐位或半卧位，更有利于吸入药物沉积至肺，以更好地达到治疗效果。

（10）指导患者雾化吸入治疗前1小时尽量避免进食或饭后半小时后治疗，以免因气雾刺激出现恶心、呕吐等症状导致误吸，特别是小儿和老年人。

（11）告知患者雾化吸入治疗前洗脸，不抹油性面霜，以免药物吸附在皮肤上。

（12）使用面罩雾化吸入后，嘱患者及时洗脸，或用湿毛巾擦净口鼻部的雾珠，以免残留雾滴刺激口鼻皮肤引起皮肤过敏或受损。婴幼儿面部皮肤薄、血管丰富，残留药液更易被吸收，治疗后应立即洗脸。使用口含式雾化吸入治疗后应及时漱口，年幼者可给予口腔护理后，再适量喂水，特别是激素类药物，以减少口咽部的激素沉积，减少真菌感染等不良反应的发生。

（13）指导家属或陪护协助患者及时翻身拍背，有助于使黏附于气管、支气管壁上的痰液脱落，保持呼吸道通畅。

（14）药物配伍：使用两种或多种药物混合雾化时，要注意药物间的相容性和配伍后的稳定性，存在配伍禁忌的药物不可混合使用。

【操作并发症及处理】

1. 过敏反应

（1）在行雾化吸入之前，询问患者有无药物过敏史。

（2）患者出现临床过敏症状时，应停止治疗并立即报告医生，行抗过敏治疗。

（3）观察生命体征，建立静脉通道，协助医生进行治疗，应用抗过敏药物。

2. 感染

（1）每次雾化治疗结束后，口含嘴要用含氯消毒剂浸泡消毒，然后用清水洗净，晾干备用。

（2）湿化瓶每日更换，口含嘴专人专用；如行氧气雾化治疗，雾化器专人专用，每天更换。

（3）如口腔真菌感染需注意口腔卫生，加强局部治疗。①用2%~4%碳酸氢钠溶液漱口，使口腔呈碱性，抑制真菌生长。②用2.5%制霉菌素甘油涂于患处，每日3~4次，有抑制真菌的作用。此外，亦可用1%龙胆紫水溶液、10%八烷酸钠溶液、1%过氧化氢溶液或复方硼砂液、10%碘化钾溶液含漱，一般无须全身使用抗真菌药。

（4）给予富含大量维生素或富有营养的食物。

（5）肺部感染者选择适当的抗菌药物治疗。

3. 呼吸困难

（1）选择合适的体位，让患者取半卧位，以使膈肌下降，静脉回心血量减少，肺淤血减轻，增加肺活量，以利于呼吸。帮助患者拍背，鼓励其咳嗽，必要时吸痰，促进痰液排出，保持呼吸道通畅。

（2）持续吸氧，以免雾化吸入过程中氧分压下降。

（3）加强营养，以增加患者的呼吸肌储备能力。

（4）选择合适的雾化吸入器，吸入时间应控制在15~20分钟，及时吸出湿化的痰液，以免阻塞呼吸道，引起窒息。

4. 呼吸暂停

（1）使用抗菌药物及生物制剂做雾化吸入时，应注意避免因过敏引起支气管痉挛。

（2）正确掌握氧气雾化吸入的操作规程。

（3）若出现呼吸暂停，及时按医嘱处理。

5. 呃逆

（1）雾化时雾量可适当放小。

（2）发生呃逆时，可在患者胸锁乳突肌上端压迫膈神经。

6. 哮喘发作或加重

（1）对哮喘持续状态患者，湿化雾量不宜过大；雾化的时间不宜过长，以5分钟为宜。

（2）湿化液的温度以30~60℃为宜。

（3）一旦发生哮喘，应立即停止雾化，予以半坐卧位并吸氧，严密观察病情变化；有痰液堵塞立即清理，保持呼吸道通畅。

（4）经上述处理病情不能缓解、缺氧严重者，应予气管插管，人工通气。

（5）若哮喘发作，应迅速应用抗过敏药物。

第十七节　超声雾化吸入技术

雾化吸入法是一种以呼吸道和肺为靶器官，应用雾化吸入装置将药液分散成细小的雾滴，经鼻或口吸入呼吸道，达到预防和治疗疾病目的的直接给药方法。它具有起效快、局部药物浓度高、用药量少、应用方便及全身不良反应少等优点，已作为呼吸系统相关疾病重要的治疗手段。

超声雾化吸入法是应用超声波将药液转化为细微的气雾，将药液变成雾状颗粒（气溶胶），由呼吸道吸入，以预防和治疗呼吸道疾病的方法。超声雾化吸入雾量大小可以调节，吸入一定的雾化剂，可解除支气管痉挛，减少黏膜水肿和液化支气管分泌物，使其利于自呼吸道排出及刺激呼吸道的自身清洁机制和改善通气功能；促进支气管炎症过程的控制。其优点是：药物可直接作用于呼吸道局部，使局部药物浓度高，药效明显，对呼吸道疾病疗效快，用药省，全身反应少。

【操作目的及意义】

（1）湿化气道，稀释痰液。

（2）协助患者镇咳，减轻气道炎症，祛痰。

（3）帮助患者解除支气管痉挛，减轻气道黏膜水肿，改善通气功能。

（4）预防、治疗感染，消除炎症，常用于预防和治疗呼吸道感染。

【操作步骤】

1. 评估患者并解释

（1）评估：①患者的病情、治疗情况、用药史、过敏史及禁忌证。②患者的意识状态、心理状态、合作程度及了解药物的相关知识。③呼吸道是否通畅、口腔情况。

（2）解释：向患者及家属解释超声雾化吸入法的目的、方法、注意事项。

2. 操作准备

（1）护士准备：仪表端庄，衣帽整洁，洗手，戴口罩。

（2）患者准备：取舒适体位接受雾化治疗。

（3）物品准备：超声雾化吸入装置、一次性雾化吸入器、按医嘱备药、一次性治疗巾、弯盘、纱布2块、漱口杯、棉签、橡胶手套。另备：执行单、手消毒液、医用垃圾桶、生活垃圾桶。

（4）环境准备：周围环境清洁、安静，光线、温湿度适宜。

3. 操作方法

（1）卫生手消毒，戴口罩，操作者备齐物品携至床旁。

（2）核对患者的床号、姓名、性别、年龄、腕带，请无关人员离开，指导清醒患者正确用口吸气、鼻呼气的方法。

（3）戴手套。

（4）按医嘱配制药液，放于治疗盘内。

（5）根据患者情况，协助患者取舒适体位。

（6）铺治疗巾于颌下。

（7）清洁口腔：漱口，清除口腔分泌物及食物残渣。

（8）打开一次性雾化吸入器包装，组装，将6～8ml配制好的药液注入雾化吸入器内。

（9）将雾化吸入装置与雾化吸入器相连接。

（10）接通电源，打开开关。

（11）调节、观察出雾量。

（12）二次核对（患者信息）。

（13）将口含嘴放入患者口中（或雾化面罩罩住口鼻），指导其紧闭口唇，用口深吸气，鼻呼气，如此反复，直至药液吸完为止，每次治疗时间为15～20分钟。

（14）治疗完毕，取下口含嘴（或面罩），协助患者再次漱口。

（15）关闭雾化吸入装置开关，关闭电源开关。

（16）取下治疗巾，帮助患者擦拭面部，协助其取舒适卧位，整理床单位。

（17）脱手套。

（18）再次核对患者信息，安慰患者。

（19）卫生手消毒。

（20）推车回处置室，分类处理垃圾。

（21）洗手，记录。

4. 操作评价

（1）观察并记录雾化药物名称、剂量、雾化方式、雾化时间、患者的反应及效果，治疗后是否达到预期目标，如湿化气道、祛痰、解痉与消炎等，并注意是否出现不良反应。

（2）雾化吸入治疗后，有时因黏稠的分泌物经湿化而膨胀，使原来部分阻塞的支气管完全被阻塞，而致咳不出痰。应予拍背以助痰排出，必要时吸痰。

（3）注意水的入量，若吸入水负荷过多，可引起肺水肿及水中毒。

【操作重点及难点】

（1）指导患者做闭口深呼吸、用鼻呼气的方法，以使药液到达呼吸道深部，更好地发挥药效。

（2）每次吸入时间为 15～20 分钟。

（3）治疗完毕，先关闭雾化吸入装置开关，再关闭电源开关，以免损坏雾化吸入装置。

【注意事项】

1. 适应证

（1）各种原因引起的急性或慢性呼吸道感染，如咽炎、喉炎、毛细支气管炎、肺炎等。

（2）气管内插管及气管切开术后，目的是湿化气道，预防肺部感染。

（3）上呼吸道肺部及支气管感染性疾病，肺气肿、肺源性心脏病、支气管扩张、肺脓肿等疾病导致的痰液黏稠及呼吸困难的疾病。

（4）支气管及肺部手术时的麻醉作用。

2. 禁忌证

（1）自发性气胸及肺大疱患者。

（2）急性肺水肿患者。

（3）支气管哮喘患者。

3. 其他

（1）当患者呼吸道分泌物多时，先拍背咳痰，让呼吸道尽可能保持通畅，减少阻碍，提高雾化治疗的效果。

（2）在行雾化吸入之前，询问患者有无药物过敏史，在雾化吸入过程中观察患者，如有过敏症状，应停止治疗并立即报告医生。较少会出现过敏性休克。

（3）每次雾化结束后需彻底清洗雾化装置，干燥保存，专人专用，并定期消毒，减少感染的发生率。

（4）观察患者痰液排出情况，若因黏稠的分泌物经湿化后膨胀致痰液不易咳出，应予以拍背以协助痰液排出，必要时吸痰。

（5）吸入时间应控制在 15～20 分钟，及时吸出湿化的痰液，以免阻塞呼吸道，引起窒息。

（6）超声雾化吸入雾的冲力比空气中氧的冲力大，加上吸入气体含氧量低于正常呼吸时吸入气体含氧量，容易导致缺氧。

（7）超声雾化雾滴的温度低于体温，大量低温气体的刺激，使呼吸道痉挛进一步加重，导致缺氧。

（8）对缺氧严重（如慢性阻塞性肺气肿）患者必须使用超声雾化吸入时，同时给予吸氧。

（9）雾化吸入过程中，密切观察患者面色、呼吸、神志等情况，一旦发现异常应立即停止雾化，予以半坐卧位并吸氧，严密观察病情变化；有痰液堵塞立即清理，保持呼吸道通畅。

（10）根据患者情况，选择坐位或半卧位，更有利于吸入药物沉积至肺，以更好地达到治疗效果。

（11）指导患者雾化吸入治疗前 1 小时尽量避免进食或饭后半小时后治疗，以免因气雾刺激出现恶心、呕吐等症状导致误吸，特别是小儿和老年人。

（12）告知患者雾化吸入治疗前洗脸，不抹油性面霜，以免药物吸附在皮肤上。

（13）使用面罩雾化吸入后，嘱患者及时洗脸，或用湿毛巾擦净口鼻部的雾珠，以免残留雾滴刺激口鼻皮肤引起皮肤过敏或受损。婴幼儿面部皮肤薄、血管丰富，残留药液更易被吸收，治疗后应立即洗脸。使用口含式雾化吸入治疗后应及时漱口，年幼者可给予口腔护理后，再适量喂水，特别是激素类药物，以减少口咽部的激素沉积，减少真菌感染等不良反应的发生。

（14）指导家属或陪护协助患者及时翻身拍背，有助于使黏附于气管、支气管壁上的痰液脱落，保持呼吸道通畅。

（15）药物配伍：使用两种或多种药物混合雾化时，要注意药物间的相容性和配伍后的稳定性，存在配伍禁忌的药物不可混合使用。

【操作并发症及处理】

1. 过敏反应

（1）在行雾化吸入之前，询问患者有无药物过敏史。

（2）患者出现临床过敏症状时，应停止治疗并立即报告医生行抗过敏治疗。

（3）观察生命体征，建立静脉通道，协助医生进行治疗，应用抗过敏药物，如地塞米松、氯雷他定等。

2. 感染

（1）每次雾化治疗结束后，将雾化罐、口含嘴及管道用含氯消毒剂浸泡消毒后，再用清水洗净，晾干备用。

（2）口含嘴专人专用；如行氧气雾化治疗，雾化器专人专用，每天更换。

（3）如口腔真菌感染需注意口腔卫生，加强局部治疗。①用2% ~4%碳酸氢钠溶液漱口，使口腔呈碱性，抑制真菌生长。②用2.5%制霉菌素甘油涂于患处，一日 3 ~ 4 次，有抑制真菌的作用。此外，亦可用1%龙胆紫水溶液、10%八烷酸钠溶液、1%过氧化氢溶液或复方硼砂液、10%碘化钾溶液含漱，一般无须全身使用抗真菌药。

（4）给予富含大量维生素或富有营养的食物。

（5）肺部感染者选择适当的抗菌药物治疗。

3. 呼吸困难

（1）选择合适的体位，让患者取半卧位，以使膈肌下降，静脉回心血量减少，肺淤血减轻，增加肺活量，以利于呼吸。帮助患者拍背，鼓励其咳嗽，必要时吸痰，促进痰液排出，保持呼吸道通畅。

（2）持续吸氧，以免雾化吸入过程中氧分压下降。

（3）加强营养，以增加患者的呼吸肌储备能力。

（4）选择合适的雾化吸入器，吸入时间应控制在 15～20 分钟，及时吸出湿化的痰液，以免阻塞呼吸道，引起窒息。

4. 缺氧及二氧化碳潴留

（1）对缺氧严重（如慢性阻塞性肺气肿）患者必须使用超声雾化吸入时同时给予吸氧。

（2）由于婴幼儿的喉及气管组织尚未发育成熟，呼吸道的缓冲作用相对较小，对其进行雾化时雾量应较小，为成年人的 1/3～1/2 且以面罩吸入为佳。

5. 呼吸暂停

（1）使用抗菌药物及生物制剂做雾化吸入时，应注意因过敏引起的支气管痉挛。

（2）正确掌握超声雾化吸入的操作规程。

（3）若出现呼吸暂停，及时按医嘱处理。

6. 呃逆

（1）雾化时雾量可适当放小。

（2）发生呃逆时，可在患者胸锁乳突肌上端压迫膈神经。

7. 哮喘发作和加重

（1）哮喘持续状态患者，湿化雾量不宜过大；雾化时间不宜过长，以 5 分钟为宜。

（2）湿化液的温度以 30～60℃为宜。

（3）一旦发生哮喘应立即停止雾化，予以半坐卧位并吸氧，严密观察病情变化；有痰液堵塞立即清理，保持呼吸道通畅。

（4）经上述处理病情不能缓解、缺氧严重者，应予气管插管，人工通气。

（5）超声雾化器的使用特点：水槽内加冷蒸馏水 250ml，液面高度约 3cm，要浸没雾化罐底的透声膜。接通电源，先开电源开关，红色指示灯亮，预热 3 分钟，再开雾化开关，白色指示灯亮，此时药液呈雾状喷出。水槽和雾化罐切忌加温水或热水。特殊情况需连续使用，中间需间歇 30 分钟。

第十八节　口服给药法

口服给药是指药物经口服后被胃肠道吸收入血，通过血液循环到达局部或全身组织，达到治疗疾病的目的。

【操作目的及意义】

（1）遵照医嘱提供药物剂量、给药时间等，协助患者正确服用药物。

（2）达到预防、诊断和治疗疾病的作用。

【操作步骤】

1. 评估患者并解释

（1）评估：①患者的病情（尤其肝、肾功能）、年龄、意识状态及治疗情况，患者口服药物的自理能力，并向患者做好解释工作，解除顾虑，以取得合作。②患者饮食时间与用药时间、患者的吞咽能力，有无口腔、食管和病理问题以及是否有恶心、呕吐状况。③患者的合作程度，有无拒服药物的情况。④患者是否了解药物的相关知识。

（2）解释：向患者及家属解释给药目的和服药的注意事项。

2. 操作准备

（1）护士准备：仪表端庄，衣帽整洁，洗手，戴口罩。

（2）物品准备：手消毒液、药物、药匙、乳钵、研锤、量杯、滴管、小毛巾（或纸巾）、药杯、小方纸片、小水壶（内盛温开水）、小药牌、服药卡、发药车，必要时备饮水管。

（3）环境准备：周围环境清洁、安静，光线充足。

3. 操作方法

（1）卫生手消毒，戴口罩，备齐用物后按服药本二人核对。

（2）发药：按规定时间携带服药本、服药车送药至患者床旁，两种方法核对患者身份信息，并称呼患者的全名须得到准确应答，再查看药名、剂量、时间、给药途径是否正确，如同时为多人发药，则须按床号顺序发药。

（3）协助患者取舒适体位。

（4）倒温开水或使用饮水管，患者自行服药或协助患者服药，视患者服下后方可离开。

（5）药杯收回时再次查对。

（6）协助患者取舒适卧位，整理床单位。

（7）观察与记录：观察患者服药情况及疗效。若有不遵医行为或用药异常，及时联系医生；记录药名、剂量、服药的时间、药物疗效及不良反应等。

（8）清理用物：①对用过的药杯进行消毒处理。盛油剂的药杯应先用纸巾擦净后再做初步处理。②一次性药杯，需经集中消毒处理后方可丢弃。③每日清洁发药盘、发药车，并整理药柜。

4. 操作评价

（1）给药准确，无差错。

（2）患者达到预期的疗效。

（3）患者获得有关用药知识并配合。

【操作重点及难点】

（1）严格按医嘱给药、执行查对制度和无菌操作原则。

（2）核对的内容包括患者的床号、姓名、药物名称、浓度、剂量、给药方法和时间。根据不同的患者采取不同的核对方法，婴幼儿、老年人、听力降低患者除核对基本信息外还要通过腕带、反向提问、陪护者辅助等方法进行核对。

（3）按照查对制度，对照服药本取药，一位患者的药摆好后再摆下一位患者的药，同一患者的药物应一次性取离药车；如同时为多人发药，则须按床号顺序发药。不同患者的药物，不可同时取离药车，以免发生差错，严格执行三查八对。

（4）发药时，要根据药物不同的特性进行用药指导；粉剂药物和口含片应用纸包好；对婴幼儿、鼻饲或上消化道出血不宜直接服药的患者，应将药片研碎。

（5）若有变质，应立即更换；避免药液内溶质沉淀而影响给药浓度。

（6）倒药液时避免沾污瓶签，倒出来的药液不能再倒回药瓶内；量取不同的药液或计量完毕药液时，应先洗净量杯并擦干，以免更换药液时发生化学变化。

（7）取油剂药物时，用滴管吸取药液，1ml 以 15 滴计算；若药液不宜稀释，可将药液滴于饼干或面包上，让患者及时服下。小剂量液体药物，应精确量取，确保剂量准确（图 1 - 18 - 1）。

（8）协助患者服药，确认其服下后方可离开。①如患者提出疑问，应重新核

图 1 - 18 - 1 量取药液

对、解释，再发药。②如危重患者，应协助喂药，或报告医生，必要时更改给药途径。③如鼻饲患者，将药物碾碎，倒温开水溶解经胃管注入，后用温开水

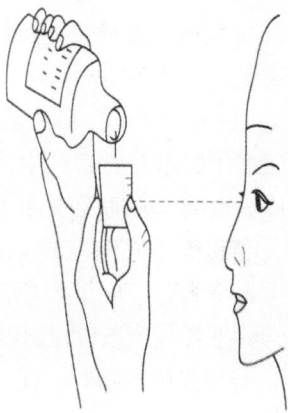

冲净胃管。④如患者呕吐或因故暂不能服药，则不发药，应通知医生。⑤如患者不在，不能将药物放在床边，应将药物收回保管，适时再发或交班，并在服药单上标记。

（9）为避免发生医院内交叉感染，保证患者安全，应正确进行药匙、乳钵、研锤、量杯、滴管、小毛巾（或纸巾）、小药牌、发药车等的处理。

【注意事项】

1. 适应证　口服给药是最常用、最方便、较安全的给药方法，然而，由于口服给药吸收较慢、不完全且不规则，易受胃内容物的影响，药物产生效应的时间较长，因此不适用于急救、意识障碍、呕吐不止、禁食等患者。

2. 禁忌证

（1）意识不清或昏迷患者不宜采用。

（2）如青霉素、胰岛素口服易被破坏而失效，只能注射给药。

3. 其他

（1）需吞服的药物通常用 40~60℃温开水送服；对牙齿有腐蚀作用的药物应用吸管吸服后漱口。禁用茶水、咖啡、饮料等服药。

（2）对于缓释片、肠溶片、控释片、胶囊切忌研碎或嚼碎；舌下含片应放舌下或两颊黏膜与牙齿之间待其融化。

（3）健胃药宜在饭前服，助消化药及对胃黏膜有刺激性的药物宜在饭后服，催眠药要在睡前服，驱虫药宜在空腹或半空腹服用；对呼吸道黏膜起安抚作用的药物服用后不宜立即饮水。

（4）抗菌药物及磺胺类药物应定时服药，以保证有效的血药浓度。某些磺胺类药物服药后要多饮水。

（5）服强心苷类药物需加强监测心率及节律变化，心率低于 60 次/min 或节律不齐时应暂停服药并告知医生。用药期间需加强对血压、心率、心律、心电图及电解质等监测，及时发现毒性反应。

（6）若患者不在病室或因故暂不能服药，应将药物收回，适时再发或交班；若患者拒服药，应了解原因并及时向主管医生反映；增加或停用某药物，应及时告诉患者；当患者提出疑问时，应重新核对，核对无误后再发药。

（7）服用多种药物时，注意药物间的配伍禁忌。

【操作并发症及处理】

1. 过敏反应

（1）对易发生过敏反应的药物，应在使用前询问患者有无过敏史。

（2）发生过敏反应，立即停止给药，遵医嘱对症处理。

（3）告知患者使用该药物会发生过敏反应，并记录在门诊病历、住院病历、床头卡等处。

2. 药物误入气道

（1）指导和协助患者服药。对于生活不能自理的患者，应取半卧位喂药，切勿让患者平躺喂药，以防药液进入气管，发生呛咳或误吸。

（2）鼻饲给药前要确定胃管是否在胃内，确认后方可给药。

（3）若发生药物误入气道，应积极配合医生进行抢救。

第十九节　密闭式静脉输液技术

静脉治疗是将各种药物（包括血液制品）以及血液，通过静脉输入血液循环的治疗方法，包括静脉注射、静脉输液和静脉输血。静脉输液是将大量无菌溶液或药物直接输入静脉的治疗方法。它的原理是利用液体静脉压和大气压形成的输液系统内压与人体静脉压的原理将液体输入静脉内。

【操作目的及意义】

（1）增加循环血容量，改善微循环。维持血压及微循环灌注量。常用于严重烧伤、大出血、休克等患者。

（2）输入药物，治疗疾病。如输入抗菌药物控制感染；输入解毒药物达到解毒的作用；输入脱水剂降低颅内压等。

（3）补充水分及电解质，预防和纠正水、电解质及酸碱平衡紊乱。常用于各种原因引起的脱水、酸碱平衡失调患者，如腹泻、剧烈呕吐、大手术后患者。

（4）供给营养物质，促进组织修复。增加体重，维持正氮平衡。常用于慢性消耗性疾病、胃肠道吸收障碍及不能经口进食（如昏迷、口腔疾病）的患者。

【操作步骤】

1. 评估患者并解释

（1）评估：①患者的病情、身体状况、年龄、药物过敏史、心理状态及配合程度、意识状态及营养状况等。②静脉治疗方案及药液的作用、性质和注意事项，选择合适的输注途径及静脉治疗工具。③穿刺部位的血管条件、皮肤及肢体活动情况。在满足治疗需要的情况下，尽量选择较短、较细的导管。

（2）解释：向患者及家属解释输液的目的、方法、注意事项及配合要点。

2. 操作准备

（1）护士准备：衣帽整洁，修剪指甲，仪表端庄，卫生手消毒，戴口罩。

（2）患者准备：排空大小便，取舒适卧位。

（3）物品准备：①用物准备：治疗盘一套，2% 葡萄糖酸氯己定乙醇溶液（年龄 <2 个月的婴儿慎用），有效碘浓度不低于 0.5% 的碘伏或安尔碘，砂轮，

一次性无菌输液器1副，一次性无菌5ml注射器1具，弯盘，污物缸，棉签，输液贴，止血带，快速卫生手消毒液，输液治疗卡，输液贴，盐酸肾上腺素，浸泡止血带的消毒液桶，利器盒，医疗垃圾袋或桶，自备手表。②药物准备：根据医嘱备输液药物及液体。

（4）环境准备整洁、安静、舒适、安全。

3. 操作方法

（1）治疗室准备：静脉药物配制和使用应在洁净的环境中完成。卫生手消毒，戴口罩、帽子，衣帽要整齐。

（2）遵医嘱备液体与医嘱及输液卡核对无误后去除外包装，检查液体质量（有无杂质，药液有无变色、浑浊）及无渗液，确保其在有效期内。

（3）贴制式输液贴或在瓶签注明床号、姓名、加入药物的名称及剂量（按要求将标签贴于液体背面）。

（4）检查药物名称，确保安瓿无裂纹，药液无变色、无浑浊，核对药品浓度、剂量及有效期。

（5）启液体瓶中心部分，取棉签，消毒瓶口。

（6）取药液：①自安瓿内吸取药液：将安瓿顶端药液弹至体部；消毒安瓿颈部后用纱锯划一锯痕，再次消毒后折断，检查注射器（轻拉活塞，调整针头斜面），将注射器针头斜面向下置入液面以下，抽动活塞，吸取药液（遗留药液不得大于0.1ml）。②自密封瓶内吸取药液：消毒后，用注射器吸入与所需药液等量的空气注入瓶内，倒转药瓶，使针尖在液面以下吸取所需药液，固定针栓，拔出针头。③粉剂药的吸取：用生理盐水、注射用水或专用溶媒将粉剂药充分溶解后吸取。

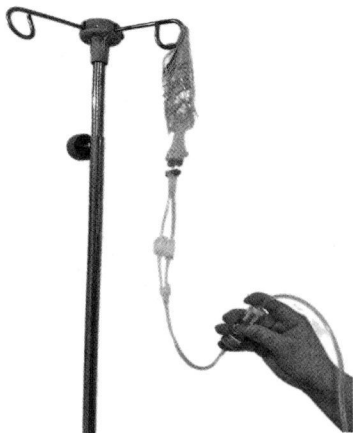

图1-19-1　静脉输液排气法

（7）二人查对，在光亮处再次检查液体，注明加药时间，签名。

（8）整理操作台，卫生手消毒。

（9）携用物至患者床旁，两种方法核对患者身份信息，确认患者。

（10）患者已做好输液准备，协助其取舒适体位，铺垫巾，选择血管，取吊杆，卫生手消毒，备输液贴。

（11）反问式核对患者信息，消毒瓶口，取输液器，查有效期，排气，排气至头皮针1/3～1/2处停止排气，针头挂于莫菲氏管侧孔处（图1-19-1）。

（12）戴手套，消毒皮肤（以穿刺点为圆心消毒），扎止血带（在穿刺部位上方 6 ~ 8cm 适宜处），嘱握拳，再次排气，检查输液管内有无气泡，取下护针帽，左手绷紧皮肤，右手持针与皮肤呈 15° ~ 30°角进针，见回血后顺静脉方向再将穿刺针推进 0.2cm，松止血带，嘱松拳。

（13）打开调节器，固定输液贴，调节滴数，脱手套。

（14）协助患者取舒适体位，整理床单位。

（15）再次核对患者信息，在输液治疗卡上记录输液时间并签名。

（16）交待注意事项：告知患者家属不可随意调节滴速；穿刺部位的肢体避免用力过度或剧烈活动；出现异常及时告知医护人员。

（17）推治疗车回治疗室，卫生手消毒，摘口罩。

（18）整理用物，止血带浸泡于 500mg/L 含氯消毒液中或送供应室消毒，垃圾分类处理。

（19）加强巡视：输液过程中密切观察有无输液反应，耐心倾听患者的主诉，观察输液部位情况，及时处理输液故障，保证输液通畅。

（20）输液完毕，轻揭胶布，用干棉签或小纱布压穿刺点上方，快速拔针，局部按压 1 ~ 2 分钟至无出血。

4. 操作评价

（1）严格执行无菌技术操作，穿刺针、导管、注射器及输液附加装置等应一人一用一灭菌，一次性使用的医疗器械不应重复使用。

（2）严格执行查对制度，所有操作应执行查对制度并对患者进行两种以上方式的身份识别，询问过敏史。

（3）加入药液时注意配伍禁忌。对于刺激性或特殊性药物，应在确认针头已刺入静脉内时再输入。

（4）在穿刺和维护导管时选择合格的皮肤消毒剂，宜选用 2% 葡萄糖酸氯己定乙醇溶液（年龄 <2 个月的婴儿慎用）、有效碘浓度不低于 0.5% 的碘伏或 2% 碘酊溶液和 75% 乙醇。消毒时应以穿刺点为中心擦拭，至少消毒两遍或遵消毒剂使用说明书，待自然干燥后方可穿刺。

（5）操作前后应执行 WS/T313 规定，不应以戴手套取代手卫生。

（6）操作熟练、规范，穿刺一针见血、输液滴数符合要求。

（7）态度和蔼，与患者沟通有效，详细交待注意事项。

（8）了解用药目的、不良反应及配伍禁忌。

（9）熟悉输液反应抢救程序及应急预案。

【操作重点及难点】

（1）选择合适的输注途径：评估患者的病情、血管情况及静脉治疗方案，选择合适的输注途径及静脉治疗工具。一次性静脉输液钢针宜用于短期或单次给药，腐蚀性药物不应使用一次性输液钢针。

（2）根据血管特点，应用穿刺技巧，提高穿刺成功率。①水肿患者静脉暴露不明显，按静脉走行的解剖位置，用手指压迫局部，以暂时驱散皮下组织液，显露静脉后再行穿刺。②肥胖患者的静脉较深也不明显，但较固定，不滑动，摸准后以30°角深进针，回血后将针头稍挑起送入血管内。③因血管脆弱，故应从选择血管旁侧进针，刺入时，针头方向与血管平行，针头进入血管时不能用力过猛，原则是宁慢勿快，持针要稳。④大出血或失液者，由于血管容量减少，使静脉空虚、扁瘪，根据静脉走向，采取挑起进针法，即把针头刺入血管肌层，将针放平，针头稍微挑起，使血管前后壁分离，使针尖与斜面滑入血管内有失阻感，即使无回血，针也进入了血管，即可注射。⑤对滚动的血管，扎止血带的位置距离穿刺点要远一点，用左手拇指和示指分别固定血管的两端，卡住血管，在血管上旁呈30°斜角进针，回血后，针头稍挑起，顺着血管进入少许即可。⑥女性静脉和儿童静脉比较细小，穿刺时较为困难，应选择斜面小的针头，做好穿刺前的准备工作，即穿刺前热敷使血管充盈、扩张，以利穿刺。

【注意事项】

1. 适应证

（1）用于各种原因引起的体液丧失，维持正常水、电解质平衡。

（2）大出血及休克患者的急救。

（3）提供输血和静脉给药途径，补充能量和水分。

（4）利尿消肿。

2. 禁忌证　严重心力衰竭患者慎用。

3. 其他

（1）静脉药物配制和使用应在洁净的环境中完成。

（2）宜选择上肢静脉作为穿刺部位，避开静脉瓣、关节部位以及有疤痕、炎症、硬结等处的静脉。选择血管应由远心端到近心端。成人不宜选择下肢静脉，因易导致下肢静脉炎及血栓。不同年龄的小儿血管选择会不同。小儿不宜首选头皮静脉，因经头皮静脉输液，一旦发生药液外渗局部可能出现皮肤坏死，形成瘢痕，影响头发生长和美观。

（3）接受乳房根治术和腋下淋巴结清扫术的患者应选健侧肢体进行穿刺，有血栓史和血管手术史的静脉不应进行置管。

（4）一次性静脉钢针穿刺处的皮肤消毒范围直径应≥5cm，应待消毒液自然干燥后再进行穿刺。

（5）应根据药物及病情调节滴速。成人一般为40～60滴/分，儿童一般为

20～40滴/分。

（6）应告知患者或家属穿刺部位出现肿胀、疼痛等异常不适时，及时告知医务人员。

（7）输液过程中应加强巡视，注意观察输液是否通畅，针头有无脱出、阻塞、移位等，观察有无输液反应。

（8）每个患者用一条止血带和垫巾，用毕消毒。

【操作并发症及处理】

1. 发热反应

（1）发生输液反应时，应停止输液，更换药液及输液器，通知医生，给予对症处理，并保留原有药液及输液器进行检查。

（2）密切观察病情变化并记录。

（3）加强责任心，严格检查药物及用具；液体使用前要认真查看瓶签是否清晰，是否过期。检查瓶盖有无松动或缺损，瓶身、瓶底及瓶签处有无裂纹。药液有无变色、沉淀、杂质及澄明度的改变。输液器具及药品的保管要做到专人专管，按有效期先后使用。输液器使用前要认真查看包装袋有无破损，用手轻轻挤压塑料袋看有无漏气现象。禁止使用不合格的输液器具。

（4）改进安瓿的割锯与消毒。采用安瓿割锯痕后用消毒棉签消毒一次后折断，能达到无菌目的且操作简便、省时省力。

（5）改进加药的习惯进针方法。将加药时习惯的垂直进针改为斜角进针，使针头斜面向上与瓶塞呈75°角刺入，并轻轻向针头斜面的反方向用力，可减少胶塞碎屑和其他杂质落入瓶中的机会；避免加药时使用大针头及多次穿刺瓶塞。液体中需加多种药物时，避免使用大针头抽吸和在瓶塞同一部位反复穿刺，插入瓶塞应固定使用一个针头，抽吸药液时用另一个针头，可减少瓶塞穿刺次数，以减少瓶塞微粒污染。

（6）加强加药注射器使用的管理，加药注射器要严格执行一人一具，不得重复使用。提倡采用一次性注射器加药，这是目前预防注射器污染的有效措施。

（7）避免液体输入操作污染。静脉输液过程要严格遵守无菌操作原则。瓶塞、皮肤穿刺部位消毒要彻底。重复穿刺要更换针头。

（8）过硬的穿刺技术及穿刺后的良好固定可避免反复穿刺静脉增加的感染。输液中经常巡视、观察可避免输液速度过快而发生的热原反应。

（9）合理用药要注意药物配伍禁忌。液体中应严格控制加药种类，多种药物联用尽量采用小包装溶液分类输入。两种以上药物配伍时，注意配伍禁忌，配制后要观察药液是否变色、沉淀、浑浊。配制粉剂药品要充分振摇，使药物完全溶解方可使用。药液配制好后检查无可见微粒方可加入液体中。液体现用现配可避免毒性反应及溶液污染。

（10）对于发热反应轻者，减慢输液速度，注意保暖，配合针刺合谷、内关等穴位。发热反应严重者，应立即停止输液，并保留剩余药液和输液器，必要时送检验科做细菌培养，以查找发热反应的原因。

（11）对高热者给予物理降温，观察生命体征，并按医嘱给予抗过敏药物及激素治疗。

2. 急性肺水肿

（1）注意调节输液速度，尤其对老年、小儿、心脏病患者速度不宜过快，液量不宜过多。

（2）经常巡视输液患者，避免体位或肢体改变而加快或减慢滴速。

（3）发生肺水肿时立即减慢或停止输液，在病情允许的情况下使患者取端坐位，两腿下垂。高浓度给氧，最好用20%～30%乙醇湿化后吸入。乙醇能降低泡沫表面张力，从而改善肺部气体交换，缓解缺氧症状。必要时进行四肢轮流扎止血带或血压计袖带，可减少静脉回心血量。遵医嘱给予镇静、平喘、强心、利尿和血管扩张药物，以稳定患者紧张情绪，扩张周围血管，加速液体排出，减少回心血量，减轻心脏负荷。

（4）必要时进行四肢轮扎。用橡胶止血带或血压计袖带适当加压四肢以阻断静脉血流，可有效地减少回心血量。但加压时要确保动脉血仍可通过，且须每5～10分钟轮流放松一个肢体上的止血带，待症状缓解后，逐渐解除止血带。

（5）此外，静脉放血200～300ml也是一种有效减少回心血量的最直接的方法，但应慎用，贫血者应禁忌采用。

3. 静脉炎

（1）将患肢抬高、制动，避免受压，必要时应停止患肢静脉输液。

（2）应观察局部及全身情况的变化并记录。局部用50%硫酸镁溶液或95%乙醇溶液行湿热敷，每日2次，每次20分钟。超短波理疗，每日1次，每次15～20分钟。中药治疗，将如意金黄散加醋调成糊状，局部外敷，每日2次，具有清热、止痛、消肿的作用。如合并感染，遵医嘱给予抗菌药物治疗。

（3）严格执行无菌技术操作原则。避免操作中局部消毒不严密或针头被污染。加强基本功训练，静脉穿刺力争一次成功，穿刺后针头要固定牢固，以防针头摆动引起静脉损伤而诱发静脉炎，对长期静脉输液者应有计划地更换输液部位，注意保护静脉。

（4）一般情况下，严禁在瘫痪的肢体行静脉穿刺和补液。输液最好选用上肢静脉，因下肢静脉血流缓慢而易产生血栓和炎症，输入刺激性较强的药物时，应尽量选用大血管。

（5）输入非生理 pH 药液时，适当加入缓冲剂，使 pH 尽量接近 7.4 为宜，输注氨基酸类或其他高渗药液时，应与其他液体混合输入，而且输入速度要慢，使其有充分稀释过程。

（6）严格控制药物的浓度和输液速度。输注刺激性药物的浓度要适宜，且输注的速度要均匀而缓慢，因药物浓度过高或输液速度过快都易刺激血管引起静脉炎。

（7）在输液过程中，要严格无菌技术操作规程，严防输液微粒进入血管。

（8）严格掌握药物配伍禁忌，每瓶药液联合用药，以不超过 2 ~ 3 种为宜。

（9）在使用外周静脉留置针期间，每日用 TDP 灯照射穿刺肢体 2 次，一次 30 分钟。输液过程中，过热会使药物变质，发生热源发应，故应慎用。

（10）营养不良、免疫力低下患者，应加强营养，增强机体对血管壁创伤的修复能力和对局部炎症抗炎能力。

（11）尽量避免选择下肢静脉置留置针，如特殊情况或因病情需要在下肢静脉穿刺，输液时可抬高下肢 20° ~ 30°，加快血液回流，缩短药物和液体在下肢静脉的滞留时间，减轻其对下肢静脉的刺激。

4. 药物渗出与药物外渗

（1）应立即停止在原部位输液，抬高患肢，高于心脏水平位置 20 ~ 30cm，及时通知医生，给予对症处理。

（2）观察渗出或外渗区域的皮肤颜色、温度、感觉等变化及关节活动和患肢远端血运情况并记录。

（3）冷敷：可减轻皮损程度，可使局部血管收缩，减轻局部出血和疼痛。渗出 24 小时内用 50% 硫酸镁溶液置于无菌纱布，贴于外渗部位，保持纱布湿润，以促进局部组织水肿吸收消退，达到消肿止痛的作用。

（4）不同种类药物所致药物外渗的护理：①对血管刺激性较大的药物（局部产生无菌炎性反应）：应 24 小时内给予冷敷硫酸镁溶液，24 小时后可湿敷 0.5% 山莨菪碱溶液。②阳离子溶液与高渗溶液：钙剂外渗首选湿敷硫酸镁，其次也可湿敷 0.5% 山莨菪碱溶液。③升压药：去甲肾上腺素、间羟胺等，渗漏严重时按医嘱处理，可局部封闭，湿敷山莨菪碱溶液等，也可用酚妥拉明封闭，湿敷氢化可的松。④抗肿瘤药物：只要可疑渗漏，立即停止输注，然后先将针内药回吸出来，再注入 5 ~ 10ml 生理盐水，稀释局部药物浓度，同时冰敷，其他按医嘱执行。

（5）提高穿刺成功率：护士要加强静脉穿刺基本功训练，正确选择静脉血管，尽量避免多次反复穿刺同一静脉，力求一次穿刺成功，穿刺成功后应妥善固定，做到松紧适宜。必要时采用保护性约束措施，教会患者或其陪伴者正确的护理方法。

（6）静脉血管的合理选择：首先，应正确选择穿刺部位和适宜的针头，避开有硬结、瘢痕、炎症或皮肤病等部位作为穿刺点；其次，准确评估静脉血管具体情况并选择合适的头皮针。静脉血管要有计划使用，一般由远端到近端，并左右交替进行。对需要长期输液、穿刺较为困难的患者，应尽量选择直的血管以留置针形式输液。

（7）掌握药物的药理作用和使用注意事项：由于药物的酸碱度、渗透压、药物浓度以及药物对细胞代谢功能的影响，产生的炎性反应使组织液生成增多，因此应注意输入药物的浓度及速度，以免引起血管内流体静压增高，药液外渗。输入刺激性强的药物前必须用生理盐水建立静脉通路，确保针头在血管内后，再滴入该药物。滴注甘露醇时，为确保血管通畅，应热敷穿刺部位或采取提高药物温度的措施。

（8）加强护士责任心：护士要有严谨的工作态度、对患者高度负责的职业道德及精湛的操作技术。输液时应多巡视，特别是危重患者以及输注化疗药和易致组织坏死的药物时，要做到床头交接班，并密切观察和检查穿刺部位，发现药物外渗，立即更换穿刺部位。

（9）输液时的健康教育：输液前，护士要告知患者或其家属药物外渗后的严重性，输液时要告知患者及其家属注意事项，穿刺肢体尤其是输注高危药物时尽量不要活动，指导其学会穿刺部位的观察和护理，发现异常及时报告，以预防和减少药物外渗。

（10）正确拔针和按压输液后，将调节器和胶贴依次拧紧、去除，快速拔针，沿血管方向用干棉签在针尖即将离开皮肤的瞬间按压穿刺点或稍上方，按压5～10分钟左右直至不出血为止。但应注意不得在按压处揉动，力度要适宜。最佳拔针时间应选择在输液瓶内药液输完，输液管中残液面下降速度减慢或停止时，这样可以保证药物的治疗量，避免浪费。正确拔针可避免人为的方向掌握不当而导致针尖划伤血管壁，可避免输液管内回流血液，提高血管的利用率，有效阻止皮下淤血和在同一部位输液再次发生药物外渗。

5. 空气栓塞

（1）输液前认真检查输液器的质量，排尽输液导管内的空气。

（2）输液过程中加强巡视，及时添加药液或更换输液瓶。输液完毕及时拔针。加压输液时应安排专人在旁守护。拔出较粗的、近胸腔的深静脉导管后，必须立即严密封闭穿刺点。

（3）如患者感到胸部异常不适或有胸骨后疼痛，随即发生呼吸困难和严重的发绀，并伴有濒死感的临床表现，应立即将患者置于左侧卧位，并保持头低足高位。该体位有助于气体浮向右心室尖部，避免阻塞肺动脉入口。随着心脏的舒缩，空气被血液打成泡沫，可分次小量进入肺动脉内，最后逐渐被吸收。

（4）给予高流量氧气吸入，以提高患者的血氧浓度，纠正缺氧状态。有条件时可使用中心静脉导管抽出空气。

第二十节　密闭式静脉输血技术

静脉输血是将血液通过静脉输入体内的方法，包括输入全血、成分血和血浆成分。它能补充血容量，增加心排出量，提高血压，改善循环，增加血浆蛋白；能供给各种凝血因子，有助于止血；能增加免疫球蛋白，增强免疫力，直接挽救患者的生命。成分输血就是用物理或化学方法把全血分离制备成纯度高、容量小的血液成分（红细胞、白细胞、血小板、血浆制品、冷沉淀和白蛋白、丙种球蛋白等血液制品），然后再根据病情需要输给患者。成分输血主要种类包括红细胞、粒细胞、单核细胞、血浆及蛋白和自身输血这五种。

【操作目的及意义】

（1）补充血容量，增加有效循环血量，改善心肌功能和全身血液灌流，提升血压，增加心输出量，促进循环，用于失血、失液引起的血容量减少或者休克患者。

（2）纠正贫血，增加血红蛋白含量，促进携氧功能。用于血液系统疾病引起的严重贫血和某些慢性消耗性疾病患者。

（3）补充抗体和补体，增强机体的抵抗力，提高机体抗感染能力。

（4）补充凝血因子和血小板，改善凝血功能，有助于止血。用于凝血功能障碍（如血友病）及大出血患者。

（5）补充血浆蛋白，增加蛋白质，改善营养状况，维持胶体渗透压，减少组织渗出和水肿，保持有效循环血量。用于低蛋白血症以及大出血、大手术患者。

【操作步骤】

1. 评估患者并解释

（1）评估：①病情、治疗情况（作为合理输血的依据）。②血型、输血史及过敏史（作为输血时查对及用药的参考）。③心理状态及对输血相关知识的了解程度（为心理护理及健康教育提供依据）。④穿刺部位皮肤、血管状况：根据病情、输血量、年龄选择静脉，避开破损、发红、硬结、皮疹等部位的血管。一般采用四肢浅静脉，急症输血时多采用肘部静脉，周围循环衰竭时可采用颈外静脉或锁骨下静脉。

（2）解释：向患者及家属解释输血的目的、方法、注意事项及配合要点。

2. 操作准备

（1）护士准备：①衣帽整洁，修剪指甲，仪表端庄，卫生手消毒，戴口罩。②护士了解患者的血型、输血史及不良反应史。

（2）患者准备：排空大小便，取舒适卧位。

（3）用物准备：手消毒液、治疗盘（内盛复合碘、棉棒、弯盘、胶布）、输血器 2 副、生理盐水 250ml、两个垃圾桶（分别套黄色、黑色垃圾袋）；根据医嘱准备输血前的药物、注射器、配制好的血制品。

（4）环境准备：环境清洁整洁、安静、舒适，温度适宜。

3. 操作方法

（1）输血前准备：将输血医嘱粘贴到输液单上，双人核对。

（2）卫生手消毒，戴口罩。

（3）查对医嘱，准备用物，二人核对（输血前双人核对，核对方式：一人持临时医嘱、发血报告单，另一人持血袋，逐项诵读，核对所有信息；两人交换，另一人复诵、核对血袋与发血报告单所有信息，共同检查血袋外观与血液色、质、量）。

（4）携用物至床旁，检查患者静脉通路通畅在位，更换生理盐水冲管，更换输血器，遵医嘱给予抗过敏药壶入。

（5）再次查对，患者床前核对：双人核对患者的床号、姓名、性别、年龄、住院号、病室/门急诊、血型、血液有效期、配血试验结果以及保存血的外观，清醒患者反问姓名，昏迷患者和家属确认身份。

（6）打开血制品袋盖，消毒，插入输血器，观察血制品滴速：输血起始宜慢，开始速度不要超过 20 滴/分（抢救患者除外）。

（7）观察输血反应，观察 15 分钟患者无反应后再根据病情、年龄及输注血制品的成分调节滴速，成人 40～60 滴/分，儿童酌减。

（8）再次查对医嘱：输血后核对患者的床号、姓名、性别、年龄、住院号、病室/门急诊、血型、血液有效期、配血试验结果以及保存血的外观，清醒患者反问姓名，昏迷患者和家属确认身份，交待注意事项。

（9）签名：临时医嘱双人签名、输液单上（输血医嘱）打"√"、签名，加强观察。

（10）输血结束，继续滴入生理盐水，将输血器内血制品全部输完。

（11）输血完毕后用剪刀将输血器针头剪下放到锐器收集盒中；将输血管道放入医疗垃圾桶中；将输血袋送至输血科保留 24 小时。

（12）登记放置时间，签名。

（13）卫生手消毒，摘口罩。

（14）评价记录

①记录输液时间、种类、血量、血型、血袋号（储血号）。

②观察输血过程，患者有无局部和全身反应，如皮疹、寒战、发热、患者主诉等；若出现输血反应，按照输血反应报告流程填写《输血不良反应报告单》，一式两份，一份 24 小时内和血袋同时送输血科；另一份由科室自行保存。发生不良后果者，24 小时内报护理部。

③在护理记录中进行效果评价（患者血压、心率等生命体征）。

④将输血报告单粘贴在病历中。

4. 操作评价

（1）输血医嘱执行双人签名制度，输血前执行双人核对制度；输血前患者佩戴腕带。

（2）严格执行无菌操作。

（3）输血前床头双人核对。

（4）输血后血袋放入冷藏箱内，保存 24 小时后按医疗垃圾处理。

（5）输血过程及效果评价：输血无不良反应，过程顺利，生命体征变化等情况记录在护理记录单中。

【操作重点及难点】

（1）一般输血不需加温。如输血量较大，可加温输血的肢体以消除静脉痉挛，一般情况下也不必加温。如大量输血超过 5 单位，输血速度大于 50ml/min，新生儿溶血病需要换血，患者体内有强冷凝集素等，则可遵医嘱给血液加温。加温血液必须有专人负责操作并严密观察。操作方法及注意事项如下：①将血袋置于 35 ~ 38℃水浴中，轻轻摇动血袋，并不断测试水温，15 分钟左右取出备用。②加温的血液控制在 32℃，不得超过 35℃，水温不得超过 38℃，以免造成红细胞被破坏而引起急性溶血反应。③加温过的血液要尽快输注，因故未能输注不得再入冰箱保存。④有条件可用血液加温器给血液加温（按说明书操作）。

（2）控制输血速度：①一般情况下输血速度为 5 ~ 10ml/min。②急性大量失血需快速输血时，输血速度可达 50 ~ 100ml/min。③年老体弱、婴幼儿及有肺功能障碍者，输血速度宜慢（1 ~ 2ml/min）。④输血时要遵循先慢后快的原则，输血开始前 15 分钟要慢（2ml/min）并严密观察病情变化，若无不良反应，再根据需要调整速度。⑤一袋血须在 4 小时之内输完，如室温高，可适当加快滴速，防止时间过长，血液发生变质。

（3）当快速输血时需加压输血，可选择下列方法中的一种。①将血压计袖带围绕血袋,然后打气使血压计袖带充气胀起来,可起加压的作用。②把血袋卷起来用手挤压是一种较为简单的加压方法,但血袋内的空气必须很少。③采用专门设计的加压输血器。

(4)成分血中红细胞制品会出现越输越慢的现象。红细胞制品包括浓缩红细胞、添加液红细胞、少白细胞的红细胞、洗涤红细胞、冰冻红细胞等。这些红细胞制品在制备时往往将红细胞悬浮在生理盐水或添加液中,由于红细胞比重较大,输注一段时间后红细胞就沉淀于血袋的下部,导致血液黏稠度过大,故出现越输越慢的现象。红细胞制品在输注前需将血袋反复颠倒数次,直到紧密的红细胞混匀才能输注。必要时在输注过程中也要不时地轻轻摇动血袋,使红细胞悬起,就不会出现越输越慢的现象。若已出现滴速不畅,则可将30~50ml生理盐水通过Y形管(双头输血器)输入血袋内加以稀释并混匀。其他原因导致的输血速度减慢的处理方法有:局部静脉痉挛是身体对冷的液体和间断流注的反应,热敷能扩张静脉和提高输血速度;由于外因引起输血管道折叠,将折叠处打开固定即可;标准输血器过滤网可滤除血液中凝块及储存过程中蓄积蜕变的血小板和白细胞,但同一输血器连续使用5小时以上,部分血液成分在过滤网中粘着沉淀,影响滴度,需要更换输血器;如果输液套管被堵塞,需重新置管。

(5)输注浓缩血小板:①输注前要轻轻摇动血袋,使血小板悬起,切忌粗鲁摇动,以防血小板损伤。②摇匀时出现云雾状为合格,无云雾状为不合格,疗效差。如有细小凝块可用手指隔袋轻轻捏散。③血小板的功能随保存时间的延长而降低,从血库取来的血小板应尽快输用。④用输血器以患者可以耐受的最快速度输入,以便迅速达到一个止血水平。⑤若因故(如患者正在高热)未能及时输用,则应在常温下放置,每隔10分钟左右轻轻摇动血袋,不能放入4℃冰箱暂存。⑥全血离心所得,20~24℃环境下保存,以普通采血袋盛装的浓缩血小板保存期为24小时,以专用血小板存储袋盛装的可保存5天。用于血小板数量减少或功能异常而引起的有出血或出血倾向患者。

(6)新鲜冰冻血浆:①输注前肉眼观察血浆应为淡黄色的半透明液体,如发现颜色异常或有凝块不能输用。②融化后的新鲜冰冻血浆应尽快用输血器输入,以避免血浆变性和不稳定的凝血因子丧失活性。③因故融化后未能及时输用的新鲜冰冻血浆,可在4℃冰箱暂时保存,但不得超过24小时,更不可再冰冻保存。④全血于采集6~8小时内离心分离出血浆后,在-18℃以下的环境中保存,保质期1年。适用于血容量及血浆蛋白较低的患者。输注前须在37℃水浴中融化,并于24小时内输入,以免纤维蛋白原析出。

(7)冷沉淀:①融化后冷沉淀不仅要尽快输用,而且要用输血器以患者可以耐受的最快速度输入。②因故未能及时输用的冷沉淀不宜在室温下放置过久，不宜放4℃冰箱，也不宜再冰冻，因为因子Ⅷ最不稳定，很容易丧失活性。③融化后的冷沉淀可以一袋一袋地由静脉推注，最好在注射器内加入少量枸橼酸钠溶液，以免注射时发生凝集而堵塞针头；亦可一袋一袋地快速输注；还可将数袋冷沉淀逐一汇总，并通过冷沉淀袋的出口部位加入少量生理盐水（10～15ml）加以稀释后滴注。

（8）不能把静脉注射的药物直接加入血液内输注，除了生理盐水外不可向血液内加入任何药物，原因是：①药物加入血液后，不仅可能因改变血液中的pH、离子浓度或渗透压，而使血液中的成分变性，甚至发生溶血，而且药物本身也可能发生化学反应导致药物失效。②某些药物加入血液滴注会掩盖输血不良反应早期被发现，特别是严重的溶血反应。③把药物加入血液的过程，增加了血液被污染的机会。④由于输血的速度慢，药物进入人体的速度也慢，故不易迅速达到有效的血药浓度而及时发挥疗效。

【注意事项】

1. 适应证

（1）内科输血适应证：①由于红细胞被破坏过多、丢失或生成障碍引起的慢性贫血并伴缺氧症状。血红蛋白<60g/L或红细胞压积<0.2时考虑输注。②血小板计数和临床出血症状共同决定是否输注血小板，血小板输注指征：血小板计数>$50×10^9$/L，一般不需输注；血小板计数为$10×10^9$～$50×10^9$/L，根据临床出血情况决定，可考虑输注；血小板计数<$5×10^9$/L应立即输注血小板，防止出血。③新鲜冰冻血浆用于各种原因引起的多种凝血因子或抗凝血酶Ⅲ缺乏并伴有出血表现时输注。一般输注剂量为10～15ml/kg。④普通冰冻血浆用于补充稳定的凝血因子和血浆蛋白。⑤洗涤红细胞适用于对血浆蛋白过敏、自身免疫性溶血性贫血、高钾血症及肝肾功能障碍和阵发性睡眠性血红蛋白尿症患者，避免同种异体白细胞抗体生成。⑥冷沉淀用于儿童及成人轻型甲型血友病、血管性血友病、纤维蛋白原缺乏症患者。

（2）手术及创伤输血适应证：①悬浮红细胞用于需要提高血携氧能力，血容量基本正常或低血容量已被纠正的患者。低血容量患者可配晶体液或胶体液应用。Hb>100g/L，可以不输；Hb<70g/L，应考虑输注；Hb在70～100g/L之间，根据患者的贫血程度、心肺代偿功能、有无代谢率增高以及年龄等因素决定是否输注。失血量也可作为判断输血与否的指标。失血量小于血容量的20%，红细胞压积（HCT）大于0.3（或Hb大于100g/L）者原则上不应输血，但应输注晶体液或胶体液以补充血容量。失血量大于血容量的20%，红细胞压积（HCT）小于0.30（或Hb小于100g/L）者，或需大量输血（24小时内输血

量大于血容量）时，可先输注晶体液或用胶体液以补充血容量，再输注红细胞以提高血液的携氧能力。红细胞适用于血容量正常或低血容量已纠正的贫血患者。胶体液指人造胶体溶液（右旋糖酐、羟乙基淀粉、明胶制剂）和白蛋白。②血小板用于患者血小板数量减少或功能异常伴有出血倾向或表现。血小板计数 $>100 \times 10^9/L$，可以不输；血小板计数 $<50 \times 10^9/L$，应考虑输注；血小板计数在 $50 \times 10^9 \sim 100 \times 10^9/L$ 之间，应根据是否有自发性出血或伤口渗血决定。如术中出现不可控制的渗血，确定血小板功能低下，输血小板不受上述限制。③新鲜冰冻血浆用于凝血因子缺乏的患者。血浆不宜用于补充血容量。红细胞和血浆并用代替全血可使输血传播疾病的风险加大，应尽量避免应用。大量输血造成的稀释性凝血因子减少未确定前，不必常规输注新鲜冰冻血浆（FFP）。以下情况可输 FFP：凝血酶原时间（PT）或活化部分凝血活酶时间（APTT）$>$ 正常 1.5 倍，创面弥漫性渗血。输注的剂量要足，为 $10 \sim 15ml/kg$；急性大出血输入大量库存全血或悬浮红细胞（出血量或输血量相当于患者自身血容量）；临床表现有先天性或获得性凝血功能障碍；紧急对抗华法令的抗凝血作用，输注量为 $5 \sim 8ml/kg$。④冷沉淀用于手术后出血、严重外伤及弥散性血管内凝血（DIC）等患者凝血因子和纤维蛋白原的替代治疗。纤维蛋白原低于 0.8g/L，应输注冷沉淀，剂量为 $0.2 \sim 0.3U/kg$。

（3）新生儿输血适应证：①悬浮红细胞：严重心肺疾病，$Hb < 130g/L$（HCT < 0.40）；中度心肺疾病，$Hb < 100g/L$（HCT < 0.30）；大手术，$Hb < 100g/L$（HCT < 0.30）；有贫血症状，$Hb < 80g/L$（HCT < 0.24）；急性失血，失血量 $>$ 血容量25%。②血小板：血小板数为 $(50 \sim 100) \times 10^9/L$，伴有明显出血；$PLT < 50 \times 10^9/L$，病情不稳定时应做预防性输注；血小板数 $< 20 \times 10^9/L$，即使病情稳定，也应预防性输注；低体重新生儿每千克体重输注 0.032 单位机采血小板，血小板数可提高 $10 \times 10^9/L$。③新鲜冰冻血浆，适应证为：获得性凝血因子缺乏，如换血疗法、体外循环心脏手术等；先天性凝血因子缺乏出血；维生素 K 依赖性凝血因子缺乏出血；抗凝蛋白缺乏所致的血栓形成。

（4）自身输血：由于输血传播疾病，尤其是艾滋病的传播，现已重视自身输血法。自身输血的意义：①有利于稀有血型输血。②避免同种异体输血产生的抗体抗原免疫反应引起的过敏反应。③避免输血传染疾病等。④自身输血者反复放血，可刺激红细胞再生。⑤为无条件供血的地区提供血源。

2. 禁忌证　输血应从严掌握，可不输者尽量不输。

（1）并发急性肺水肿、肺栓塞、充血性心力衰竭、恶性高血压、真红细胞增多症禁止输血。

（2）肾功能不全者慎输血。

3. 其他

（1）输血前应了解患者的血型、输血史及不良反应史，输血患者必须佩戴腕带。

（2）血液取回后勿振荡、加温，避免血液成分被破坏引起不良反应，不随意加入其他药物。

（3）输血前和床旁输血时应分别双人核对输血信息，无误后才可输注。

（4）输血起始宜慢，滴速宜为2ml/min（抢救患者除外），应观察15分钟，患者无反应后再根据病情、年龄及输注血制品的成分调节滴速，一般情况下输血速度为5~10ml/min。年老体弱、婴幼儿及有肺功能障碍者，输血速度宜慢，宜为1~2ml/min。

（5）全血、成分血和其他血液制品从血库取出后30分钟内输注，1个单位的全血或成分血应在4小时内输完。

（6）输血过程中应对患者进行监测，观察有无输血反应。

（7）用于输注全血、成分血或生物制剂的输血器每4小时更换1次。

（8）输入两个以上供血者的血液时，在两份血液之间输入生理盐水，防止发生反应。

（9）输血完毕记录，空血袋应低温保存24小时。

【操作并发症及处理】

发生输血反应立即减慢或停止输血，更换输血器，用生理盐水维持静脉通畅，通知医生给予对症处理，保留余血及输血器，并上报输血科。

1. 输血过敏反应

（1）轻度反应：单纯荨麻疹，在严密观察下，减慢输血速度。口服或肌内注射抗组织胺类药物，如苯海拉明、氯苯吡胺、异丙嗪或类固醇药物，经过一般处理后症状很快消失。

（2）中度反应：立即停止输血，保持静脉通道通畅。根据医嘱皮下注射0.1%肾上腺素0.5~1ml，严重或持续者，静脉或静脉滴注氢化可的松或地塞米松、氨茶碱；有喉头水肿者，应立即行气管插管或切开，以免窒息。

（3）重度反应：有过敏性休克者，应积极进行抗休克治疗，监测生命体征的变化。

2. 急性溶血性输血反应

（1）一旦发现有溶血性输血反应，应立即停止输血，纠正低血压，控制出血，预防急性肾衰竭。

（2）给予氧气吸入，建立静脉通道，给予输液，应用甘露醇或呋塞米等利尿剂，以增加肾血流量和维持尿量，如出现肾衰竭，按照肾衰竭治疗。

（3）将剩余血、患者血标本和尿标本送化验室进行检验。

（4）双侧腰部封闭，并用热水袋热敷双侧肾区，解除肾小管痉挛，保护肾脏。

（5）碱化尿液，静脉注射碳酸氢钠，增加血红蛋白在尿液中的溶解度，减少沉淀，避免阻塞肾小管。

（6）严密观察生命体征和尿量，插入导尿管，检测每小时尿量，并做好记录。若发生肾衰竭，行腹膜透析或血液透析治疗。

（7）若出现休克症状，应进行抗休克治疗。

（8）心理护理，安慰患者，消除其紧张、恐惧心理。

3. 发热性非溶血性输血反应

（1）立即停止输血，同时给予支持疗法和口服退热药治疗，患者可恢复正常。

（2）约有15%的患者在以后的输血过程中会再次出现此类反应，应特别注意，可输注少白细胞的红细胞。

4. 高血容量急性左心衰竭

（1）对于心肌储备能力受损害的患者，由于输血，血容量过分扩张导致可能出现充血性心力衰竭。

（2）给予少量多次输血，注意预防。

（3）其他处理同密闭式静脉输液。

5. 细菌性败血症

（1）由于输入已经被污染的血液，可出现发热、低血压、休克等情况。

（2）立即采集血样检查，同时给予广谱抗菌药物治疗。

6. 迟发性溶血性输血反应

（1）一般该病出现在输血后21天内，可出现贫血、发热、黄疸等症状。

（2）反应一般不会造成严重后果，很少需要特殊治疗。

7. 出血倾向

（1）短时间内输入大量库存血时应严密观察患者意识、血压、脉搏等变化，皮肤黏膜或手术伤口有无出血。

（2）严格掌握输血量，每输库存血3~5个单位，应补充1个单位的新鲜血。

（3）根据凝血因子缺乏情况补充有关成分。

第二十一节　静脉留置针技术

静脉留置针又称静脉套管针，由钢质针芯、柔软的外套管及塑料针座组成，穿刺时将外套管和针芯一起刺入血管中，当套管送入血管后，抽出针芯，仅将柔软的外套管留在血管内进行输液。它是头皮针的换代产品，可在血管内留置

72～96 小时。

【操作目的及意义】

（1）保护患者静脉，避免反复穿刺的痛苦。

（2）减少血管损伤。

（3）随时保持通畅的静脉通道，便于急救和给药。

（4）适用于需要长期输液、静脉穿刺较困难的患者。

【操作步骤】

1. 评估患者并解释

（1）评估：①了解患者病情，评估患者的年龄、病情、过敏史、意识状态、营养状况及配合程度。②评估患者穿刺部位的皮肤情况。

（2）解释：向患者及家属解释静脉留置针技术的目的、方法、注意事项及配合要点。

2. 操作准备

（1）护士准备：①仪表端庄，衣帽整洁，卫生手消毒，戴口罩。②了解患者病情，向患者做好解释工作，解除其顾虑，以取得合作。③评估患者注射部位皮肤情况。

（2）患者准备：排空大小便，取舒适卧位。

（3）物品准备：手消毒液、治疗盘（复合碘、弯盘、无菌棉签、输液贴）、一次性静脉留置针、一次性输液器、一次性治疗巾、一次性手套、一次性注射器、输液接头、透明贴膜、封管液、胶布、止血带。另备：所需药液、砂轮、医嘱单、输液单、锐器盒、医疗垃圾桶一个（内套黄色垃圾袋）、生活垃圾桶一个、输液架，必要时准备瓶套、小夹板、棉垫、绷带、止血钳、输液泵。

（4）环境准备：环境清洁、安静，关闭门窗，注意保暖，必要时屏风遮挡，注意保护隐私。

3. 操作方法

（1）操作前备齐用物，卫生手消毒，戴口罩。

（2）核对医嘱，两种方法核对患者身份信息，核对药液瓶签（药名、浓度、剂量），检查药液质量，确认给药时间和给药方法。

（3）操作前准备：①去除液体外包装，启瓶盖，由内向外螺旋形涂擦消毒瓶盖和瓶颈。如需加入药物，可按无菌原则及操作规程加药，注意配伍禁忌。②在液体瓶签上注明床号、姓名、药名、剂量、浓度、日期。③检查输液器的有效期，外包装是否密封，有无破损，合格后打开外包装，取出输液器针自瓶盖中心部分插入输液瓶内。

（4）二人核对，推治疗车至患者床旁。

（5）戴手套。

（6）核对医嘱单、输液单，两种方法核对患者身份信息。

（7）向患者解释，嘱患者排尿。

（8）协助患者采取舒适体位。

（9）连接留置针与输液器，将输液瓶（袋）挂于输液架上，打开静脉留置针、输液接头外包装，将输液接头、留置针、输液器连好。

（10）排气，打开调节器，将留置针内的气体排于弯盘中。关闭调节器，将留置针放回留置针盒内。

（11）选择穿刺血管，把一次性治疗巾、止血带放于患者肢体下，在穿刺点上方 8～10cm 处扎止血带，选择穿刺血管，松开止血带(图 1-21-1)。

（12）消毒穿刺部位皮肤，由内向外，待干。准备胶布及透明敷贴，并在透明敷贴上标注时间和日期，操作者签字。

（13）再次扎止血带，二次消毒，以穿刺点为中心消毒穿刺部位的皮肤，由内向外。

（14）静脉穿刺，拔去针头保护套，旋转松动套管，检查套管针是否完好，再次排气于弯盘中（图 1-21-2）。

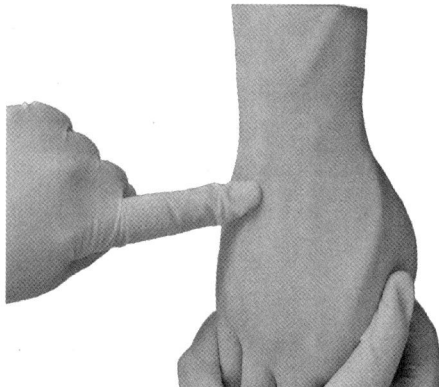

图 1-21-1 静脉留置针技术, 选择静脉	图 1-21-2 静脉留置针技术, 左右松动针芯

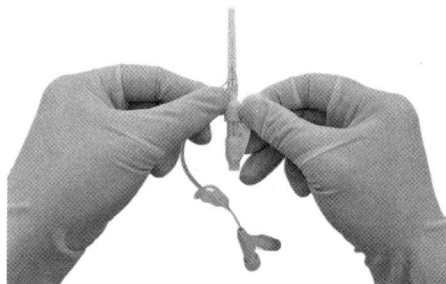

（15）再次核对。

（16）嘱患者握拳，左手绷紧皮肤，右手持针翼使针头斜面向上以 15°～30°角直刺血管，见回血后，降低穿刺角度（放平针翼），再进针 0.2cm（图 1-21-3、图 1-21-4）。

（17）右手固定针翼，左手后撤针芯约 0.5cm，再将套管全部送入血管（图 1-21-5）。

（18）松止血带，打开调节器，观察流速。

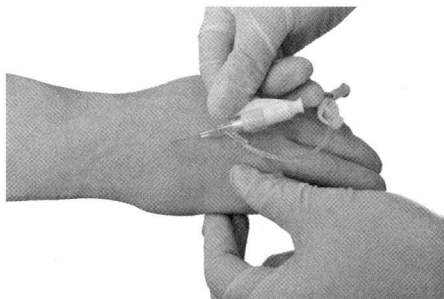

图 1-21-3　静脉留置针技术，以 15°-30°
　　　　　角度进针

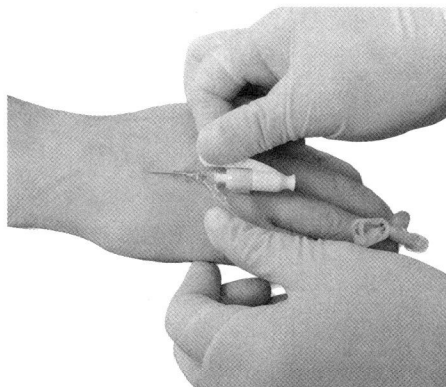

图 1-21-4　静脉留置针技术，见回血，
　　　　　降低穿刺角度

（19）撤出针芯，先用透明无菌敷贴做密闭式固定导管，再用胶布（注明穿刺日期、时间、操作者签名）固定延长管（图 1-21-6）。

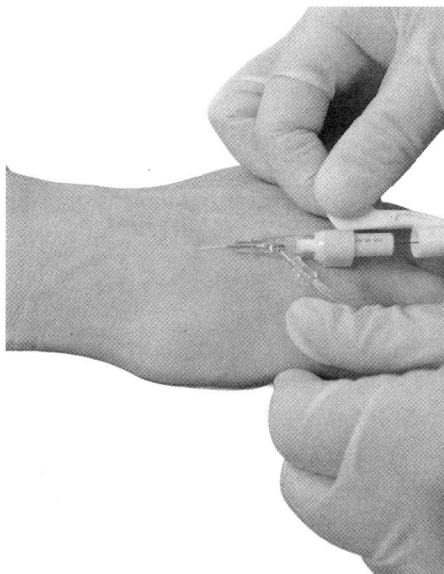

图 1-21-5　静脉留置针技术，后撤针芯

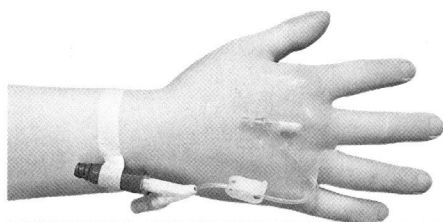

图 1-21-6　静脉留置针技术，固定贴膜

（20）根据病情调节输液速度。脱手套，帮患者穿好衣服，协助其取舒适体位，整理床单位，清理用物。再次核对患者信息：姓名（腕带），床号，药物名称、浓度、剂量、有效期，给药时间、给药方法，安慰患者，对患者的配合表示感谢。

（21）健康指导：交待注意事项，将呼叫器放在患者的枕头旁边，嘱患者如有不适及时按呼叫器，告知患者护士也会及时巡视病房。

（22）卫生手消毒，在输液卡上准确记录并签名。

（23）推治疗车回处置室，处理用物。

（24）在使用留置针过程中，应该经常观察穿刺部位，及时发现早期并发症。

（25）输液毕封管：常规消毒静脉帽，用 10ml 注射器向静脉帽内注入肝素盐水溶液 2~5ml（肝素盐水的浓度为 0~10U/L），使导管及静脉帽充满，并以边推注边拔针的方法拔出注射器针头，确保留置管内全是封管液而不是药液或血液。

（26）再次输液时观察穿刺部位有无红肿，在完整敷料表面沿导管走向触摸有无触痛。常规消毒肝素帽：松开夹子，将抽有生理盐水的注射器针头刺入肝素帽内，先抽回血，再推注 5~10ml 生理盐水。打开调节器，调节滴速，进行再次输液。

（27）当不再需要继续输液时，要进行拔管。先关闭调节器，再轻轻揭开胶布及透明敷贴。把无菌棉签放于穿刺点前方，迅速拔出套管针，按压穿刺点。

4. 操作评价

（1）严格执行无菌操作和查对制度。

（2）操作规范，静脉穿刺一次成功，达到治疗的目的。

（3）减少血管损伤，减轻患者痛苦。

（4）无留置针并发症及输液反应。

（5）患者了解留置的目的并配合。

【操作重点及难点】

（1）根据病情及输入药物的情况，选择输液部位由远心端到近心端；选择富有弹性、粗直、血流量丰富的血管，注意避开静脉瓣。

（2）排气时倒置莫菲氏滴管，上举、挤压滴管上部导管，使药液平面达莫菲氏滴管 1/2~2/3 时，迅速倒转滴管，使液体平面缓缓下降，直至排尽导管内空气，防止发生空气栓塞。

（3）皮肤消毒面积直径大于 8cm，在穿刺上方（近心端）约 6cm 处扎止血带，止血带末端向上。

（4）留置针型号的选择：在不影响静脉输液速度的前提下，应选择细、短留置针，因为相对小号的留置针进入机体血管后漂浮在血管中，能够减少机械性摩擦及对血管内壁的损伤，从而降低机械性静脉炎及血栓性静脉炎的发生。输入高分子、高浓度药物及对血管刺激性强的药物时宜选用型号相对大的留置套管针，保证不影响输液速度及输液量，保证药物及时、准确地输入患者体内，不影响药物疗效，同时对血管刺激性要小一些。使用前对针的质量进行检查，有无破损、失效，针头有无倒钩，导管有无断裂、开叉及起毛边等现象。

（5）根据病情安排输液顺序，并根据治疗原则，按急、缓及药物半衰期等情况，合理分配用药。

（6）一般成人40～60滴/分；小儿20～40滴/分。对患心、肺、肾疾病的患者，老年患者，婴幼儿以及输注高渗盐水、含钾或升压药液的患者，务必谨慎，速度宜慢；对严重脱水、心肺功能良好者速度可适当加快；不可随意调节滴速，对输液部位注意保护，发现输液部位肿胀、疼痛或全身不适及时报告。

【注意事项】

1. 适应证　需要长时间静脉给药，同时还要保护静脉血管的患者，比如手术后。

2. 禁忌证　没有绝对禁忌证。

（1）血管弹性低的人留置针会比较容易脱出，保留时间可能比较短。

（2）凝血功能比较强的人容易发生针尖阻塞。

（3）躁狂患者、有自伤倾向患者不适合留置针；有创伤患者伤口处不能留置针。

3. 其他

（1）使用静脉留置针时，必须严格执行无菌技术操作规程。

（2）密切观察患者生命体征的变化及局部情况。每次输液前后，均应检查穿刺部位及静脉走行方向有无红肿，并询问患者有无疼痛与不适。如有异常情况，应及时拔除导管并做相应处理。对仍需输液者应更换肢体另行穿刺。

（3）对使用静脉留置针的肢体应妥善固定，尽量减少肢体的活动，避免被水沾湿。如需洗脸或洗澡应用塑料纸将局部包好。能下床活动的患者，静脉留置针避免保留于下肢，以免由于重力作用造成回血，堵塞导管。

（4）每次输液前先抽回血，再用生理盐水冲洗导管。如无回血，冲洗有阻力，应考虑留置针导管堵管，此时应拔出静脉留置针，切记不能用注射器使劲推注，以免将凝固的血栓推进血管，造成栓塞。

（5）不宜用于腐蚀性药物等持续静脉输注。

（6）穿刺处皮肤消毒范围直径应≥8cm，应待消毒剂自然干燥后再进行穿刺。

【操作并发症及处理】

1. 穿刺部位感染

（1）卫生手消毒：静脉输液本身是一种侵入性操作，静脉留置针的广泛应用增加了感染的危险性。

（2）无菌操作：操作过程中正确使用无菌技术可以预防感染。皮肤消毒范围大于敷贴面积，一般在 8cm×8cm 范围内严格仔细消毒，并且待干后穿刺或更换敷贴。套管脱出部分勿再送入血管内，以防止局部表面细菌通过皮肤与血管之间的开放窦道逆行侵入，造成细菌性静脉炎，甚至引发败血症。

2. 皮下血肿　选择合适的穿刺部位和静脉：根据患者具体情况选择粗直、有弹性、远离关节、血流丰富、无静脉瓣、利于固定的血管为宜。穿刺时应尽量选择上肢静脉，以头静脉、肘正中静脉为宜。输入化疗药物时，静脉留置针的留置部位应避开关节，尽量避免选用上肢贵要静脉及其分支，因该静脉对强刺激性药物更为敏感，容易发生静脉炎。如特殊情况或病情需要在下肢静脉穿刺。

3. 液体渗漏　为避免液体渗漏，护理人员除加强基本功训练外，应妥善固定导管，正确固定无菌贴膜，嘱患者避免留置针肢体过度活动，必要时可适当约束肢体，同时注意穿刺部位上方衣物勿过紧，并加强对穿刺部位的观察及护理。对能下床活动的患者，应避免在下肢进行穿刺。

4. 导管堵塞　在肠外营养输液后应冲洗管道，每次输液完毕应正确封管。封管方法：封管应采用连续、不间断、边推注边旋转式退出针头的方法，封管液推注速度宜慢，使其充满整个导管腔。肝素钠封管在降低堵管发生率和延长留置时间方面要优于生理盐水；但是不适宜有出血倾向、凝血机制障碍和肝肾功能不全等患者；生理盐水封管不受病种限制，尤其适用于有出血倾向、凝血机制障碍和肝肾功能不全等不宜用肝素钠的患者。在降低堵管发生率和延长留置时间方面不如肝素钠；且封管次数比肝素钠多，增加工作量。

5. 静脉炎

（1）留置时间为 72~96 小时。因为时间过长，血管通透性增加，就有可能导致液体渗漏，从而引起导管堵塞或脱出而导致留置针失败。

（2）严格按照无菌操作原则。碘酒、乙醇消毒范围要大，直径为 6~8cm，待干后进行穿刺，防止手污染针头或穿刺部位；再次输液时重新消毒。套管脱出部分勿再送到血管内，防止细菌性静脉炎的发生。保持留置针部位的皮肤干燥。经常更换胶布的固定位置，防止刺激皮肤。留置针期间要经常观察穿刺部位，有异常时及时处理。

（3）嘱患者在活动时注意保护留置针，以免脱针，选择粗直、弹性好、易固定的静脉，避开关节部位；操作时动作要轻柔，减少留置针穿刺时来回移动，从而减轻对血管内皮的损伤。

（4）输入刺激性药物时输液前后要用生理盐水冲管。在输液过程中，可以用毛巾热敷穿刺点上方，每次 15～20 分钟，2 小时进行 1 次。同时注意控制输液的速度，应用对血管刺激性较强的药物时，应减慢输液速度。

（5）严格执行无菌操作，规范置管，对血管壁有刺激性的药物应充分稀释后再用，放慢输液速度，并防止药液漏出血管外，有计划地更换输液部位，避免在下肢和关节部位穿刺，净化医疗单位环境。

6. 静脉血栓

（1）为防止静脉血栓的形成，穿刺时尽可能首选上肢粗静脉，并注意保护血管，避免在同一部位反复穿刺。在不影响输注速度的前提下，选用留置针以细、短为宜，因相对较小的静脉留置针进入机体血管后漂浮在血管中，可减少机械摩擦及血管内壁损伤，从而降低机械性静脉炎及血栓性静脉炎的发生。

（2）可疑导管相关性静脉血栓形成时，应抬高患肢并制动，不应热敷、按摩、受压，立即通知医生给予对症处理，应观察留置管侧肢体肿胀、疼痛、皮肤温度、颜色、出血倾向及功能活动情况。

第二十二节　静脉输液穿刺技术

静脉输液是将大量无菌溶液或药物直接滴入静脉的技术。它利用大气压和液体静压形成的输液系统内压高于人体静脉压的原理，将液体输入人体内，是临床常用的抢救和治疗患者的重要措施之一。

【操作目的及意义】

（1）补充水和电解质，预防和纠正体液紊乱。常用于各种原因引起的脱水、酸碱平衡失调患者，如腹泻、剧烈呕吐、大手术后患者。

（2）纠正血容量不足，维持血压及微循环的灌注量。

（3）输入药液达到解毒、控制感染、利尿和治疗疾病的目的。如输入抗菌药物控制感染；输入解毒药物达到解毒作用；输入脱水剂降低颅内压等。

（4）供给营养物质，促进组织修复，增加体重，获得正氮平衡。

【操作步骤】

1. 评估患者并解释

（1）评估：评估患者病情及注射部位的皮肤情况。

（2）解释：向患者及家属解释输液穿刺技术的目的、方法、注意事项及配合要点。

2. 操作准备

（1）护士准备：仪表端庄，衣帽整洁，卫生手消毒，戴口罩。

（2）患者准备：输液前排尿或排便。

（3）物品准备：手消毒液、治疗盘（复合碘、弯盘、无菌棉签、输液贴）、一次性输液器、一次性头皮针、一次性治疗巾、一次性手套、一次性注射器、胶布、止血带。另备：所需药液、砂轮、医嘱单、输液单、锐器盒、医疗垃圾桶一个（内套黄色垃圾袋）、生活垃圾桶一个。

（4）环境准备：周围环境清洁、安静，关闭门窗，注意保暖，必要时屏风遮挡，注意保护隐私。

3. 操作方法

（1）操作前备齐用物，卫生手消毒，戴口罩。

（2）核对医嘱，两种方法核对患者身份信息。

（3）检查瓶签信息及药液质量。

（4）操作前准备：①去除液体外包装，启瓶盖，以瓶塞刺入点为中心环形消毒，由内向外螺旋形涂擦、消毒瓶盖和瓶颈。如需加入药物，可按无菌原则及操作规程加药，注意配伍禁忌。②在液体瓶签上注明床号、姓名、药名、剂量、浓度、日期。③检查输液器的有效期，外包装是否密封，有无破损，合格后打开外包装，取出输液器针，自瓶盖中心部分插入输液瓶内。

（5）二人核对，推治疗车至患者床旁。

（6）戴手套。

（7）核对医嘱单、输液单，两种方法核对患者身份信息、药名、给药时间、药物浓度、剂量及方法。

（8）向患者解释，嘱患者排尿。

（9）协助患者采取舒适体位。

（10）选择穿刺血管，把一次性治疗巾、止血带放于患者肢体下，选择静脉，移输液架，卫生手消毒，备输液贴。

（11）再次核对患者。

（12）连接输液装置，将输液瓶倒挂于输液架上，排气。排气成功后，用调节器将导管夹闭，将输液管端挂在输液架上。

（13）常规消毒皮肤，嘱患者握拳。

（14）取下输液管端，手持针柄部摘下护针帽，开放调节器排尽空气，再夹闭导管，检查输液器内有无气泡；左手拇指绷紧皮肤，右手持针，针尖斜面向上，与皮肤呈15°~30°角，自静脉上方或侧方先刺入皮下，再沿静脉走向潜行刺入，见回血证明针头已进入静脉，再沿静脉走向进针少许。

（15）穿刺成功后一手扶针头，一手松开止血带及调节器；嘱患者松拳，待液体滴入通畅后，用输液贴固定针头；取回止血带、治疗巾。

（16）根据患者的年龄、病情及药液的性质调节输液速度。通常情况下，成人40~60滴/分，儿童20~40滴/分，调节滴速。

（17）协助患者摆好体位，再次查对输液卡，注明输液时间、输入药液的种类和名称、滴速、患者的全身及局部状况，签名。

（18）输液过程中加强巡视，观察输液情况，及时处理输液故障。

（19）需换瓶继续输液时，先除去第2瓶的瓶盖，消毒后，拔出第1瓶内输液管插入第2瓶内；待输液通畅后，方可离去。

（20）输液毕夹闭输液导管，撤除输液贴，用无菌棉签或无菌棉球轻压穿刺点上方，快速拔出针头，局部按压1~2分钟（至无出血为止），将头皮针头和输液插头剪至锐器收集盒中。

（21）脱手套，帮患者穿好衣服，协助其取舒适体位，整理床单位，清理用物。再次核对患者信息，安慰患者，对患者的配合表示感谢。

（22）交待注意事项，将呼叫器放在患者的枕头旁边，嘱患者如有不适及时拨按呼叫器，告知患者护士也会及时巡视病房。

（23）卫生手消毒。

（24）推治疗车回处置室处理用物。

（25）卫生手消毒，记录。记录输液结束的时间，液体和药物滴入的总量，患者有无全身或局部反应。

4. 操作评价

（1）严格执行查对制度及无菌操作原则。

（2）操作规范，穿刺一次成功，无输液反应。

（3）治疗性沟通有效，患者能够配合。

【操作重点及难点】

（1）检查液体瓶口有无松动，瓶身有无裂缝，将瓶上下摇动，在光亮处检查药物有无浑浊、沉淀、絮状物等，防止输液反应的发生。

（2）加入药物时注意配伍禁忌；避免使用已过期、已污染的输液器，保证患者的安全。

（3）根据病情安排输液顺序，并根据治疗原则，按急、缓及药物半衰期等情况，合理分配用药。

（4）根据病情及输入药物的情况，选择输液部位；长期输液者，注意保护和合理使用静脉，一般从远心端小静脉开始穿刺（图1-22-1）。

（5）排气时倒置莫菲氏滴管，上举、挤压滴管上部导管，使药液平面达莫菲氏滴管1/2~2/3时，迅速倒转滴管，使液体平面缓缓下降，直至排尽导管内空气，防止发生空气栓塞。

（6）皮肤消毒面积直径≥5cm，在穿刺点上方（近心端）6~8cm处扎止血带，止血带末端向上。

（7）一般成人40~60滴/分；小儿20~40滴/分；对患心、肺、肾疾病的患者，老年患者，婴幼儿以及输注高渗盐水、含钾或升压药液的患者，务必谨慎，速度宜慢；对严重脱水、心肺功能良好者速度可适当加快；不可随意调节滴速，对输液部位注意保护，发现输液部位肿胀、疼痛或全身不适及时报告。

（8）及时更换液体，防止滴管下端进入空气，造成空气栓塞；插入瓶针时应注意无菌，防止污染。

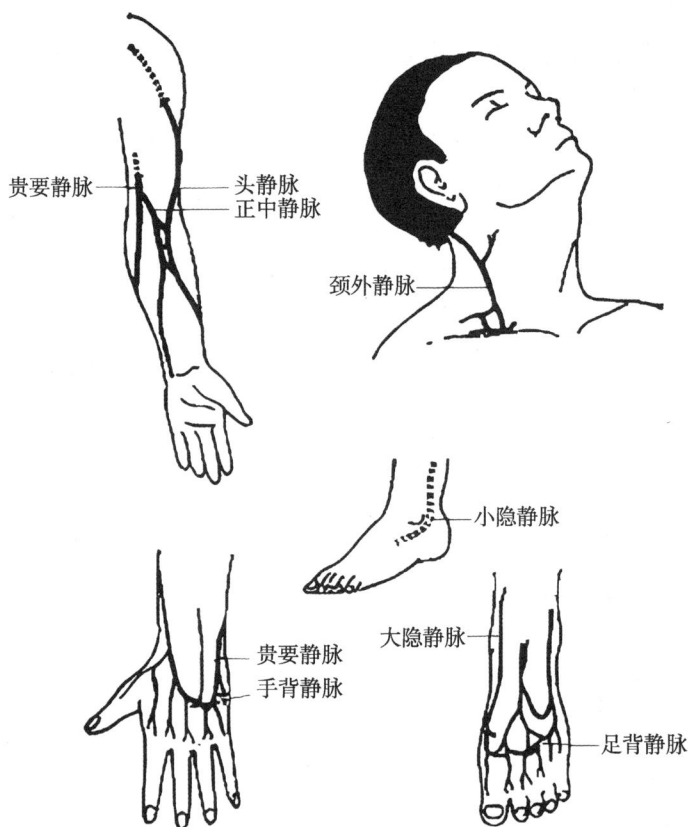

图1-22-1　常用静脉输液穿刺部位

【注意事项】

1. 适应证

（1）用于各种原因引起的体液丧失，维持正常水、电解质平衡。

（2）大出血及休克患者的急救。

（3）提供输血和静脉给药途径，补充能量和水分。

（4）利尿消肿。

2. 禁忌证　严重心力衰竭患者慎用。

3. 其他

（1）对需要长期输液的患者应注意保护静脉，合理使用，一般先从四肢远端小静脉开始。

（2）根据病情、用药原则、药物性质，有计划地安排药物输液的顺序。如需加入药物，应注意配伍禁忌，合理安排，以尽快达到治疗目的。

（3）输液前必须排尽输液管及针头内的空气，输液中应防止液体流空，及时更换输液瓶及添加药液，输液完应及时拔针，以预防空气栓塞。

（4）进针后，应确保针头在静脉内再输入药液，以免造成组损害。如需输入对血管刺激性大的药物，宜充分稀释，并待穿刺成功后再加药，输完应再输入一定量的生理盐水，以保护静脉。

（5）输液过程中，应加强巡视，耐心倾听患者的主诉，严密观察输液情况，注意有无局部或全身反应，以便及时处理输液故障及输液反应。

（6）保持输液器及药液的无菌状态，连续输液超过 24 小时应每日更换输液器。

（7）防止交叉感染，应做到每人一块治疗巾（或小垫）和一条止血带。

（8）留置针一般可保留 3～4 天，并注意保护相应肢体，一旦发现针管内有回血，应立即用肝素液冲洗，以免堵塞管腔。

（9）静脉输液完毕后要保持针眼的干燥，避免引发炎症，最好 24 小时内不要沾水。

【操作并发症及处理】

1. 发热反应

（1）加强责任心，严格检查药物及用具；液体使用前要认真查看瓶签是否清晰、是否过期；检查瓶盖有无松动及缺损，瓶身、瓶底及瓶签处有无裂纹；药液有无变色、沉淀、杂质及澄明度的改变；输液器具及药品的保管要做到专人专管，按有效期先后使用；输液器使用前要认真查看包装袋有无破损，用手轻轻挤压塑料袋看有无漏气现象；禁止使用不合格的输液器具。

（2）改进安瓿的割锯与消毒；割锯安瓿后用消毒棉签消毒一次后折断，能达到无菌目的，且操作简便，省时省力。

（3）改进加药的习惯进针方法：将加药时习惯的垂直进针改为斜角进针，使针头斜面向上与瓶塞呈75°角刺入，并轻轻向针头斜面的反方向用力，可减少胶塞碎屑和其他杂质落入瓶中的机会；避免加药时使用大针头及多次穿刺瓶塞；

液体中需加多种药物时，避免使用大针头抽吸和在瓶塞同一部位反复穿刺，插入瓶塞时固定使用一个针头，抽吸药液时用另一个针头，可减少瓶塞穿刺次数，以减少瓶塞微粒污染。

（4）加强加药注射器使用的管理，加药注射器要严格执行一人一用具，不得重复使用。

（5）避免液体输入操作污染。静脉输液过程要严格遵守无菌操作原则。瓶塞、皮肤穿刺部位消毒要彻底。重复穿刺要更换针头。

（6）过硬的穿刺技术及穿刺后的良好固定可避免反复穿刺静脉增加的污染。输液中经常巡视、观察可避免输液速度过快而发生的热原反应。

（7）合理用药：注意药物配伍禁忌。液体中应严格控制加药种类，多种药物联用尽量采用小包装溶液分类输入。两种以上药物配伍时，注意配伍禁忌，配制后要观察药液是否变色、沉淀、浑浊。配制粉剂药品要充分振摇，使药物完全溶解方可使用。药液配制好后检查无可见微粒方可加入液体中。液体现用现配可避免毒性反应及溶液污染。

（8）对于发热反应轻者，减慢输液速度或停止输液，并及时通知医生，注意保暖；对高热者给予物理降温，观察生命体征，并按医嘱给予抗过敏药物及激素治疗。

（9）对严重发热反应者应停止输液，除对症处理外，还应保留输液器具和溶液进行检查必要时送检验科做细菌培养，以查找发热反应的原因；如仍需继续输液，则应重新更换液体及输液器、针头，重新更换注射部位。

（10）对高热患者，应给予物理降温，严密观察生命体征的变化，必要时遵医嘱给予抗过敏药物或激素治疗。

2. 急性肺水肿

（1）注意调节输液速度，尤其对老年、小儿、心脏病患者速度不宜过快，液量不宜过多。

（2）经常巡视输液患者，避免体位或肢体改变而加快或减慢滴速。

（3）发生肺水肿时立即减慢或停止输液，在病情允许情况下使患者取端坐位，两腿下垂。高浓度给氧，最好用20%～30%乙醇湿化后吸入。乙醇能降低泡沫表面张力，从而改善肺部气体交换，缓解缺氧症状。必要时进行四肢轮流扎止血带或血压计袖带，可减少静脉回心血量。酌情给予强心剂、利尿剂。

3. 静脉炎

（1）严格执行无菌技术操作原则，加强基本功训练，静脉穿刺力争一次成功，穿刺后针头要固定牢固，以防针头摆动引起静脉损伤而诱发静脉炎，对长期静脉输液者应有计划地更换输液部位，注意保护静脉。

（2）严禁在瘫痪的肢体行静脉穿刺和补液。输液最好选用上肢静脉，因下肢静脉血流缓慢而易产生血栓和炎症。输入刺激性较强的药物时，应尽量选用粗血管。

（3）输入 pH 药液时，适当加入缓冲剂，使 pH 尽量接近 7.4 为宜，输注氨基酸类或其他高渗药液时，应与其他液体混合输入，而且输入速度要慢，使其有充分稀释过程。

（4）控制药物的浓度和输液速度。输注刺激性药物的浓度要适宜，且输注的速度要均匀而缓慢，因药物浓度过高或输液速度过快都易刺激血管而引起静脉炎。

（5）严格掌握药物配伍禁忌，每瓶药液联合用药，以不超过 2～3 种为宜。

（6）营养不良、免疫力低下患者，应加强营养，增强机体对血管壁创伤的修复能力和对局部炎症的抗炎能力。

（7）一旦发生静脉炎，应停止在患肢静脉输液并将患肢抬高、制动，根据情况局部进行处理。①局部热敷。②用 50% 硫酸镁行湿热敷。③中药如意金黄散外敷、超短波理疗。

4. 空气栓塞

（1）输液前注意检查输液器各连接是否紧密，有无松脱。穿刺前排尽输液管及针头内的空气。

（2）输液过程中及时更换或添加药液，输液完成后及时拔针。如需加压输液，应有专人守护。拔出较粗的、近胸腔的深静脉导管后，必须立即严密封闭穿刺点。

（3）若发生空气栓塞，立即置患者于左侧卧位和头低足高位，该体位有利于气体浮向右心室尖部，避免阻塞肺动脉入口，随着心脏的跳动，空气被混成泡沫，分次小量进入肺动脉内以免发生阻塞。有条件者可通过中心静脉导管抽出空气。

（4）立即给予高流量氧气吸入，提高患者的血氧浓度，纠正缺氧状态；同时严密观察患者的病情变化，如有异常变化及时对症处理。

5. 血栓栓塞

（1）避免长时间大量输液。

（2）为患者行静脉穿刺后，应用随车消毒液卫生手消毒，方能为第二者穿刺，以减少细菌微粒的污染。配药室采用净化工作台，其可过滤、清除空气中尘粒，以达到净化空气的目的，从而减少微粒污染。

（3）正确切割安瓿，切忌用镊子等物品敲开安瓿。在开启安瓿前，以 70% 乙醇擦拭颈段可有效减少微粒污染。

（4）抽药操作时不能横握注射器，应采用正确的抽吸方法。抽药的注射器也不能反复多次使用，因使用次数越多，微粒的数量也越多。

（5）加药针头应选择 9～12 号侧孔针，并尽量减少针头反复穿刺橡胶瓶塞，可明显减少橡胶微粒的产生。

（6）输液终端滤器可截留经任何途径污染的输液微粒，是解决微粒危害的理想措施。

（7）发生血栓栓塞时，应抬高患肢、制动，并停止在患肢输液。局部热敷，做超短波理疗或 TDP 灯照射，一日 2 次，一次 15～20 分钟。严重者手术切除栓子。

6. 疼痛

（1）注意药液配制的浓度，输注对血管有刺激性药液时，宜选择大血管进行穿刺，并减慢输液速度。

（2）输液过程加强巡视，若发现液体漏出血管外，局部皮肤肿胀，应予拔针另选部位重新穿刺。局部予以热敷，肿胀可自行消退。

（3）可采用小剂量利多卡因静脉注射，以减轻静脉给药引起的疼痛。

7. 败血症

（1）配制药液或营养液、导管护理等操作，严格遵守无菌技术操作原则。

（2）采用密闭式一次性医用塑料输液器。

（3）认真检查输入液体质量、透明度、溶液瓶有无裂痕、瓶盖有无松动、瓶签字迹是否清晰及有效期等。

（4）输液过程中，应经常巡视，观察患者情况及输液管道有无松脱等。

（5）严禁自导管取血化验，与导管相连接的输液系 24 小时更换一次，每日消毒并更换敷料。

（6）发生输液败血症后，应立即弃用原补液，重新建立静脉通道，给予低分子右旋糖酐扩容，以间羟胺、多巴胺等血管活性药物维持血压。有代谢性酸中毒者，以 5% 碳酸氢钠纠正酸中毒。

8. 神经损伤

（1）输注对血管、神经有刺激性的药液，先用生理盐水行静脉穿刺，确定针头在血管内后再连接输液器。输液过程中，严密观察药液有无外漏。

（2）静脉穿刺时，尽可能选择手背静脉，熟悉手部神经与血管的解剖结构与走向，进针的深度应根据患者体型胖瘦及血管显露情况而定，尽可能一次成功。长期输液患者应经常更换注射部位，保护好血管。

（3）注射部位发生红肿、硬结后，严禁热敷，可冷敷，每日 2 次；桡神经损伤后，患肢不宜过多活动，可用理疗、红外线超短波照射一日 2 次，也可肌

内注射维生素 B_{12} 500μg、维生素 B_1 100mg，每日一次。

9. 导管阻塞　穿刺前要连接好输液装置，穿刺时要及时回抽，穿刺后要加强巡视，及时发现问题，及时处理。

第二十三节　静脉采血技术

静脉血标本采集是自静脉抽取血标本的方法。

【操作目的及意义】

（1）采血标本：主要用于对血细胞成分的检查。如血细胞计数和分类、形态学检查等。

（2）采血清标本：主要用于大部分临床生化检查和免疫学检查。如测定肝功能、血清酶、脂类、电解质等。

（3）采血培养标本：主要用于培养检测血液中的病原菌。

（4）采血浆标本：主要用于凝血因子测定和游离血红蛋白以及部分临床生化检查。如内分泌激素、血栓等检查。

【操作步骤】

1. 评估患者并解释

（1）评估：①患者的病情、治疗情况、意识状态、肢体活动能力。②对血液标本采集的认知程度及合作程度。③有无影响因素，如吸烟、饮食、运动、情绪波动、妊娠、体位、饮酒、饮茶或咖啡等。④需做的检查项目、采血量及是否需要特殊准备。⑤静脉充盈度及管壁弹性；穿刺部位的皮肤状况，如有无冻疮、炎症、水肿、结节、瘢痕、破损等。

（2）解释：向患者及家属解释静脉血标本采集的目的、方法、临床意义、注意事项及配合要点。

2. 操作准备

（1）护士准备：仪表端庄，衣帽整洁，卫生手消毒，戴口罩。

（2）患者准备：①体位：取舒适卧位，暴露穿刺部位。②饮食：患者在采血前不宜改变饮食习惯，24 小时内不宜饮酒。需要空腹采血的检测项目，空腹要求至少禁食 8 小时，12~14 小时为宜，但不宜超过 16 小时。宜安排在上午 7∶00~9∶00 采血。空腹期间可少量饮水。③运动与情绪：采血前 24 小时患者不宜剧烈运动，采血当天患者宜避免情绪激动，采血前宜静息至少 5 分钟。若需运动后采血，则遵循医嘱，并告知检验人员。

（3）物品准备：手消毒液、治疗盘（复合碘、弯盘、无菌棉签、输液贴）、一次性采血针或一次性注射器、标本采集管、一次性治疗巾、一次性手套、止血带。另备：化验单、锐器盒、医疗垃圾桶一个（内套黄色垃圾袋）、生活垃圾桶一个。

（4）环境准备：周围环境清洁、安静，关闭门窗，注意保暖，必要时屏风遮挡，注意保护隐私。

3. 操作方法

（1）操作前备齐用物，卫生手消毒，戴口罩，推治疗车至患者床旁。

（2）双人核对医嘱，携用物至患者床旁，依据检验申请单（或医嘱执行单）查对患者信息及腕带；核对检验申请单（或医嘱执行单）、标本容器（或真空采血管）以及标签（或条形码）是否一致。向患者及家属说明标本采集的目的及配合方法。

（3）评估患者穿刺部位的皮肤情况（无瘢痕、硬结、炎症、皮下血肿）。

（4）检查一次性物品的有效期、密封是否良好；静脉采血前要仔细检查针头是否安装牢固，所用针头应锐利、光滑、通气，针筒不漏气；检查真空采血管的有效期。

（5）协助患者取舒适体位，暴露穿刺部位，嘱患者握拳，使静脉充盈，穿刺过程中勿动，放松，平静呼吸。

（6）选择合适静脉，铺一次性垫巾，在穿刺处上部约6cm处系止血带。

（7）再次核对患者信息：姓名、床号、床头卡，检查项目。

（8）戴手套。

（9）消毒：常规消毒皮肤范围8cm×10cm。

（10）穿刺：以左手拇指固定静脉穿刺部位下端，右手拇指和中指持静脉采血针，使针头斜面向上，沿静脉走向使针头与皮肤呈30°角斜行快速刺入皮肤，以5°角向前穿破静脉壁进入静脉腔。见回血后，将针头顺势探入少许，以免采血时针头滑出；但不可用力深刺，以免造成血肿，同时立即去掉压脉带，用输液贴固定。

（11）抽血：当针头进入血管后会见少量回血，将真空采血管插入试管托内采血针中，因试管内负压作用，血液自动流入试管，到达采血量刻度后拔出试管即可。真空采血需颠倒混匀，防止溶血和泡沫产生。

（12）拔针：松开止血带，以干棉签置穿刺点处迅速拔出针头，按压局部片刻。

（13）再次核对。

（14）送检：贴上姓名标签即刻送检，与送检人员做好标本交接。血液标本采集后应立即送检，抗凝静脉血可稳定8~12小时；如不能及时测定，应将其置于较稳定的环境中，如4℃冰箱，以减少和降低条件的变化。测定前，将其从冰箱内取出，恢复至室温状态，混匀后再测定。用于生物化学检查的标本若不能及时检查，应将血清或血浆与细胞分离，进行适当的处理。

（15）健康指导：①指导家属或患者垂直按压穿刺部位 5~10 分钟至不出血为止，禁忌环揉，以免出血或出现血肿。②告知、指导患者穿刺部位应禁止热敷、沾水，当日尽量不洗澡。③交待完注意事项，将呼叫器放在患者的枕头旁边，嘱患者如有不适及时按呼叫器，告知患者护士也会及时巡视病房。

（16）脱手套，帮患者穿好衣服，协助其取舒适体位，整理床单位，清理用物。再次核对患者信息，安慰患者，对患者的配合表示感谢。

（17）卫生手消毒。

（18）推治疗车回处置室处理用物。

（19）卫生手消毒，记录。

4. 操作评价

（1）严格执行无菌操作和查对制度。

（2）患者了解静脉采血的目的，有安全感，能够配合。

（3）操作正确，患者无不良反应。

（4）穿刺一次成功，标本无溶血。

【操作重点及难点】

（1）静脉血管定位在前臂穿刺部位上方 6cm 处扎紧止血带，叮嘱患者握紧拳头，前臂较粗的静脉从外侧至内侧分别为头静脉、贵要静脉，分支处中间为肘正中静脉，体型偏瘦的患者较为明显，肉眼观察比较清楚，而且容易固定；体型偏胖的患者，脂肪层较厚，要用手按压才能感觉出血管的充盈度以及走向。缺少经验的工作人员，宜选择较粗、较明显的血管（图 1-23-1）。

（2）准确掌握各种试管的用途，临床常用的真空采血管（图 1-23-2）分为：黄头管（含有分离胶，一般用于血清生化标本）、红头管（含有促凝剂，用于急诊血清生化试验）、绿头管（含有肝素抗凝剂，用于检测血黏稠度、环孢素浓度等标本）、紫头管（含有抗凝剂 EDTA 二钾盐，用于血液常规检测）、蓝头管（含有枸橼酸钠抗凝剂，用于血液凝血功能检测）、黑头管（用于检测血液沉降率）、灰头管（含有氟化钠和肝素钠，用于检测孕期筛查和血型鉴定）。

（3）正确的采血方法：多管采血的顺序为先采血清标本后采需抗凝的标本，即红、黄、蓝、黑、绿、紫、灰。在条件允许下，尽量使用配套真空试管采血，以符合检验仪器的要求，保障检验结果的准确性。采入抗凝管中的血液标本应将试管上下轻轻颠倒两次，以使抗凝剂与血液充分混匀，保持全血状态。

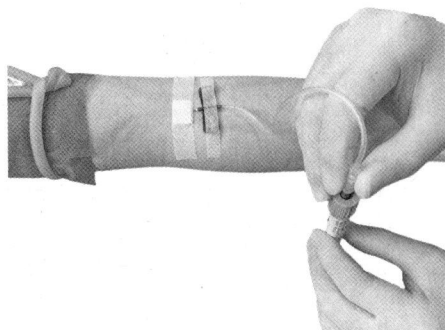

图 1 - 23 - 1　静脉采血

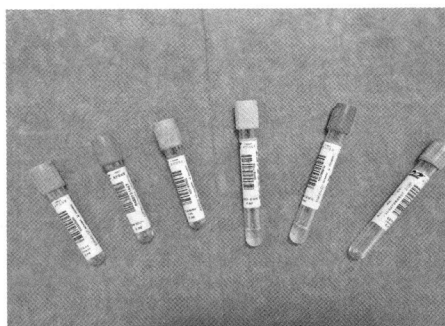

图 1 - 23 - 2　真空采血管

【注意事项】

1. 适应证

(1) 采全血标本测定血液中某些物质的含量,如肌酐、肌酸尿素氮、血糖、血沉等。

(2) 采血清标本测定血清酶、电解质、肝功能、脂类等。

(3) 采血培养标本培养血液中的致病菌。

2. 禁忌证　有严重出血倾向者慎用。

3. 采血前的注意事项

(1) 采血前两天不吃过于油腻或含高蛋白的食物,避免大量饮酒;检验血糖时,早上不服降糖药;查肝功能、血液黏稠度、血脂等项目应空腹采血。护士应指导患者晚餐后禁食,至次日晨采血,空腹 12 ~ 14 小时。理想的采血时间是早晨 7 : 00 ~ 9 : 00。但过度空腹达 24 小时以上,某些检验会有异常结果,例如血清胆红素可因空腹 48 小时而增加 240%,血糖可因空腹过长而减少出现低血糖。空腹期间可少量饮水。

(2) 采血前 1 天,最好洗澡或将双臂洗干净,这样采血时会消毒更彻底,避免伤口感染。

(3) 采血当天不要穿袖口过小或过紧的衣服,避免采血时衣袖卷不上去或采血后因衣袖过紧引起止血障碍而产生皮下血肿。

(4) 检测血液黏稠度、血脂等项目时应避免喝水,以免造成结果误差,采血过程中应叮嘱患者放松,避免因极度紧张而造成血管收缩,增加采血的难度。

4. 采血后的注意事项

(1) 采血结束后,立即用消毒干棉签按压穿刺部位,需在针眼及向上 1 ~ 2cm 处纵向按压 3 ~ 5 分钟以止血,不能搓揉,以防止造成皮下血肿,24 小时内保持穿刺手臂清洁、干燥。

(2) 采血后按压时间要充分,因个体差异,每个人的凝血功能不同,凝血功能差的患者需要稍长时间的按压。所以当皮肤表层看似未出血就马上停止按压，可能造成未完全止血，而使血液渗至皮下造成清淤。若有出血倾向，更要延长按压时间，若局部已经出现清淤，24 小时后可用热毛巾湿敷，以促进淤血吸收。

（3）采血后患者应休息 15～30 分钟，可静坐或躺着休息，若出现晕针或低血糖症状，应立即就地平卧，饮一些含糖饮料，待症状缓解后离开。

（4）采血不顺利或采血时间过长，会使采得的血液很快凝固或引起溶血。前者不符合需抗凝的标本，后者对所需检测项目结果的准确性影响较大。

【操作并发症及处理】

1. 皮下出血

（1）抽血完毕后，棉签按压时间 5 分钟以上。

（2）抽血完毕后，棉签按压方法正确，如果穿刺针头经皮下直接进入血管，拔针后按压方法是棉签与血管走向垂直；如果穿刺时针头在皮下行走一段距离后再进入血管，拔针后按压方法是棉签与血管走向平行，才能够达到止血目的。

（3）上肢静脉（如贵要静脉、肘正中静脉）抽血时，若患者上衣衣袖较紧，应让其松弛衣袖后再抽血，避免较紧的衣袖影响静脉回流，引起皮下出血。

（4）提高抽血技术，掌握入针方法。

（5）如果出现皮下出血，应早期冷敷，以减轻局部充血和出血。冷可使细末血管收缩，防止皮下出血和肿胀；24 小时后热敷，改善血液循环，加速皮下出血的吸收。

2. 晕针或晕血

（1）应缓解患者的焦虑、紧张情绪和害怕心理，进行心理疏导，做好解释工作，由陪伴者在患者旁边协助，教会患者放松技巧，尽可能做到身心放松，减轻疼痛与不适。

（2）与患者交谈，了解患者的基本情况，分散患者的注意力。

（3）协助患者取适当体位、姿势，以利机体放松，尤其是易发生晕针或晕血患者可采取平卧位。

（4）熟练掌握操作技术，操作应轻柔、准确，做到一针见血，减少刺激。

（5）注意观察病情变化，发生晕针或晕血时，立即将患者抬到空气流通处或吸氧。坐位患者立即改为平卧位，以增加脑部供血，指压或针灸人中、合谷穴。口服热开水或热糖水，适当保暖，数分钟后即可自行缓解。老年人或心脏病患者，应防止发生心绞痛、心肌梗死或脑部疾病等意外。

3. 误抽动脉血

（1）准确掌握股静脉的解剖位置，股静脉在股动脉内侧约 0.5cm 处。

（2）正确的穿刺方法：卫生手消毒后用消毒液消毒手指，于股三角区扪股动脉搏动或找髂前上棘和耻骨结节连线中点的方法做股动脉定位，并用手指加以固定；右手持注射器，针头和皮肤呈直角或 45°角，在股动脉内侧 0.5cm 处刺入，见抽出暗红色血，示已达股静脉。

（3）如抽出鲜红色血液，即提示穿入股动脉，应立即拔出针头，紧压穿刺处 5～10 分钟，直至无出血为止，再重新穿刺抽血。

第二十四节　动脉采血技术

动脉血标本采集是自动脉抽取血标本的方法。常用动脉有股动脉、肱动脉、桡动脉。

【操作目的及意义】

（1）抽取动脉血液标本，进行血液气体分析。

（2）判断患者氧合及酸碱平衡情况，为诊断、治疗、用药提供依据。

（3）做乳酸和丙酮酸测定等。

【操作步骤】

1. 评估患者并解释

（1）评估：①了解患者的病情、治疗情况、意识状态及肢体活动能力。②对动脉血标本采集的认知与合作程度。③评估患者穿刺部位的皮肤情况（无瘢痕、硬结、炎症、皮下血肿）和动脉搏动情况（首选桡动脉，其次是肱动脉、股动脉，主要是动脉搏动明显且易触及）。④用氧（氧疗方式、吸氧浓度）或呼吸机使用情况（呼吸机参数的设置）。⑤患者有无血液性传染疾病。⑥有无进食热饮、洗澡、运动等。⑦患者的体温。⑧患者的心理状态。⑨患者的需求。

（2）解释：向患者及家属解释动脉采血的目的、方法、注意事项、配合要点。

2. 操作准备

（1）护士准备：仪表端庄，衣帽整洁，卫生手消毒，戴口罩。

（2）患者准备：取舒适体位，暴露穿刺部位。

（3）物品准备：手消毒液、注射盘（复合碘、弯盘、无菌棉签、胶布）、一次性动脉血气针（或 2ml/5ml 一次性注射器及肝素适量、无菌软布塞或橡胶塞）、无菌纱布、一次性治疗巾、无菌手套、弯盘。另备：化验单（检验申请单或医嘱执行单）、小沙袋、锐器盒、医疗垃圾桶 1 个（内套黄色垃圾袋）、生活垃圾桶 1 个。

（4）环境准备：周围环境清洁、安静，关闭门窗，注意保暖，必要时屏风遮挡，注意保护隐私。

3. 操作方法

（1）操作前备齐用物，卫生手消毒，戴口罩，推治疗车至患者床旁。

（2）两人核对医嘱，两种方法核对患者身份信息、检查项目。核对无误后贴检验标签（或条形码）于标本容器外壁。

（3）向患者及家属说明采血的目的及配合方法，根据医嘱需要为患者暂停吸氧。

（4）协助患者取舒适体位，暴露穿刺部位，嘱患者穿刺过程中勿动，放松，平静呼吸。将一次性垫巾置于穿刺部位下。夹取首选桡动脉（Allen 试验），其次是股动脉、肱动脉、股动脉、足背动脉，小儿也可选择头皮动脉。

（5）再次核对患者信息和检查项目。

（6）戴手套。

（7）常规消毒皮肤范围 8cm×10cm，消毒左手示指、中指，取出一次性动脉血气针。

（8）穿刺前先用消毒的手指指腹摸清动脉搏动深度、走向，在两手之间垂直 90°或与动脉走向呈 45°~60°角进针，使动脉血自动充盈至所需量（图 1-24-1）。

（9）用干棉签按压针眼处，迅速拔针，按压 5~10 分钟，嘱患者平卧 20 分钟，拔针后立即将针尖斜面刺入橡皮塞或专用针帽。

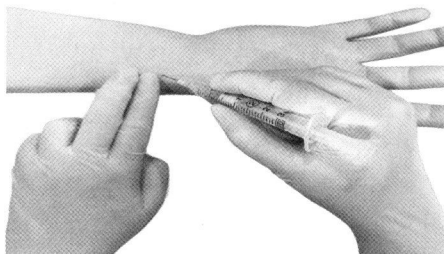

图 1-24-1　动脉采血

（10）将血气针用双手掌心撮 1 分钟，使血液与肝素溶液充分混匀。

（11）再次核对，贴上姓名标签即刻送检（15 分钟之内）。

（12）健康指导：①指导家属或患者垂直按压穿刺部位 5~10 分钟至不出血为止，禁忌环揉，以免出血或出现血肿。②告知、指导患者穿刺部位应禁止热敷、沾水，当日尽量不洗澡，以免引起局部感染；穿刺部位同侧肢体避免提重物，以免引起局部肿胀、疼痛，如果出现肿胀、疼痛及时通知护士。③将呼叫器放在患者的枕头旁边，嘱患者如有不适及时按呼叫器，告知患者护士也会及时巡视病房。

（13）脱手套，帮患者穿好衣裤，协助其取舒适体位，整理床单位，清理用物。再次核对患者信息，安慰患者，对患者的配合表示感谢。

（14）卫生手消毒。

（15）推治疗车回处置室处理用物。

（16）卫生手消毒，记录。

4. 操作评价

（1）严格执行无菌操作和查对制度。

（2）患者了解动脉采血的目的，有安全感，能够配合。

（3）操作正确，患者无不良反应。

（4）穿刺一次成功，标本无溶血。

【操作重点及难点】

1. 血气分析结果的影响因素及预防

（1）采血操作的影响：患者情绪不稳定、吸氧、患者循环不良部位、患者输液侧采血、心里害怕、呼吸急促等因素都会影响血气分析的结果，故采血时一定要向患者做好解释，力求穿刺准确，一次成功，必要时局部可使用局部麻醉药物以减轻患者的痛苦。

（2）气泡的影响：采集血气过程中如果混有气泡，应立即排除，否则如果时间过长，可影响血气值的结果。血标本如果混有气泡，无论是否搓匀都对血气值有影响，具体表现为 pH、PaO_2 升高，$PaCO_2$ 下降。产生这种现象的原因可能是空气中的 O_2 和 CO_2 的含量与血液中的存在差异，根据弥散原理，因血液中混有气泡两者间发生气体交换所致。

（3）抗凝剂的影响：血气分析采用的动脉血必须抗凝，而唯一的抗凝剂是肝素钠，其对血气的影响主要是稀释，稀释对 $PaCO_2$ 和 HCO_3^- 的影响较大。预防措施：①采用肝素抗凝时应将肝素钠与血液标本的比例控制在 1:20 以下，即 5ml 和 2ml 注射器取血量分别 > 3.3ml 和 2ml，否则误差很大。②肝素钠 pH6.56，如果没有和血液完全混匀，可直接导致测定结果偏酸，所以标本要充分混匀。

（4）标本溶血、凝血的影响：标本送检过程中如果溶血或凝血，可直接影响血气结果，凝血标本会阻塞仪器管道，不能分析；溶血标本导致 PaO_2、$PaCO_2$ 升高，pH 降低（原因是动脉血中红细胞内的 PaO_2、$PaCO_2$ 高于血浆，pH 则低于血浆）。预防措施：标本与肝素钠充分混匀，及时送检。

（5）标本放置时间的影响：①动脉血标本应即时送检：一般动脉血样本在体外37℃保存时，每10分钟 $PaCO_2$ 增加1mmHg，pH 减少0.01。②不能及时送检时应在室温（25℃）以下保存，但不得超过20分钟；超过20分钟不能送检时应放在冰箱（4℃左右）保存，但不能超过2小时。

（6）患者体温的影响：温度会影响 PaO_2、$PaCO_2$、pH 的测定值。①患者体温高于37℃时，每增加1℃，PaO_2 增加 7.2%，$PaCO_2$ 增加 4.4%，pH 降低

0.015。②体温低于 37℃时对 $PaCO_2$、pH 的影响不大，对 PaO_2 的影响较大，体温每降低 1℃，PaO_2 将降低 7.2%，所以动脉血气标本应注明患者实际体温。

（7）药物的影响：①在输入碱性药物、大量青霉素钠盐前 30 分钟采血，输注脂肪乳 12 小时后采血。②碳酸氢钠、利尿剂可使 pH 升高；异烟肼、盐酸苯乙双胍、氯化铵可使 pH 降低。③尿激酶可使 PaO_2 升高；盐酸哌替啶、异丙嗪可使 PaO_2 降低。

2. 动脉采血常用的部位 从理论上讲全身任何部位动脉均可采血，理想的部位应是表浅、易于触及、穿刺方便、体表侧支循环较多、远离静脉和神经的动脉，通常选用桡动脉、肱动脉、股动脉、足背动脉，婴幼儿也可选择头皮动脉。

（1）桡动脉

1）解剖位置：在桡骨颈平面附近，起自肱动脉，之后越过肱二头肌腱表斜向下外，沿肱桡肌内侧下行，桡神经浅支走在动脉的外侧。

2）体表投影：从肘窝中点远侧 2cm 处，至桡骨茎突前方的连线，为桡动脉的体表投影。此位置表浅，仅覆以皮肤和浅深筋膜，可在体表触及其搏动。

3）优势：位于体表暴露部位，易扪及、易定位，周围无重要组织，深面为桡骨，易于压破止血，前臂及手侧支血流丰富，有利于避免桡动脉穿刺后并发栓塞而引起手部缺血性坏死，检查尺动脉侧支循环情况常用 Allen 试验：①受检侧手指握拳，然后将手高举至心脏水平以上。②紧压该手腕部桡、尺二动脉后可见手掌变白。③松开尺动脉 5 秒内手掌转红，为阴性。④松开尺动脉 5 秒内手掌不能转红，为阳性。结果：阴性者说明尺动脉侧支循环正常，可行桡动脉穿刺或置管；阳性者说明尺动脉侧支循环障碍，不宜在桡动脉处穿刺或置管，以免一旦发生血栓栓塞由于侧支循环不完善造成手部发生缺血性损伤。

4）穿刺定位法：根据病情取平卧位或半卧位，将腕部伸直或外展，掌心向上，手自然放松，放在毛巾卷上并保持过伸位，操作者左手示指、中指定点距腕横纹一横指（1~2cm）、距桡侧 0.5cm 处以搏动点最明显部位为准，或以桡骨茎突为基点，向尺侧移动 1cm，再向肘的方向移动 0.5cm 为穿刺点（桡动脉在该部位的分支较少，走行较直且相对表浅）。①斜刺：逆动脉血流方向穿刺角度与皮肤表面呈 45°~60°角；用已消毒的手指触桡动脉搏动的准确位置，使动脉恰在手指的下方，在示指下的动脉搏动处进针。②直刺：采桡动脉时，示指、中指在桡动脉搏动最明显处纵向两侧相距约 1cm 固定桡动脉，示指、中指都能摸到桡动脉的搏动，中间是搏动最明显处。注射器在中间垂直进针 0.5~1cm，见回血后固定针头，血抽至 1~2ml 后拔针，局部用无菌棉签按压 5~10 分钟（针头进入动脉后常引起血管收缩，不能即刻见回血，需稍等片刻方可见回血，不要急于进退针头，以免造成穿刺失败)。

（2）肱动脉

1）解剖位置：是臂部的动脉主干，在臂上部肘窝处。

2）体表投影：上肢外展90°，掌心向上时从锁骨中点至肘前横纹中点远侧2cm处的连线即是肱动脉的体表投影。

3）穿刺操作要点：患者平卧或半卧位，上肢伸直略外展，手心朝上，肘关节下可垫一软枕，使患者舒适伸直，穿刺点在肱二头肌内侧沟肱动脉搏动最明显处斜刺进针。十字交叉法：以肘横纹为横轴，肱动脉搏动为纵轴，交叉点下方0.5cm为穿刺点在搏动明显处垂直进针。

（3）足背动脉

1）解剖位置：在踝关节前方，行于踇长伸肌腱和趾长伸肌腱之间，位置表浅，易于体表摸到其搏动，主干继续沿踇短伸肌内缘和深面前行。

2）穿刺操作要点：足背动脉搏动最明显处在足背内、外踝连线的中点逆动脉血流穿刺，穿刺角度与皮肤表面呈45°~60°角，用已消毒的手指触足背动脉的准确位置，使动脉恰在手指的下方，在示指下动脉搏动明显处进针。

（4）股动脉

1）解剖位置：股动脉是下肢动脉的主干，在腹股沟韧带中点的深面入股三角。在股三角内，股动脉先位于股静脉的外侧，逐渐从外侧跨到股静脉的前方，下行入收肌管，再穿收肌腱裂孔至腘窝，易名腘动脉。股动脉在腹股沟中点处位置表浅，可摸到搏动，是临床上急救压迫止血和进行穿刺的部位。

2）体表投影：在大腿稍屈和外展、外旋位置时，由腹股沟中点到内收肌结节绘一直线，该线的上2/3是股动脉的表面投影线。

3）优点：股动脉管腔粗大，搏动感强，易于采取。

4）弊端：解剖位置深、不宜扪及，周围有股静脉和股神经，操作不慎可伤及，不宜有效压迫止血，侧支循环欠佳，清醒患者不愿脱衣配合护士采血。

5）穿刺要点：①股动脉穿刺需脱去内裤，患者取仰卧位，充分暴露腹股沟，将穿刺一侧大腿稍向外展、外旋小腿屈曲呈90°角，呈蛙式。②定位：穿刺要点：患者取半卧位，下肢伸直略外展，必要时臀下垫小枕，触摸股动脉搏动，在腹股沟韧带中点下方1~2cm股动脉处，或耻骨结节和髂前上棘连线的中点，以搏动点最明显处为穿刺点，示、中指放在股动脉两侧，示、中指都应摸到股动脉搏动，两指中间为穿刺点，右手持注射器与皮肤呈90°或45°角进针，见回血后右手固定穿刺针的深度和方向，左手抽取血液，血至1.5~2ml时拔针，局部用无菌纱布加压止血5~10分钟，将针头插入橡皮塞并将抗凝剂与血混匀后送检。

（5）头皮动脉：头皮动脉穿刺术：用肝素化的 4.5～5.5 号头皮针连接一次性 1ml 注射器，待动脉血流至注射器乳头时，立刻用小止血钳分别夹住头皮针塑料软管两端，然后拔出针头送检，此法常用于婴幼儿。婴幼儿也可采取桡动脉和股动脉穿刺。两种方法比头皮动脉穿刺术发生皮下血肿的概率更小。

【注意事项】

（1）适应证：①适用于各种原因引起的呼吸功能不全、急慢性呼吸衰竭。②机械通气的危重患者需严密观察和纠正氧合状态及酸碱失调。根据血气分析指导、调整呼吸参数和决定是否撤离呼吸机。

（2）禁忌证：无特殊禁忌，若患者凝血功能异常，在穿刺后适当延长局部压迫时间可防止发生出血。

（3）严格执行无菌操作，预防感染，消毒面积直径为 8～10cm。

（4）使患者处于情绪稳定状态，情绪激动或哭闹的患儿呼吸平稳 30 分钟后采血；患者饮热水、洗澡、运动后 30 分钟采血；吸痰后 20 分钟、氧浓度改变 30 分钟、呼吸机参数调节 30 分钟后采血。

（5）防止气体逸散：采集血气分析样本，抽血时注射器内不能有空泡，抽出后立即密封针头，隔绝空气（因空气中的氧分压高于动脉血，二氧化碳分压低于动脉血）。

（6）标本立即送检，并在 30 分钟内完成检测。如果无法在采血后 30 分钟内完成检测（需远程运输或外院检测），应在 0～4℃ 低温保存。标本在运送过程中，应避免使用气动传送装置，避免造成血标本剧烈震荡，影响 PaO_2 检测值的准确性。

（7）填写血气化验单时注明吸氧方式（氧流量、氧浓度）、体温、血红蛋白量。

（8）自桡动脉穿刺采集动脉血标本前，应进行 Allen 试验检查。

【操作并发症及处理】

1. 感染

（1）穿刺时严格遵守无菌原则，遵守操作规程，所使用的穿刺针确保无菌；穿刺时怀疑有污染应立即更换。

（2）穿刺前认真选择血管，避免在有皮肤感染的部位穿刺。

（3）已发生感染者，除对因处理外，还应根据医嘱使用抗菌药物抗感染。

2. 皮下血肿

（1）加强穿刺基本功的训练，掌握穿刺技能。掌握进针的角度和深度，徐徐进入，防止穿破动脉后壁，引起出血。避免在一个部位反复穿刺，以免引起动脉痉挛，增加对动脉的损伤度，造成出血不止。

（2）如血肿轻微，应观察肿胀范围有无扩展。若肿胀局限，不影响血流，可暂不行特殊处理；若肿胀加剧或血流量＜100ml/min 应立即按压穿刺点。

（3）若压迫止血无效可以加压包扎，穿刺成功后局部加压止血 3～5 分钟，或用小沙袋压迫止血 10 分钟左右，直到不出血为止；严重凝血机制障碍者应避免动脉穿刺。

（4）血肿发生后可采用局部湿、热敷。24 小时内采用冷敷，使局部血管收缩，利于止血；24 小时后采用热敷，促进局部血液循环，利于血肿吸收。予 50% 的硫酸镁湿敷也可使血肿消退，疼痛减轻。

（5）血肿形成 24 小时后，可采用物理降温，促进局部血液循环，利于血肿的吸收，从而减轻患者的疼痛。

（6）内服、外用活血化瘀的中药，以消除血肿。

3. 筋膜间隔综合征及桡神经损伤　筋膜间隙内容物的增加、压力增高，导致筋膜间隙内容物主要是肌肉与神经干发生进行性缺血、坏死。

（1）同血肿的预防及处理。

（2）尽快给患者止痛，以减轻患者的痛苦：在医生的指导下给患者用利多卡因行臂丛神经阻滞麻醉，效果好，必要时可以反复给药；也可以肌内注射止痛药，如曲马多等。

（3）注意观察肢体血运、感觉、运动情况，如肢体双侧温差在 3℃ 以上，皮肤颜色苍白，感觉异常，运动障碍，及时请骨科医生做适当处理。必要时手术。

（4）如果以上保守治疗无效，可行筋膜间室压力测定（正常值为 0～8mmHg），当筋膜间室压力大于 30mmHg 时应报告医生采取筋膜间室切开减张术，以免造成不可逆的损伤。

4. 假性动脉瘤形成　很多危重患者或呼吸功能障碍患者，需要每天一次或数次抽取动脉血进行血气分析，大部分患者经过反复的、多次桡动脉或足背动脉穿刺后，血液通过破裂处进入周围组织而形成血肿，继而血肿被机化后其表面被内皮覆盖。因此，假性动脉瘤乃是一种由内皮覆盖的血肿。

（1）避免在同一部位重复穿刺，以免局部瘢痕形成后，使皮肤弹性降低而诱发出血。

（2）对出血部位的护理：穿刺后如动脉有少量出血，可采用无菌敷料按压出血部位，并用胶布加压、固定，并随时观察血流量及是否出血。

（3）患者若有小的足背动脉瘤形成，应嘱其穿宽松、软质面的鞋，以防瘤体受摩擦，引起破裂出血。

（4）做好宣教工作：行动脉穿刺后可采用温度为 60～70℃ 的湿毛巾热敷，

每天一次，时间为 20 分钟，以防止假性动脉瘤形成。热敷过程中注意避免烫伤。

（5）假性动脉瘤较大而影响功能者，可采用手术直接修补，效果良好。

5. 动脉痉挛　如果穿刺针头确定在血管内，可暂停抽血，不要操之过急，待血流量渐进增加后，再行抽血，避免反复穿刺。若穿刺未成功，则拔针暂停穿刺，热敷局部血管，待痉挛解除后再行动脉穿刺。

6. 血栓形成较少见，主要发生在股动脉穿刺插管时。

（1）减少同一穿刺点的穿刺次数。

（2）拔针后，压迫穿刺点的力度要适中，应做到伤口既不渗血，动脉血流又保持通畅；压迫时以指腹仍有动脉搏动为宜。

（3）若血栓形成可静脉插管行尿激酶溶栓治疗。

7. 穿刺口大出血（出血量 < 100ml/min）

（1）穿刺后按压穿刺点 5~10 分钟，并嘱患者勿过早下床活动。

（2）如患者出现穿刺口大出血，立即让患者平躺于床上，戴无菌手套，用无菌敷料将明胶海绵按压在穿刺点，直到不出血为止。

（3）出血量大的患者可输血制品。

8. 穿刺困难

（1）心理护理：给患者进行心理安慰，做好其思想解释工作，消除恐惧等不良心理，以取得其配合；同时护理人员还应该进行自身心理状态的调整，使自己具有良好的心理素质和自信心，应以镇静、果断、审慎的心态进行操作。

（2）熟悉经常进行动脉穿刺血管的解剖位置，掌握血管的走行及深度。

（3）应有良好的基本功和熟练的操作技术。

（4）对于弹性度减弱的血管，在穿刺操作时，动作要轻柔而仔细，寻找血管宜缓慢进行，更不能在同一位置上反复多次穿刺，以防内出血。

（5）对于血液高凝患者，注意有效地抗凝，确认穿刺成功后迅速回抽血液，以防血液凝固而阻塞针头，造成穿刺失败。

第二十五节　静脉注射法

静脉注射法是自静脉注入药液的方法。常用的静脉包括以下几条。

（1）四肢浅静脉：上肢常用肘部浅静脉（贵要静脉、肘正中静脉、头静脉）、手背静脉；下肢常用大隐静脉、小隐静脉及足背静脉。但下肢浅静脉不作为成人静脉注射首选部位，因为下肢静脉有静脉瓣，损伤后容易形成血栓。

（2）头静脉：小儿头皮静脉极为丰富，分支甚多，互相沟通交错成网且静脉表浅易见，易于固定，方便患儿肢体活动，故患儿静脉注射多采用头皮静脉。

（3）股静脉：位于股三角区，在股神经和股动脉的内侧。

【操作目的及意义】

（1）注入药物，用于药物不宜口服、皮下注射、肌内注射或需迅速发挥药效时。

（2）由静脉注入药物，做某些诊断性检查。

（3）药物因浓度高、刺激性大、量多而不宜采取其他注射方法。

【操作步骤】

1. 评估患者并解释

（1）评估：①患者的病情、治疗情况、用药史、过敏史。②患者的意识状态、心理状态、合作程度及对用药的认知。③穿刺部位的皮肤状况、静脉充盈度及管壁弹性、肢体活动能力。④患者是否有饥饿、头晕、心悸、气短等身体不适。

（2）解释：向患者及家属解释静脉注射的目的、方法、注意事项、配合要点、药物作用及不良反应。

2. 操作准备

（1）护士准备：仪表端庄，衣帽整洁，洗手、戴口罩。

（2）患者准备：①取舒适体位，暴露注射部位。②了解静脉注射的目的、方法、注意事项、配合要点、药物作用及不良反应。

（3）物品准备：手消毒液、治疗车、治疗盘、复合碘、弯盘、无菌棉签、输液贴、无菌纱布、注射药液、一次性20ml注射器1支、急救药品（盐酸肾上腺素注射液1mg 1支、一次性2ml注射器1支）、一次性治疗巾、热敏贴、止血带。另备：砂轮、医嘱单、治疗单、锐器盒、医疗垃圾桶1个（内套黄色垃圾袋）、生活垃圾桶1个。

（4）环境准备：清洁、安静，光线适宜，必要时用屏风遮挡患者。

3. 操作方法

（1）洗手，戴口罩。

（2）核对医嘱，两种方法核对患者身份信息。

（3）检查物品（复合碘、无菌棉签、输液贴、无菌纱布）有效期；检查药物的名称、质量，无变色、浑浊，在有效期范围内，安瓿无裂痕；检查一次性注射器的有效期、型号，是否漏气。

（4）消毒瓶口并打开。

（5）抽吸药液：①安瓿药液吸取法：将安瓿颈部的药液弹至体部；消毒安瓿颈部后用砂轮划一道环形锯痕，再次消毒后手指垫无菌纱布折断安瓿，左手示指、中指夹住安瓿，右手持注射器，将针头插入安瓿，左手拇指及无名指扶住注射器下端，右手抽动活塞，将药液吸入针筒内。②密闭药液吸取法：将药瓶的铝盖中心部分取下，常规消毒瓶盖，用注射器向瓶内注入与吸出药液等量的空气，再吸取所需要药液量。如为混悬液，应摇匀后吸取。③粉剂药液吸取法：用生理盐水、注射用水或专用溶媒将结晶或粉剂充分溶解后吸取。排气、避污存放、贴热敏贴。

（6）二人核对。

（7）推治疗车至患者床旁。

（8）两种方法核对患者身份信息，解释操作的目的与注意事项，取得患者的理解和配合。

（9）协助患者取舒适卧位。

（10）评估患者穿刺部位的皮肤情况。暴露注射部位，选择的注射部位无炎症、瘢痕、硬结。

（11）垫一次性治疗巾，扎止血带。选择合适静脉，以手指探明静脉走向及深浅，常选择的注射部位有四肢浅静脉、小儿头皮静脉、股静脉。

（12）松止血带。

（13）输液贴放于一次性治疗巾上。

（14）常规消毒皮肤，在穿刺部位的上方（近心端）约6cm处扎紧止血带，止血带末端向上，若为上肢，嘱患者握拳。

（15）再次核对患者。

（16）注射器排尽空气，以左手拇指绷紧静脉下端皮肤，使其固定，右手持注射器，针尖斜面向上并与皮肤呈15°~30°角，由静脉上方或侧方刺入皮下，再沿静脉方向潜行刺入静脉（图1-25-1）。

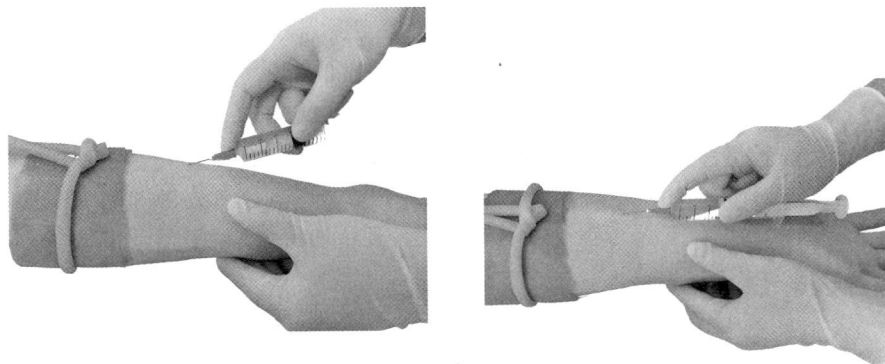

图1-25-1　静脉注射进针法

（17）见回血，证明针头已入静脉，可再顺静脉进针0.5~1cm，松开止血带，嘱患者松拳，穿刺点输液贴固定，缓慢注入药液（图1-25-2）。密切观察患者的局部及全身反应。

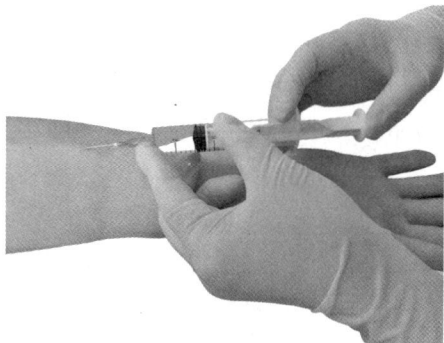

图1-25-2　静脉注射推药法

（18）注射毕，快速拔出针头，按压片刻。将针头放在锐器盒内，针管放在医用垃圾桶内。

（19）操作后核对空安瓿及治疗单。

（20）协助其取舒适体位，整理床单位，清理用物。再次核对患者信息，对患者的配合表示感谢。

（21）健康指导：交待注意事项，将呼叫器放在患者的枕头旁边，嘱患者如有不适及时按呼叫器，告知患者护士也会及时巡视病房。

（22）洗手。

（23）推治疗车回处置室处理用物。

（24）洗手，记录注射的药物名称、时间、剂量、浓度。

4. 操作评价

（1）严格执行查对制度及无菌操作规程。

（2）注意保护和合理使用静脉，穿刺一次成功。

（3）与患者沟通有效，能取得理解及配合。

【操作重点及难点】

（1）严格执行查对制度、无菌操作原则及消毒隔离制度。

（2）常用的浅静脉：①上肢：贵要静脉、正中静脉、头静脉、手背静脉。②下肢：大隐静脉、小隐静脉和足背静脉。小儿多采用头皮静脉注射法，常用的头皮静脉：额静脉、颞浅静脉、耳后静脉和枕后静脉。

（3）静脉注射应选择粗、直、弹性好、易于固定的静脉，并避开关节及静脉瓣。需长期注射者应有计划地由小到大、由远心端到近心端选择静脉。

（4）静脉推注药液的速度，应根据患者的年龄、病情和药液的性质严格掌握。在注射过程中，应随时倾听患者的诉说，观察局部及病情变化；局部出现肿胀疼痛，则提示针头滑出静脉，应拔出针头，更换部位，重新进行注射。

（5）注射对组织有强烈刺激的药物前应先抽吸少量生理盐水进行静脉穿刺，成功后先注入少量生理盐水，证实针头确在静脉内，再更换抽有药液的注射器缓慢注射，以防药液外溢，造成组织坏死；在推注药液过程中，应定期试抽回血，以检查针头是否在静脉内。

【注意事项】

1. 适应证

（1）药物因浓度高、刺激性大、量多而不宜采取其他注射方法。

（2）做诊断、试验检查时，由静脉注入药物，如为肝、肾、胆囊等 X 线、CT、MR 摄片。

2. 禁忌证　无绝对禁忌，注意不同药物的注射速度。

3. 特殊患者的静脉穿刺要点：①肥胖患者：皮下脂肪较厚，静脉位置较深、不明显，但相对固定，注射时在摸准血管走向后由静脉上方进针，进针角度稍加大（30°~40°）。②消瘦患者：静脉较滑，穿刺时须固定静脉的上下端。③水肿患者：可沿静脉解剖位置，用手按揉局部，以暂时驱散皮下水分，使静脉充分显露后再行穿刺。④脱水患者：血管充盈不良，穿刺困难。可局部热敷、按摩，使血管充盈后再穿刺。⑤老年患者：老年人皮下脂肪较少，静脉也易滑动且脆性较大，针头难以刺入或易穿破血管对侧。注射时可用手指分别固定穿刺段静脉上下两端，再沿静脉走向穿刺。

【操作并发症及处理】

1. 药液外渗性损伤

（1）在光线充足的环境下，认真选择有弹性的血管进行穿刺。

（2）选择合适的注射器，针头无倒钩。

（3）在针头刺入血管后继续往前推进 0.5cm，确保针头在血管内。妥善固定针头。避免在关节活动处进针。

（4）注射时加强观察，加强巡视，尽早发现并采取措施。及时处理，杜绝外渗性损伤。

（5）推注药液不宜过快。一旦发现推药阻力增加，应检查穿刺局部有无肿胀，如发生药液外渗，应停止注射，拔针后局部按压，另选血管穿刺。

（6）根据渗出药液的性质，分别进行处理：①对局部有刺激的药物，宜进行局部封闭治疗，防止皮下组织坏死及静脉炎发生。②血管收缩药外渗，可采用肾上腺素能受体阻滞剂酚妥拉明 5~10mg 溶于 20ml 生理盐水中做局部浸润，以扩张血管。③高渗药液外渗，应立即停止在该部位输液，并用 0.25% 普鲁卡因 5~20ml 溶解透明质酸酶 50~250U 注射于渗液局部周围，透明质酸酶有促进药物扩散、稀释和吸收的作用。药物外渗超过 24 小时多不能恢复，局部皮肤由苍白转为暗红，对已产生的局部缺血，不能使用热敷，因局部热敷温度增高，代谢加速，耗氧增加，加速坏死。④抗肿瘤药物外渗者，应尽早抬高患肢，局部冰敷，使血管收缩并减少药物吸收。⑤阳离子溶液外渗可用 0.25% 普鲁卡因 5~10ml 做局部浸润注射，可减少药物刺激，减轻疼痛，同时用 50% 硫酸镁局部湿敷。

2. 静脉穿刺失败

（1）护士要保持健康、稳定的情绪。熟悉静脉解剖位置，提高穿刺技术。

（2）选择易暴露、较直、弹性好、清晰的浅表静脉。

（3）选用型号合适、无钩、无弯曲的锐利针头。

（4）避免盲目进针。进针前用止血带在注射部位上方绷扎，使血管充盈后再进针，减少血管滑动，提高穿刺成功率。

（5）轮换穿刺静脉，有计划地保护血管，延长血管使用寿命。

（6）出现血管破损后，立即拔针，局部按压止血。24 小时后给予热敷，加速淤血吸收。

（7）静脉条件差的患者要对症处理：①静脉硬化、失去弹性型静脉穿刺时应压迫静脉上下端，固定后于静脉上方呈30°斜角直接进针，回抽见回血后，轻轻松开止血带，不能用力过猛，以免弹力过大使针头脱出造成失败。②血管脆性大的患者，可选择直而显（最好是无肌肉附着）的血管，必要时选择斜面小的针头进行注射。③对塌陷的血管，应保持镇定，扎止血带后在该血管处拍击数次，或予以热敷使之充盈，采用挑起进针法，针头进入皮肤后沿血管由浅入深进行穿刺。④给水肿患者行静脉穿刺时，可沿静脉解剖位置，用手按揉局部，以暂时驱散皮下水分，使静脉充分显露后再行穿刺。⑤行小儿头皮静脉穿刺时，由助手固定患儿头部。操作者左手拇指、示指固定静脉两端，右手持头皮针小翼，沿静脉向心方向平行刺入，见回血后推药少许。如无异常，用胶布固定针头，缓慢注射药液。

（8）对四肢末梢循环不良造成的静脉穿刺困难，可通过局部热敷等措施促进血管扩张，操作时小心进针，如感觉针头进入血管不见回血，折压头皮针近端的输液管，可很快有回血，以防进针过度刺透血管壁。

3. 血肿

（1）选用型号合适、无钩、无弯曲的锐利针头。

（2）提高穿刺技术，避免盲目进针。

（3）进行操作时动作要轻、稳。

（4）要重视拔针后对血管的按压。拔针后用消毒纱布覆盖穿刺口，用拇指按压，因按压面积大，故不会因部位不对或移位而引起血肿。一般按压时间为 3~5 分钟，对新生儿、血液病患者、有出血倾向者按压时间延长，以不出现青紫为宜。

（5）在静脉注射后发现血肿形成的早期，可使用冷敷的方法。冷敷能够促使局部血管收缩，从而减少出血，减轻血肿的进一步扩大。例如，可以使用冷毛巾或者冰袋（注意用毛巾包裹冰袋，避免冻伤皮肤）敷在血肿部位，每次冷敷时间 15～20 分钟，每隔 1～2 小时可重复一次。

（6）中期处理：①热敷：当血肿形成一段时间（通常 24～48 小时）后，出血往往已经停止，可采用热敷来促进血肿的吸收。热敷能使局部血管扩张，加快血液循环，有助于淤血的消散。可以使用热毛巾或者热水袋（温度不宜过高，防止烫伤皮肤）进行热敷，每次热敷 15～20 分钟，每天可进行 3～4 次。②药物外敷：还可以应用硫酸镁湿敷或者多磺酸黏多糖乳膏外敷。硫酸镁湿敷可减轻局部炎症反应，多磺酸黏多糖乳膏外敷能促进静脉的炎性反应改善，抑制炎症的同时促进血管回流，减轻组织水肿，从而有利于血肿的吸收和消散。③如果血肿较大或者出现了一些严重症状，如局部剧烈疼痛、肿胀影响肢体活动，出现感染迹象（如红肿热痛加重、有脓性分泌物等），需要及时就医。医生可能会根据具体情况采取相应的措施，如在严格消毒的情况下抽出肿块中的淤血；如果血肿已经形成脓肿，则可能需要进行切开引流等外科处理，同时给予抗感染等治疗措施以防止感染的进一步扩散。

4. 静脉炎

（1）严格执行无菌操作，选择无刺激或刺激性小的药物；对血管壁有刺激性的药物应充分稀释后应用，并减慢滴速，防止药物溢出血管外；同时，要有计划地更换注射部位，以保护静脉。

（2）停止在此输液，抬高患肢并制动。

（3）根据炎症情况，可应用药物外敷，如硫酸镁湿敷等。

（4）局部热敷或理疗，可促进血液循环，减轻炎症。

（5）如合并感染，遵医嘱给予抗菌药物治疗。

第二十六节　皮内注射法

皮内注射法是将少量药液或生物制品注于表皮与真皮之间的方法。

【操作目的及意义】

（1）用于药物过敏试验，以观察有无过敏反应。

（2）局部麻醉的起始步骤。

（3）预防接种，如卡介苗。

【操作步骤】

1. 评估患者并解释

（1）评估：①患者的病情、治疗情况、用药史、过敏史、家族史，如患者对需要注射的药物有过敏史，则不可做皮试，应及时与医生联系，更换其他药物。②患者的意识状态、心理状态、合作程度及对用药的认知。③注射部位的皮肤情况。④患者是否有饥饿、头晕、心悸、气短等身体不适。

（2）解释：向患者及家属解释皮内注射的目的、方法、注意事项、配合要点、药物作用及不良反应。

2. 操作准备

（1）护士准备：仪表端庄，衣帽整洁，洗手，戴口罩。

（2）患者准备：①了解皮内注射的目的、方法、注意事项、配合要点，药物作用及不良反应。②取舒适体位，暴露注射部位。

（3）物品准备：手消毒液、治疗盘（复合碘、弯盘、无菌棉签、75%乙醇40ml）、一次性1ml注射器1个、急救药品（盐酸肾上腺素注射液1mg 1支）、一次性2ml注射器1个、青霉素皮试剂、瓶口贴、热敏贴。另备：砂轮、医嘱单、治疗单、锐器盒、医疗垃圾桶1个（内套黄色垃圾袋）、生活垃圾桶1个。

（4）环境准备：周围环境清洁、安静，光线适宜。

3. 操作方法（以皮肤过敏试验为例）

（1）洗手，戴口罩。

（2）核对医嘱，两种方法核对患者身份信息。

（3）查看物品有效期：复合碘、无菌棉签、75%乙醇40ml、一次性1ml注射器、急救药品（盐酸肾上腺素注射液1mg）、一次性2ml注射器1个、瓶口贴、青霉素皮试剂，检查药液质量。

（4）揭瓶口贴，消毒瓶口，待干。

（5）检查注射器并打开，对针尖斜面，拧紧针座，抽动活塞。

（6）遵医嘱配制所需皮试液，抽吸完毕，将注射器排尽空气，单手回套针帽，避污存放，贴热敏贴，二人核对。

（7）推车至患者床旁，两种方法核对患者身份信息；向患者解释操作的目的与注意事项。

（8）询问注射史、过敏史、家族史、酒精过敏史等。

（9）摆体位，选取注射部位前臂掌侧，查看注射部位，口述：注射部位皮肤无红肿，无硬结，无瘢痕，避开血管处。

（10）用75%乙醇棉签消毒皮肤（直径5~6cm），待干。

（11）再次排气，再次核对患者信息，注射时左手绷紧局部皮肤，右手以平执式持注射器（图1-26-1），使针头斜面向上，与皮肤呈5°进针（图1-26-2）。待针头斜面完全进入皮内后，放平注射器，注入药液0.1ml，药量要准确，使局部隆起形成一半球状皮丘，皮肤变白并显露毛孔。

（12）注射完毕，迅速拔出针头，切勿按揉注射部位，勿离开病室或注射室，观察患者反应。

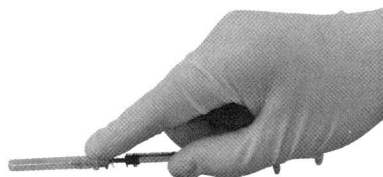

图 1 - 26 - 1 平执式持注射器

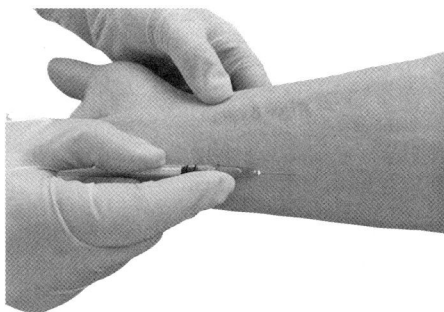

图 1 - 26 - 2 皮内注射角度

（13）做对照试验，用另一注射器和针头，在另一前臂的相同部位，注入 0.1ml 生理盐水，20 分钟后对照观察反应。

（14）操作后核对空安瓿及治疗单，将针头放在锐器盒内，针管放在医用垃圾桶内。

（15）记录皮内注射时间，帮患者穿好衣服，协助其取舒适体位，整理床单位，清理用物。再次核对患者信息：姓名、床号、床头卡，安慰患者，对患者的配合表示感谢。

（16）健康指导：交待注意事项，将呼叫器放在患者的枕头旁边，嘱患者如有不适及时拨打呼叫器，告知患者护士也会及时巡视病房。

（17）洗手。

（18）推治疗车回处置室，处理用物。

（19）洗手，记录注射的药物名称、时间、剂量、浓度。

（20）20 分钟后，双人查看皮试结果，询问患者有无不适，洗手，解释，处置室整理用物，洗手，记录。

4. 操作评价

（1）操作方法正确，熟练；严格执行无菌操作和查对制度。

（2）按时观察试验结果，做出正确判断，记录。

【操作重点及难点】

（1）注射部位：①皮肤试验：常选用前臂掌侧下段，该处皮肤较薄，易于注射，且此处皮色较淡，易于辨认局部反应。②需实施局部麻醉处的皮肤。

（2）针尖斜面必须全部进入皮内，以免药液漏出。

（3）注入的药量要准确。

（4）切勿按揉，并嘱患者勿揉擦局部，以免影响观察结果。

（5）一般试验 15～20 分钟后观察结果。将过敏试验结果记录在病历本上，阳性用红笔标记"＋"，阴性用蓝笔或黑笔标记"－"。

（6）若需做对照试验，须用另一注射器及针头，在另一侧前臂相同部位注入0.1ml生理盐水。

【注意事项】

1. 适应证

（1）各型荨麻疹。

（2）特应性皮炎。

（3）药疹。

（4）过敏性鼻炎、哮喘等。

（5）药物过敏试验，如青霉素类、破伤风血清等。

2. 禁忌证

（1）高敏体质者。

（2）有过敏性休克史者。

（3）5岁以下儿童慎用。

3. 其他　做药物过敏试验消毒皮肤时忌用含碘消毒剂，以免着色影响对局部反应的观察及与碘过敏反应相混淆；酒精过敏者勿用酒精消毒。

【操作并发症及处理】

1. 疼痛

（1）注重心理护理，向患者说明注射的目的，取得患者配合。

（2）原则上选用生理盐水作为溶媒对药物进行溶解。准确配制药液，避免药液浓度过高影响皮试效果。

（3）改进皮内注射方法：①在皮内注射部位的上方，嘱患者用一手环形握住另一前臂，离针刺的上方约2cm处用拇指加力按压（儿童让其家属按上述方法配合），同时按皮内注射法持针刺入皮内，待药液注入，直至局部直径约0.5cm的皮丘形成，拔出针头后方将按压之手松开，能有效减轻皮内注射疼痛的发生。②采用横刺进针法（其注射方向与前臂垂直）亦能减轻疼痛。

（4）可选用神经末梢分布较少的部位进行注射。如选取前臂掌侧中段做皮试，不仅疼痛轻微，更具有敏感性。

（5）熟练掌握注射技术，准确注入药量（0.1ml）。

（6）选用口径较小、锋利无倒钩的针头进行注射。

（7）在皮肤消毒剂干燥后进行注射。

（8）疼痛剧烈者，予以止痛剂对症处理；发生晕针或虚脱者，按晕针或虚脱处理。

2. 局部组织反应

（1）避免使用对组织刺激性较强的药物。

（2）正确配制药液，推注药液剂量准确，避免因剂量过大而增加局部组织反应。

（3）严格执行无菌操作。

（4）让患者了解皮内注射的目的，不可随意搔抓或揉按局部皮丘，如有异常不适可随时告知医护人员。

（5）详细询问药物过敏史，避免使用可引发机体过敏反应的药物。

（6）对已发生局部组织反应者，进行对症处理，预防感染。出现局部皮肤瘙痒者，告诫患者勿用手抓挠，安尔碘溶液外涂；局部皮肤有水疱者，先用安尔碘溶液消毒，再用无菌注射器将水疱内液体抽出；若注射部位出现溃烂、破损，则进行外科换药处理。

3. 注射失败

（1）认真做好解释工作，尽量取得患者配合。

（2）对不合作者，肢体要充分约束和固定。

（3）充分暴露注射部位：穿衣过多或袖口狭窄者，可在注射前协助患者将选择注射的一侧上肢衣袖脱出；婴幼儿可选用前额皮肤进行皮内注射。

（4）提高注射操作技能，掌握注射的角度与力度。

（5）对无皮丘或皮丘过小等注射失败者，可重新选择部位进行注射。

4. 虚脱

（1）注射前应向患者做好解释工作，并且态度热情，有耐心，使患者消除紧张心理，从而配合治疗；询问患者饮食情况，避免在饥饿状态下进行治疗。

（2）选择合适的注射部位，避免在硬结疤痕等部位注射，并且根据注射药物的浓度、剂量，选择合适的注射器，做到二快一慢。

（3）对以往有晕针史及体质虚弱、饥饿、情绪紧张的患者，注射时宜采用卧位。

（4）注射过程中随时观察患者情况。如有不适，及时停止注射，立即做出正确判断，区别是药物过敏还是虚脱。如患者发生虚脱现象，护理人员首先要镇静，给患者及家属以安全感；将患者取平卧位，给氧、保暖，针刺人中、合谷等穴位，必要时采取静脉推注5%葡萄糖溶液等措施，症状可逐渐缓解。

5. 过敏性休克

（1）皮内注射前必须询问患者有无药物过敏史，若患者有过敏史则停止该项试验。有其他药物过敏史或患有变态反应疾病史者应慎用。

（2）皮试观察期间，嘱患者不可随意离开。注意观察患者有无异常不适反应，正确判断皮试结果，阴性者可使用该药，若为阳性结果则不可使用（破伤风抗毒素除外，可采用脱敏注射）。

（3）治疗盘内备有0.1%盐酸肾上腺素、尼可刹米、洛贝林注射液等急救药品，另备氧气、吸痰器等。

（4）一旦发生过敏性休克，立即报告医生组织抢救：①立即停药，协助患者平卧，报告医生，就地抢救。②立即皮下注射或深部肌内注射0.1%盐酸肾上腺素0.5ml，小儿按0.01mg/kg体重计算（单次最大剂量0.3ml）。症状如不缓解，每隔15分钟重复皮下或深部肌内注射盐酸肾上腺素0.5ml，直至脱离危险期。盐酸肾上腺素是抢救过敏性休克的首选药物，具有收缩血管，增加外周阻力，提升血压，兴奋心肌，增强心肌收缩力，增加心输出量，松弛支气管平滑肌，解除支气管痉挛等作用。③在救治过程中，严密监测心率、血压、呼吸及血氧饱和度。④保持气道通畅，给予氧气吸入。呼吸受抑制时，按医嘱肌内注射尼可刹米、洛贝林等呼吸兴奋剂。有条件者可插入气管导管，借助人工呼吸机辅助或控制呼吸。喉头水肿导致窒息时，应尽快施行气管切开。⑤建立静脉通道，静脉滴注10%葡萄糖注射液或平衡溶液扩充血容量。如血压仍不回升，可按医嘱加入多巴胺或去甲肾上腺素静脉滴注。⑥根据医嘱静脉注射地塞米松5~10mg或将氢化可的松琥珀酸钠200~400mg加入5%~10%葡萄糖溶液500ml内静脉滴注，应用抗组织胺类药物，如肌内注射盐酸异丙嗪25~50mg或苯海拉明40mg。⑦若发生心跳呼吸骤停，立即进行心肺复苏术。⑧患者经救治脱离危险后，应留院观察至少12小时。密切观察病情，记录患者生命体征、神志和尿量等病情变化；不断评价治疗与护理的效果，为进一步处置提供依据。

6. 疾病传播

（1）严格执行一人一针一管，不可共用注射器、注射液和针头。操作过程中严格遵循无菌技术操作原则及消毒隔离要求。

（2）使用活疫苗时，防止污染环境。用过的注射器、针头及用剩的疫苗要及时焚烧。

（3）操作者为一位患者完成注射后，需做手消毒后方可为下一位患者进行注射治疗。

（4）对已出现疾病传播者，报告医生，对症治疗。如有感染者，及时抽血化验检查并隔离治疗。

第二十七节 皮下注射法

皮下注射法是将少量药液或生物制剂注入皮下组织的方法。

【操作目的及意义】

（1）注入小剂量药物：用于不宜口服给药且需在一定时间内发生药效时，如胰岛素注射。

（2）局部麻醉用药。

（3）预防接种疫苗：如麻疹疫苗、麻风疫苗、麻腮风疫苗、乙脑疫苗、A群流脑多糖疫苗、A群C群流脑多糖疫苗、甲肝减毒活疫苗、钩体疫苗等。

【操作步骤】

1. 评估患者并解释

（1）评估：①患者的病情、治疗情况、用药史、过敏史。②患者的意识状态、心理状态、合作程度及对用药的认知。③注射部位的皮肤及皮下组织状况、肢体活动能力。④患者是否有饥饿、头晕、心悸、气短等身体不适。

（2）解释：向患者及家属解释皮下注射的目的、方法、（注意事项）、配合要点、药物作用及不良反应。

2. 操作准备

（1）护士准备：仪表端庄，衣帽整洁，洗手，戴口罩。

（2）患者准备：①了解皮下注射的目的、方法、注意事项、配合要点、药物作用及不良反应。②取舒适体位，暴露注射部位。

（3）物品准备：治疗车、手消毒液、治疗盘（复合碘、弯盘、无菌棉签）、一次性1ml注射器1支、急救药品（盐酸肾上腺素注射液1mg1支）、一次性2ml注射器1支、瓶口贴、热敏贴、胰岛素注射液。另备：砂轮、医嘱单、治疗单、锐器盒、污物罐、医疗垃圾桶1个（内套黄色垃圾袋）、生活垃圾桶1个。

（4）环境准备：清洁、安静，光线适宜，必要时用屏风遮挡患者。

3. 操作方法

（1）洗手，戴口罩。

（2）核对医嘱，核对治疗单上的床号、姓名，药物的名称、浓度、剂量、用法，用药时间。

（3）检查物品有效期：无菌棉签、75%乙醇、复合碘、一次性1ml注射器、瓶口贴、胰岛素注射液（检查药物的名称，无变色、浑浊，对光倒置，液体无沉淀、絮状物，瓶身无裂痕，在有效期范围内）。

（4）揭取瓶口贴，消毒瓶塞。

（5）检查注射器并打开，抽动活塞，对针尖斜面。

（6）无菌原则抽吸药液：①安瓿药液吸取法：将安瓿颈部的药液弹至体部；消毒安瓿颈部后用砂轮划一道环形锯痕，再次消毒后手指垫纱布折断安瓿，左手示指、中指夹住安瓿，右手持注射器，将针头插入安瓿，左手拇指及无名指扶住注射器下端，右手抽动活塞，将药液吸入针筒内。②密闭药液吸取法：将药瓶的铝盖中心部分取下，常规消毒瓶盖，用注射器向瓶内注入与吸出药液等量的空气，再吸取所需要药液量。如为混悬液，应摇匀后吸取。③粉剂药液吸取法：用生理盐水、注射用水或专用溶媒将结晶或粉剂充分溶解后吸取。

（7）抽吸完毕将注射器排好气，第一次排气悬而不滴，单手回套针帽，避污存放，贴热敏贴。

（8）二人核对。

（9）推治疗车至患者床旁。

（10）核对医嘱，两种方法核对患者身份信息。解释操作目的和注意事项。

（11）协助患者取舒适体位，注射部位宜选择上臂三角肌下缘、双侧腹部（耻骨联合以上约1cm、最低肋缘以下约1cm、脐周2.5cm以外区域）、大腿前外侧的上1/3、臀部外上侧、背部等部位。

（12）评估患者穿刺部位的皮肤情况（注射部位皮肤无红肿、无硬结，皮肤完好）。

（13）常规消毒注射部位皮肤。

（14）再次排气，核对患者信息。

（15）注射检查无误后左手绷紧局部皮肤，右手持注射器，以示指固定针栓，针尖斜面向上，与皮肤呈30°~40°角迅速刺入针梗的1/2~2/3，右手固定针栓，左手抽吸无回血，推药。

（16）用无菌干棉签轻压针刺处，快速拔针后按压至不出血为止，将针头放在锐器盒内，针管放在医用垃圾桶内。

（17）操作后查对空安瓿及治疗单。

（18）协助患者穿好衣服，协助其取舒适体位，整理床单位，清理用物。再次核对患者信息，安慰患者，对患者的配合表示感谢。

（19）健康指导：交待注意事项，将呼叫器放在患者的枕头旁边，嘱患者如有不适及时按呼叫器，告知患者护士也会及时巡视病房。

（20）洗手。

（21）推治疗车回处置室，处理用物。

（22）洗手，记录。

4. 操作评价

（1）严格执行无菌操作和查对制度。

（2）患者了解注射目的，有安全感，能够配合。

（3）操作正确，患者无不良反应。

【操作重点及难点】

（1）针头刺入角度不宜超过 45°，以免刺入肌层（图 1 – 27 – 1）。

（2）刺激性强的药物不宜用皮下注射。

（3）长期皮下注射者，应有计划地经常更换注射部位，防止局部产生硬结。

（4）三角肌下缘注射时，针头稍向外侧，免伤神经。

【注意事项】

（1）适应证：①胰岛素皮下注射。②预防接种。

图 1 – 27 – 1　皮下注射角度及手法

（2）禁忌证：无绝对禁忌证，注射时要掌握好进针角度，针头与皮肤呈 30°~40°角。

（3）其他："两快一慢"，即进针快、拔针快、推药慢。

（4）切勿把针梗全部刺入，以防针梗从根部衔接处折断。万一针头折断，应保持局部与肢体不动，速用血管钳夹住断端拔出，如全部埋入肌肉，需请外科医生手术取出。

【操作并发症及处理】

1. 出血

（1）正确选择注射部位，避免刺伤血管。

（2）注射完毕后，重视局部按压工作。按压部位要准确、时间要充分，尤其是对凝血机制障碍者，适当延长按压时间。

（3）如针头刺破血管，立即拔针，按压注射部位。更换注射部位重新注射。

（4）拔针后针口少量出血者，予以重新按压注射部位。形成皮下血肿者，可根据血肿的大小采取相应的处理措施。皮下小血肿早期采用冷敷促进血液凝固，48 小时后应用热敷促进淤血的吸收和消散。皮下较大血肿早期加压包扎。

2. 硬结形成

（1）熟练掌握注射深度，注射时针头斜面向上与皮肤呈 30°~40°角快速刺入皮下，深度为针梗的 1/2~2/3。

（2）操作前选用锐利针头，选择注射点要尽量分散，轮流使用，避免在同一处多次反复注射，避免在瘢痕、炎症、皮肤破损等部位注射。

（3）注射药量不宜过多，以少于 2ml 为宜，推药时速度要缓慢，用力要均匀，以减少对局部的刺激。

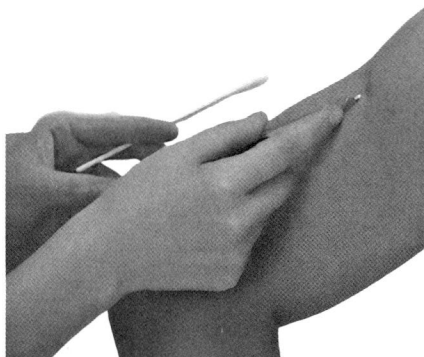

（4）注射后及时给予局部热敷或按摩，以促进局部血液循环，加速药物吸收，防止硬结形成（但胰岛素注射后勿热敷、按摩，以免加速药物吸收，使胰岛素药效提早）。

（5）护理人员应严格执行无菌技术操作，防止微粒污染。先用砂轮割据，消毒后掰开安瓿。玻璃粒、棉花纤维主要在安瓿颈口和瓶口沉积，注意抽吸药液时不宜将针头直接插到瓶底吸药，禁用注射器针头直接在颈口处吸药。为避免化学药物微粒的出现，应注射一种药物用一副注射器。

（6）做好皮肤消毒，防止注射部位感染。如皮肤较脏者，先用清水清洗干净，再消毒。若有皮脂污垢堆积，可先用75％乙醇擦净后再消毒。

（7）已形成硬结者，可以选用以下方法外敷：①用伤湿止痛膏外贴硬结处（孕妇忌用）。②用50％硫酸镁湿热敷。③将云南白药用食醋调成糊状涂于局部。④取新鲜马铃薯切成片，浸入山莨菪碱注射液后外敷硬结处。

3. 低血糖反应

（1）遵医嘱使用胰岛素，进行有关胰岛素注射知识的宣教。

（2）准确抽吸药液剂量。

（3）根据患者的营养状况，把握进针深度，保证针头以30°~40°的角刺入皮肤，避免刺入肌肉组织。对体质消瘦、皮下脂肪少的患者，应捏起注射部位皮肤，进针角度不超过45°。

（4）避免注入皮下小静脉血管中，推药前要回抽无回血方可注射。

（5）注射后勿剧烈运动、按摩、热敷、日光浴、洗热水澡。

（6）注射胰岛素后，密切观察患者情况，如发生低血糖症状，立即监测血糖，同时口服糖水、馒头等易吸收的糖类（碳水化合物），严重者可静脉推注50％葡萄糖40~60ml。

4. 针头弯曲或针体折断

（1）选择粗细合适、质量过关的针头。针头不宜反复消毒，重复使用。

（2）选择合适的注射部位，不可在局部皮肤有硬结或瘢痕处进针。

（3）协助患者取舒适体位，操作人员注意进针手法、力度及方向。

（4）注射时勿将针梗全部插入皮肤内，以防发生断针时增加处理难度。

（5）若出现针头弯曲，要寻找引起针头弯曲的原因，采取相应的措施，更换针头后重新注射。

（6）一旦发生针体断裂，医护人员要保持镇静，立即用一手捏紧局部肌肉嘱患者放松，保持原位，勿移动肢体或做肌肉收缩动作（避免残留的针体随肌肉收缩而游动），迅速用止血钳将折断的针体拔出。若针体已完全没入体内，需在X线定位后通过手术将残留针体取出。

5. 过敏反应　注射前应询问过敏史，避免使用对皮肤有刺激作用的药物，若发生过敏反应，应立即停止用药，立即报告医生给予处理。

第二十八节　肌内注射法

肌内注射是临床常规治疗手段之一，是将一定量药液注入肌肉组织的方法。因为人体肌肉组织有丰富的毛细血管网，药液注入肌肉组织后，可通过毛细血管壁进入血液循环，作用于全身，从而起到治疗疾病的效果。

【操作目的及意义】

（1）对不能或不宜做静脉注射且要求比皮下注射更迅速发生药效时。

（2）预防接种疫苗，如百白破疫苗、白破疫苗、乙肝疫苗、脊髓灰质炎灭活疫苗、甲肝灭活疫苗、出血热疫苗等。

【操作步骤】

1. 评估患者并解释

（1）评估：①患者的病情、治疗情况、用药史、过敏史。②患者的意识状态、心理状态、合作程度及对用药的认知。③注射部位的皮肤及肌肉组织状况，肢体活动能力。④患者是否有饥饿、头晕、心悸、气短等身体不适。

（2）解释：向患者及家属解释肌内注射的目的、方法、注意事项、配合要点、药物作用及不良反应。

2. 操作准备

（1）护士准备：①仪表端庄，衣帽整洁，洗手，戴口罩。②了解病情，向患者做好解释工作，解除其顾虑，以取得其合作。③评估患者注射部位的皮肤情况。

（2）患者准备：①患者/家属已了解肌内注射的目的、方法、注意事项，配合要点、药物作用及不良反应。②取舒适体位，暴露注射部位。

（3）物品准备：治疗车、手消毒液、治疗盘（复合碘、弯盘、无菌棉签、无菌纱布）、一次性1ml注射器1支、注射药物、急救用品（盐酸肾上腺素注射液1mg 1支）、一次性2ml注射器1支、一次性治疗巾。另备：热敏贴、砂轮、医嘱单、治疗单、污物罐、锐器盒、医疗垃圾桶1个（内套黄色垃圾袋）、生活垃圾桶1个。

（4）环境准备：周围环境清洁、安静，光线适宜，关闭门窗，注意保暖，必要时屏风遮挡，注意保护隐私。

3. 操作方法

（1）洗手、戴口罩。

（2）核对医嘱，两种方法核对患者身份信息。核对治疗单上的姓名、药物的名称、浓度、剂量、用法、用药时间。

（3）检查物品（无菌棉签、无菌纱布、复合碘、一次性2ml注射器）有效期，检查一次性注射器的有效期、型号、是否漏气。

（4）检查药液（名称，对光检查，液体清亮，无浑浊、沉淀及絮状物，在有效期范围内，安瓿无裂痕）。

（5）抽吸药液：①安瓿药液吸取法：将安瓿颈部的药液弹至体部；消毒安瓿颈部后用砂轮划一道环形锯痕，再次消毒后手指垫纱布折断安瓿，左手示指、中指夹住安瓿，右手持注射器，将针头插入安瓿，左手拇指及无名指扶住注射器下端，右手抽动活塞，将药液吸入针筒内。②密闭药液吸取法：将药瓶的铝盖中心部分取下，常规消毒瓶盖，用注射器向瓶内注入与吸出药液等量的空气，再吸取所需要药液量。如为混悬液，应摇匀后吸取。③粉剂药液吸取法：用生理盐水、注射用水或专用溶媒将结晶或粉剂充分溶解后吸取。

（6）抽吸完毕将注射器排好气，避污存放，贴热敏贴，将安瓿放在注射盘内。请二人查对。

（7）推车至患者床旁。

（8）核对解释：两种方法核对患者身份信息，解释操作目的及注意事项。

（9）摆体位：①拉窗帘，屏风遮挡，保护患者隐私。②松开床尾盖被。③选择注射部位，帮助患者脱去裤至膝部，暴露注射部位。

（10）选择的注射部位皮肤完好，无炎症、瘢痕、红肿、硬结。选择注射部位（以常用臀大肌注射为例）：①从臀裂顶点向右做一水平线，从髂脊最高点做一垂直线，外上象限避开内角为注射部位。②取髂前上棘与尾骨连线的外上1/3为注射部位。

（11）常规消毒皮肤，消毒范围直径大于5cm，待干。

（12）再次核对患者姓名、床号、床头卡，药物名称，排尽注射器内空气。

（13）注射：①左手夹取干棉签，以左手拇指、示指绷紧局部皮肤，右手以执笔式持注射器，以中指固定针栓，将针头垂直快速刺入肌内。一般刺入针梗的1/2~2/3，按患者胖瘦适当掌握。②放松左手，回抽活塞，如无回血，即可缓缓推药。嘱患者放松，使药液顺利地进入肌肉组织，利于药液的吸收。

（14）用无菌干棉签轻按于进针处，快速拔针并继续按压片刻。将针头放在锐器盒内，针管放在医用垃圾桶内。

（15）再次查对空安瓿及治疗单。

（16）协助患者穿好衣裤，取舒适体位，整理床单位，洗手。

（17）再次核对患者信息：姓名、床号、床头卡，安慰患者，对患者的配合表示感谢。

（18）健康指导：交待注意事项，将呼叫器放在患者的枕头旁边，嘱患者如有不适及时拨打呼叫器，告知患者护士也会及时巡视病房。

（19）推治疗车回处置室处理用物，洗手，记录注射的药物名称、时间、剂量、浓度。

4. 操作评价

（1）严格执行无菌操作和查对制度。

（2）患者了解注射目的，有安全感，能够配合。

（3）操作正确，患者无不良反应。

【操作重点及难点】

（1）肌内注射部位定位法及体位

1）臀大肌注射定位法（图1-28-1）：①十字法：从臀裂顶点向左或向右划一水平线，然后从髂嵴最高点作一垂线，将一侧臀部分为四个象限，其外上象限并避开内角（从髂后上棘至股骨大转子连线）即为注射区。②连线法：从髂前上棘至尾骨作一连线，其外上1/3处为注射部位。

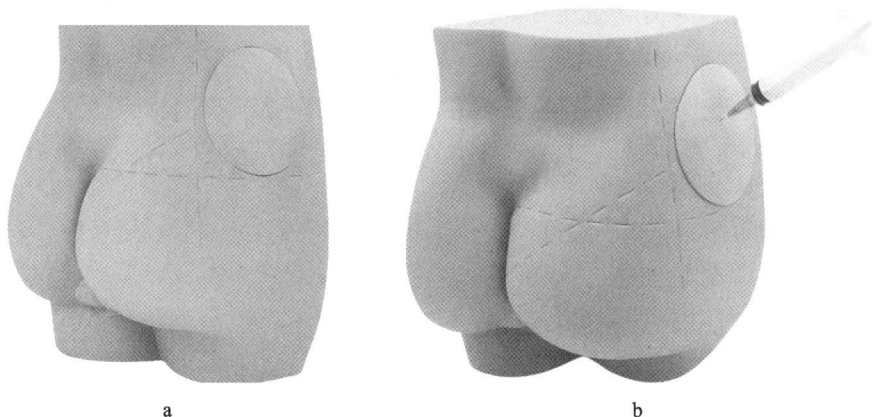

a   b

图1-28-1 臀大肌注射定位法

2）臀小肌注射定位法：①侧卧位：上腿伸直，下腿稍弯曲。②俯卧位：足尖相对，足跟分开。③仰卧位：注射时，嘱患者肌肉放松，勿紧张。④坐位：嘱坐好，放松局部肌肉。

3）臀中肌、臀小肌注射定位法：①以示指尖和中指尖分别置于髂前上棘和髂嵴下缘处，在髂嵴、示指、中指之间构成一个三角形区域，其示指与中指构成的内角，即为注射部位。②髂前上棘外侧三横指处为注射部位（以患者的手指宽度为标准）。

4）股外侧肌注射定位法：部位为大腿中段外侧，一般成人可取髋关节下

10cm 至膝关节上 10cm，宽约 7.5cm 的范围。

5）上臂三角肌注射定位法：部位为上臂外侧，自肩峰下 2～3 横指处。此处肌肉较薄，只可作小剂量注射。

（2）注射针头刺入后若有血液回流，应立即将针头拔出，重新更换注射部位。

（3）两岁以下婴幼儿不宜选用臀大肌注射，因其臀大肌尚未发育好，注射时有损伤坐骨神经的危险，应选用臀中、臀小肌注射。

（4）护理人员应熟练掌握肌内注射操作技术，严格执行查对制度和无菌操作原则。

【注意事项】

（1）适应证：①不宜或不能口服、皮下注射，需在一定时间内产生药效者，如链霉素等。②不宜或不能做静脉注射，要求比皮下注射更迅速发生疗效者，如肾上腺色腙注射液、维生素 B_1 等。

（2）禁忌证：①注射部位有硬结、感染、血肿、皮肤病等，这些情况都不适宜进行肌内注射。②严重出、凝血倾向，血小板或凝血因子明显减少的患者，以及正在接受抗凝治疗（或用肝素、双香豆素等）的患者。肌内注射可能导致出血或血肿形成，因此需慎重考虑。③患者处于高热、抽搐、破伤风发作期、狂犬病痉挛期等急性发作期时，应避免肌内注射，以免诱发或加重症状。④若患者对即将注射的药物有过敏史，应避免进行肌内注射，以防止发生严重的过敏反应，如过敏性休克。

（3）臀部注射部位要选择适当。偏内侧易损伤神经、血管；偏外侧易刺到髂骨或断针，均需防止。

（4）遇两种以上药液同时注射时，应注意配伍禁忌。部分药物如油溶液型注射剂、混悬型注射剂等，因剂型特点或药物性质不适宜肌内注射，应严格按照药品说明书规定的给药途径使用。

（5）切勿将针梗全部刺入，以防针梗从根部焊接处折断；注射中若针头折断，应先稳定患者情绪，并嘱其保持原位不动，固定局部组织，以防断针移位，同时尽快用无菌血管钳夹住断端取出。如断端全部埋入肌内，立即请外科医生行手术取出。

（6）需长期肌内注射患者，注射部位应交替更换，并用细长针头，以避免或减少硬结的发生。若注射后，引起疼痛或硬结，可用热水袋、湿热敷、理疗或外敷药物治疗。婴幼儿臀部肌肉发育不完全，可选用臀中肌、臀小肌处注射。

（7）针头刺入肌肉后，如有回血，可拔出少许再行试推，至无回血，再行推药。推药时须固定牢针栓，速度要慢，同时注意患者的表情及反应，如系油性药液，更应持牢针栓，以防用力过大，针栓与针筒脱开，药液外溢。如系混悬药液，需摇匀药液，持牢针栓，快速推入，以免药液沉淀，造成堵塞或药液外溢。

（8）病区内集中肌内注射法：①在同一时间为数名患者做肌内注射时，需准备一个无菌治疗盘，盘上铺无菌治疗巾（双层），将已吸取药液的注射器按床号顺序整齐排列在治疗盘内，将小注射卡固定于注射器尾部，盖上无菌治疗巾备用。②准备一个无菌治疗车，上层放无菌注射盘、医嘱单、治疗本，下层放医疗垃圾桶、生活垃圾桶、锐器桶。③注射前二人核对无误后推至床旁，按床号、姓名逐一核对后注射。为患者注射后，应用消毒液洗手后再为另一患者注射。

【操作并发症及处理】

1. 药液回渗

1）Z-track肌内注射法和气泡封堵肌内注射法，在一定程度上可预防药液的外渗。①Z-track肌内注射法是在注射前以左手中指和无名指使待注射部位皮肤及皮下组织侧移（皮肤侧移1cm左右），然后以左手示指和拇指朝同一方向绷紧、固定该部位皮肤，维持到拔针后，迅速松开左手，此时侧移的皮肤和皮下组织位置复原，原先垂直的针刺通道随即变成Z形，故称之为Z径路肌内注射法。②气泡封堵肌内注射法，又称留置气泡注射法，是在注射前用注射器抽吸药液时使针筒内也抽入少量空气，随药液注入（0.2~0.3ml），最后注入的少量空气在局部形成单个气泡，对注射后药液回渗可起到一定的封闭、阻止作用。

2）肥胖患者采取臀大肌注射时应选择适当长度的注射针头，可减少药液的外渗。

2. 局部硬结

（1）对体质较差、局部循环不良者，注射后可行局部热敷，或用活血化瘀的中草药局部外敷，以利药物吸收。

（2）注射难以溶解的药物前，充分振荡摇匀，使药物完全溶解后，再行注射。

（3）注射难以吸收、刺激性较强的药物或给肥胖患者注射时，应做深部肌内注射。

（4）长期注射患者，避免在同一部位反复、多次注射，注射点应尽量分散，以减少药液在局部停留时间延长导致的硬结形成。

（5）半导体激光器照射治疗；硫酸镁湿热敷；金黄散调和蜂蜜湿敷。

3. 感染

（1）注意检查注射器的有效日期，不使用过期产品。

（2）注射器及针头如有污染应立即更换。

（3）严格进行无菌操作。

（4）给予抗感染治疗。

（5）选择合适的注射部位，确保针头完全进入肌肉层。

4. 神经损伤

（1）正确选择注射部位。

（2）根据药物的剂量和性质决定进针的深度。

（3）损伤后及时处理，给予解痉药物，尽快恢复患肢血液循环。

（4）局部用50%硫酸镁湿热敷。

（5）同时给予神经营养药物，促进神经恢复。

（6）内服西药、外敷中药，并辅以针灸、按摩等治疗坐骨神经损伤，也收到较好的效果。

5. 晕厥

（1）注射前做好准备工作：让患者充分休息，防止疲劳；做好解释工作，让患者做好心理准备。消除紧张情绪和恐惧心理。对有晕针史患者，应特别关注其心理状态，必要时可选择卧位注射。

（2）注射时用交谈或听音乐的方式分散患者注意力，消除其紧张情绪。

（3）提高注射水平，注意"两快一慢"，达到无痛注射的目的。

（4）避免在患者饥饿、疲状态下进行注射，注射前应确保患者已进食，以防止低血糖导致的晕厥。

6. 断针 一旦出现折针，不要慌张，嘱患者不要移动，用血管钳钳住外露于皮肤的针梗迅速拔出；如果针梗完全进入肌肉，马上请外科大夫切开取出断针。

第二十九节 物理降温术

冷敷是一种通过使用冰袋或冷湿毛巾等冷却物质对局部部位进行降温处理的物理疗法，其基本原理是利用低温降低组织的温度，减少细胞的代谢，以达到减轻炎症反应、收缩血管、减轻水肿和疼痛的效果。

【操作目的及意义】

（1）冷敷可使局部血管和毛细血管收缩，减轻充血、出血，限制炎症扩散。

（2）使末梢神经的敏感性降低，从而减轻疼痛。

（3）冷敷直接接触皮肤，通过物理作用，为高热患者降低体温。

【操作步骤】

1. 评估患者并解释

（1）评估：患者年龄、病情、体温、治疗情况、局部皮肤状况、活动能力、合作程度及心理状态。

（2）解释：向患者或家属解释使用冷敷的目的、方法、注意事项及配合要点。

2. 操作准备

（1）护士准备：仪表端庄，衣帽整洁，洗手，戴口罩。

（2）患者准备：①了解冷敷使用的目的、方法、注意事项及配合要点。②保持体位舒适，愿意配合。

（3）物品准备：治疗盘内备敷布 2 块、纱布、一次性治疗巾、手套；治疗盘外备盛放冰水的容器、手消毒液。必要时备换药用物；治疗车下层：医疗垃圾桶、生活垃圾桶。

（4）环境准备：室温适宜，酌情关闭门窗，必要时床帘遮挡。

3. 操作方法

（1）洗手，戴口罩。

（2）核对医嘱，二人核对。

（3）携用物至床旁，两种方法核对患者身份信息，评估患者皮肤情况，向患者解释，取得患者的配合。

（4）关闭门窗，多人间给予屏风遮挡。

（5）再次核对患者身份信息，协助患者取适当卧位，松开衣裤，暴露患处，垫一次性治疗巾于受敷部位下。

（6）戴手套，将敷布浸入冰水中后拧至半干。

（7）抖开敷布敷于患处。

（8）每 3~5 分钟更换一次敷布，持续冷敷 15~20 分钟，并观察局部皮肤的颜色和体温变化及患者反应。

（9）用于降温时，则于冷敷 30 分钟后测量体温，直至体温降至 38℃ 以下，停用。

（10）冷敷完毕，擦干冷敷部位。脱手套，如有需要则更换干净的衣裤。

（11）协助患者取舒适卧位，整理床单位。

（12）整理用物。用物消毒后备用。

（13）洗手，记录。

（14）记录冷敷的部位、时间、效果和患者的反应，降温后的体温应及时记录在体温单上。

4. 操作评价

（1）患者及家属知晓冷敷的目的、作用及方法，能积极配合。

（2）患者的体温得到有效地降低。

（3）患者出现异常情况时，护士能及时报告医生正确处理。

（4）患者的体温情况得到连续的观察。

【操作重点及难点】

（1）核对患者信息。

（2）防止空气对流，保证室内温湿度适宜，防止患者受凉，保护患者的隐私。

（3）保护皮肤及床单位。

（4）敷布需浸透，拧至不滴水为宜。

（5）若冷敷部位为开放性伤口，须按无菌技术处理伤口。

（6）确保冷敷效果，以防产生继发效应。

【注意事项】

1. 适应证

（1）减轻局部充血或出血：适用于扁桃体摘除术后、鼻出血、局部软组织损伤的初期。

（2）控制炎症扩散：适用于炎症早期患者。

（3）减轻疼痛：适用于急性损伤初期、牙痛、烫伤等患者。

（4）降低体温：适用于高热、中暑等患者。

2. 禁忌证

（1）血液循环障碍：大面积组织受损、全身微循环障碍、休克、周围血管病变、动脉硬化、糖尿病、神经病变、水肿患者，因循环不良、组织营养不足，若使用冷敷，将进一步使血管收缩，加重血液循环障碍，导致局部组织因缺血缺氧而变性坏死。

（2）慢性炎症或深部化脓病灶：冷敷可使局部血流减少，妨碍炎症的吸收。

（3）组织损伤、破裂或有开放性伤口处：冷敷可降低血液循环，增加组织损伤的风险，影响伤口愈合，尤其是大范围组织损伤，应禁止冷敷。

（4）对冷过敏者：使用冷敷可出现红斑、荨麻疹、关节疼痛、肌肉痉挛等过敏症状。

（5）慎用冷敷的情况：昏迷、感觉异常、关节疼痛、心脏病、哺乳期产妇胀奶、婴幼儿、年老体弱者应慎用冷敷。

（6）冷敷的禁忌部位：①枕后、耳廓、阴囊处：冷敷易引起冻伤。②心前区：冷敷可导致反射性心率减慢、心房纤颤、心室纤颤、房室传导阻滞。③腹部：冷敷易引起腹泻。④足底：冷敷可易导致反射性末梢血管收缩，影响散热或引起一过性冠状动脉收缩。

3. 控制降温速度 降温不宜过快，以免引起寒战、虚脱等不良反应，应逐步降低体温，保持患者舒适。

4. 注意保暖与散热　在降温过程中，要确保患者不会因过度暴露而受凉，同时也要保证散热效果，建议根据患者情况及时增减衣物。

5. 避免擦拭禁忌部位　如心前区、腹部、足底等，以免引起不适或反射性心率减慢。

6. 观察病情变化　在进行物理降温的同时，要密切观察患者的病情变化，如体温变化、出汗情况等，如体温持续不降或出现其他不适症状，应及时就医。

7. 补充水分　降温过程中，患者可能会出汗较多，应及时补充水分，以防脱水。

8. 注意局部皮肤变化　观察局部皮肤是否出现红肿、瘙痒、疼痛等症状，这可能是由于过敏反应引起的，如有异常应及时停止物理降温并就医。

9. 避免过度按摩　按摩力度过大可能会导致局部皮肤红肿、疼痛，不利于病情恢复。

10. 动态监测体温　建议每0.5~1小时测量一次体温，以便及时发现异常情况并处理。

11. 特殊人群慎用　对冷刺激敏感的人群、有开放性伤口的部位，以及存在颅内压增高、心力衰竭、肺水肿等严重并发症者应避免物理降温，以免加重原有病情。

12. 遵循医嘱　在进行物理降温前，最好咨询专业医生的意见，确保降温方法适用于患者的具体情况。

13. 其他

（1）操作中要保持床单不受潮。

（2）敷垫需浸透，方可使温度平均分散在敷垫上。

（3）操作中密切观察病情和体温的变化情况。

（4）严格交接班制度，观察患者皮肤情况，如患者发生局部皮肤苍白、青紫或者麻木感，应立即停止使用，防止冻伤发生。

【操作并发症及处理】

1. 局部冻伤

（1）冷敷时间不能过长，每3~4小时冷敷一次，每次20~30分钟。

（2）对进行冷敷的患者要经常巡视，观察冷敷局部皮肤情况，如肤色变青紫、感觉麻木，表示静脉血淤积，必须停止冷敷，及时处理，以防组织坏死。

（3）刺激、过敏或末梢血管功能有异常（如雷诺氏病）时，应禁止使用冷敷。

（4）冷敷部位一般选择在头、颈、腋窝、腹股沟、四肢，不选择心前区、腹部、足底、枕后、耳廓、阴囊等处。

（5）一旦发现局部冻伤，立即停止冷敷，评估冻伤情况。轻者予保暖可逐渐恢复，重者按医嘱对症治疗。

2. 全身反应　定时观察并询问冷敷患者，如有不适及时处理。一旦出现全身反应，立即停止冷敷，给予保暖等处理。对感染性休克、末梢循环不良患者，禁止使用冷敷，尤其是对老幼患者更应慎用。

3. 局部压疮

（1）注意避免将冰袋压在身下，可将冰袋吊起，使其底部接触所敷部位，以减轻压力。

（2）缩短冰敷时间，经常更换冰敷部位。

（3）改用化学冰袋或生理盐水冰袋。

（4）移除冰袋，评估压疮级别，按常规处理。

4. 化学制冷袋药液外渗损伤皮肤

（1）使用前确保制冷袋完好、无渗漏。

（2）使用过程中注意观察，如嗅到氨味立即更换。

（3）皮肤潮红处用食醋外敷；出现水疱者先在水疱基底部用75%乙醇消毒后，然后用无菌注射器抽空水疱渗出液，最后加盖无菌纱布或按外科换药处理。

第三十节　约　束　法

约束具是用来限制患者身体或身体某部位自由活动，以达到维护患者安全与治疗效果的各种器具。

【操作目的及意义】

对可能自伤或伤及他人的患者，限制其身体或肢体活动，确保患者安全，保证治疗、护理顺利进行；防止患者过度活动，以利于诊疗操作顺利进行。

【操作步骤】

1. 评估患者并解释

（1）评估：①病情、意识状态及生命体征，有无骨质疏松或引起骨质疏松的危险因素，身上是否有首饰等硬物。②被约束肢体的活动情况，有无骨折、外伤或皮肤感染，约束部位皮肤色泽、血运情况、温度及皮肤完整性。③有无焦虑、恐惧感（根据病情），患者及家属的合作程度等。

（2）解释：向患者或家属解释使用约束具的目的、方法、注意事项及配合要点。

2. 操作准备

（1）护士准备：①仪表端庄，衣帽整洁，洗手，戴口罩。

（2）患者准备：①患者了解使用约束具的目的、方法、注意事项，与家属共同决策并签署知情同意书。

（3）物品准备：治疗车、手消毒液、医嘱本、约束知情同意书、约束具（大单、四肢约束带、约束手套）、棉垫。

（4）环境准备：周围环境安静、舒适。

3. 操作方法

（1）洗手，戴口罩。

（2）携用物至患者床旁，两种方法核对患者身份信息，告知患者（家属）约束的目的、时间、方法，取得其配合，与家属签订知情同意书。

（3）肩部约束法：用于固定肩部，限制患者坐起。①使用时患者两侧肩部套上袖筒，腋窝衬棉垫，两袖筒上的细带在胸前打结固定。②根据患者体位将约束带固定于合适位置。③患者的肢体处于功能位，保持适当的活动度。④记录约束的时间及部位。⑤整理床单位和用物。

（4）膝部约束法：用于固定膝部，限制患者下肢活动。①暴露患者膝部，两膝、腘窝衬棉垫，约束带横放于两膝上，双头带各固定一侧膝关节，将宽带两端系于床沿。②根据患者体位将约束带固定于合适位置。③使患者的肢体处于功能位，保持适当的活动度。④记录约束的时间及部位。⑤整理床单位和用物。

（5）肢体约束法：用于固定手腕及踝部。①暴露患者的腕部、踝部或膝盖，用约束带上海绵体部分包裹腕部、踝部或膝盖，松紧要适宜。②根据患者体位将约束带固定于合适位置。③使患者的肢体处于功能位，保持适当的活动度。④记录约束的时间及部位。⑤整理床单位和用物。

（6）全身约束法：多用于患儿的约束。①将大单折成患儿肩部至踝部的长度。②将患儿放于大单中部。③用近侧大单包裹同侧肢体至对侧。④经腋窝掖于对侧身下。⑤再将对侧大单包裹手臂及身体掖于近侧身下，用绷带系好，检查松紧度适宜。

（7）洗手，摘口罩。

4. 操作评价

（1）患者及家属了解使用约束具的目的，能够接受并积极配合。

（2）患者各项检查、治疗及护理措施能够顺利进行。

（3）能满足约束具使用患者身体的基本需求，患者安全、舒适，无血液循环障碍、皮肤破损、坠床、撞伤等并发症或意外发生。

【操作重点及难点】

（1）护士应随时观察约束部位局部皮肤有无破损，皮肤颜色、温度，约束肢体末梢循环情况，定时松解。松解期间加强看护，防止意外发生。

（2）严格交接班，记录约束的原因、时间、约束带的数目、约束的部位、约束部位皮肤状况，解除约束的时间。

（3）保护性约束属于制动措施，使用时间不宜过长，病情稳定或治疗结束后，应及时解除约束。需长时间约束患者，每两小时松解约束一次并活动肢体，协助患者翻身。

（4）实施约束时，带下应垫衬垫，固定要松紧适宜，以能容纳 1～2 横指为宜，同时动态观察患者约束松紧度，局部皮肤颜色、温度、感觉，局部血运情况等。保证肢体处于功能位，保持适当的活动度（图 1－30－1 和图 1－30－2）。

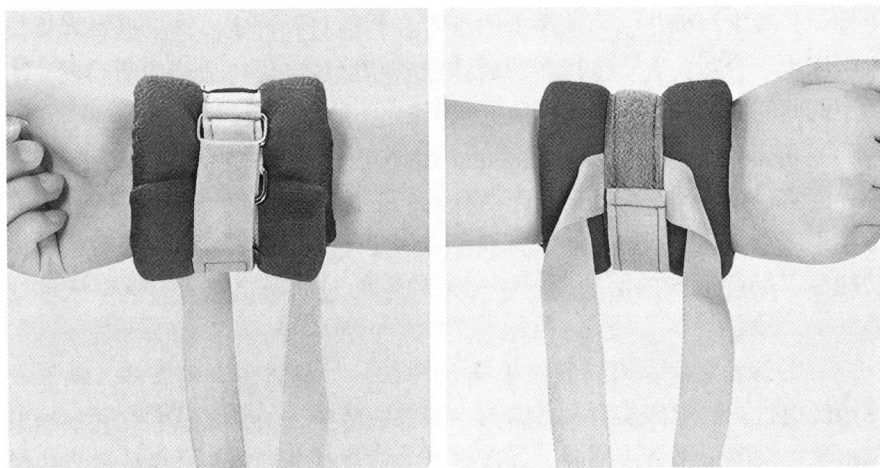

图 1－30－1　腕部约束带

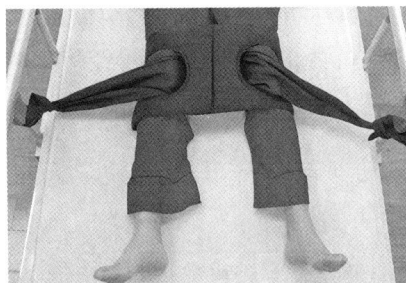

图 1－30－2　膝部约束带

【注意事项】

（1）适应证：适用于没有自控能力、相应的理解能力或不合作的患儿，某些意识障碍患者，存在跌倒、坠床高风险的患者，对治疗、护理不合作的患者，严重行为紊乱、兴奋、躁动、自伤、自杀、伤人毁物的精神病患者。

（2）禁忌证：孕妇、有出血倾向患者、皮肤病患者。

【操作并发症及处理】

1. 血液循环障碍

（1）立即松解约束具，活动肢体，以促进血液回流。

（2）固定松紧适宜，并定时松解。

（3）注意观察约束部位的末梢循环情况，发现异常及时处理。

（4）必要时进行局部按摩，促进血液循环。

（5）发生局部组织坏死者请外科医生协助处理。

2. 皮肤破损、擦伤

（1）根据患者病情，尽早松解约束。

（2）选用内有棉垫的约束带。

（3）固定松紧适宜，并定时松解。

（4）床档给予棉垫保护。

（5）对于皮肤擦伤部位，用聚维酮碘溶液外涂，保持局部清洁、干燥。

3. 关节脱位或骨折

（1）一旦发现异常，充分评估约束部位的关节及肢体活动，立即报告医生。

（2）交待患者及家属受伤部位制动。

（3）配合医生完成相关检查，请相关科室会诊处理。

4. 压疮

（1）松解约束或更换约束部位及方法。

（2）对皮肤破损的受伤部位予以局部按摩，涂抹液体敷料。

（3）皮肤破损者给予换药处理。

5. 牵拉性臂丛神经受损

（1）理疗，如电刺激疗法、红外线等。

（2）功能锻炼，并配合针灸、按摩等。

（3）应用神经营养药物，如 B 族维生素。

（4）及时观察患者病情变化，记录功能恢复情况。

（5）不断评价治疗与护理的效果，为进一步处置提供依据。

6. 疼痛

（1）评估疼痛是否存在关节脱位或骨折等严重并发症，如有关节脱位，则暂停活动。

（2）松解约束后，在医务人员保护下逐渐活动肢体，以免产生剧烈疼痛。

第三十一节　轴线翻身法

轴线翻身法是指将头与脊柱成一条直线，以这条直线为轴线所进行的体位变换。该方法可协助因患有特殊疾病而不能自行移动的患者更换卧位，减轻局部组织压力，预防压疮，有效减少因长期卧床而导致并发症的发生，保持患者的舒适度。

【操作目的及意义】

（1）协助颅骨牵引、脊椎手术、脊椎损伤、髋关节术后患者在床上翻身，变换卧位。

（2）保持脊椎平直，预防脊椎再损伤及关节脱位。

（3）预防压疮，增加患者的舒适感。

（4）减少并发症，如坠积性肺炎。

【操作步骤】

1. 评估患者并解释

（1）评估：患者年龄、病情、生命体征、治疗情况、局部皮肤状况、活动能力、合作程度及心理状态。

（2）解释：向患者或家属解释使用轴线翻身的目的、方法、注意事项及配合要点。

2. 操作准备

（1）护士准备：①着装整洁，洗手，戴口罩。②观察患者损伤部位、伤口情况和管路、骨折、牵引情况。③翻身过程，如有不适立即停止搬动，报告医生。

（2）患者准备：①做好搬动的思想准备。②了解翻身的目的，操作中给予配合。

（3）物品准备：治疗车、手消毒液、医嘱单、软枕2个。

（4）环境准备：周围环境安静、舒适。

3. 操作方法（三人操作）

（1）洗手，戴口罩。

（2）携用物至患者床旁，核对姓名、腕带，解释，取得配合。

（3）移开床旁桌椅，撤去床头挡板，放下近侧床档，拉起对侧床档。

（4）患者仰卧，两臂交叉于胸前。

（5）操作者甲站于床头，固定患者头部沿纵轴向上略加牵引，使头颈随躯干一起缓慢移动，操作者乙、丙站于患者同侧。

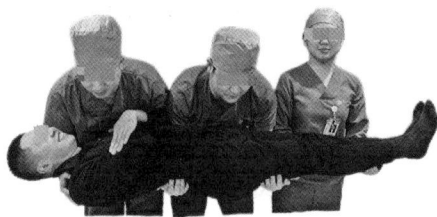

图1-31-1 轴线翻身

（6）乙将双手分别置于远侧肩部、腰背部，丙将双手分别置于腘窝部、小腿部，保持头、颈、腰、髋在同一水平线上，由乙喊口令，三人一起将患者平移至近侧。由乙喊口令，三人一起翻动患者（图1-31-1）。

（7）翻身后，查看患者背部及骶尾

部皮肤情况，并整理好衣服。患者背部垫软枕以支撑身体，两膝之间放软枕并使双膝呈自然弯曲，头部两侧放置沙袋，肩颈下垫薄枕。

（8）观察引流管、伤口敷料、背部皮肤情况。

（9）协助患者取舒适卧位，整理床单位，固定好导管。同时拉起近侧床档，床移回原位。

（10）脱手套，洗手，摘口罩，准确记录翻身时间及皮肤情况。

4. 操作评价

（1）护士操作规范、熟练，动作轻稳，符合节力原则。

（2）护患沟通有效，患者情绪稳定，愿意接受此项操作并积极配合。

（3）患者卧位正确、舒适、安全，未发生并发症。

（4）体现人文关怀。

（5）患者及其家属知晓告知事项，对服务满意。

【操作重点及难点】

（1）妥善固定患者身上的各种留置引流管，避免翻身时使管道反折、扭曲或滑脱。

（2）操作时动作轻柔，切忌拉、拽患者动作。避免患者着凉，保护患者隐私，必要时进行遮挡。

（3）患者颈椎损伤操作过程中，勿扭曲或旋转患者头部，以免加重神经损伤引起呼吸肌麻痹而死亡。

（4）为手术患者翻身时，应检查伤口敷料情况，必要时先换药再翻身。

（5）接受颈椎和颅骨牵引的患者，在翻身过程中不放松牵引。

（6）翻身过程中密切观察病情变化，特别是呼吸的变化，谨防呼吸骤停。

（7）翻转患者时，应保持脊椎平直，以维持脊柱的正常生理弯度，避免加重脊柱骨折。脊椎损伤和关节脱位者保持翻身角度不超过60°，避免由于脊柱负重增大而引起关节突骨折。

【注意事项】

1. 适应证　颅骨牵引、脊椎术后、脊椎损伤、骨盆骨折及髋关节术后患者翻身，起到预防压疮，保持患者舒适，预防脊椎再损伤及髋关节脱位的作用。

2. 其他

（1）移动时，注意保护和控制受伤局部不能伸屈、旋转。

（2）防止髋内收。

（3）防止垂足。

（4）注意颅骨牵引器不要碰撞床铺或栏杆而使牵引滑脱。

（5）三人动作要一致，保持头部和躯干成一条直线，不可扭转、屈伸颈部。

（6）翻身角度不可超过60°。

（7）无论平卧或侧卧都要使头后伸，并使颈椎与躯干成一条直线，不能左右偏斜或扭转。

（8）翻身时注意患者保暖并防止坠床。

（9）操作中要确保患者安全。

【操作并发症及处理】

1. 坠床

（1）护士立即到患者身旁，评估生命体征及病情，迅速通知医生。

（2）配合医生进行检查，正确搬运患者至床上，采取必要的急救措施。

（3）严密观察病情变化，及时向医生汇报。

（4）及时记录坠床的时间、原因、病情及处理措施和效果，认真做好交接班。

2. 继发性脊髓神经损伤

（1）立即评估患者的意识、生命体征，询问有无手足麻木、感觉运动减退或丧失等不适，及时通知医生。

（2）配合医生进行检查，根据病情予以吸氧、心电监测，必要时采取急救措施。

（3）做好患者心理护理。

3. 管道脱落

（1）切口引流管脱落，护士应立即检查管道断端的完整性，通知医生换药，必要时协助医生做好重新置管的准备。

（2）胸腔闭式引流管脱落后，立即用凡士林纱布堵塞住引流口，通知医生处理。

（3）观察患者生命体征。

（4）记录管道脱落时间、原因及处理经过，做好交接班。

4. 植骨块脱落

（1）立即通知医生。

（2）密切观察患者的生命体征，尤其是呼吸情况、吞咽情况、肢体感觉及反射情况。

（3）安抚患者情绪。

（4）配合医生，做好再次手术的准备。

5. 压疮

（1）每1~2小时翻身1次，做好交接班。

（2）做好饮食护理，每天摄入足量的蛋白质，改善局部血液循环，促进创面愈合。

（3）淤血浸润期压疮可局部喷涂液体敷料后外贴减压贴。

（4）炎性浸润期压疮可用碘伏消毒，待干后用减压贴覆盖创面，以保护创面，渗液多时及时更换。

（5）溃疡期压疮，行冲洗治疗。

（6）配合理疗，如红外线、激光疗法，照射时防止烫伤。

6. 继发性脊髓神经损伤

（1）立即缓慢降低翻身角度，置患者于舒适卧位。

（2）通知医生查看，必要时行 X 线检查。

第三十二节　咽拭子采集法标本的采集

正常人咽峡部的口腔正常菌群是不致病的，但在机体抵抗力下降和其他外界因素共同作用下出现感染可以导致疾病的发生。因此，咽拭子细菌培养能分离出致病菌，有助于白喉、急性化脓性扁桃体炎、急性咽喉炎等疾病的诊断。

【操作目的及意义】

取咽部及扁桃体分泌物做细菌培养或病毒分离，以协助诊断。

【操作步骤】

1. 评估患者并解释

（1）评估：患者年龄、病情、体温、治疗情况、局部皮肤状况、活动能力、合作程度及心理状态。

（2）解释：向患者或家属解释咽拭子采集的目的、方法、注意事项及配合要点。

2. 操作准备

（1）护士准备：①衣帽整洁，修剪指甲，洗手，戴口罩。②评估患者目前病情、意识状态、治疗情况及配合程度。③评估患者口腔黏膜有无红肿、溃疡，咽喉部有无红肿、化脓等情况。

（2）患者准备：体位舒适，愿意配合，进食 2 小时后再留取标本。

（3）物品准备：①无菌咽拭子培养试管、压舌板、手电筒。②生理盐水、手消毒液、手套。③检验申请单、标签（或条形码）。

（4）环境准备：室温适宜、光线充足，环境安静。

3. 操作方法

（1）双人核对医嘱和检验申请单，核对无误后在咽拭子培养管外贴标签。

（2）核对患者信息。

（3）洗手，戴口罩，戴手套。

（4）携用物至患者床旁，再次核对患者信息。

（5）协助患者取舒适体位。

（6）嘱患者张口发"啊"音（必要时用压舌板）。

（7）用无菌咽拭子培养试管内的无菌长棉签轻柔而快速地擦拭两侧腭弓及扁桃体上的分泌物。

（8）将棉签插入试管中，盖紧。

（9）再次核对患者信息。

（10）协助患者取舒适体位，将呼叫器置于其易取处，询问患者需要，整理床单位。

（11）处理用物，脱手套，洗手，摘口罩。

（12）按要求正确处理标本。

4. 操作评价

（1）动作轻稳，无菌及爱伤观念强。

（2）采集方法正确，患者无恶心、呕吐等不适。

（3）患者知道注意事项，主动配合，标本符合检验要求。

【操作重点及难点】

（1）采集咽拭子时用无菌棉签，不可触及其他部位，保证所取标本的准确性（图1-32-1）。

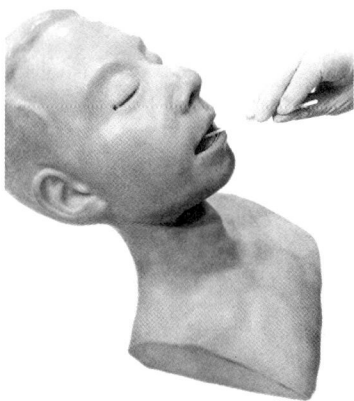

图1-32-1 咽拭子采集法

（2）采集时充分暴露咽喉部，必要时可使用压舌板压住舌部。

（3）注明标本留取时间，及时送检。

（4）最好在使用抗菌药物治疗前采集标本。

【注意事项】

1. 适应证 适用于白喉、化脓性扁桃体炎、急性咽喉炎的诊断。

2. 其他

（1）标本容器应保持清洁、干燥，无菌容器应保持无菌。

（2）最好在应用抗菌药物之前采集标本，严格无菌操作，防止标本污染，采集咽拭子时用无菌棉签，不能触及其他部位，避免交叉感染。

（3）做真菌培养时，应在口腔溃疡面采集分泌物。

（4）为了防止呕吐，应避免在进食后两小时内进行。采集咽拭子标本时动作应轻稳、敏捷，以防引起患者不适。

（5）标本采集后要及时送检，防止标本污染。

第三十三节　痰标本采集法

痰标本采集法是根据医嘱采集标本，对细胞、细菌、寄生虫等进行临床检查并观察其颜色、气味、性质和量，为呼吸系统某些疾病的诊断和治疗提供依据。临床上常用的痰标本检查分为常规痰标本、痰培养标本和24小时痰标本三种。

【操作目的及意义】

（1）常规痰标本：检查痰液中的细菌、虫卵或癌细胞等。

（2）24小时标本：检查24小时的痰量，并观察痰液的性状，协助诊断，做浓集结核杆菌检查。

（3）痰培养标本：检查痰液中的致病菌，为选择抗菌药物提供依据。

【操作步骤】

1. 评估患者并解释

（1）评估：患者年龄、病情、体温、治疗情况、局部皮肤状况、活动能力、合作程度及心理状态。

（2）解释：向患者或家属解释痰标本采集的目的、方法、注意事项及配合要点。

2. 操作准备

（1）护士准备：①衣帽整洁，修剪指甲，洗手，戴口罩。②评估患者病情、意识状态、生命体征、用药情况，能否自行咳嗽、咳痰。③评估患者口腔黏膜有无异常和咽部情况。

（2）物品准备：无菌痰液采集容器、无菌医用橡胶手套、检验申请单、标签或条形码、朵贝尔氏液，必要时备负压吸引器、手消毒液。

（3）环境准备：温度适宜，光线充足，环境安静。

3. 操作方法（图1-33-1）

（1）双人核对医嘱，检验申请单、标签或条形码，注明科室、床号、姓名、检验项目等。

（2）护士着装整洁，洗手，戴口罩，戴手套，评估患者。

（3）携用物至患者床旁，再次核对。

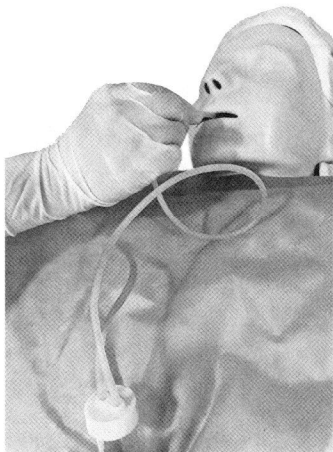

图1-33-1　痰标本采集

（4）协助患者清洁口腔，取合适体位。

（5）取治疗巾置于患者颌下。

（6）采集痰标本。①能自行留痰患者：戴手套，嘱患者先用朵贝氏液再用冷开水漱口，清洁口腔和牙齿。嘱患者深呼吸数次后用力咳出气管深处的痰液，置于无菌容器中，痰量不得少于1ml，加盖后及时送检。②无法咳痰患者：协助患者取适当卧位，由下而上叩击患者背部，戴好无菌手套，将无菌集痰器分别连接吸引器和无菌吸痰管，按照吸痰法将痰液吸入无菌集痰器，加盖送检。③气管切开或气管插管患者：按照吸痰法将痰液吸入无菌集痰器，加盖送检。

（7）注明标本留取时间，并按要求送检。

（8）用纱布擦净患者口唇，脱手套。

（9）整理床单位，协助患者取舒适体位。

（10）洗手，摘口罩，记录。

4. 操作评价

（1）标本采集方法正确，有效地收集痰标本。

（2）患者明确收集痰标本的意义，掌握留取痰标本的方法。

【操作的重点及难点】

（1）嘱患者勿将唾液、鼻咽分泌物、食物、漱口水混入痰标本中。

（2）留取痰培养标本时，朵贝氏液及冷开水漱口数次，尽量排除口腔内大量杂菌。

（3）痰培养标本：真菌和分歧杆菌诊断宜连续采集多套痰标本；痰标本不能进行厌氧培养，痰涂片革兰氏染色镜检对痰培养结果具有参考价值。

（4）如查癌细胞，应用10%甲醛溶液或95%乙醇溶液固定痰液后立即送检。

（5）收集痰液时宜选择在清晨，此时痰量较多，痰内细菌也较多，可提高阳性率。

（6）做24小时痰量和分层检查时，应嘱患者将痰吐在无色广口大玻璃瓶内，加少许防腐剂（如苯酚）防腐。

【注意事项】

1. 适应证　适用于呼吸系统的某些疾病：肺部感染、肺结核、肺癌、卫氏并殖吸虫病、支气管哮喘、支气管扩张等疾病的协助诊断。

2. 其他

（1）护士在采集过程中要注意根据检查目的选择正确的容器。

（2）痰标本容器要加盖，避免微生物播散，标本收集后应立即送检。

（3）痰培养及药物敏感性试验标本应在使用抗菌药物之前收集，以免影响检查结果。

（4）留取 24 小时痰液时，要注明起始时间。

第三十四节　会阴擦洗术

对于由泌尿生殖系统疾病、大小便失禁、会阴部分泌物过多或尿液浓度过高导致皮肤受到刺激或破损，有留置导尿管，产后以及各种类型的会阴部手术后患者，护士应对其进行会阴部护理，以保持会阴部清洁，促进舒适，从而预防生殖系统、泌尿系统的逆行感染。因会阴部各个孔道彼此接近，故操作时应防止交叉感染。

【操作目的及意义】

（1）保持会阴及肛门部清洁，预防和减少感染。

（2）促进患者舒适和会阴伤口愈合。

（3）防止生殖系统、泌尿系统逆行感染。

（4）常用于长期卧床、生活不能自理者，产后或术后留置导尿管者，会阴有伤口或患有急、慢性外阴炎者。

（5）为导尿术、留取中断尿标本和会阴部手术做准备。

【操作步骤】

1. 评估患者并解释

（1）评估：患者年龄、病情、治疗情况、局部皮肤状况、活动能力、合作程度及心理状态。

（2）解释：向患者或家属解释会阴擦洗的目的、方法、注意事项及配合要点。

2. 操作准备

（1）护士准备：①仪表端庄，衣帽整洁，修剪指甲，卫生手消毒，戴口罩。②评估患者会阴部情况：有无伤口异味分泌物、皮肤黏膜破损、肿胀、炎症、流血及流液情况。③评估有无大、小便失禁，留置导尿管。

（2）物品准备：托盘、会阴冲洗包（治疗碗、卵圆钳、棉球、纱布）、冲洗壶（38～40℃温水或根据需要准备消毒液）、浴巾、水温计、垫巾、便盆，按需备换药物品、手消毒液。

（3）环境准备：调节室温至 24℃ 以上，关闭门窗，拉上隔帘或用屏风遮挡。

3. 操作方法

（1）卫生手消毒，戴口罩，戴手套。

(2) 携用物至床旁，核对患者床号、姓名，向患者做好解释指导，以取得配合。

(3) 安慰患者，保护患者隐私，消除其紧张心理。

(4) 帮助患者脱去近侧裤腿，盖在对侧腿部，近侧腿用毛巾遮盖，注意保暖。

(5) 患者取屈膝仰卧位，两腿外展，露出外阴。

(6) 臀下垫以垫巾，再置便器于臀下，打开冲洗包。

(7) 用安尔碘棉球分别擦洗外阴、会阴伤口及两侧臀部。

(8) 擦洗顺序正确。①女性患者擦洗流程：会阴伤口，尿道口和阴道口，对侧大、小阴唇，近侧大、小阴唇，阴阜，大腿内侧 13cm，肛门，由内向外，自上而下，每个棉球限用一次。②男性患者擦洗流程：男性患者应翻开包皮，暴露冠状沟，自上而下，由龟头向阴茎根部擦洗，以伤口为中心，由内向外，清除会阴部分泌物和血迹，最后擦洗肛门及肛门周围，可根据患者情况增加擦洗次数，一个棉球限用一次。操作完毕，将包皮上推，覆盖龟头。

(9) 留置尿管大于 24 小时需更换集尿袋，丢弃使用过的镊子，再用无菌镊另夹安尔碘棉球，擦净尿管与集尿袋接口处上下 5cm。

(10) 撤去用物，协助患者穿好裤子，取舒适卧位。

(11) 整理床单位及用物。

(12) 交待注意事项。

(13) 脱手套，卫生手消毒，摘口罩。

(14) 记录。

4. 操作评价

(1) 尊重患者，保护患者隐私。

(2) 动作轻柔，顺序正确，以患者舒适为宜。

(3) 无菌操作，无交叉感染。

(4) 注意保暖，避免着凉。

【操作重点及难点】

(1) 擦洗时动作轻柔，顺序正确。

(2) 操作过程保护患者隐私，注意保暖。

(3) 擦洗时注意观察会阴及伤口有无红肿，注意观察分泌物性质及伤口愈合情况，发现异常及时记录并报告医生。

(4) 会阴冲洗时，须先用无菌干棉球堵住阴道口，勿使冲洗液流入阴道。

(5) 冲洗结束后，一定取出阴道口棉球，并为患者更换无菌会阴垫。

(6) 留置尿管患者，应注意尿管是否通畅，有无脱落或扭曲。

【注意事项】

1. 适应证

（1）妇产科手术后留置导尿管患者。

（2）会阴或肛门手术前后患者。

（3）产后或会阴有伤口患者。

（4）急性外阴炎患者。

（5）长期卧床患者。

2. 其他

（1）会阴部擦洗时，每擦洗一处需变换毛巾部位。如用棉球擦洗，每擦洗一处应更换一个棉球。

（2）擦洗时动作轻稳，顺序清楚，从污染最小部位至污染最大部位清洁，避免交叉感染。

（3）操作时正确运用人体力学原则，注意节时省力。

（4）对于行会阴部或直肠手术患者，应使用无菌棉球擦净手术部位及会阴部周围皮肤。

（5）操作中减少暴露，注意保暖，并保护患者隐私。

（6）擦洗溶液温度适中，减少刺激。

（7）留置导尿者，需做好留置导尿管的清洁与护理：①清洁尿道口和尿管周围，擦洗顺序由尿道口向远端依次擦洗尿管的对侧→上方→近侧→下方。②检查留置尿管及尿袋开始使用日期。③操作过程中尿管置于患者腿下并妥善固定。④操作后注意导尿管是否通畅，避免脱落或打结。

（8）女性患者月经期宜采用会阴冲洗。

（9）注意观察会阴部皮肤黏膜情况。有伤口者需注意观察伤口有无红肿、分泌物的性状、伤口愈合情况。如发现异常，及时向医生汇报，并配合处理。

3. 健康教育

（1）教育患者经常检查会阴部卫生情况，及时做好清洁护理，预防感染。

（2）指导患者掌握会阴部清洁方法。

第三十五节　膀胱冲洗技术

膀胱冲洗术是利用三通的导尿管或耻骨上膀胱造瘘管，将无菌溶液输注膀胱内，然后再利用虹吸原理将灌入的液体经导管排出体外，如此反复多次将膀胱内残渣、血液、脓液等冲出，防止感染或堵塞尿路。

【操作目的及意义】

（1）预防和治疗泌尿系统感染，如膀胱炎、膀胱肿瘤等。

（2）预防和减少泌尿系统手术后血凝块的形成。

（3）解除尿道阻塞，保持尿管通畅。

（4）使尿液引流通畅，治疗膀胱疾病。

（5）消除膀胱内血凝块、黏液、细菌等异物，预防膀胱感染。

（6）预防前列腺、膀胱术后血块形成。

【操作步骤】

1. 评估患者并解释

（1）评估：患者年龄、病情、体温、治疗情况、局部皮肤状况、活动能力、合作程度及心理状态。

（2）评估有尿管者尿液性质，导尿管是否渗漏或脱出。

（3）解释：向患者或家属解释膀胱冲洗的目的、方法、注意事项及配合要点，解除其顾虑，以取得合作。

2. 操作准备

（1）护士准备：仪表端庄，着装整洁，修剪指甲，洗手，戴口罩。

（2）物品准备：封闭式冲洗术：生理盐水（1000ml/袋）、输液管、无菌治疗巾、无菌手套、一次性手套、无菌治疗碗、一次性20ml注射器、换药盘（内装消毒用棉球）；开放式冲洗术：生理盐水、无菌治疗巾、无菌手套、一次性手套、无菌治疗碗、空针、换药盘（内装消毒用棉球）。

（3）环境准备：调节室温至24℃以上，关闭门窗，拉上隔帘或用屏风遮挡。

3. 操作方法

（1）封闭式冲洗术：①卫生手消毒，戴口罩，携用物至患者床旁。②查对医嘱，核对患者姓名、床号、床头卡。③关闭门窗，屏风遮挡。④戴手套。⑤摆体位：遮挡患者隐私并协助其采取适当姿势，露出导尿管。⑥将冲洗用生理盐水挂于输液架上，连接输液管，输液管夹闭。⑦脱手套，卫生手消毒。⑧戴无菌手套。⑨用换药盘内的镊子夹取75%乙醇棉球消毒导尿管（三叉）的输入口。⑩打开输液管道，将针头处接在三叉导尿管的输入端（图1-35-1）。⑪使冲洗液缓慢（注明速度）流入膀胱，一般60~80滴/分，观察尿流速度、色泽及浑浊度。⑫冲洗毕取舒适体位，整理床单位、用物。⑬脱手套，交待注意事项。⑭各班记录输入、输出量，并检查冲洗情况。

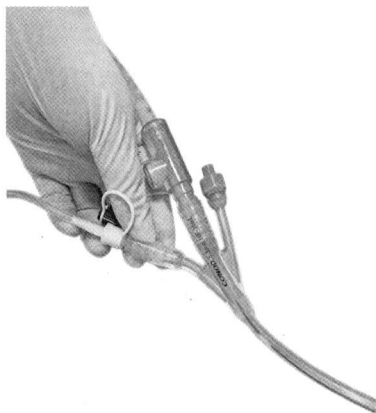

图1-35-1 膀胱冲洗技术

（2）开放式冲洗术：①操作前备齐用物，

卫生手消毒，戴口罩，推治疗车至患者床旁。②核对医嘱，核对患者信息：姓名、床号、床头卡。③关闭门窗，屏风遮挡。④戴手套。⑤摆体位：遮挡患者隐私并协助其采取适当姿势，露出导尿管。⑥脱手套，卫生手消毒。⑦戴无菌手套，并铺好无菌治疗巾。⑧将无菌治疗碗置于无菌治疗巾上，并倒入生理盐水。将导尿管与尿袋接头松开，置于无菌治疗巾内。⑨用 75% 乙醇棉球消毒导尿管外口，注意导管末端不被污染。⑩用 20ml 注射器抽取冲洗液，连接导尿管，将冲洗液缓缓注入膀胱。⑪冲洗：应让冲洗液自行流出或轻加抽吸，不宜用力过猛，吸出的液体不宜注入膀胱内。⑫如此反复冲洗，直至冲出液澄清为止。冲洗过程中注意观察患者的反应。⑬冲洗完毕用 75% 乙醇棉球消毒导尿管及尿袋接口，接好尿袋并固定。⑭整理用物。⑮脱无菌手套。⑯卫生手消毒，记录。

4. 操作评价

（1）严格执行无菌操作和查对制度。

（2）患者了解注射目的，有安全感，能够配合。

（3）操作正确，患者无不良反应。

【操作重点及难点】

（1）在膀胱冲洗期间观察尿管有无打折、弯曲、受压、脱出等情况。

（2）避免在导尿管的同一位置反复穿刺。

（3）操作过程中，严密观察患者的生命体征。出现异常时，及时通知医生。

（4）控制好冲洗速度、压力。

【注意事项】

1. 适应证

（1）预防和治疗泌尿系统感染。

（2）预防和减少泌尿系统手术后血凝块的形成。

（3）解除尿道阻塞，保持尿管通畅。

2. 禁忌证　急性尿道炎或急性前列腺炎。

3. 其他

（1）操作过程中严密观察患者的生命体征，若出现异常，减慢冲洗速度，必要时停止冲洗，及时通知医生。

（2）严格执行无菌操作，防止医源性感染，冲洗膀胱压力不宜过大，抽出液体不能再注入膀胱。

（3）避免用力回抽造成黏膜损伤。若引流的液体少于灌入的液体量，应考虑是否有血块或脓液阻塞，可增加冲洗次数或更换导尿管。

（4）遇寒冷气候，冲洗液应加温至 38～40℃，以防冷水刺激膀胱，引起膀胱痉挛。

（5）将引流管妥善固定于床边，保持尿管在髋关节以下，避免扭曲、受压，保持引流通畅。

（6）冲洗时嘱患者深呼吸，尽量放松，以减少疼痛。若患者出现腹痛、腹胀、膀胱剧烈收缩等情况，应暂停冲洗。

（7）冲洗后如出血较多或血压下降，应立即报告医生给予处理，并注意准确记录冲洗液量及性状。

【操作并发症及处理】

1. 感染

（1）安抚患者，加强心理护理。

（2）冲洗膀胱时，严格遵守无菌操作，定时进行尿道口护理。

（3）密切观察冲洗情况，冲洗液瓶内液面距床面距离约 60cm 以便产生一定压力，利于液体流入。

（4）冲洗液使用前应仔细观察瓶口有无松动、瓶身有无裂缝、溶液有无沉淀、有效期等。

（5）必要时遵医嘱使用抗菌药物。

2. 血尿

（1）预防及处理同导尿术并发症。

（2）每次灌注的冲洗液以 200~300ml 为宜，停留时间以 5~10 分钟为宜。

3. 膀胱刺激症状

（1）如由感染引起，给予适当的抗感染治疗。

（2）碱化尿液对缓解症状有一定作用。

（3）遇寒冷气候，冲洗液应加温至 38~40℃，以防冷水刺激膀胱，引起膀胱痉挛。

4. 膀胱痉挛

（1）做好心理护理，缓解患者的紧张情绪，术前对患者进行疾病的详细讲解，使患者对疾病有充分的认识，同时保持一个好的心态。

（2）冲洗时密切观察，保持管道的通畅，注意冲洗液的温度（冬季加温到 38~40℃）和速度（60~80 滴/分，每次 15~30 分钟，快速冲洗以 0.5 分钟为宜），以防对膀胱造成刺激而引起痉挛。

（3）必要时给予镇静剂、止痛剂，以减轻患者的痛苦。

（4）操作动作要轻柔、熟练，以减少对患者的刺激。

（5）酌情减少导尿管气囊内的气体（或液体），以减轻对膀胱三角区的刺激。

（6）教会患者应对膀胱痉挛的方法，如深呼吸法、屏气呼吸法等。

（7）术前选用光滑、组织相容性强、型号合适的硅胶导尿管。

5. 膀胱麻痹

（1）重新导尿，必要时留置导尿管。

（2）给予局部热敷、针灸等治疗。

第三十六节 隔 离 技 术

隔离技术里采用各种方法、技术，防止病原体从患者及携带者传播给他人的措施。通过隔离可以切断感染链，将传染源、高度易感人群安置在指定地点，暂时避免和周围人群接触，防止病原微生物在患者、工作人员及媒介物中扩散。对传染病患者采取的隔离称传染病隔离；对易感人群采取的隔离为保护性隔离。

【操作目的及意义】

切断感染链中感染源、传播途径、易感人群之间的联系，防止病原微生物在患者、工作人员及媒介物中扩散。隔离是控制传染病流行和预防医院感染的重要措施，护理人员应自觉遵守隔离制度，熟悉、掌握并善于应用有关的隔离技术，同时通过教育使出入医院的所有人员理解隔离的意义并能主动配合隔离工作。

一、口罩、帽子的使用

【操作目的及意义】

保护患者及工作人员；防止感染和交叉感染。

【操作步骤】

1. 评估患者并解释

（1）评估：评估患者的传染性，了解患者的症状、病史、既往接触史等情况。评估患者的病情、治疗与护理、隔离种类及措施、穿隔离衣的环境。

（2）解释：向患者或家属解释隔离的目的、方法、注意事项及配合要点，以最大程度降低感染的风险。

2. 操作准备

（1）护士准备：着装整洁，剪指甲，卫生手消毒，熟悉操作方法，根据患者病情采取隔离种类。

（2）物品准备：清洁纱布口罩（病房用 6 ~ 8 层纱布制成，传染病房用 12 层纱布制成）或一次性外科口罩（用过氧乙烯纤维滤纸制成，宽 14cm，长 16 ~ 18cm，带长 30cm），帽子或一次性帽子，污染袋。

（3）环境准备：室内环境整洁、光线充足、安静。

3. 操作方法

（1）洗净双手：戴脱帽子、口罩之前均应洗净双手。

（2）穿戴整齐：帽子应遮住全部头发，口罩应遮住口鼻。

（3）取放口罩：操作完毕，卫生手消毒后取下口罩，并将污染面向内折叠，先放入小塑料袋内再放入衣服口袋内。

（4）用后处理：离开污染区前将口罩、帽子放入特定污染袋内集中处理。

4. 操作评价

（1）帽子、口罩戴法正确。

（2）取下的口罩放置妥当。

（3）帽子、口罩保持清洁、干燥，无污染发生。

【操作重点及难点】

（1）无菌操作环境应清洁、宽敞。操作前30分钟须停止打扫、更换床单等工作，避免人群流动、尘埃飞扬。

（2）工作人员应穿戴整洁，卫生手消毒，戴帽子，口罩需遮住口鼻。必要时穿无菌衣，戴无菌手套。

（3）无菌物品应与非无菌物品分开放置，应有明确标识。无菌物品不可暴露于空气中，应存放于无菌包或无菌容器中。无菌包外须标明物品名称、灭菌日期，按失效期先后顺序摆放。过期或受潮应重新灭菌。

（4）进行无菌操作时，应明确无菌区与非无菌区。

（5）操作者身体应与无菌区保持一定距离，取无菌物品时，应面向无菌区，并使用无菌持物钳；手臂应保持在腰部或治疗面以上，不可跨越无菌区，手不可接触无菌物。避免在无菌区谈笑、咳嗽、打喷嚏。操作时疑用物已被污染应更换并重新灭菌。

（6）一套无菌物品只供一位患者使用，以防交叉感染。

（7）戴、脱口罩前要卫生手消毒，遵守无菌及隔离原则。

（8）不可用污染的手触摸口罩，口罩不用时不可挂在胸前。

（9）帽子、口罩应勤更换，保持清洁。

【注意事项】

（1）口罩用后，立即取下，不可悬挂在胸前，取下时手不可接触污染面，应及时将污染面向内折叠，放入医疗垃圾桶内，以便集中处理。

（2）帽子、口罩应勤换洗，保持清洁。纱布口罩使用4~8小时应更换，一次性口罩使用不应超过4小时，接触严密隔离的传染病患者应每次更换。

（3）戴上口罩后，避免咳嗽和不必要的谈话，不可用污染的手触摸口罩，口罩污染或潮湿时，应立即更换。

（4）应根据不同的操作要求选用不同种类的口罩：一般诊疗活动，可佩戴纱布口罩或外科口罩；手术室工作或护理免疫功能低下患者、进行体腔穿刺等操作时应佩戴外科口罩；接触经空气传播或近距离接触经飞沫传播的呼吸道传染病患者时，应佩戴医用口罩。

二、穿、脱隔离衣

【操作目的及意义】

用于保护患者避免感染；保护医务人员避免受到血液、体液和其他感染性物质污染。

【操作步骤】

1. 操作准备

（1）护士准备：衣帽整洁；修剪指甲，取下手表；卷袖过肘，洗手，戴口罩。

（2）用物准备：隔离衣、挂衣架、手消毒用物。

（3）环境准备：清洁、宽敞。

2. 操作方法

（1）取隔离衣：查对隔离衣，手持衣领取下隔离衣，使清洁面朝向自己，将衣领两端向外折齐，对齐肩缝露出肩袖内口（图1-36-1）。

（2）穿好衣袖：一手持衣领，另一手伸入一侧袖内，持衣领的手向上拉衣领，将衣袖穿好；换手持衣领按上法穿好另一衣袖（图1-36-2）。

（3）系衣领：两手持衣领，由领子中央顺着边缘由前向后系好衣领扣上领扣（图1-36-3）。

（4）系袖口　扣好袖口或系上袖带。

（5）系腰带：将隔离衣一边（约腰下5cm处）逐渐向前拉，见到衣边捏住，同法捏住另一侧，双手在背后将边缘对齐，向一侧折叠，并以一手按住另一手将同侧腰带拉至背后压住折叠处，换手拉另一侧腰带，双手将腰带在背后交叉，再回到前面打一活结（图1-36-4）。

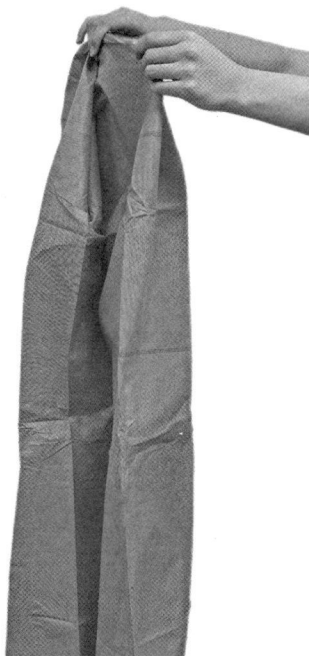

图1-36-1　取隔离衣

（6）进行隔离操作（图1-36-5）。

（7）解开腰带：在前面打活结。

（8）解开袖口：将衣袖上拉在肘部，将部分衣袖塞入工作服衣袖内，充分暴露双手。

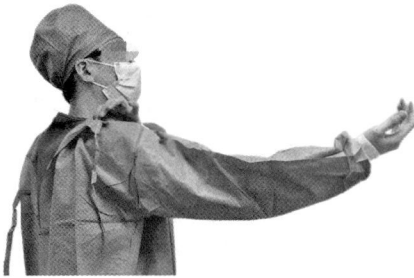

图 1-36-2　穿好衣袖

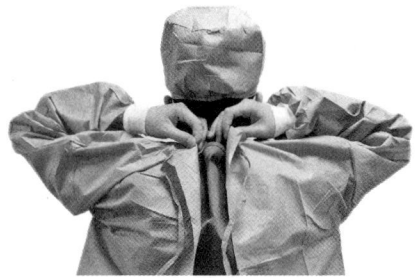

图 1-36-3　系衣领

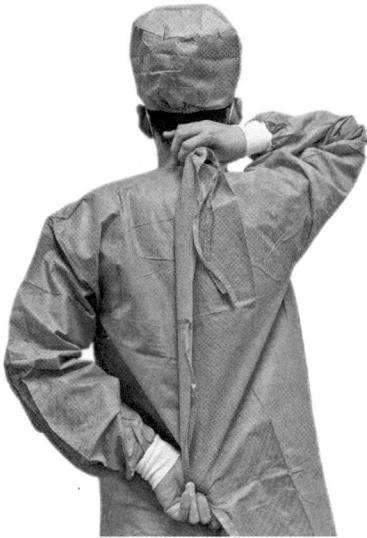

图 1-36-4　系腰带

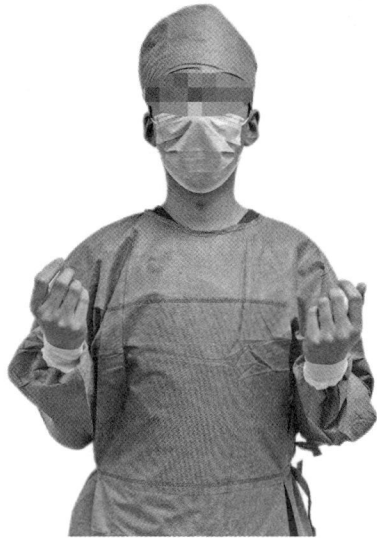

图 1-36-5　隔离操作

（9）消毒双手：按手的清洁法刷洗双手，擦干。

（10）解开领扣。

（11）脱下衣袖：一手伸入另一侧袖口内，拉下衣袖过手（遮住手），再用衣袖遮住的手在外面拉下另一衣袖，两手在袖内使袖子对齐，双臂逐渐推出。

（12）挂隔离衣：双手持衣领，将隔离衣两边对齐，挂在衣钩上。如挂在半污染区，清洁面向外；挂在污染区则污染面向外。

3. 操作评价

（1）隔离观念强，操作者、环境、物品无污染。

（2）手的消毒方法正确，冲洗彻底，隔离衣未被溅湿。

【操作重点及难点】

（1）避免污染，隔离衣长短应合适，须遮住工作服。

（2）污染的袖口不可触及衣领、面部和帽子。

（3）手不可触及隔离衣内面。

（4）穿好隔离衣后不能进入清洁区。

（5）勿使衣袖外面塞入袖内。

（6）折叠处不能松散。

（7）注意保持衣领清洁。

（8）注意保持双手清洁。

（9）挂在半污染区内，清洁面向外；挂在污染区，污染面向外。

（10）穿、脱隔离衣方法正确。

【注意事项】

（1）隔离衣只能在规定区域内穿脱，穿前检查有无潮湿、破损，长短须能全部遮盖工作服。

（2）隔离衣每日更换，如有潮湿或污染，应立即更换。接触不同病种患者时应更换隔离衣。

（3）穿脱隔离衣过程中避免污染衣领、面部、帽子和清洁面，始终保持衣领清洁。

（4）穿好隔离衣后，双臂保持在腰部以上，视线范围内；不得进入清洁区，避免接触清洁物品。

（5）消毒手时不能沾湿隔离衣，隔离衣也不可触及其他物品。

（6）脱下的隔离衣还需使用时，如挂在半污染区，清洁面向外；挂在污染区则污染面向外。

第三十七节　备　皮　术

备皮是指在手术的相应部位剃除毛发及体毛，并进行体表清洁的手术准备，是拟行外科手术的患者在术前进行手术区域清洁的术前准备工作，不仅仅是剃除体毛，还包括皮肤的清洗，有时术前还要做皮肤碘伏擦洗等。

【操作目的及意义】

保持手术部位皮肤清洁，预防感染，降低手术后切口感染率；充分暴露手术视野。

【操作步骤】

1. 评估患者并解释

（1）评估：患者年龄、病情、治疗情况、局部皮肤状况、活动能力、合作程度及心理状态。

（2）评估患者手术区域及周围皮肤有无异常。

（3）解释：向患者或家属解释备皮术的目的、方法、注意事项及配合要点。

2. 操作准备

（1）护士准备：衣帽整洁，卫生手消毒，戴口罩，修剪指甲。

（2）患者准备：①患者做好思想准备，愿意配合。②拉下床档，取合适体位。

（3）物品准备：托盘内盛一次性备皮刀、碗盘、橡皮巾及专用巾、汽油（松节油）、棉签；治疗碗内有软皂水、纱布及止血钳；脸盆内盛热水；手电筒；备屏风或隔帘。骨科手术前三日剃去毛发备皮，备75%乙醇、无菌巾、绷带。

（4）环境准备：室温适宜、光线充足，环境安静，注意保暖。

3. 操作方法

（1）再次查对，调节室温，遮挡患者隐私（必要时需用屏风遮挡），根据病情选择舒适体位，做好解释工作。

（2）戴手套。

（3）备皮部位身下垫一次性垫巾，充分暴露备皮区域。

（4）用止血钳钳住纱布蘸软皂水涂局部，一手绷紧皮肤，另一手持备皮刀剃毛，分区剃净毛发，注意勿剃破皮肤。

（5）用毛巾浸热水将备皮区皮肤清洗干净，用手电筒照射，检查毛发是否彻底刮净，有无皮肤损伤。

（6）腹部手术需用75%乙醇或松节油棉签清洁肚脐污垢和油脂。

（7）特殊部位备皮要求：①颅脑手术患者，术前三日剃去全部头发及颈部毛发，保留眉毛，每日洗头一次（急症手术除外），术前2小时剃净毛发，用肥皂水洗头，戴清洁帽子。②骨科无菌手术，术前三日开始备皮，每日用肥皂水洗净，75%乙醇消毒，术前一日剃净毛发，75%乙醇消毒后用无菌巾包扎，术日清晨再次消毒包扎。③病灶在四肢的患者，入院后应遵医嘱浸泡手、脚，如手掌、足趾、指（趾）端、指（趾）间较脏处，每日用温水泡20分钟并用肥皂水刷洗，剪去指（趾）甲，已浸软的胼胝应设法削去，注意勿损伤正常皮肤。④阴囊/阴茎部手术，患者入院后局部每日用温水浸泡，肥皂水洗净，术前一日剃毛。⑤对小儿备皮，只做手术区域皮肤清洁处理。

（8）脱手套。

（9）整理用物，再次核对患者信息，对患者进行健康指导。

（10）整理床单位，分类处理用物。

（11）卫生手消毒，摘口罩，记录护理记录单。

4. 操作评价

（1）患者及家属知晓护士告知事项，对服务满意。

（2）操作规范，患者皮肤清洁、无损伤。

（3）根据手术要求备皮，方法正确。

【操作重点及难点】

（1）评估患者病情及配合程度，操作时注意患者保暖及隐私的保护。

（2）注意将皮肤上的污垢清洗干净，保护皮肤完整性。

（3）出现瘙痒、灼热、红疹及皮肤敏感者慎用备皮并通知医生。

（4）熟悉各种手术前的皮肤准备区域（图1-37-1）。

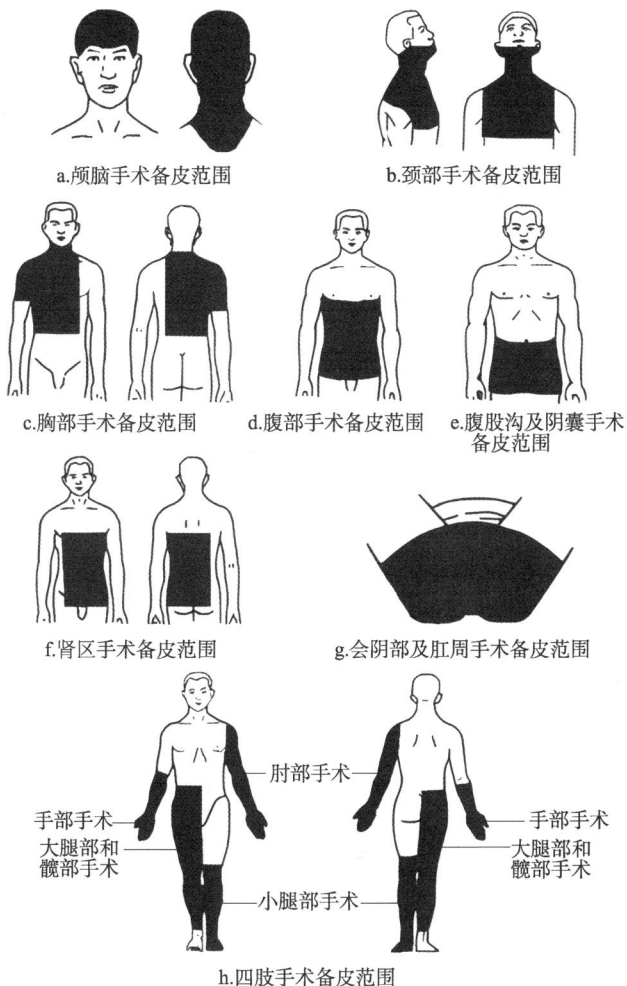

a.颅脑手术备皮范围　　　　b.颈部手术备皮范围

c.胸部手术备皮范围　　d.腹部手术备皮范围　　e.腹股沟及阴囊手术
备皮范围

f.肾区手术备皮范围　　　　g.会阴部及肛周手术备皮范围

肘部手术

手部手术　　　　　　　　　　　　　　　　手部手术
大腿部和　　　　　　　　　　　　　　　　大腿部和
髋部手术　　　　　　　　　　　　　　　　髋部手术

小腿部手术

h.四肢手术备皮范围

图1-37-1　不同手术备皮范围

【注意事项】

1. 适应证　各种手术前的皮肤准备。

2. 禁忌证

（1）皮肤出现瘙痒、灼热、红疹者不能使用脱毛膏。

（2）小儿无须剃毛，做手术区域清洁。

（3）面部眉毛无须脱毛。

3. 其他

（1）手术部位皮肤准备前，应向患者做术前卫生健康指导和心理干预，取得其配合。

（2）手术部位皮肤准备范围准确，无肉眼明显可见毛发时只需清洁皮肤，不需脱毛。

（3）操作时注意保暖，注意保护患者的隐私。

（4）剃毛时应顺着毛发生长的方向，以免损伤毛囊。

（5）小心操作，避免刮伤皮肤，备皮刀一人一用。

（6）腹部手术应清洁脐窝内污垢。

【操作并发症及处理】

1. 皮肤损伤

（1）操作中注意刀片与皮肤所呈角度不能过大（＜30°），动作要轻柔。

（2）使用剃须安全刀片备皮前，在备皮区域敷上爽身粉或用肥皂水湿润毛发。

（3）在皮肤松弛的部位操作时，注意绷紧皮肤。

（4）选用电动剃须刀备皮，可降低刮伤。

（5）若操作中不慎刮破皮肤，如有出血，先用无菌敷料压迫止血，再用碘伏消毒后进行包扎；如无出血，则碘伏消毒后包扎处理。

2. 切口感染及切口愈合不良

（1）尽可能在备皮前洗澡、洗发，并用温肥皂水将手术区皮肤洗净；剃毛时间选在临手术前，可减少切口感染机会；也可在备皮前用皮肤消毒剂消毒后再备皮，可减少切口感染机会。

（2）使用一次性备皮刀，以防止交叉感染。

（3）应用剃须刀剃除手术野毛发，由于残留毛发高于剃除毛发，因而可减少皮肤的损伤。

（4）患者入手术室时，严格检查患者的皮肤准备情况，如不符合外科术前皮肤护理常规，应在病情许可的情况下送回病区并报告护士长。若发现患者术野皮肤有红肿及皮肤损伤，则及时报告医生，必要时延期手术，以防术后感染。

3. 过敏反应

（1）使用化学脱毛剂以前需做皮肤过敏试验，即先在上臂小片皮肤上试用，如果有过敏现象禁止用化学脱毛剂。

（2）避免将化学脱毛剂用于眼睛和生殖器附近皮肤。

（3）如出现过敏现象立即停用，并报告医生处理。

第二章

急诊科专科护理技术操作规范

第一节　单人心肺复苏术

心肺复苏术（CPR）是指患者呼吸、心跳停止时采取的一切为了提高其生存率的抢救措施。复苏的最终目的是促使患者神志清醒和脑功能恢复，因此心肺复苏又称为心肺脑复苏（CPCR）。完整的 CPR 包括三个阶段：基础生命支持、高级生命支持、延续生命支持。

【操作目的及意义】

（1）通过实施基础生命支持技术，建立患者循环、呼吸功能。

（2）保证重要脏器的血液供应，尽快促进心跳、呼吸功能恢复。

【操作步骤】

1. 评估患者并解释

（1）评估患者病情并向家属解释单人心肺复苏术的目的及注意事项。

（2）评估患者意识状态。

（3）评估现场环境安全。

2. 操作准备

（1）护士准备：①仪表端庄，衣帽整洁，着装整齐，洗手，戴口罩。②评估操作环境安全。

（2）患者准备：①大房间屏风遮挡。②将患者置于平卧位。

（3）物品准备：治疗车、心外按压板、手电筒、血压计、听诊器、简易呼吸器、吸氧管、除颤仪、导电糊（也可使用0.9%生理盐水纱布代替），另备脚凳、手消毒液、特护记录单。

（4）环境准备：环境安全。

3. 操作方法

（1）判断患者的意识、呼吸、颈动脉搏动，大声呼叫患者（双手轻拍患者双肩），判断患者意识情况，用右手示指和中指并拢，沿患者的气管纵向滑行至喉结处，在旁开 2~3cm 处停顿触摸搏动，同时观察胸廓起伏，听闻呼吸音，计时 <10 秒。

（2）启动应急反应系统（ERS）：若意识丧失、无呼吸、脉搏，报告"患者意识丧失，开始抢救"，立即计时，大声呼叫其他医护人员"快来人抢救"，同时移开床旁桌，撤去床头档，如除颤仪准备就绪，可直接除颤。在准备除颤仪的过程中，立即行心外按压。

（3）摆体位：患者取复苏体位（平卧位），撤去枕头、被子，头后仰，垫按压板，解衣暴露胸部并松裤带。

（4）心外按压：立即行连续胸外按压 30 次后再给予人工通气。按压部位：胸骨下段，胸廓正中，两乳头连线的中点；按压方法：双手重叠，十指交叉相扣，定位手的 5 个手指翘起，一手掌根与胸廓接触，双肘关节伸直，用身体重力有规律地垂直下压；每次按压后迅速放松，放松时手掌根部不离开胸壁，注意胸廓充分回弹，使胸骨下陷 4~5cm，频率为 100 次/分，按压与放松比例为 1∶1。按压程度的上限：频率为 100~120 次/分，深度为 5~6cm（图 2-1-1）。

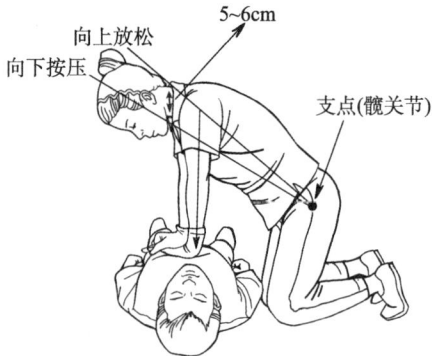

图 2-1-1　心外按压

（5）打开气道方法：①仰头抬颏法：操作者一手小鱼际置于患者前额，手掌后压以使其头后仰，另一手的示指、中指放在颏部下颌骨下方，将颏部向前抬起，清除口鼻分泌物，取出活动义齿。②托颏法：操作者两手同时将患者左右下颌角托起，将下颌骨前移，使其头后仰。适用于怀疑有颈部损伤的患者（图 2-1-2）。

（6）人工通气：①口对口人工呼吸：操作者捏住伤员鼻孔，用口唇将伤员的口罩住，呈密封状，缓慢吹气 2 次，每次吹气应持续 1 秒以上，确保呼吸时胸廓起伏。②简易呼吸器通气：用"EC"手法固定面罩，将面罩包住口鼻，拇指与示指呈"C"形，用力扣紧面罩，其余三指呈"E"形置于下颌骨上提拉下颌。挤压简易呼吸器球囊后三分之一处，每次挤压潮气量约600ml，挤压2次，同时观察胸廓有无起伏，成人频率为每6秒1次（即10次/分）。

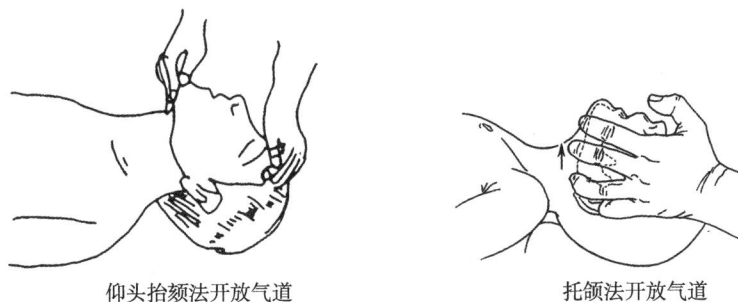

仰头抬颏法开放气道　　　　　　　托颌法开放气道

图2-1-2　打开气道方法

（7）人工呼吸与胸外按压配合比例为2∶30。

（8）除颤仪到达后，立即用除颤仪示波，如为心室颤动或无脉性室性心动过速立即电除颤（具体操作见除颤仪的操作流程），除颤后立即行CPR。

（9）5个循环后，再次判断患者呼吸及颈动脉搏动。

（10）如患者颈动脉搏动恢复，继续评估患者的血压、呼吸、瞳孔、末梢循环等情况，保持呼吸循环稳定。

（11）恢复舒适体位，安床头、床档，整理床单位，安慰患者，继续高级生命支持。洗手，记录抢救时间及具体抢救措施、用药情况及患者的病情变化。

4）操作评价

（1）患者大动脉（股、颈动脉）搏动可触及。血压维持在8kPa（60mmHg）以上。

（2）心跳恢复。心室颤动波由细小变为粗大，甚至恢复窦性心律。

（3）自主呼吸恢复。

（4）瞳孔由大变小。

（5）面色转为红润。患者口唇、面色、甲床等颜色由发绀转为红润。

（6）神志恢复。

【操作重点及难点】

（1）按压频率及深度对复苏效果有直接的影响。

（2）按压程度的上限：频率为120次/分，深度为5~6cm。按压与放松比例为1∶1，每次按压后要求胸壁完全回弹。

（3）按压间隙不能有任何力量施加在患者胸部，这对施救者的重心调整提出了更高的要求：手可以放在患者胸上，但是不能有任何力量。

（4）按压手法：以一手掌根放于按压部，另一手掌根重叠于下一手背上，两手手指交叉翘起（上手指紧扣下手指，防止移位），使手指端离开胸壁，术者的双臂与患者胸骨垂直（肩、肘、腕关节呈一直线），向下用力按压，使胸骨明显地压下至少5cm。

（5）单人施救者按压与通气的比例建议维持在30∶2。

【注意事项】

1. 适应证　因各种原因所造成的循环骤停，包括心搏骤停、心室纤颤及心搏极弱。

2. 禁忌证

（1）胸壁开放性损伤。

（2）肋骨骨折。

（3）胸廓畸形或心包填塞。

（4）凡已明确心、肺、脑等重要器官功能衰竭无法逆转者，可不必进行复苏术，如晚期癌症等。

3. 人工通气注意事项

（1）每次通气时间在1秒以上。

（2）人工呼吸时不可太快或太过用力。

（3）每次通气量不要过大，以免发生急性胃扩张，以能见到明显的胸廓起伏为宜。

（4）面罩要与患者皮肤密封良好，以保障有效通气。

（5）有效气道建立之前，无论单人与双人CPR，均按压胸部30次后，通气两次，即按压与通气之比为30∶2。

（6）如果仅有人工呼吸，呼吸频率为10～12次/分；如有人工气道，呼吸频率为成人每6秒1次（即10次/分）。

（7）托颌法只适用于怀疑患者有颈椎损伤时。

4. 心外按压注意事项

（1）胸外按压的部位要准确，不宜过低，以免损伤肝、脾、胃等内脏。

（2）按压的力量要适宜，过猛、过重、过大会造成胸骨骨折、肋骨骨折、血胸、气胸、血气胸等。

（3）按压力过轻，形成的胸腔压力过小，不足以推动血液循环。

（4）按压时手不可离开胸骨定位点，造成下次按压点错误。

（5）放松时要使胸廓充分回弹，使血液有效回流心脏。

（6）按压速度不可过快，以免影响按压效果。

（7）严禁按压胸骨角、剑突下及左右胸部。

【操作并发症及处理】

1. 肋骨骨折

（1）按压时保持掌根紧贴胸骨处。

（2）用力均匀，禁忌突然用力过猛。

（3）按压深度不宜过深，尤其是针对老人与婴幼儿。

2. 损伤性血气胸

（1）按压时用力保持垂直，定位准确。

（2）按压时肘部伸直，不可冲击式按压、猛压。

（3）放松时要保持按压定位点不变，以免下次按压错误，引起骨折。

（4）不可按压胸廓两侧，以免错位导致肋骨及软骨骨折，导致血气胸。

3. 心脏创伤

（1）按压时用力不可过猛。

（2）如发生心脏损伤，应卧床休息，给予心电监护。

（3）给予相应的抗心律失常药，纠正低钾血症。

4. 胃、肝、脾破裂

（1）按压定位要准确，位置不可过低，以免使剑突受压折断而致肝破裂。

（2）按压时禁忌用力过猛。

（3）疑有内脏破裂者，应禁食、水。

（4）疑有胃破裂者应给予胃肠减压术。

5. 栓塞

（1）避免按压用力过深、过猛导致肋骨骨折时骨髓内的脂肪滴进入血液循环。

（2）给予吸氧，必要时行气管插管。

（3）及时使用激素治疗，防止低氧血症。

（4）必要时进行抗凝治疗。

第二节 双人心肺复苏术

心搏骤停一旦发生，如得不到及时的抢救复苏，4~6分钟后会造成患者脑和其他重要器官、组织不可逆的损害，因此心搏骤停后的心肺复苏必须在现场立即进行。双人进行心肺复苏，能更好地缩短按压停歇的时间，保证按压的有效性。

【操作目的及意义】

（1）通过实施基础生命支持技术，建立患者循环、呼吸功能。

（2）保证重要脏器的血液供应，尽快促进心跳、呼吸功能恢复。

【操作步骤】

1. 评估患者并解释

（1）评估患者病情并向家属解释双人心肺复苏术的目的及注意事项。

（2）评估患者意识状态。

（3）评估现场环境安全。

2. 操作准备

（1）护士准备：①仪表端庄，衣帽整洁，着装整齐，洗手，戴口罩。②评估操作环境安全。

（2）患者准备：①大房间屏风遮挡。②将患者置于平卧位。

（3）物品准备：治疗车、心外按压板、手电筒、血压计、听诊器、简易呼吸器、吸氧管、除颤仪、导电糊（也可使用0.9%生理盐水纱布代替），另备脚凳、手消毒液、特护记录单。

（4）环境准备：环境安全。

3. 操作方法

（1）护士甲大声呼叫患者（双手轻拍患者双肩），判断患者意识情况，右手示指和中指并拢，沿患者的气管纵向滑行至喉结处，在旁开2~3cm处停顿触摸搏动，同时，观察胸廓起伏，听闻呼吸音，计时<10秒。

（2）启动应急反应系统（ERS），若患者意识丧失，无呼吸、脉搏，报告"患者意识丧失，开始抢救"，立即计时，大声呼叫其他医护人员"快来人抢救"，同时移开床旁桌，撤去床头档，如除颤仪准备就绪，可直接除颤。在准备除颤仪的过程中，可立即行心外按压。

（3）护士乙携简易呼吸器、氧气管至床旁；检查简易呼吸器各阀门连接情况及球囊完好程度；使用仰头抬颏法打开气道，清理分泌物，检查有无义齿。将简易呼吸器连接氧气管，调节氧流量为8~10L/min。

（4）护士甲摆体位，患者取复苏体位（平卧位），撤去枕头、被子，头后仰，垫按压板，解衣暴露胸部并松裤带。

（5）护士甲实施心外按压，立即行连续胸外按压30次后再给予人工通气。按压部位：胸骨下段，胸廓正中，两乳头连线的中点；按压方法：双手重叠，十指交叉相扣，定位手的5个手指翘起，一手掌根与胸廓接触，双肘关节伸直，用身体重力有规律地垂直下压；每次按压后迅速放松，放松时手掌根部不离开胸壁，注意胸廓充分回弹，使胸骨下陷4~5cm，频率为100次/分，按压与放松比例为1:1。按压程度的上限：频率为100~120次/分，深度为5~6cm（图2-2-1）。

（6）护士乙待护士甲完成30次心外按压后给予人工通气，使用简易呼吸器通气，"EC"手法固定面罩，将面罩包住口鼻，拇指与示指呈"C"形，正上方用力扣紧面罩，其余三指呈"E"形，置于下颌骨上提拉下颌。挤压简易呼吸器球囊中部二分之一处，每次挤压潮气量400~600ml，挤压2次，同时观察胸廓有无起伏，频率成人8~10次/min，吸呼时间比为1:1（图2-2-2）。

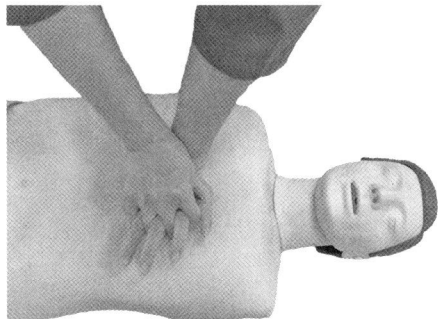

图2-2-1 心外按压

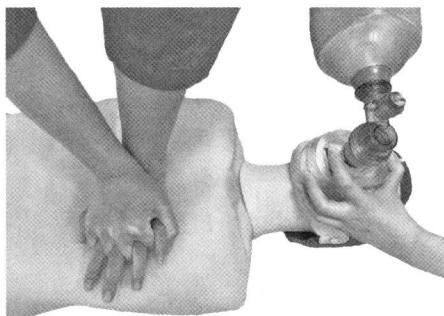

图2-2-2 人工通气

（7）人工呼吸与胸外按压配合比例为2:30。

（8）除颤仪到达后，立即用除颤仪示波，如为心室颤动或无脉性室性心动过速立即电除颤（具体操作见除颤仪的操作流程），除颤后立即行心肺复苏。

（9）护士甲完成5组心外按压后，再次判断患者呼吸及颈动脉搏动，计时<10秒。

（10）护士乙待护士甲评估判断患者颈动脉搏动恢复、自主呼吸恢复后，即可撤去简易呼吸器面罩，更换为鼻导管吸氧，氧流量为4~6L/min。

（11）护士甲继续评估患者的血压、呼吸、瞳孔、末梢循环等情况。

（12）护士甲、乙共同协助将患者恢复舒适体位，安床头、床档，整理床单位，安慰患者，继续高级生命支持。

（13）护士甲、乙洗手，记录抢救时间、具体抢救措施、用药情况及患者的病情变化。

4. 操作评价

（1）患者大动脉（股、颈动脉）搏动可触及。血压维持在8kPa（60mmHg）以上。

（2）心跳恢复。心室颤动波由细小变为粗大，甚至恢复窦性心律。

（3）自主呼吸恢复。

（4）瞳孔由大变小。

（5）面色转为红润。

（6）神志恢复。患者口唇、面色、甲床等颜色由发绀转为红润。

【操作重点及难点】

（1）按压频率及深度对复苏效果有直接的影响。

（2）按压程度的上限：频率为 100~120 次/min，深度为 5~6cm。按压与放松比例为 1:1，每次按压后要求胸壁完全回弹。

（3）按压间隙不能有任何力量施加在患者胸部，这对施救者的重心调整提出了更高的要求：手可以放在患者胸上，但是不能有任何力量。

（4）按压手法：以一手掌根放于按压部，另一手掌根重叠于下一手背上，两手手指交叉翘起（上手指紧扣下手指，防止移位），使手指端离开胸壁，术者的双臂与患者胸骨垂直（肩、肘、腕关节呈直线），向下用力按压，使胸骨明显地压下至少 5~6cm。

（5）双人按压时尽量减少过度的干扰或胸外按压的中断，交替更换时停歇 < 5 秒，避免过度通气。

（6）双人施救者按压与通气的比例建议维持在 30:2。

【注意事项】

1. 适应证　因各种原因所造成的循环骤停，包括心搏骤停、心室纤颤及心搏极弱。

2. 禁忌证

（1）胸壁开放性损伤。

（2）肋骨骨折。

（3）胸廓畸形或心包填塞。

（4）凡已明确心、肺、脑等重要器官功能衰竭无法逆转者，可不必进行复苏术，如晚期癌症等。

3. 人工通气注意事项

（1）每次通气时间在 1 秒以上。

（2）人工呼吸时不可太快或太过用力。

（3）每次通气量不要过大，以免发生急性胃扩张，以能见到明显的胸廓起伏为宜。

（4）面罩要与患者皮肤密封良好，以保障有效通气。

（5）有效气道建立之前，无论单人与双人心肺复苏，均为按压胸部 30 次后，通气两次，即按压与通气之比为 30:2。

（6）如果仅有人工呼吸，呼吸频率为 10~12 次/分；如有人工气道，呼吸频率为 8~10 次/分。

4. 心外按压注意事项

（1）胸外按压的部位要准确，不宜过低，以免损伤肝、脾、胃等内脏。

（2）按压的力量要适宜，过猛、过重、过大会造成胸骨骨折、肋骨骨折、血胸、气胸、血气胸等。

（3）按压力过轻，形成的胸腔压力过小，不足以推动血液循环。

（4）按压时手不可离开胸骨定位点，以免造成下次按压点错误。

（5）放松时要使胸廓充分回弹，使血液有效回流心脏。

（6）按压速度不可过快，以免影响按压效果。

（7）严禁按压胸骨角、剑突下及左右胸部。

【操作并发症及处理】

1. 肋骨骨折

（1）按压时保持掌根紧贴胸骨处。

（2）用力均匀，禁忌突然用力过猛。

（3）按压深度不宜过深，尤其是针对老人与婴幼儿。

2. 损伤性血气胸

（1）按压时用力保持垂直，定位准确。

（2）按压时肘部伸直，不可冲击式按压、猛压。

（3）放松时要保持按压定位点不变，以免下次按压错误，引起骨折。

（4）不可按压胸廓两侧，以免错位导致肋骨及软骨骨折，导致血气胸。

3. 心脏创伤

（1）按压时用力不可过猛。

（2）如发生心脏损伤，应卧床休息，心电监护。

（3）给予相应的抗心律失常药，纠正低钾血症。

4. 胃、肝、脾破裂

（1）按压定位要准确，位置不可过低，以免使剑突受压折断而致肝破裂。

（2）按压时禁忌用力过猛。

（3）疑有内脏破裂者，应禁食、水。

（4）疑有胃破裂者应给予胃肠减压术。

5. 栓塞

（1）避免按压用力过深、过猛导致肋骨骨折时骨髓内的脂肪滴进入血循环。

（2）给予吸氧，必要时行气管插管。

（3）及时使用激素治疗，防止低氧血症。

（4）必要时进行抗凝治疗。

第三节　简易呼吸器的使用

简易呼吸器又称人工呼吸囊，是进行人工呼吸最有效的方法之一，可通过人工或机械装置产生通气，对无呼吸患者进行强迫通气，对通气障碍患者进行辅助呼吸，达到增加通气量、改善换气功能、减轻呼吸肌做功的目的。常用于各种原因所致的呼吸停止或呼吸衰竭的抢救及麻醉期间的呼吸管理。

【操作目的及意义】

（1）维持和增加机体通气量。

（2）纠正威胁生命的低氧血症。

【操作步骤】

1. 评估患者并解释

（1）评估：①患者的年龄、病情、体重、体位、意识状态等。②呼吸状况（频率、节律、深浅度），呼吸道是否通畅，有无活动义齿等。③心理状况及配合程度。

（2）向患者及家属解释人工呼吸器使用的目的、方法、注意事项及配合要点。

2. 操作准备

（1）护士准备：①仪表端庄，衣帽整洁，着装整齐，洗手，戴口罩。②了解患者病情。

（2）患者准备：①患者取仰卧位，去枕、头后仰，如有活动义齿应取下。②解开领扣、领带及腰带。③清除上呼吸道分泌物或呕吐物，保持呼吸道通畅。

（3）物品准备：治疗车、简易呼吸器（面罩、球囊、氧气管、储氧袋）、口咽通气道、压舌板，必要时备开口器、舌钳、负压吸引装置，另备手消毒液、护理记录单。检查球囊体无破损、挤压球体弹性好，面罩外观清洁、无变形，储氧袋无漏气，氧气管无老化、无漏气。检查鸭嘴阀（又称单向阀）、呼气阀、压力安全阀和进气阀、储氧阀、储氧安全阀等各阀门连接紧密，无漏气。

（4）环境准备：室内整洁、光线充足，环境安全。

3. 操作方法

（1）简易呼吸器连接氧气，调氧流量 $10\sim12$L/min。

（2）放置口咽通气道，防止舌后坠及舌咬伤。

（3）抢救者应位于患者头部的后方，将头部向后仰，并提拉下颌使其朝上，使气道保持通畅。

（4）将面罩扣住口鼻，并用拇指和示指紧紧按住，其他手指放置在下颌骨上做向头部提拉动作，以打开气道。

（5）用另一只手挤压球体，将气体送入肺中，规律性地挤压球体，提供足够的吸气/呼气时间（成人：$10\sim12$ 次/分；儿童：$16\sim20$ 次/分），潮气量为 $500\sim600$ml。

（6）观察气道有无梗阻，胸廓有无起伏。

（7）洗手，记录简易呼吸器使用后患者的病情改善情况。

（8）简易呼吸器及时送消毒处理。

4. 操作评价

（1）评价气道是否通畅，有无梗阻。

（2）评价胸廓有无起伏。

（3）评价患者口唇及面部颜色是否转红润。

（4）观察呼气中，面罩内是否有雾气状。

【操作重点及难点】

（1）"EC"手法（图2-3-1）的正确度对通气效果的影响：使用简易呼吸器时，一手的示指与拇指呈"C"形按住面罩，扣住患者口鼻处。其余三指呈"E"形置于患者下颌骨上，勾住下颌提拉，打开气道。如打开气道不充分，或面罩包裹口鼻不严实，将会出现漏气、送气不畅等现象，影响了正常给予的潮气量，不能有效改善全身缺氧状况。另外，气道打开不充分，不仅不利于二氧化碳排出，还加重二氧化碳潴留。

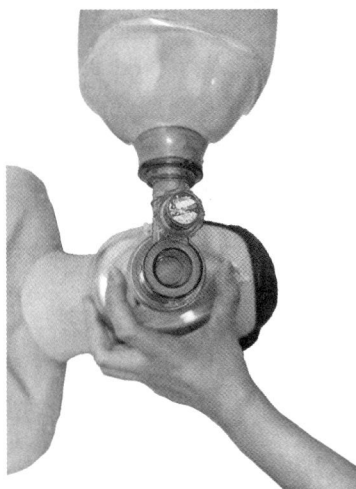

（2）挤压球囊位置与通气潮气量的关系：在无氧气的情况下，挤压球囊的后1/3处，潮气量可达到800～1000ml；在有氧的情况下，氧流量维持在10～12L/min，挤压球囊的1/2处，潮气量可达500～600ml，婴幼儿使用面罩的容量至少

图2-3-1 "EC"手法

450～500ml，较大的儿童或青少年需一位成人的球囊（1000ml），以使胸廓扩张。

【注意事项】

1. 适应证

（1）心肺复苏。

（2）各种中毒所致的呼吸抑制。

（3）神经、肌肉疾病所致的呼吸肌麻痹。

（4）各种电解质紊乱所致的呼吸抑制。

（5）各种大型手术。

（6）配合氧疗做溶疗法。

（7）运送病员：适用于机械通气患者做特殊检查，进出手术室等情况。

（8）临时替代呼吸机：遇到呼吸机因障碍、停电等特殊情况不能工作时，可临时应用简易呼吸器替代。

2. 禁忌证

(1) 颜面部及口唇外伤出血。

(2) 气道异物阻塞。

(3) 气道狭窄。

(4) 重度哮喘致低氧血症。

(5) 饱餐后。

3. 简易呼吸器的维护　使用简易呼吸器容易发生的问题是由于活瓣漏气，使患者得不到有效通气，所以要定时检查、测试、维修和保养，保持最佳的备用状态。

4. 简易呼吸器面罩的选择　选择合适的面罩，以能扣患者口鼻为宜。

5. 挤压球囊时注意事项

(1) 挤压呼吸囊时，在用容量为1L的呼吸囊时要挤压大约2/3，挤压呼吸囊的时间比应为1:1，亦不可时快时慢，以免损伤肺组织，造成呼吸中枢紊乱，影响呼吸功能恢复。

(2) 发现患者有自主呼吸时，应按患者的呼吸动作加以辅助，以免影响患者的自主呼吸。

6. 其他

(1) 操作中单向阀如果受到呕吐物等的污染，应依照下列步骤自患者处移开并取下加以清洗：用力挤压球体数次，将积物清除干净，将单向阀取下用清水清洗干净。

(2) 当婴幼儿及儿童使用简易呼吸器时，应具备安全阀装置，自动提供调整压力，以保障患者安全。如果需要较高的压力，请将压力阀向下压，使安全阀暂时失效。

【操作并发症及处理】

1. 胃胀气和胃内容物反流

(1) 通气量过大，通气速度过快，使气体流入胃内，导致胃胀气。

(2) 检查和调整头部及气道位置，保持正确的体位。

(3) 保持气道通畅，及时清理分泌物。

(4) 通气后观察患者嗳气情况，必要时插入胃管。

(5) 胃部气体胀满时勿挤压腹部，应让患者侧卧，同时清理呼吸道。

(6) 有反流发生时，立即让患者侧卧，清理干净胃内容物后继续给予通气。

2. 误吸和吸入性肺炎

(1) 未清除胃内容物时要采取较慢的通气方式，避免过高的气道压力。

(2) 发现患者有分泌物流出（胃内容物反流），应停止挤压呼吸球囊，立即吸净分泌物后再行辅助呼吸。

（3）如发生误吸，立即吸出分泌物，给予高流量吸氧。

（4）使用利尿剂减轻左心室负荷，防止胶体液渗入肺间质。

第四节　口咽通气管的使用

口咽通气管又称口咽导气管，为一种非气管导管性无创性通气管道，是最简单、有效且经济的有效通气辅助物，在临床急救及全身麻醉术后复苏中应用广泛。其弯曲度与舌及软腭相似，能防止舌后坠，迅速开放气道，建立临时人工气道，维持呼吸道通畅并有助于吸痰。

【操作目的及意义】

（1）减轻肌肉松弛后舌对软腭或软腭对后咽造成的阻塞。

（2）保持气道通畅。

【操作步骤】

1. 评估患者并解释

（1）评估：①患者的年龄、病情、体重、体位、意识状态等。②呼吸状况（频率、节律、深浅度），呼吸道是否通畅，有无活动义齿等。

（2）解释：向患者及家属解释口咽通气管使用的目的、方法、注意事项及配合要点。

2. 操作准备

（1）护士准备：①仪表端庄，衣帽整洁，卫生手消毒，洗手，戴口罩。②了解患者病情，评估患者意识与呼吸，安抚患者，取得患者合作。③评估患者口腔内有无牙齿松动、损伤及黏膜出血。

（2）物品准备：准备成人或儿童型号的口咽通气道。备好压舌板、手电筒、吸痰装置，吸痰管2根、胶布、手消毒液、护理记录单。

（3）患者准备：①患者取平卧位、头后仰。②做好患者的思想准备，取得合作。

3. 操作方法

（1）选择口咽通气道型号：将口咽通气道放置患者脸颊旁，根据患者嘴角到下颌角的距离来选择合适的口咽通气道（图2-4-1）。

（2）取压舌板、手电筒，检查患者口腔黏膜

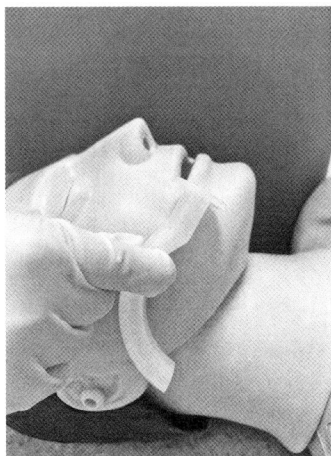

图2-4-1　测量口咽通气管长度的方法

及有无义齿。

（3）清除口腔内异物，若痰液较多，给予充分吸引。

（4）放置口咽通气管。一手拇指与示指交叉用力分开患者上下唇齿，另一手持口咽通气管沿口腔中线，弯曲面朝上放置口咽通气管，当其前端接近口咽后壁时（已通过悬雍垂）旋转180度向下，提起舌根部向下，使通气管边缘紧贴患者门齿（图2-4-2）。

（5）检查是否有气体从导管流出，若患者往外吐管，给予胶布Y形固定（图2-4-3）。

（6）卫生手消毒，记录放置过程是否顺畅，有无黏膜出血等现象以及病情变化。

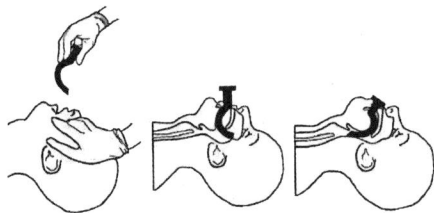

图2-4-2 放置口咽通气管的方法

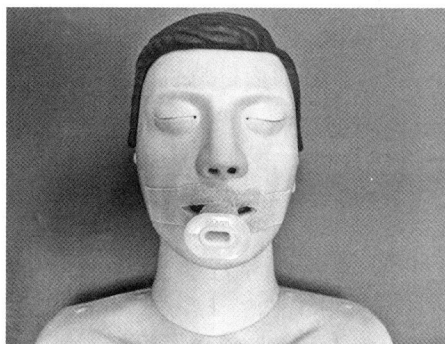

图2-4-3 口咽通气管的固定方法

4. 操作评价

（1）放置位置正确。

（2）气道通气改善。

（3）牙关紧闭解除。

【操作重点及难点】

（1）口咽通气管型号的选择：根据患者门齿到耳垂或下颌角的距离选择适宜的口咽通气管型号。

（2）置管方法：置入前应将管道口反向插入口腔内，当其前端接近口咽后壁时（已通过悬雍垂）旋转180度向下，提起舌根部向下，使通气管边缘紧贴患者门齿。

【注意事项】

1. 适应证

（1）舌后坠导致上呼吸道堵塞者。

（2）有癫痫大发作或阵发抽搐者。

（3）经口气管插管者可做辅助固定导管用。

（4）气道分泌物增多时便于吸引。

2. 禁忌证

（1）意识清楚、有牙齿折断或脱落危险和浅麻醉患者。

（2）口腔内及上下颌骨创伤、咽部气道占位性病变、咽部异物梗阻患者禁忌使用口咽通气管。

（3）喉头水肿、气管内异物、哮喘和咽反射亢进者。

（4）有误吸危险的患者。

3. 其他

（1）在进行口咽通气管放置前要清理口咽部异物。

（2）牙齿松动者，插入及更换口咽通气管前后应观察有无牙齿脱落。

（3）定时检查口咽通气道是否保持通畅。

【操作并发症及处理】

1. 门齿折断　避免操作时用力过猛。

2. 咽部出血　推送管道时，动作缓慢，避免因置管过猛、过快、过深引起咽部出血。

3. 悬雍垂损伤　管道开口朝上时置入不宜过深，动作应缓慢。

4. 窒息

（1）置管过快、过深，导致管道外露部分完全进入口腔内致使阻塞呼吸道。

（2）置管过深、过快，刺激咽喉壁引起恶心、呕吐反射，导致胃内容物反流。

5. 应激性反应　置管过程应缓慢，动作轻柔，避免因强烈刺激引起迷走神经兴奋，导致反射性心律失常。

6. 烦躁不安　置管过程应缓慢，动作轻柔，避免因置管过猛、过快、过深导致患者不适导致烦躁。

第五节　鼻咽通气管的使用

鼻咽通气管是临床一次性医疗器材，硅胶材质，操作简单，不需要特殊器械并能在数秒迅速获得有效通气，刺激性较小，又有附壁痰栓形成少等特点，便于护理；同时因其留置过程中不刺激咽喉三角，无恶心反射，具有患者耐受性好的优点，为临床工作带来了极大的方便，所以使用较广泛。

【操作目的及意义】

（1）经前鼻孔插入至舌根部，解除鼻咽部呼吸道阻塞，增加咽腔通畅，减少空气阻力。

（2）改善患者氧合，利于上呼吸道吸引。

【操作步骤】

1. 评估患者并解释

（1）评估：①患者的病情、年龄、意识状态及血氧情况，患者的配合程度。②检查患者鼻腔黏膜有无破损、出血，有无鼻中隔偏曲。

（2）解释：向患者及家属解释使用鼻咽通气管的目的及注意事项。

2. 操作准备

（1）护士准备：①仪表端庄，衣帽整洁，卫生手消毒，洗手，戴口罩。②了解患者病情，安抚患者，取得患者合作。③评估患者鼻腔内黏膜有无破损，有无鼻中隔偏曲。

（2）患者准备：①取舒适体位，清理鼻腔内分泌物。②做好思想准备，愿意配合。

（3）物品准备：成人或儿童型号的鼻咽通气管、手电筒、吸引器、局部麻醉药物、胶布、液状石蜡、干棉签、纱布、手消毒液、护理记录单。

（4）环境准备：室内整洁、光线充足，环境安静。

3. 操作方法

（1）检查鼻腔，确定大小和形状，是否有明显的鼻中隔偏曲等禁忌证。

（2）选择合适型号的鼻咽通气管，长度等于鼻尖至耳垂的距离加上 2.54cm 或鼻尖至外耳道的距离，外径需小于鼻孔内径，以避免损伤。

（3）鼻黏膜表面喷洒血管收缩药和局部麻醉药，如呋麻合剂或麻黄素稀释液、利多卡因等。

（4）用液状石蜡纱布润滑鼻咽通气管，将鼻咽通气管的弯曲面对着硬腭入鼻腔，顺随腭骨平面向下推送至硬腭部，直至鼻咽部后壁遇到阻力。

（5）通气管逆时针旋转 90°，使其斜面对向鼻咽喉部黏膜，通过咽后壁后旋转回原位并推送至合适的深度。如果患者咳嗽或抗拒，应将其后退 1~2cm（图 2-5-1）。

（6）卫生手消毒，记录放置过程是否顺畅，有无黏膜出血等现象以及病情变化。

4. 操作评价

（1）评价放置位置是否合适。

（2）评价通气是否改善，能否有效清除鼻腔分泌物。

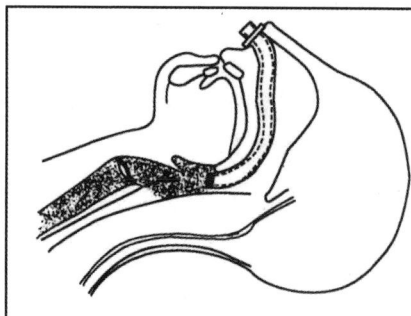

图 2-5-1 放置鼻咽通气道

（3）评价有无鼻黏膜破损出血。

【操作重点及难点】

（1）鼻咽通气管型号的选择：选择合适的型号，测量管道长度为鼻外孔至下颌角的距离。

（2）置管方法：将鼻咽通气管的弯曲面对着硬腭入鼻腔，顺随腭骨平面向下推送至硬腭部，直至鼻咽部后壁遇到阻力。通气管逆时针旋转90°，使其斜面对向鼻咽喉部黏膜，通过咽后壁后旋转回原位并推送至合适的深度。置管时不可用力过度，如果用中等力量仍无法将通气管置入，应换另一根较细的通气管，或从另一侧鼻孔置入。

【注意事项】

1. 适应证

（1）舌跟后坠造成的不完全呼吸道梗阻患者。

（2）因下颌、口腔损伤出现呼吸困难需通过鼻咽通气管进行氧气吸入者。

（3）咳痰无力，需经上呼吸道进行吸引者。防止反复经鼻腔吸引易引起鼻腔黏膜破损。

（4）牙关紧闭不能经口吸痰者。

2. 禁忌证

（1）鼻息肉。

（2）鼻腔出血或凝血机制异常有出血倾向。

（3）鼻外伤、鼻腔畸形、鼻腔炎症等。

（4）颅底骨折、脑脊液耳鼻漏。

3. 置管时注意事项

（1）通气管弧度应与硬腭和鼻咽部后壁相适宜。

（2）斜面位于左侧，以利于进入气道和减少对黏膜的损伤。

（3）置管时切忌暴力，如果用中等力量不能将通气管置入，应换另一根较细的通气管，或从另一侧鼻孔置入。

【操作并发症预防及处理】

1. 呼吸道阻塞　避免置管过深，导致整个管道进入上呼吸道，引起阻塞。

2. 鼻出血　置管前应选用合适大小的鼻咽通气管并给予液状石蜡充分润滑，置管过程中动作应缓慢轻柔。

3. 感染

（1）避免置管用力过猛导致鼻黏膜损伤，引起感染。

（2）加强口腔护理，严格按无菌操作，防止感染。

4. 溃疡　置管时间避免过久，如需长时间置管，应适时给予更换鼻腔。

第六节　食管－气管联合导管的使用

食管－气管联合导管是一根双腔管，其中一个腔是盲端，作为食管堵塞气道；而另一个腔作为标准的气管导管，被盲探插入，封住咽喉，维持通气和供氧，提高舒适度的同时减少气道创伤。

【操作目的及意义】

（1）迅速建立人工气道，保障有效通气。

（2）减少胃胀气、胃食管反流和误吸。

【操作步骤】

1. 评估患者并解释

（1）评估：①患者的生命体征及意识。②患者是否出现呼吸困难及呕吐。③患者气道状况，是否有活动性义齿。

（2）解释：向患者及家属解释使用食管－气管联合导管的目的、方法、注意事项及配合要点。

2. 操作准备

（1）护士准备：仪表端庄，衣帽整洁，卫生手消毒，戴口罩。

（2）物品准备：食管－气管联合导管（4号）、水溶性润滑剂、无菌纱布、50ml注射器、简易呼吸器、听诊器、吸氧装置、吸痰装置、一次性吸痰管、手消毒液，必要时准备一次性隔离衣及面屏。

（3）患者准备：①患者取平卧位。②清理口腔内分泌物，有义齿者，取出义齿。

（4）环境准备：①现场30分钟内无人员走动，无扬尘。②保持现场光线充足，场地宽敞。③屏风遮挡。

3. 操作方法

（1）操作前准备：使用50ml注射器将食管－气管联合导管套囊充气40～60ml，检查气囊有无漏气，外观是否完整。如果发现褪色、漏气、损伤或部分凸起，应废弃。检查无漏气后抽尽囊内气体。

（2）润滑导管：将水溶性润滑剂挤到无菌纱布上，涂抹到导管气囊前端，充分润滑。

（3）开放气道：使用仰额抬颏法打开气道。

（4）置管：右手呈持毛笔状握住导管，用左手拇指和示指抓住下颌上提，使食管－气管联合导管弯曲朝上从口腔中线置入，当上牙或牙龈位于导管上标注的黑圈之间时停止插入。插管时如遇阻力，勿用蛮力，应拔除导管，重新置入。

（5）简易呼吸器与 1 号导管连接通气，听诊胸部呼吸音。如果呼吸音存在：向导管套囊充气 40 ~ 60ml，以 12 ~ 20 次/分的频率继续通气；如果呼吸音不存在：将简易呼吸器与 2 号管连接并通气，判断呼吸音。如果存在：向导管套囊充气 40 ~ 60ml 继续通气；如不存在：拔出导管，用基本气道技术维持气道通畅和继续通气。

（6）辅助通气：将简易呼吸器连接氧气，调氧流量为 8 ~ 10L/min，连接导管，挤压球囊 1/2 处，观察胸廓有无起伏。

（7）卫生手消毒，洗手，记录。

4. 操作评价

（1）评价食管 - 气管联合导管置入的位置是否正确。

（2）评价导管气囊充气是否良好，喉部有无漏气声。

（3）评价胸廓有无起伏，双肺有无呼吸音。

（4）评价有无发生误吸。

（5）评价有无声音嘶哑、咽痛和胃胀气。

【操作重点及难点】

（1）置管手法：右手呈持毛笔状握住导管，用左手拇指和示指抓住下颌上提，使食管 - 气管联合导管弯曲朝上从口腔中线置入，当上牙或牙龈位于导管上标注的黑圈之间时停止插入。插管时如遇阻力，勿用蛮力，应拔除导管，重新置入。

（2）判断导管位置方法：简易呼吸器与 1 号导管连接通气，听胸部呼吸音。如果呼吸音存在：向导管套囊充气 40 ~ 60ml，以 12 ~ 20 次/分的频率继续通气；如果呼吸音不存在：将简易呼吸器与 2 号管连接并通气，判断呼吸音。

【注意事项】

1. 适应证

（1）呼吸停止。

（2）心跳停止。

（3）无意识，没有咽反射。

（4）气管导管插管失败的患者。

2. 禁忌证

（1）咽反射存在。

（2）有意识。

（3）呼吸均匀。

（4）服用腐蚀剂的患者。

（5）已知食管疾病或食管静脉曲张。

（6）16 岁以下。

（7）身高 <150cm 或 >2m 的患者。

（8）怀疑颈椎损伤或需要颈椎制动的患者。

3. 通气时注意事项

（1）密切倾听呼吸音，以便及时发现反流误吸。

（2）正压通气时，气道内压不宜超过 20cmH$_2$O，否则易发生漏气或气体入胃。一旦发生反流和误吸，应立即拔除导管，清理呼吸道，并改用其他通气方式。

（3）有潜在呼吸道梗阻患者，如气管受压、气管软化、咽喉部肿瘤、脓肿、血肿等，禁忌使用食管 - 气管联合导管。

（4）需要特殊手术体位（如俯卧位）的患者，也不宜使用喉罩。

4. 置管时注意事项　导管与硬腭应完全接触，抵住上腭然后再逐步送入咽腔。若导管在舌后遇到阻力，不可强插，其罩端导管处不能打折，以防造成损伤。

【操作并发症及处理】

（1）食管撕裂伤或破裂：置管前应充分润滑导管外侧，置管过程中动作应轻柔、缓慢，如遇到阻力，切勿强行置入导管。如发现导管中有胃内容物，应立即拔除导管，将患者头部偏向一侧，及时清理呼吸道分泌物。

（2）出血：导管应充分润滑，操作时动作应轻柔、缓慢。

（3）咽损伤：导管前端过硬、过粗导致的咽部损伤；或操作过猛、过快，遇到阻力后使用蛮力导致。操作前需做好充分评估，选择合适型号的导管；置管过程中动作应轻柔、缓慢，如遇阻力不可强行置入，应拔出导管后重新置入。

（4）窒息死亡：导管位置置入过浅，导致充气后气囊堵塞气道。应将导管完全置入标识线之内。

（5）声带损伤：置管过程中动作应轻柔、缓慢，顺延上腭的生理解剖弧度送管。如遇阻力不可强行置入，应拔出导管后，重新置入。

第七节　喉罩的使用

喉罩是 20 世纪 80 年代中期研制成功并用于临床，国内于 20 世纪 90 年代引入。目前对喉罩的使用已取得了很大的进展，应用范围越来越广。它的优点是：使用简单，可以迅速建立人工气道；放置成功率高，未经训练的医护人员的成功率为 87%；通气可靠，避免咽喉及气管黏膜损伤；刺激小，心血管反应小。适用于全身麻醉患者，急诊科、ICU 及各科室急救与复苏患者。

【操作目的及意义】

（1）迅速建立人工气道，保障有效通气。

（2）减少胃胀气和反流误吸。

【操作步骤】

1. 评估患者并解释

（1）评估：①患者生命体征及意识状态。②患者是否出现呼吸困难。③患者气道情况，口腔内有无分泌物及活动性义齿。

（2）解释：向患者及家属解释使用喉罩的目的、方法、注意事项及配合要点。

2. 操作准备

（1）护士准备：①仪表端庄，衣帽整洁，卫生手消毒，洗手，戴口罩。②了解患者病情，评估气道情况。

（2）患者准备：①患者取平卧位。②清理口腔内分泌物，取出义齿。

（3）物品准备：喉罩（4号，图2-7-1）、水溶性润滑剂、干棉签、20ml注射器、简易呼吸器、听诊器、氧气管、手消毒液。

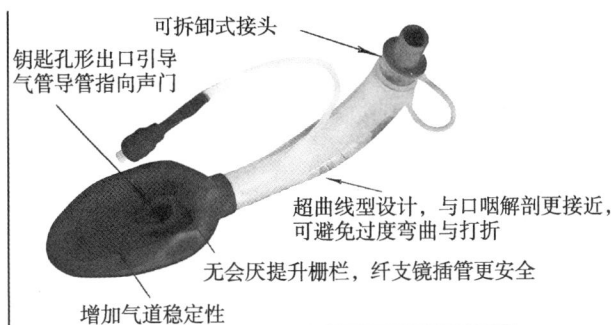

图2-7-1　喉罩的结构

（4）环境准备：室温适宜、光线充足，环境安静。

3. 操作方法（图2-7-2）

（1）摆放体位，操作者左手拇指和示指抓住下颌上提，打开气道。

（2）选择合适的喉罩尺寸，一般根据患者体重决定：3号管适用于体重30～50kg，4号管适用于体重50～70kg，5号管适用于70～100kg。

（3）适当润滑喉罩的后侧边缘和尖端，以减少对患者的刺激。

（4）操作者将右手示指及中指沿着气管导管弯曲弧度放置，使其指端恰好位于套囊与气管导管的交界处。

（5）操作者将喉罩放入口中，其咽面向着尾方。

（6）将此装置抵住上腭并在舌后部向前进，依示指及中指的长度尽可能深地送入。

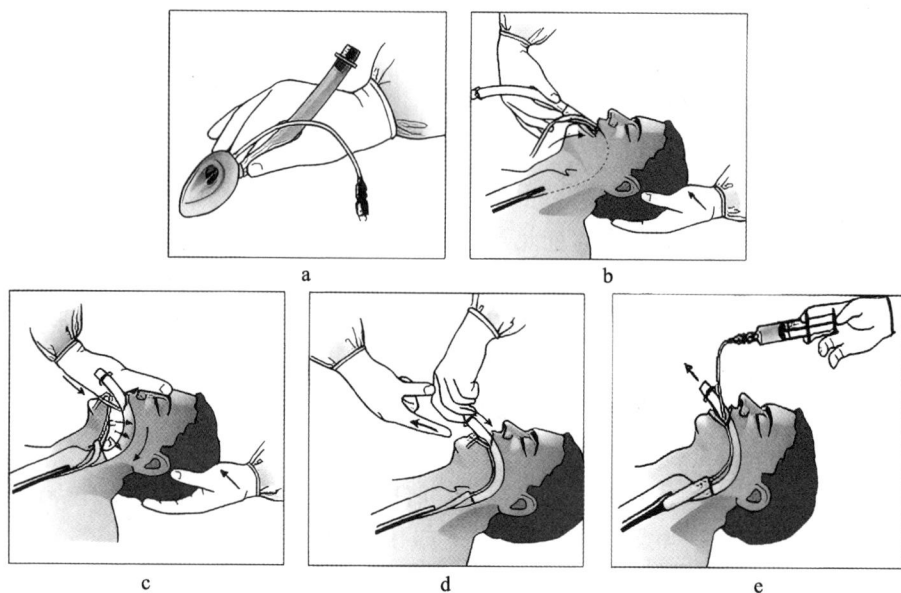

图 2 - 7 - 2 喉罩的置入方法

（7）用另一只手将其推到最终位置，使喉罩的弧度与口咽及咽下部的弧度一致后将其放入，顺利地放置在喉位上。

（8）将喉罩的气囊充气：3 号管充气 20ml；4 号管充气 30ml；5 号管充气 40ml，或者充气直至用囊袋通气时不漏气。

（9）实施正压通气，观察胸廓有无起伏，听诊双肺呼吸音是否对称与清晰。

4. 操作评价

（1）评价喉罩置入的位置是否正确。

（2）评价充气是否良好，喉部有无漏气声。

（3）评价胸廓有无起伏，双肺有无呼吸音。

（4）评价有无发生误吸。

（5）评价有无声音嘶哑、咽痛和胃胀气。

【操作重点及难点】

（1）置管手法：右手示指及中指沿着气管导管弯曲弧度放置，使其指端恰好位于套囊与气管导管的交界处，抵住上腭置入喉罩。

（2）喉罩固定：将喉罩置入至门齿位于手柄上标识的刻度时注入相应的气体：3 号管充气 20ml；4 号管充气 30ml；5 号管充气 40ml，之后稍向上提拉。

【注意事项】

1. 适应证　全身麻醉患者，急诊科、ICU 及各科室急救与复苏患者，困难气道者。

2. 禁忌证

（1）气管受压和气管软化患者，麻醉后可能发生呼吸道梗阻。

（2）咽喉部病变，如咽部脓肿、血肿、水肿、组织损伤等患者。

（3）胸腔手术患者。

（4）COPD + 正压通气患者。

（5）长时间神经外科手术。

3. 其他

（1）正压通气时，气道内压不宜超过 20cmH$_2$O，否则易发生漏气或气体入胃。

（2）手术结束后，麻醉尚未完全转清时，可吸引罩内积存的分泌物，但需注意吸痰管不能直接接触喉头，因易诱发喉痉挛。

（3）喉罩对气管的刺激较小，待患者清醒或在指令下能够自行张口时，再拔除喉罩。

（4）严重肥胖或肺顺应性降低患者，在喉罩下施行辅助呼吸或控制呼吸，往往需要较高的气道压（>20cmH$_2$O），容易出现漏气现象和气体进胃诱发呕吐的危险，因此应列为禁忌。一旦发生反流和误吸，应立即拔除喉罩，清理呼吸道，并改用其他通气管方式。

（5）需要特殊手术体位（如俯卧位）的患者，也不宜使用喉罩。

（6）喉罩与硬腭接触前，必须使喉罩完全展开，然后再逐步送入咽腔。若喉罩在舌后遇到阻力，不可强插，其罩端导管处不能打折，以防造成损伤。完成插入时要将喉罩妥善固定。

（7）注意选择适当大小的喉罩，喉罩过小常致插入过深，造成通气不良；喉罩过大不易到位，容易漏气。

（8）喉罩在使用前，应常规检查套囊是否漏气。

（9）置入喉罩后，不能做托下颌操作，否则易导致喉痉挛或喉罩移位。

（10）术中密切注意有无呼吸道梗阻。呼吸道分泌物多的患者，不宜经喉罩清理分泌物。

【操作并发症及处理】

（1）气道阻塞：喉罩位置置入过浅，导致充气后气囊堵塞气道。应将喉罩完全置入至门齿位于标识线之内。

（2）胃胀气：喉罩气囊部分遮盖食管口，导致气体进入胃内。

（3）反流和误吸：喉罩应置入到位，气囊按规定充气，避免遮盖食管口不严导致气体进入胃内。

（4）咽喉疼痛：喉罩前端充分润滑，置入操作动作轻柔。

（5）气道损伤：喉罩前端充分润滑，置入操作动作轻柔。

第八节 喉通气管的使用

喉通气管是一根双腔管，其中一个腔通往食管，而另一个腔通往气道。它的优点有：使用简单，可以迅速建立人工气道；放置成功率高，未经训练的医护人员的成功率为95%；通气可靠，避免咽喉及气管黏膜损伤；刺激小，心血管反应小。适用于全身麻醉患者，急诊科、ICU及各科室急救与复苏患者，困难气道者。

【操作目的及意义】

（1）迅速建立人工气道，保障有效通气。

（2）减少胃胀气和反流误吸。

【操作步骤】

1. 评估患者并解释

（1）评估：①患者生命体征及意识情况。②患者呼吸状态及呕吐情况。③患者气道情况及活动性义齿。

（2）解释：向患者及家属解释使用喉通气管的目的、方法、注意事项及配合要点。

2. 操作准备

（1）护士准备：①仪表端庄，衣帽整洁，卫生手消毒，洗手，戴口罩。②了解患者病情，评估气道情况。

（2）患者准备：①患者取平卧位。②清理口腔内分泌物，取出义齿。

（3）物品准备：食管-气管联合导管（4号）、水溶性润滑剂、干棉签、60ml注射器、简易呼吸器、听诊器、吸氧气管、手消毒液。

（4）环境准备：周围环境清洁、安静，光线充足。

3. 操作方法

（1）操作前准备：使用60ml注射器将食管-气管联合导管套囊充气40～60ml，检查气囊有无漏气，外观是否完整。如果发现褪色、漏气、损伤或部分凸起，应废弃。检查无漏气后抽尽囊内气体。

（2）润滑导管：将水溶性润滑剂涂抹在导管气囊前端，并用棉签涂抹均匀。

（3）开放气道：使用仰额抬颏法打开气道，以确保口、咽、喉呈轴线。

（4）置管：右手呈持毛笔状握住导管，用左手拇指和示指抓住下颌上提，使食管-气管联合导管弯曲朝上从口腔中线置入，当上牙或牙龈位于导管上标注的黑圈之间时停止插入。插管时如遇阻力，勿用蛮力，应拔除导管，重新置入。

（5）气囊注气：使用注射器向气囊内注入 50ml 气体，固定导管。

（6）辅助通气：将简易呼吸器连接氧气，调节氧流量为 8～10L/min，连接导管，挤压球囊 1/2 处，观察胸廓有无起伏，并用听诊器听诊双肺呼吸音，证明导管位置正确。

（7）洗手，记录。

4. 操作评价

（1）评价食管－气管联合导管置入的位置是否正确。

（2）评价充气是否良好，喉部有无漏气声。

（3）评价胸廓有无起伏，双肺有无呼吸音。

（4）评价有无发生误吸。

（5）评价有无声音嘶哑、咽痛和胃胀气。

【操作重点及难点】

（1）置管手法：右手呈持毛笔状握住导管，用左手拇指和示指抓住下颌上提，使食管－气管联合导管弯曲朝上从口腔中线置入，当上牙或牙龈位于导管上标注的黑圈之间时停止插入。插管时如遇阻力，勿用蛮力，应拔除导管，重新置入。

（2）置管位置：导管前端气囊位于食管开口处，固定囊位于咽喉壁及两侧梨状窝。门齿位于导管标识刻度之间。

【注意事项】

1. 适应证

（1）呼吸停止。

（2）心跳停止。

（3）无意识，没有咽反射。

（4）气管导管插管失败患者。

（5）上消化道或呼吸道出血阻塞呼吸道患者。

（6）严重面部烧伤或开口困难不能放入喉镜、气管导管等装置者。

2. 禁忌证

（1）咽反射存在。

（2）有意识。

（3）呼吸均匀。

（4）服用腐蚀剂的患者。

（5）已知食管疾病或食管静脉曲张。

（6）16 岁以下。

（7）身高 <150cm 或 >2m 的患者。

（8）怀疑颈椎损伤或需要颈椎制动的患者。

3. 通气时注意事项

（1）密切倾听呼吸音，以便及时发现反流误吸。

（2）正压通气时，气道内压不宜超过 20cmH$_2$O，否则易发生漏气或气体入胃。一旦发生反流和误吸，应立即拔除导管，清理呼吸道，并改用其他通气管方式。

（3）有潜在呼吸道梗阻患者，如气管受压，气管软化，咽喉部肿瘤、脓肿、血肿等，禁忌使用食管 – 气管联合导管。

（4）需要特殊手术体位（如俯卧位）的患者，也不宜使用喉罩。

4. 置管时注意事项　导管与硬腭应完全接触，抵住上腭，然后再逐步送入咽腔。若导管在舌后遇到阻力，不可强插，其罩端导管处不能打折，以防造成损伤。

【操作并发症及处理】

（1）食管撕裂伤或破裂：置管前应充分润滑导管外侧，置管过程中动作应轻柔、缓慢，如遇阻力，切勿强行置入导管。如发现导管中有胃内容物，则应立即拔除导管。

（2）出血：导管应充分润滑，操作时动作要轻柔、缓慢。

（3）咽损伤：导管前端过硬、过粗导致的咽部损伤，或操作过猛、过快，遇到阻力后使用蛮力所致。操作前需做好充分评估，选择合适型号的导管；置管过程中动作应轻柔、缓慢，如遇阻力不可强行置入，应拔出导管后重新置入。

（4）窒息：导管位置置入过浅，导致充气后气囊堵塞气道，应将导管完全置入至门齿位于标识线之内。

（5）声带损伤：置管过程中动作应轻柔、缓慢，顺延上腭的生理解剖弧度送管，如遇阻力不可强行置入，应拔出导管后重新置入。

第九节　球囊 – 面罩通气术

球囊 – 面罩又称简易呼吸器，皮球或气囊，由面罩、单向阀、呼气阀、压力安全阀、气囊、进气阀、氧气连接管、储氧阀、储氧安全阀、储氧袋组成，具有结构简单，操作迅速、方便，便于携带，无需电动装置，通气效果好等优点，是临床上常用的人工呼吸装置。

【操作目的及意义】

（1）需要呼吸支持的患者紧急通气，有利于改善患者功能，纠正低氧血症。

（2）机械通气患者人工膨肺吸痰有利于促进湿化液分散到各细支气管，增强吸痰效果。

【操作步骤】

1. 评估患者并解释

（1）评估：①患者呼吸状态。②患者生命体征。③患者头颈部有无骨折。④患者呼吸道有无分泌物。

（2）解释：向患者及家属解释行球囊 – 面罩通气术的目的、方法、注意事项及配合要点。

2. 操作准备

（1）护士准备：①仪表端庄，衣帽整洁，卫生手消毒，戴口罩。②了解患者病情。

（2）患者准备：①去枕平卧，暴露胸廓。②清理呼吸道分泌物，有义齿者取出义齿。

（3）物品准备：简易呼吸器、氧气装置、无菌纱布、一次性橡胶手套、手消毒液、弯盘、手表、记录单，必要时备开口器、舌钳、口咽通气管、吸痰装置。

（4）环境准备：周围环境清洁、安静，光线充足。

3. 操作方法

（1）记录时间。

（2）佩戴手套，连接氧气装置，将简易呼吸器连接氧气，调节氧流量为至少 10L/min。

（3）如患者牙关紧闭，利用开口器打开口腔，有舌后坠者，利用舌钳夹出舌体，在口腔内放置口咽通气管。

（4）操作者位于患者头后方，用无菌纱布清理患者呼吸道分泌物，将患者头向后仰，并提拉下颌，使下颌角和耳垂连线与地面呈 90 度夹角。

（5）将面罩扣住口鼻，用"EC"手法固定（图 2 – 9 – 1）。

（6）用另一只手规律挤压球体（成人：10 ~ 12 次/分；儿童：16 ~ 20 次/分），将气体送入肺中。

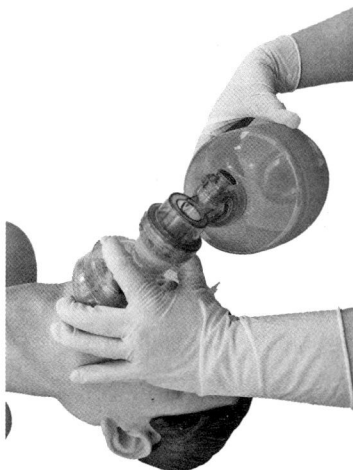

图 2 – 9 – 1 "EC"手法

（7）观察患者胸廓有无起伏。

（8）卫生手消毒，记录简易呼吸器使用后患者的病情改善情况。

4. 操作评价

（1）评价气道是否通畅，有无梗阻。

（2）评价胸廓有无起伏。

（3）评价患者口唇及面部颜色是否转红润。

（4）观察呼气时面罩内是否有雾气。

（5）评价患者生命体征是否回升。

【操作重点及难点】

1. "EC"手法的正确使用对通气效果的影响 使用简易呼吸器时，一手的示指与拇指呈"C"形按住面罩，扣住患者口鼻处；其余三指呈"E"形置于患者下颌骨上，避开气管，勾住下颌向上提拉，打开气道。如打开气道不充分，或面罩包裹口鼻不严，将会出现漏气、送气不畅等现象，降低给予患者所需潮气量，影响通气效果。另外，气道打开不充分，也不利于二氧化碳的排出，加重二氧化碳潴留。

2. 挤压球囊位置与通气潮气量的关系 在无氧气的情况下，挤压球囊的后1/3处，潮气量可达到 800～1000ml；在有氧的情况下，氧流量维持在 10～12L/min，挤压球囊的 1/2 处，潮气量可达 500～600ml，婴幼儿使用面罩的容量至少为450～500ml，较大的儿童或青少年需一位成人的球囊（1000ml），以使胸廓扩张。

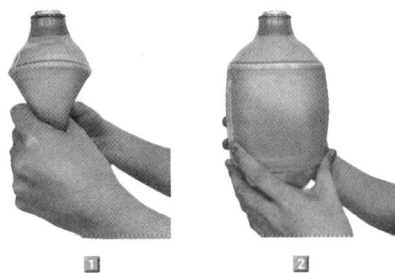

图 2-9-2 球体检测

3. 简易呼吸器自检

（1）检查球体：观察外观、形状，挤压球体，然后松开，球体能随受力改变形状并复原，说明球体材质良好、弹性好。将单向阀取下，用手掌堵住球体开口处，挤压球体，不能将球体压闭，说明球体无漏气、密闭性好（图 2-9-2）。

（2）检查鸭嘴阀：观察其外观，正常呈鸭嘴状，鸭嘴部位闭合紧密。挤压球体，鸭嘴阀张开，无粘连。

（3）检查呼气阀：将储氧袋接在面罩接口处，挤压球体，使储氧袋胀满，挤压储氧袋，可见呼气阀被吹起，有气体溢出，说明呼气阀工作正常。

（4）检查压力安全阀：将安全阀关闭，用手掌堵住单向阀出口，球体不能被压闭，说明压力安全阀关闭严密。打开安全阀，手掌仍堵住单向阀出口，挤压球体，可以听见气体从压力安全阀溢出的声音，说明压力安全阀工作正常（图 2-9-3）。

（5）检查进气阀：挤压球体，球体可复原，说明进气阀工作正常。

（6）检查储氧袋：将储氧袋接在简易呼吸器单向阀接口处，挤压球体，当储气袋被充满后，取下储气袋，用手掌堵住储气袋出口，挤压储气袋，如不能被挤压说明储气袋无漏气。

（7）检查储氧阀：将简易呼吸器供氧管连接氧源，储氧袋可以被吹满胀起，说明储氧阀工作正常。

（8）检查储气安全阀：将储氧袋及储氧安全阀连接到简易呼吸器单向阀患者接口处，不断挤压球体，当储氧袋胀满后，如快速挤压球体，发现储气安全阀被弹起，有气体溢出，保证储氧袋不被充满胀破，说明储气安全阀工作正常。

（9）检查供氧管：连接氧源后，调高氧流量，如果可从管路另一端感觉到气体流动，说明管路通畅；将接口与简易呼吸器供氧接口相连，检查其是否连接紧密，如松动则应更换合适接头的供氧管。

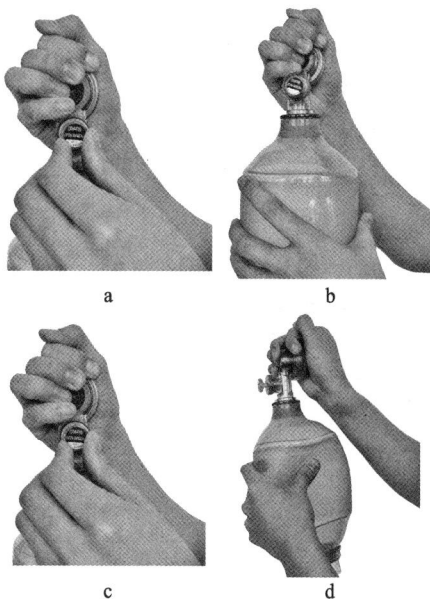

图 2 - 9 - 3　压力安全阀检测

【注意事项】

1. 适应证

（1）心肺复苏。

（2）各种中毒所致的呼吸抑制。

（3）神经、肌肉疾病所致的呼吸肌麻痹。

（4）各种电解质紊乱所致的呼吸抑制。

（5）各种大型手术。

（6）配合氧疗做溶疗法。

（7）运送病员：适用于机械通气患者做特殊检查，进出手术室等情况。

（8）临时替代呼吸机：遇到呼吸机因障碍、停电等特殊情况时，可临时应用简易呼吸器替代。

（9）机械通气患者人工膨肺吸痰。

2. 禁忌证

（1）颜面部及口唇外伤出血。

（2）气道异物阻塞。

（3）气道狭窄。

（4）重度哮喘致低氧血症。

（5）饱餐后。

3. 简易呼吸器的维护　使用简易呼吸器容易发生的问题是由于活瓣漏气，使患者得不到有效的通气，所以要定期检查、测试、维修和保养，保持最佳的备用状态。

4. 简易呼吸器面罩的选择　选择合适的面罩，以能扣患者口鼻为宜。

5. 挤压球囊时的注意事项

（1）挤压球囊时，在用容量为1L的球囊时要挤压大约2/3，挤压球囊的时间比应为1:1，亦不可时快时慢，以免损伤肺组织，造成呼吸中枢紊乱，影响呼吸功能恢复。

（2）发现患者有自主呼吸时，应按患者的呼吸动作加以辅助，以免影响患者的自主呼吸。

6. 其他

（1）操作中如果单向阀受到呕吐物等污染，应自患者处移开并取下加以清洗：用力挤压球体数次，将积物清除干净，将单向阀取下用清水清洗干净。

（2）当婴儿及儿童使用简易呼吸器时，应具备安全阀装置，自动调整压力，以保障患者的安全。如果需要较高的压力，请将压力阀向下压，使安全阀暂时失效。

【操作并发症及处理】

（1）胃胀气：通气量过大，通气速度过快，使气体流入胃内，导致胃胀气。用力压迫患者的环状软骨，向环状韧带压迫，使气管后坠，向后压住食管开口，以减轻胃胀气、胃内容物反流和误吸的危险，只有在患者意识丧失时才应用此法。

（2）胃内容物反流：立即停止通气并给予患者头偏向一侧或侧卧位，清理呼吸道分泌物，给予高流量吸氧，必要时留置胃管，持续胃肠减压。

（3）吸入性肺炎：使用利尿剂减轻左心室负荷，防止胶体液渗入肺间质。必要时机械通气。

第十节　环甲膜穿刺术

环甲膜穿刺术是临床上对有呼吸道梗阻、严重呼吸困难的患者采用的急救方法之一。它可为气管切开术赢得时间，是现场急救的重要组成部分，具有简便、快捷、有效的优点。环甲膜穿刺术是一种临床应用非常广泛的急救技术。

【操作目的及意义】

通过穿刺建立一个新的呼吸通道，缓解患者呼吸困难或窒息。

【操作步骤】

1. 评估患者并解释

（1）评估：①患者的年龄、病情、体重、体位、意识状态等。②心理状况及配合程度。

（2）解释：向患者及家属解释环甲膜穿刺术的目的、方法、注意事项及配合要点。

2. 操作准备

（1）护士准备：①仪表端庄，衣帽整洁，着装整齐，洗手，戴口罩。②向患者及家属做好解释。

（2）患者准备：①患者取去枕平卧位。②愿意配合。

（3）物品准备：①7～9号注射针头或用作通气的粗针头。②无菌注射器、盐酸利多卡因注射液或所需的治疗药物。③碘伏棉签、无菌棉球、无菌手套、手消毒液。

（4）环境准备：周围环境清洁、安静、安全，光线充足。

3. 操作方法

（1）患者采取平卧或斜坡卧位，头后仰。

（2）选择型号适宜的注射针头，抽吸盐酸利多卡因注射液。

（3）环甲膜位置选定。

（4）环甲膜皮肤常规消毒。

（5）左手示指和拇指固定环甲膜处的皮肤，右手持注射器垂直刺入环甲膜，到达喉腔时有落空感，回抽注射器无血有空气抽出，提示针尖已进入气管内（图2-10-1）。

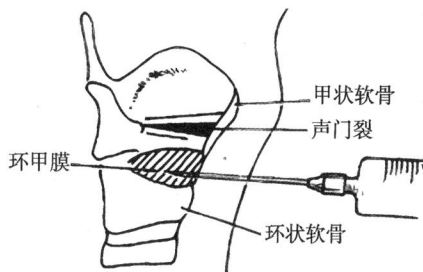

图2-10-1 环甲膜穿刺术

（6）垂直进针，针尖向尾端稍倾斜，避免损伤环甲膜上方的声带，注入盐酸利多卡因注射液2ml，然后迅速拔出注射器。

（7）再按照穿刺目的进行其他操作。

（8）穿刺点用消毒干棉球压迫片刻。

（9）洗手，记录穿刺是否成功，穿刺部位渗血情况以及患者的病情变化。

4. 操作评价

（1）评价患者有无出血倾向。

（2）评价有无食管气管瘘。

（3）评价有无皮下气肿或纵隔气肿。

【操作重点及难点】

穿刺部位定位及手法　左手示指和拇指固定环甲膜处的皮肤，右手持注射器垂直刺入环甲膜，到达喉腔时有落空感，回抽注射器无血有空气抽出。

【注意事项】

1. 适应证

（1）急性上呼吸道梗阻。

（2）喉源性呼吸困难（如白喉、喉头严重水肿等）。

（3）头面部严重外伤。

（4）气管插管有禁忌或病情紧急而需快速开放气道时。

2. 禁忌证

（1）喉部有肿物者。

（2）凝血功能异常有出血倾向者。

3. 其他

（1）穿刺时进针不要过深，避免损伤喉后壁黏膜。

（2）必须回抽无血有空气，避免针尖误入环甲动脉，确定针尖在喉腔内才能注射药物。

（3）注射药物时嘱患者勿吞咽及咳嗽，注射速度要快，注射完毕后迅速拔出注射器及针头，以消毒干棉球压迫穿刺点片刻。针头拔出以前应防止喉部上下运动，否则容易损伤喉部的黏膜。

（4）如穿刺点皮肤出血，干棉球压迫的时间可适当延长。

【操作并发症及处理】

（1）出血：如有出血倾向或凝血功能异常者应谨慎穿刺。

（2）食管穿孔：食管位于气管的后端，若穿刺时用力过大、过猛或没掌握好进针深度，均可穿破食管，形成食管气管瘘。

（3）皮下或纵隔气肿：避免穿刺针进入过深或倾斜。

第十一节　气管内插管术

气管内插管术是指将特定的气管导管通过口腔或鼻腔经声门插至气管内的

技术，是急救工作中常用的重要抢救技术，对抢救患者生命、降低病死率起到至关重要的作用。

【操作目的及意义】

（1）保护气道，是建立人工气道、进行人工通气最常用的方法。

（2）防止误吸，便于清除呼吸道分泌物。

（3）正压通气，维持气道通畅，减少气道阻力，保证有效的通气量。

（4）面罩吸氧仍呼吸困难，为给氧、加压人工呼吸、气道内给药提供条件。

【操作步骤】

1. 评估患者并解释

（1）评估：①患者意识，是否有自主呼吸，能否配合操作。②患者生命体征。③患者口腔或者鼻腔有无分泌物，有无活动性义齿。④患者气道有无畸形。

（2）解释：向患者及家属解释行气管内插管术的目的、方法、注意事项及配合要点。

2. 操作准备

（1）护士准备：①仪表端庄，衣帽整洁，卫生手消毒，戴口罩。②了解患者病情。

（2）患者准备：①患者取去枕仰卧位。②清理呼吸道分泌物，取出义齿。③检查有无松动牙齿。

（3）物品准备：喉镜、合适型号的气管导管、插管导丝、牙垫、10ml 注射器、吸痰装置、吸痰管、胶布、无菌液状石蜡、无菌纱布、无菌手套，另备手消毒液、医疗垃圾桶、生活垃圾桶、护理记录单，必要时备面屏、隔离衣。

（4）环境准备：①现场操作前 30 分钟内无人员走动，无扬尘。②保持现场光线充足，场地宽敞。③屏风遮挡。

3. 操作方法

（1）佩戴无菌手套，检查喉镜明亮度，选择 6.5～7.5 号的气管导管，检查气囊有无漏气。

（2）气管导管表面涂抹液状石蜡，将插管导丝置入，其顶端不能露出导管斜面。

（3）备牙垫，两条胶布，吸痰装置。

（4）患者去枕仰卧头向后仰（无颈椎损伤者），打开气道，清除口腔内分泌物，取出义齿。

（5）用压额抬颏法充分打开气道，打开喉镜。

（6）操作者右手拇指、示指拨开患者口唇及上下门齿。左手持喉镜柄，将喉镜送入口腔的右侧，向左推开舌体后居中。

（7）缓慢沿中线向前推进，暴露患者的口、悬雍垂，再循咽部自然弧度慢推喉镜叶片，使其顶端抵达舌根，即见到咽和会厌，行至咽与会厌之间，左手上提，挑起会厌，暴露声门。

（8）右手以握毛笔状持气管导管从口腔右侧进入，将气管导管前端沿喉镜气管槽插入口腔，对准声门，旋转导管进入气管内，直至气囊完全进入声门（图2-11-1）。

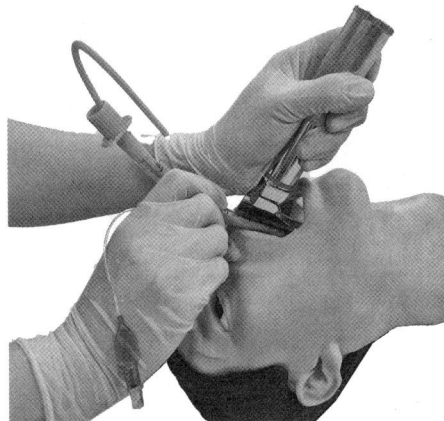

图2-11-1　气管内插管

（9）请助手拔除插管导丝，继续将导管向前送入3~5cm，导管尖端距门齿距离通常为22~24cm。

（10）确认导管位置。挤压胸部，导管口有气流；吸气时管壁清亮，呼气时管壁可见"白雾"样变化。

（11）导管气囊注气后人工通气时，双侧胸廓对称起伏，双肺听诊呼吸音对称。

（12）放置牙垫，取出喉镜，用胶布将牙垫和气管导管固定于面颊。

（13）卫生手消毒，记录气管导管距门齿的刻度、双肺呼吸音听诊情况及患者的病情变化。

4. 操作评价

（1）患者通气状况得到改善。

（2）患者呼吸道分泌物清理有效。

（3）患者气道给药顺利。

【操作重点及难点】

（1）置管手法：缓慢沿中线向前推进，暴露患者的口、悬雍垂，再循咽部自然弧度慢推喉镜叶片，使其顶端抵达舌根，即见到咽和会厌，行至咽与会厌之间，左手上提，挑起会厌，暴露声门。

（2）患者躁动，无法配合操作。安抚患者情绪，必要时给予患者镇静剂。

（3）困难气道：研究表明，面对困难气道，临床上可选用可视喉镜或光棒引导下置管。

【注意事项】

1. 适应证

（1）全身麻醉：呼吸道难以保证通畅者如颅内手术、开胸手术、需俯卧位或坐位等特殊体位的全身麻醉手术；如颈部肿瘤压迫气管，颌、面、颈、五官等全身麻醉大手术，极度肥胖患者；全身麻醉药物对呼吸有明显抑制或应用肌松药者；都应行气管内插管。

（2）呼吸衰竭需要进行机械通气，心肺复苏，药物中毒以及新生儿严重窒息时，都必须行气管内插管。

2. 禁忌证

（1）绝对禁忌：喉头水肿，急性喉炎，喉头黏膜下血肿，插管损伤可引起严重出血，除非急救，禁忌气管内插管。

（2）相对禁忌：呼吸道不全梗阻者有插管适应证，但禁忌快速诱导插管并存在出血性血液病（如血友病、血小板减少性紫癜等）者。插管损伤易诱发喉头声门或气管黏膜下出血或血肿，继发呼吸道急性梗阻，因此宜列为相对禁忌证。主动脉瘤压迫气管者，插管可能导致主动脉瘤破裂，宜列为相对禁忌证。麻醉者对插管基本知识未掌握，插管技术不熟练或插管设备不完善者，均宜列为相对禁忌证。

3. 插管时注意事项

（1）插管前先行人工通气、面罩吸氧，以免因插管而增加患者缺氧时间。

（2）插入长度要适宜，距离门齿刻度为 22～24cm。

（3）插入后检查双肺呼吸音是否对称。

（4）吸痰时，每次时间不应超过 15 秒。

（5）吸入气体应湿化，避免痰痂堵塞管道。

（6）气囊内注气量为 3～5ml。

（7）注意患者病情变化，防止意外发生。

（8）动作轻柔，以免损伤气道。

（9）注意无菌操作，防止发生院内感染。

【操作并发症及处理】

（1）插管操作技术不规范，可致牙齿损伤或脱落；口腔、咽喉部和鼻腔的黏膜损伤引起出血；用力不当或过猛，还可引起下颌关节脱位。应规范插管者的操作技术，插管时动作轻柔，勿用蛮力。插管失败者应请经验丰富者操作。

（2）浅麻醉下行气管内插管可引起剧烈呛咳、喉头及支气管痉挛；心率加快及血压剧烈波动可导致心肌缺血；严重的迷走神经反射可导致心律失常，甚至心搏骤停。预防方法有：适当加深麻醉，插管前行喉头和气管内表面麻醉，应用麻醉性镇痛药或短效降压药等。

（3）气管导管内径过小，可使呼吸阻力增加；导管内径过大或质地过硬都容易损伤呼吸道黏膜，甚至引起急性喉头水肿或慢性肉芽肿；导管过软容易变形，或因压迫、扭折而引起呼吸道梗阻。应选择合适内径的导管。

（4）导管插入太深易误入一侧支气管内，引起通气不足、缺氧或术后肺不张。导管插入太浅时，可因患者体位变动而意外脱出，导致严重意外发生。因此，插管后及改变体位时应仔细检查导管插入深度，并常规听诊两肺的呼吸音。

（5）患者在插管期间胃反流导致肺误吸，主要是因为患者插管前未充分禁食，胃排空延迟（妊娠、创伤者和危重症或糖尿病胃轻瘫者）、食管下括约肌功能不全和肠梗阻等。肺误吸可导致呼吸衰竭、吸入性肺炎、心力衰竭、呼吸心跳骤停，甚至死亡。为减少肺误吸的风险，可通过胃肠减压降低胃内压，让有经验的人员快速有序插管。

第十二节　气管切开术

环甲膜切开术是切开颈段气管前壁置入一个具有套囊的气管切开套管或气管内插管。

【操作目的及意义】

（1）解除喉源性呼吸困难。

（2）解除呼吸功能失常。

（3）解除下呼吸道分泌物潴留。

（4）气管异物取出。

【操作步骤】

1. 评估患者并解释

（1）评估：①患者生命体征。②患者意识。③患者手术部位皮肤情况及凝血有无异常。

（2）解释：向患者及家属解释行气管切开术的目的、方法、注意事项及配合要点。

2. 操作准备

（1）护士准备：①仪表端庄，衣帽整洁，卫生手消毒，戴口罩。②了解患者病情。

（2）患者准备：①患者取去枕仰卧位。②清理呼吸道分泌物。

（3）物品准备：环甲膜切开包、手术缝合线、消毒用物及无菌手套、麻醉用药（如1%的利多卡因）、5ml注射器、氧气装置、负压吸引装置、手消毒液。

（4）环境准备：①操作前现场30分钟内无人员走动，无扬尘。②保持现场光线充足，场地宽敞。③屏风遮挡。

3. 操作方法

（1）明确体表标志（位于甲状软骨和环状软骨之间）。

（2）颈部准备：局部皮肤消毒，用1%利多卡因进行颈前皮肤及皮下组织的注射。

（3）喉部固定：将大拇指和中指置于喉部甲状软骨左右两个上角，示指自然放在其前。

（4）皮肤切开：在颈中线行一2cm的垂直皮肤切口，切开皮肤、皮下组织及颈筋膜后就可见到环甲膜。

（5）环甲膜的再确定：在使用大拇指和中指继续保持喉软骨固定的情况下，此时示指在没有任何皮肤及皮下组织的覆盖下，直接触及喉的前部、环甲膜及环状软骨。

（6）环甲膜的切开：环甲膜切口应采取水平向且至少1cm长。

（7）插入气管拉勾：将气管拉勾转为水平位，通过切口，再次旋转使其朝向头部。然后将拉勾施予甲状软骨的下方，轻轻将其向上及头的方向牵拉，气道即可暴露于皮肤切口处。

（8）插入扩张器：将扩张器穿过切口，其两个叶片的方向沿气道纵向打开。

（9）插入气管切开套管：将带有内芯的气管切开套管轻轻地在扩张器的两个叶片间通过切口插入，当插管沿着其自身曲度前进时，旋转扩张器使其两个叶片在气道内沿着纵向打开。插管继续向前，直到稳固地靠在颈前部。

（10）将套囊充气并确定插管位置。确定方法与确定气管内插管位置的方法一样。

（11）卫生手消毒，记录环甲膜切开术的过程，术中出血情况，气管套管的固定情况及患者的病情变化。

4. 操作评价

（1）评价伤口出血情况。

（2）评价通气效果情况。

【操作重点及难点】

插入气管切开套管。将带有内芯的气管切开套管轻轻地在扩张器的两个叶片间通过切口插入，当插管沿着其自身曲度前进时，旋转扩张器使其两个叶片在气道内沿着纵向打开。插管继续向前，直到稳固地靠在颈前部。

【注意事项】

1. 适应证　由喉部炎症、肿瘤、外伤、异物等引起的严重喉阻塞。

2. 禁忌证

（1）Ⅰ度和Ⅱ度呼吸困难。

（2）呼吸道暂时性阻塞，可暂缓气管切开。

（3）有明显出血倾向时要慎重。

（4）喉部肿物。

3. 其他

（1）手术时应避免损伤环状软骨，以免术后引起喉狭窄。

（2）环甲膜切开术后的插管时间，一般不应超过 24 小时。

（3）对情况十分紧急者，也可用粗针头经环甲膜直接刺入声门下区，亦可暂时减轻喉阻塞症状。穿刺深度要掌握恰当，防止刺入气管后壁。

【操作并发症及处理】

1. 术中并发症

（1）出血：术中大出血很少见，除非罕见的高位无名动脉受到损伤。前颈静脉或甲状腺峡部引起的少量出血可以简单缝扎或用电凝控制。

（2）心跳、呼吸停止：心跳、呼吸停止是致命性并发症，原因可能是迷走神经反射，也可因不能迅速建立起通畅的气道、张力性气胸、阻塞性（负压）肺水肿、给慢性二氧化碳潴留患者吸氧或气管插管被插到软组织或主支气管内引起。对有明确慢性二氧化碳潴留病史的患者，要严密监测各项指标，术后应当立即给予机械通气。

（3）气胸和纵隔气肿：可由于胸膜的直接损伤，空气经过软组织界面进入胸腔或纵隔，或肺大疱破裂造成。应尽可能减少气管周围的解剖，气管插管应在直视下看清楚插入气管，术后应常规拍胸片检查。

2. 术后并发症

（1）皮下气肿：是术后最常见的并发症，与气管前软组织分离过多，气管切口外短内长或皮肤切口缝合过紧有关。自气管套管周围逸出的气体可沿切口进入皮下组织间隙，沿皮下组织蔓延，气肿可达头面、胸腹，但一般多限于颈部。大多数于数日后可自行吸收，不需做特殊处理。

（2）气胸及纵隔气肿：在暴露气管时，向下分离过多、过深，损伤胸膜后，可引起气胸。右侧胸膜顶位置较高，儿童尤甚，故损伤机会较左侧多。轻者无明显症状，严重者可引起窒息。如发现患者气管切开后，呼吸困难缓解或消失，而不久再次出现呼吸困难时，则应考虑气胸，X 线片可确诊。此时应行胸膜腔穿刺，抽出气体。严重者可行闭式引流术。

（3）手术中过多分离气管前筋膜：气体沿气管前筋膜进入纵隔，形成纵隔气肿。对纵隔积气较多者，可于胸骨上方沿气管前壁向下分离，使空气向上逸出。

（4）出血：术中伤口少量出血，可经压迫止血或填入明胶海绵压迫止血；若出血较多，可能有血管损伤，应检查伤口，结扎出血点。

（5）拔管困难：手术时，若切开部位过高，损伤环状软骨，术后可引起声门下狭窄。气管切口太小，置入气管套管时将管壁压入气管；术后感染，肉芽组织增生均可造成气管狭窄，导致拔管困难。此外，插入的气管套管型号偏大，亦不能顺利拔管。有个别戴管时间较长的患者，害怕拔管后出现呼吸困难，当堵管时可能自觉呼吸不畅，应逐步更换小号套管，最后堵管无呼吸困难时再行拔管。对拔管困难者，应认真分析原因，行 X 线片或 CT、喉镜、气管镜或纤维气管镜检查，根据不同原因，酌情处理。

（6）气管食管瘘：少见。在喉源性呼吸困难时，由于气管内呈负压状态，气管后壁及食管前壁向气管腔内突出，切开气管前壁时可损伤到后壁。瘘口较小、时间不长，有时可自行愈合；瘘口较大或时间较长，上皮已长入瘘口者，只能手术修补。

（7）伤口感染：气管切开是一个相对污染的清洁切口。很快革兰氏阴性菌就会在伤口生长，通常为假单胞菌和大肠埃希菌。因为伤口是开放性的，有利于引流，所以一般不需要预防性使用抗菌药物。真正发生感染极少见，而且只需局部治疗。只有当出现伤口周围蜂窝织炎时才需要抗菌药物治疗。

（8）插管移位：早期插管移位或过早更换插管有引起通气障碍的危险。多层皮下筋膜、肌肉束以及气管前筋膜彼此重叠，很容易使新形成的通道消失。如果不能立即重新找到插管的通道，应马上经口气管插管。将气管插管两侧的胸骨板缝于皮肤上可防止插管移位。气管切开处两端气管软骨环上留置的缝线在术后早期可以保留，一旦发生插管移位，可帮助迅速找回插管通道。术后 5～7 天各层筋膜可以愈合在一起，此时更换气管插管是安全的。

（9）咽障碍：与气管切开有关的主要吞咽问题是误吸。机械因素和神经生理学因素都可以造成不正常吞咽。减少误吸最主要的方法是加强术后护理。

第十三节　气道异物清除术

患者多于进食时突然发生呛咳、剧烈的阵咳及梗气，可出现气喘、声嘶、发绀和呼吸困难。若为小而光滑的活动性异物，如瓜子、玉米粒等，可在患者咳嗽时，听到异物向上撞击声门的拍击音，手放在喉气管前可有振动感。若异物较大，阻塞气管或靠近气管分支的隆凸处，可使两侧主支气管的通气受到严重障碍，因此发生严重呼吸困难，甚至窒息、死亡。

【操作目的及意义】

清除气道异物，解除气道梗阻，保证气道通畅，有效呼吸。

【操作步骤】

1. 评估患者并解释

（1）评估：①患者生命体征及意识。②导致患者气道异物的原因。③患者气道异物所在位置。④患者是否有自主呼吸。

（2）解释：向患者及家属解释行气道异物清除术的目的、方法、注意事项及配合要点。

2. 操作准备

（1）护士准备：着装整洁，卫生手消毒、戴口罩。

（2）患者准备：①清醒患者取站立位。②昏迷患者取平卧位。

（3）物品准备：椅子、纱布。

（4）环境准备：现场环境宽敞。

3. 操作方法

（1）应用于成人：对意识尚清醒的伤病员可以用立位腹部冲击法（Heimlich 法）。①抢救者站在伤病员的背后，两臂环绕伤病员的腰部，令伤病员弯腰，头部前倾。②一手握空心拳，拇指拳眼顶住伤病员腹部正中线脐上方两横指处。③另一手紧握此拳，快速向内、向上冲击，嘱伤病员上身前倾，抬头张口，以便异物排出。④重复之，直到异物排出。

（2）应用于自救：自己就近找到一个坚硬固定的物体，如椅背、桌角等，利用其一角代替双手置于胸廓以下和肚脐以上的腹部，反复地冲击腹部，直至异物排出，如反复冲击仍未排出异物，及时拨打"120"寻求更专业的帮助。

（3）应用于婴儿：①抢救者将婴儿的身体骑跨仰卧在一侧的前臂上，同时手掌将后头颈部固定，头部低于躯干。②用另一手固定婴儿下颌角，并使婴儿头部轻度后仰，打开气道。③两手的前臂将婴儿固定，翻转成俯卧位。④用手掌根叩击婴儿背部肩胛区 5 次。⑤两手的前臂将婴儿固定，翻转成仰卧位。⑥快速冲击性按压婴儿两乳头连线下一横指处 5 次。⑦检查口腔，如异物咳出，迅速采取手取异物法处理；若阻塞物未能咳出，重复背部叩击和胸部冲击动作多次。

（4）应用于儿童：①卧位：使患者平卧、面向上，躺在坚硬的地面或床板上，抢救者跪下或立在其足侧。②坐位：使患儿背靠骑坐在抢救者的两大腿上，施救者用两手的中指和示指，放在患儿胸廓下和脐上的腹部，快速向上重击压迫，但要很轻柔，重复之，直到异物排出。

（5）应用于无意识的伤病员：使伤病员仰面平卧，抢救者面对伤病员，骑跨在伤病员的髋部，用其一手置于另一手上，将下面一手的掌根放在胸廓下脐上的腹部，用其身体的重量，快速向上冲击压迫伤病员的腹部，重复之，直至异物排出。

4. 操作评价　患者气道异物取出，气道梗阻解除。

【操作重点及难点】

立位腹部冲击法（Heimlich 法，图 2 - 13 - 1）

（1）抢救者站在伤病员的背后，两臂环绕伤病员的腰部，令伤病员弯腰，头部前倾。

（2）一手握空心拳，拇指拳眼顶住伤病员腹部正中线脐上方两横指处。

（3）另一手紧握此拳，快速向内、向上冲击，嘱伤病员上身前倾，抬头张口，以便异物排出；重复之，直到异物排出。

【注意事项】

（1）挤压手法不可过猛，以免损伤胸骨及剑突，导致胸骨骨折及脏器破裂。

（2）当异物排至口腔中时，应立即用手取出。

（3）如未见异物排出，应重复挤压动作，直至急救人员到场。

图 2-13-1　立体腹部冲击法

（4）在操作过程中如患者出现突然意识丧失，心跳呼吸骤停，应立即停止挤压，将患者置于坚硬的平面上立即给予患者胸外按压。

【操作并发症及处理】

（1）胸骨骨折：环抱挤压时手法要适当，不可用力过猛。

（2）脏器损伤：为昏迷患者冲击胸腹部时，用力不可过猛，勿偏移位置。

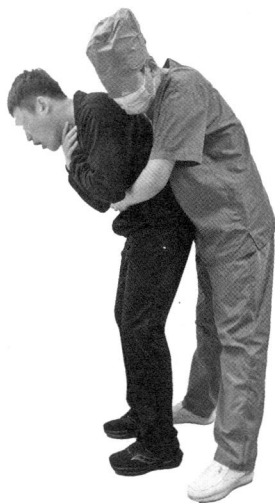

第十四节　电除颤术

电除颤仪是应用电击来抢救和治疗心律失常的一种医疗电子设备，尤其对心室颤动的抢救起到关键作用。电除颤是终止心室颤动最有效的方法。心脏电除颤又称心脏电复律，临床上分为非同步电复律和同步电复律。

【操作目的及意义】

通过除颤时释放的脉冲电流直接或间接作用于心脏，进而使全部的心肌同时除极，消除异位心律，恢复窦性心律。

【操作步骤】

1. 评估患者并解释

（1）评估：①患者的年龄、病情、意识状态等。②心理状况及配合程度。

（2）解释：向患者及家属解释电除颤术的目的、方法、注意事项及配合要点。

2. 操作准备

（1）护士准备：①仪表端庄，衣帽整洁，着装整齐，洗手，戴口罩。②了解患者病情状况。③评估患者意识、心电图状况及是否有心室颤动波。

（2）患者准备：清醒患者做好思想准备，愿意配合。

（3）物品准备：治疗车、除颤仪、耦合剂、弯盘、按压板、手消毒液、特别护理记录单、纱布两块、医用垃圾桶、生活垃圾桶。

（4）环境准备：周围环境清洁、安静，关闭门窗，注意保暖。

3. 操作方法

（1）备齐物品，迅速携用物至床旁。

（2）除颤前监测患者心电示波，必要时遵医嘱给予药物，以提高心室颤动阈值。

（3）确定心电示波为心室颤动波，立即将患者平卧位，移床头桌、去床档、被子折叠于床尾，去枕，垫按压板，解开衣服，暴露胸部。

（4）检查皮肤，查看患者胸前皮肤无多毛，无破损，无潮湿，无起搏器，无金属物，电极片已避开除颤部位。

（5）将左臂外展。

（6）取下电极板，均匀涂抹导电糊（Z字形涂抹）。

（7）打开除颤仪开关。

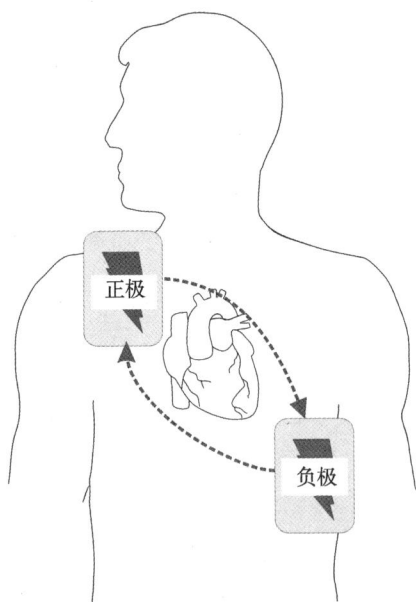

图 2-14-1 除颤位置

（8）确认电复律方式为非同步方式，遵医嘱选择能量（单向波一般选择200～360J，双向波一般选择150~200J）。充电。

（9）将两个电极分别放在患者的心尖和心底部：正极电极板置于患者胸骨右缘第二肋间（避开锁骨）；负极电极板置于患者左腋中线平第五肋间（电极板上缘平第五肋间，电极板中线位于左侧腋中线，图2-14-1）。用较大压力尽量使胸壁与电极板紧密接触，以减少肺容积和电阻，保证除颤效果。

（10）再次观察心电示波。

（11）嘱操作者及其他人员离开患者床边（除颤请离开），操作者充电至所需能量后，两手拇指同时按压手柄放电按钮电击除颤。除颤完毕后观察心电监护仪评估患者，必要时再次除颤。

（12）立即心肺复苏，转为窦性心律，除颤成功。

（13）关机，继续给予心电监护。

（14）用纱布擦拭患者除颤部位的耦合剂，并观察除颤部位的皮肤有无红肿、灼伤。

（15）撤按压板，垫枕，为患者整理衣物、整理床单位。

（16）拉床档，移回床头桌，安慰患者。

（17）取另一块纱布擦拭除颤仪的电极板，将电极板归位。

（18）回处置室分类处理垃圾。

（19）除颤仪核查、消毒、充电，使之处于完好备用状态。

（20）洗手，记录。

4. 操作评价

（1）清醒患者了解操作目的及意义，能够配合。

（2）严格执行查对制度，操作规范，达到治疗目的。

（3）心电波形恢复窦性心率，生命体征平稳。

（4）心律失常纠正，除颤有效。

（5）除颤部位无红肿及灼伤。

【操作重点及难点】

（1）除颤前确定患者除颤部位无潮湿、无敷料、无破损、无金属物。如患者戴有植入性起搏器应注意避开起搏器部位至少10cm。电极片避开除颤部位。

（2）除颤前确定周围人员无直接或者间接与患者接触。

（3）操作者身体不能与患者接触，不能与金属类物品接触。

（4）动作迅速、准确。

（5）保持除颤器完好备用。

（6）除颤时患者最好置于抢救设备齐全的抢救室或监护室。

（7）可与胸外按压交替进行。

（8）除心室颤动、心室扑动用非同步电除颤外，其余全部用同步电复律。

（9）心室颤动来不及连接导线时，除颤后两个电极板不离开胸壁，直接观察心电示波情况。

【注意事项】

1. 适应证

（1）非同步电复律：①心室颤动。②心室扑动。③快速室性心动过速伴血流动力学紊乱，QRS波增宽不能与T波区别者。

（2）同步电复律：①新近发生的心房扑动或心房颤动，在去除诱因或使用抗心律失常药物后不能恢复窦性心律者。②室上性心动过速，非洋地黄中毒引起，并对迷走神经刺激或抗心律失常治疗无效。③室性心动过速，抗心律失常治疗无效或伴有血流动力学紊乱者。

2. 禁忌证

（1）缓慢心律失常伴病态窦房结综合征的异位性快速心律失常。

（2）洋地黄过量引起的心律失常（除心室颤动外）。

（3）严重低钾血症。

（4）心房颤动持续一年以上，长期心室率不快，心脏明显增大，心房内有新鲜血栓形成或近3个月有栓塞史。

（5）病史多年，伴有高度或完全性房室传导阻滞的心房颤动、心房扑动和房性心动过速。

（6）不能耐受转复后长期抗心律失常药物的治疗者。

3. 其他

（1）若心电显示为细颤，应坚持心脏按压或用药，先用1%肾上腺素1ml静脉推注，3~5分钟后可重复一次，使细颤波转为粗波后，方可施行电击除颤。

（2）电击时电极要与皮肤充分接触，勿留缝隙，以免发生皮肤烧灼。

（3）触电早期（3~10分钟内）所致的心搏骤停，宜先用利多卡因100mg静脉注射。

（4）许多患者因素和操作因素将影响除颤的结局。患者因素包括除颤前心室颤动和CPR的时间、心肌的功能状态、酸碱平衡、缺氧和应用某些抗心律失常药。

（5）除颤成功率有时可经应用某些药物如肾上腺素而提高。

（6）影响操作成功的因素包括时间、除颤电极位置、电能水平和经胸阻抗等。

（7）正确选择电极板大小：成人电极板直径10~13cm，婴儿4~5cm，儿童8cm。

（8）电极板的放置位置有两种：一种是前侧位，即一个电极板放在心尖部，另一个放在胸骨右缘第2~3肋间；另一种是前后位，即一个电极板放在患者背部左肩胛下区，另一个放在胸骨左缘3~4肋间，此种部位通过心脏的电流较多，电能量需要减少1/2，成功率高于前者，并发症亦可减少，这种电极板放置方法是公认的择期复律患者的最佳方式。

【操作并发症及处理】

1. 心律失常

（1）大多心律失常在数分钟后可自行消失，无须特殊处理。

（2）对频发室性早搏、室早二联律和短暂室性心动过速，应遵医嘱使用抗心律失常药物，如利多卡因静脉注射治疗。

（3）若发生室性心动过速和心室颤动，可再行电击复律，并与胸外按压交替进行，如已复律，应立即检查有无有效脉搏。

2. 栓塞和低血压

（1）有栓塞史的患者，复律前后宜进行抗凝治疗两周，以防新生成的血栓在转复时脱落。

（2）电复律后出现低血压，一般无须特殊处理。若血压下降明显和持续时间长，遵医嘱使用多巴胺等升压药。

3. 心肌损伤

（1）尽可能用最低有效电量，电极板不能放置在起搏器上，应距离起搏器的脉冲发生器不少于10cm，并尽量用前后位放置电极板。

（2）持续长时间 ST 段抬高，心肌酶也明显升高，则常提示心肌损伤，给予营养心肌治疗，同时监测心律失常或心力衰竭。

4. 皮肤灼伤

（1）电极板放的位置要准确，与患者皮肤密切接触，导电糊涂满电极板的边缘，以免烧伤皮肤。

（2）保持除颤两电极板之间皮肤干燥，避免导致穿越心脏的电流减少引起复律失败。

（3）如出现轻度红斑、疼痛或肌肉痛，一般 3～5 日可自行缓解，不需处理；重者按灼伤，进行局部消毒换药处理。

5. 肺水肿　可适当应用血管扩张剂、利尿剂和强心苷类药物。

第十五节　经鼻/口腔吸痰术

吸痰术是一项重要的急救护理技术，是指经口、鼻腔、人工气道将呼吸道的分泌物吸出，以保持呼吸道通畅的一种方法。吸痰装置有中心负压装置（中心吸引器）、电动吸引器两种，利用负压吸引原理，连接导管吸出痰液。

【操作目的及意义】

清除患者呼吸道分泌物，保持呼吸道通畅，预防吸入性肺炎、肺不张、窒息等并发症。

【操作步骤】

1. 评估患者并解释

（1）评估：①患者的病情、年龄、意识状态及血氧饱和度情况，患者有无将呼吸道分泌物自行排出的能力。②患者口鼻腔情况和有无义齿。

（2）解释：向患者及家属解释吸痰的目的、方法、注意事项及配合要点。

2. 操作准备

（1）护士准备：①仪表端庄，衣帽整洁，卫生手消毒，洗手，戴口罩。②了解患者的意识状态、生命体征、吸氧流量。③评估患者呼吸道分泌物的量、黏稠度、部位。④对清醒患者解释吸痰目的，安抚患者，取得患者合作。

（2）患者准备：做好思想准备，愿意配合。

（3）物品准备：中心负压装置或电动吸引器装置、治疗车、治疗盘、一次性吸痰管（内配无菌手套）、生理盐水、纱布、一次性使用负压引流袋、一次性吸引管（2根）；另备：压舌板、开口器、舌钳、听诊器、启瓶器、手电筒、手消毒液、医用垃圾桶、生活垃圾桶。

（4）环境准备：周围环境清洁、安静，关闭门窗。

3. 操作方法

（1）携用物至床旁，核对患者信息，帮助患者取合适体位。

（2）开启生理盐水并放于床旁，注明开瓶时间。

（3）打开第一根吸引管，一端连接负压瓶放于床旁，一端连接负压表，安装负压检查后关闭。打开第二根吸引管，一端连接负压引流袋，打开负压表开关，检查性能后将吸引管另一端放于生理盐水液面以上，勿浸泡于水面。

（4）听诊。

（5）检查患者口、鼻腔，取下活动性义齿。

（6）患者取坐位、平卧位或侧位，头部面向操作者，并略向后仰。若口腔吸痰有困难，可鼻腔吸引。对昏迷患者，可用压舌板或开口器帮助其张口，必要时用舌钳拉出舌头。

（7）撕开吸痰管外包装前端，取出避污纸，戴无菌手套。

（8）将吸痰管抽出并盘绕在手中，根部与负压管连接，打开负压表开关，检查吸痰管是否通畅，试吸少量生理盐水，同时润滑导管前端。

（9）调节压力（成人0.04~0.053MPa，儿童小于0.04MPa，婴幼儿小于0.0133MPa），按住吸痰管侧孔检查是否有压力。

（10）在无负压的状态下，插入吸痰管（经鼻腔插入深度为22~25cm，经口腔插入深度为14~16cm，经气管切开插入深度为10~12cm）。

（11）在有负压的状态下，旋转提拉（一次性吸痰不能超过15秒，连续吸痰不超过3分钟），每吸一个部位更换一次吸痰管。

（12）退出吸痰管后用生理盐水抽吸冲洗。

（13）关闭负压表。

（14）脱手套包裹吸痰管，用避污纸包裹手套扔进医疗垃圾桶。洗手。

（15）吸引管避污盘绕于负压表上，生理盐水避污。

（16）清洁患者面部，观察口腔黏膜有无损伤及患者反应。

（17）协助患者取舒适卧位，对清醒患者安抚其不要紧张，指导其自主咳嗽；告知患者适当饮水，以利于痰液排出。

（18）整理用物，卫生手消毒，洗手。

（19）记录吸痰时间及痰液性状、颜色、量。

4. 操作评价

（1）操作技术熟练，严格遵守无菌操作。

（2）清除呼吸道分泌物有效，气道畅通，呼吸功能改善。

（3）患者缺氧症状得以缓解。

（4）动作轻柔，未发生机械性损伤。

（5）肺部听诊呼吸音清，未闻及干、湿性啰音，无胸膜摩擦音。

【操作重点及难点】

（1）一次性负压引流袋内应放置消毒片，吸出液应及时倾倒，一般不超过2/3，以免液体吸入负压表，造成破坏。

（2）严格执行无菌操作，吸痰管每次用一根，不可重复使用，以免感染。

（3）治疗盘内吸痰用物每日更换一次。

（4）插管手法：左右旋转，向上提拉；操作动作应轻柔、准确、快速，严格掌握吸痰时间，每次吸痰时间<15秒，以免造成患者缺氧。

（5）吸痰顺序：气管插管/气管切开、口腔、鼻腔。

（6）插管时不可有负压，以免引起呼吸道黏膜损伤。吸痰时，防止固定在一处或吸引力过大而损伤黏膜。

（7）吸痰管最大外径不能超过气管导管内径的1/2，负压不可过大。

（8）吸痰过程中应密切观察患者的病情变化，如有心率、血压、呼吸、血氧饱和度的明显改变时，应当立即停止吸痰，立即接通呼吸机通气并给予纯氧吸入。

（9）负压调节：①成人40～53.3kPa。②儿童小于40.0kPa。③婴幼儿13.3～26.6kPa。④新生儿小于13.3kPa。

（10）吸痰前后给予高流量吸氧，每次吸痰时间不超过15秒，连续吸痰不超过3分钟，防止缺氧。

（11）患者痰液黏稠，给予翻身、扣背、雾化吸入，使痰液易于吸出，不能加大负压。

【注意事项】

1. 适应证

（1）昏迷患者。

（2）痰液特别多，有窒息可能者。

（3）需气管内给药，注入造影剂或稀释痰液的患者。

2. 禁忌证　颅底骨折患者禁用鼻导管吸痰。

【操作并发症及处理】

1. 感染

（1）吸痰时严格遵守无菌技术操作原则，采用无菌吸痰管，使用前检查有无灭菌，外包装有无破损等。吸痰时卫生手消毒，戴无菌手套，吸痰管一次性使用。

（2）痰液黏稠者，可配合叩击，蒸汽吸入、雾化吸入，每日三次，必要时根据患者的症状给予地塞米松或氨茶碱，以便稀释痰液，易于排痰或吸痰。

（3）加强口腔护理，防止口腔内菌群在吸痰过程中带入下消化道引起感染。

2. 呼吸道黏膜损伤

（1）使用优质、前段钝圆有多个侧孔、后端有负压调节孔的吸痰管。

（2）选择型号适当的吸痰管：成人一般选用 12 号吸痰管；婴幼儿多选用 10 号吸痰管；新生儿常选用 6～8 号吸痰管，如从鼻腔吸引尽量选用 6 号吸痰管。有气管插管者，可选用外径小于 1/2 气管插管内径的吸痰管。

（3）吸痰管的插入长度：插入的长度以患者有咳嗽或恶心反应为宜，有气管插管者，则超过气管插管 1～2cm，避免插入过深损伤黏膜；插入时动作要轻柔，特别是从鼻腔插入时，不可蛮插，不要用力过猛；禁止带负压插管；抽吸时，吸痰管必须旋转向上拉，严禁提插。

（4）每次吸痰时间不宜超过 15 秒。若痰液一次未吸净，可暂停 3～5 分钟再次抽吸。吸痰间隔时间，应视痰液黏稠程度与痰量而定。

（5）每次吸痰前先将吸痰管放于生理盐水中以测试导管是否通畅和吸引力是否适宜，以调节合适的吸引负压。一般成人 40.0～53.3kPa，儿童 <40.0kPa，婴幼儿 13.3～26.6kPa，新生儿 <13.3kPa。在吸引口腔分泌物时，通过手控制负压孔，打开、关闭反复进行，直至吸引干净。

（6）对于不合作的患儿，可告之家属吸痰的必要性，取得家长的合作，固定好患儿的头部，避免头部摇摆。对于烦躁不安和极度不合作者，吸痰前可酌情予以镇静。

（7）为患者行口腔护理时，仔细观察口腔黏膜有无损伤，牙齿有无松脱，如发现口腔黏膜糜烂、渗血等，可用过氧化氢溶液、碳酸氢钠等漱口以预防感染。松动的牙齿及时提醒医生处置，以防脱落引起误吸。

3. 低氧血症

（1）吸痰管口径的选择要适当，使其既能够将痰液吸出，又不会阻塞气道。

（2）吸痰过程中患者若有咳嗽，可暂停操作，让患者将深部痰液咳出后再继续吸痰。

（3）刺激气管隆突处易引起患者的咳嗽反射，不宜反复刺激。

（4）吸痰不宜深入至支气管处，否则易堵塞呼吸道。

（5）使用呼吸机的患者，在吸痰过程中不宜使患者脱离呼吸机的时间过长，一般应少于15秒。

（6）吸痰前后给予高浓度氧，可给予100％纯氧2分钟，以提高血氧浓度。

（7）尽量避免护士工作繁忙而未及时给患者吸痰导致的严重后果。

（8）吸痰时密切观察患者心率、心律、动脉血压和血氧饱和度的变化。

（9）已经发生低氧血症者，立即加大吸氧流量或给予面罩加压吸氧，酌情适时静脉注射阿托品、氨茶碱、地塞米松等药物，必要时进行机械通气。

4. 心律失常

（1）因吸痰所致的心律失常几乎都发生在低氧血症的基础上，所有防止低氧血症的措施均适合于防止心律失常。

（2）吸痰中严密观察患者心率、心律、呼吸、血氧饱和度等情况。

（3）如发生心律失常，立即停止吸引，退出吸痰管，并给予吸氧或加大吸氧浓度。

（4）一旦发生心搏骤停，立即施行准确、有效的胸外心脏按压，开放静脉通道，同时准备行静脉、气管内或心内注射肾上腺素等复苏药物。心电持续监测，准备好电除颤器、心脏起搏器，心搏恢复后予以降温措施行脑复苏。留置导尿管，采取保护肾功能措施，纠正酸碱平衡失调和水、电解质紊乱。

5. 阻塞性肺不张

（1）根据患者的年龄、痰液的性质选择型号合适的吸痰管。有气管插管者，选用外径小于气管插管1/2的吸痰管，吸引前测量吸引管的长度，将吸引管插至超出气管插管末端1～2cm的位置进行浅吸引。

（2）采用间歇吸引的办法：将拇指交替按压和放松吸引导管的控制口，可以减少对气道的刺激。

（3）每次操作最多吸引3次，每次持续不超过10～15秒，同时查看负压压力，避免压力过高。吸引管拔出应边旋转边退出，使分泌物脱离气管壁，可以减少肺不张和气道痉挛。

（4）插入吸痰管前检测吸痰管是否通畅，吸痰过程中必须注意观察吸引管是否通畅，防止无效吸引。

（5）加强肺部体疗，每1～2小时协助患者翻身一次，翻身的同时给予自下而上、自边缘而中央的叩背体疗，使痰液排出。翻身时可以通过仰卧－左侧卧－

仰卧－右侧卧来交替翻身，使痰液易于通过体位引流进入大气道，防止痰痂形成；还可利用超声雾化吸入法湿化气道，稀释痰液。

（6）吸痰前后听诊肺部呼吸音的情况，并密切观察患者的呼吸频率、呼吸深度、血氧饱和度、血气分析结果及心率的变化。

（7）肺不张一经明确，应根据引起的原因采取必要的措施，如及时行气管切开，以保证进行充分的气道湿化和吸痰，有时需借助支纤镜对肺不张的部位进行充分吸引、冲洗，以排除气道阻塞，并嘱患者深呼吸以促进肺复张。

（8）阻塞性肺不张常合并感染，需酌情应用抗菌药物。

6. 气道痉挛　为防止气道痉挛，对气道高度敏感的患者，可遵医嘱于吸引前用1%利多卡因少量滴入，也可给予组胺拮抗剂如氯苯那敏4mg口服，每日3次。气道痉挛发作时，应暂停气道吸引，给予α受体激动剂吸入。

第十六节　经气管插管/气管切开/密闭式吸痰术

吸痰术是一项重要的急救护理技术，是指经口、鼻腔、人工气道将呼吸道的分泌物吸出，以保持呼吸道通畅，预防吸入性肺炎、肺不张、窒息等并发症的一种方法。人工气道是指将导管经口、鼻或气管切开插入气管内建立的气体通道。

【操作目的及意义】

保持患者呼吸道通畅，保证有效的通气，预防吸入性肺炎、肺不张、窒息等并发症。

【操作步骤】

1. 评估患者并解释

（1）评估：①病情、意识及心理状态：评估患者的生命体征，包括血压、心率、呼吸频率等。了解患者的病史、过敏史及当前病情。意识状态是否清醒，能否理解并配合操作，是否有焦虑、恐惧等情绪。对于意识不清或无法配合的患者，需要采取相应的约束措施或寻求家属的帮助。②气道状况：评估患者的气道通畅程度，是否有分泌物或异物阻塞。对于气管切开患者，需检查气管切开伤口外周皮肤情况，气管套管的类型、型号和气囊压力。③呼吸功能：通过听诊等方式评估患者的呼吸音、痰鸣音等，判断呼吸功能。对于需要气管插管的患者，评估其是否需要加压给氧和辅助呼吸。④设备：检查所需设备（如喉镜、气管导管、吸引器等）的性能和完整性。⑤环境：确保操作环境整洁、安静、舒适，符合无菌操作要求。

（2）解释：向患者及家属解释经气管插管/气管切开/密闭式吸痰的目的、

方法、注意事项及配合要点。

2. 操作准备

（1）护士准备：①仪表端庄，衣帽整洁，卫生手消毒，戴口罩。②查对医嘱，请二人核对；了解患者病情、意识状态、生命体征、吸氧流量。③了解呼吸机参数设置情况。④安抚患者，取得患者合作。

（2）患者准备：做好思想准备，愿意合作。

（3）物品准备：中心负压装置或电动吸引器装置、治疗车、治疗盘、一次性吸痰管若干（内配无菌手套）、密闭式吸痰管、无菌手套、生理盐水、无菌纱布；另备：听诊器、口咽通气管、手电筒、压舌板、开口器、舌钳、手消毒液、医用垃圾桶、生活垃圾桶。

（4）环境准备：周围环境清洁、安静，光线充足。

3. 操作方法

（1）经气管插管/气管切开吸痰术：①携用物至床旁，核对患者信息，帮助患者取合适体位。检查患者口鼻腔，听诊气管及肺部痰鸣音。②接通电源，打开吸引器开关，检查证实性能良好，各处连接紧密，调节负压。③开启生理盐水，注明开瓶时间。④呼吸机给100%纯氧两分钟。⑤撕开吸痰管外包装前端，戴无菌手套。⑥将吸痰管抽出并盘绕在手中，根部与负压管连接，检查吸痰管是否通畅，试吸少量生理盐水，润滑吸痰管前端。⑦消除呼吸机报警，同时观察患者生命体征、血氧饱和度、呼吸机参数，告知患者开始操作。⑧放松T形管侧孔，将吸痰管沿气管导管或气管切开导管送入，吸痰管遇阻力后略向上提后按闭T形管侧孔加负压，边旋转、边向上提拉吸净气管插管或气管切开导管内痰液，同时观察患者面色、生命体征、血氧饱和度及呼吸机参数。⑨吸痰完成后，立即接呼吸机通气，给予患者100%纯氧两分钟，待血氧饱和度升至正常水平后再将氧浓度调至原来水平。⑩退出吸痰管后用生理盐水冲洗吸引管，分离吸痰管，按医疗垃圾处理。⑪如果再次吸痰应重新更换吸痰管。⑫关闭吸引器。⑬清洁患者面部，再次观察患者生命体征、血氧饱和度及呼吸机参数。⑭协助患者取舒适卧位，对清醒患者安抚其紧张情绪，指导其自主咳嗽，适当饮水，以利于痰液排出。⑮整理用物，卫生手消毒。⑯记录吸痰时间及痰液性状、颜色、量。

（2）密闭式吸痰术：①携用物至床旁，核对患者信息，帮助患者取合适体位。检查患者口鼻腔，听诊气管及肺部痰鸣音。②接通电源，打开吸引器开关，检查证实性能良好，各处连接紧密，调节负压至40～53.3kPa。③打开封闭式吸痰管包，检查滴液管/冲洗管、给氧管；连接负压于封闭式吸痰管上。④连接人工鼻或呼吸机于封闭式吸痰管上。⑤把封闭式吸痰管与患者气管插管或气管切开导管相接；连接氧气于封闭式吸痰管的氧气接口上。⑥观察在机械通气过程中吸痰管保护膜有无胀气；将日期标签贴在抽吸控制开关上。⑦给100%纯氧1~2分钟。⑧卫生手消毒，戴无菌手套。⑨一手握住透明三通，另一手拇指及示指将吸痰管缓慢插入气管插管或气管切开导管内。⑩持续按下抽吸控制开关，常规吸痰。同时观察患者面色、生命体征、血氧饱和度及呼吸机参数。⑪吸痰完成后，将吸痰管缓慢抽回，直到薄膜护套拉直为止。⑫将250ml生理盐水接输液器，排气后打开开关注入生理盐水，持续按压控制开关以便清洗导管内壁，供下次使用。⑬再次给100%纯氧1~2分钟。⑭脱手套，卫生手消毒。⑮清洁患者面部，再次观察患者面色、生命体征、血氧饱和度及呼吸机参数。⑯协助患者取舒适卧位，对清醒患者安抚其紧张情绪，指导其自主咳嗽，适当饮水，以利于痰液排出。⑰整理用物，卫生手消毒。⑱记录吸痰时间及痰液性状、颜色、量。

4. 操作评价

（1）操作技术熟练，严格遵守无菌操作。

（2）清除呼吸道分泌物有效，气道畅通，呼吸功能改善。

（3）患者缺氧症状得以缓解。

（4）动作轻柔，未发生机械性损伤。

（5）肺部听诊呼吸音清，未闻及干、湿性啰音，无胸膜摩擦音。

【操作重点及难点】

（1）贮液瓶内吸出液应及时倾倒，以免液体进入马达进而损坏机器。

（2）吸痰管每次用一根，不可重复使用，以免感染。

（3）治疗盘内吸痰用物每日更换一次。

（4）插管手法：左右旋转，向上提拉；操作动作应轻柔、准确、快速，严格掌握吸痰时间，每次吸痰时间<15秒，以免造成患者缺氧。

（5）插管时不可有负压，以免引起呼吸道黏膜损伤。吸痰时，防止固定在一处或吸引力过大而损伤黏膜。

（6）吸痰管最大外径不能超过气管导管内径的1/2，负压不可过大。

（7）吸痰过程中应密切观察患者的病情变化，如有心率、血压、呼吸、血氧饱和度的明显改变，应当立即停止吸痰，立即接通呼吸机通气并给予纯氧吸入。

（8）负压调节一般成人40~53.3kPa、小儿40kPa。

（9）若气管切开吸痰，注意无菌操作，先吸气管切开处，再吸口鼻部。

【注意事项】

1. 适应证

（1）昏迷患者。

（2）痰液特别多，有窒息可能。

（3）需气管内给药，注入造影剂或稀释痰液的患者。

2. 禁忌证　颅底骨折患者禁用经鼻腔吸痰。

【操作并发症及处理】

1. 感染

（1）吸痰时严格遵守无菌技术操作原则，采用无菌吸痰管，使用前检查有效期，外包装有无破损等。吸痰时卫生手消毒，戴无菌手套，吸痰管一次性使用。

（2）痰液黏稠者，可配合叩击，蒸汽吸入、雾化吸入，每日三次，必要时根据患者的症状给予地塞米松或氨茶碱，以便稀释痰液，易于排痰或吸痰。

2. 呼吸道黏膜损伤

（1）使用优质、前段钝圆有多个侧孔、后端有负压调节孔的吸痰管。

（2）选择型号适当的吸痰管：成人一般选用 12 号吸痰管；婴幼儿多选用 10 号吸痰管；新生儿常选用 6～8 号吸痰管，如从鼻腔吸引尽量选用 6 号吸痰管。有气管插管者，可选择外径小于 1/2 气管插管内径的吸痰管。

（3）吸痰管的插入长度：插入的长度为患者有咳嗽或恶心反应即可，有气管插管者，则超过气管插管 1～2cm，避免插入过深损伤黏膜；插入时动作要轻柔，特别是从鼻腔插入时，不可蛮插，不要用力过猛；禁止带负压插管；抽吸时，吸痰管必须边旋转边向上提拉。

（4）每次吸痰的时间不宜超过 15 秒。若痰液一次未吸净，可暂停 3～5 分钟再次抽吸。吸痰间隔时间，应视痰液黏稠程度与痰量而定。

（5）每次吸痰前先将吸痰管放于生理盐水中以测试导管是否通畅和吸引力是否适宜，以调节合适的吸引负压。一般成人 40.0～53.3kPa，儿童 <40.0kPa，婴幼儿 13.3～26.6kPa，新生儿 <13.3kPa。在吸引口腔分泌物时，通过手控制负压孔，打开、关闭反复进行，直至吸引干净。

（6）对于不合作的患儿，可告之家长吸痰的必要性，取得家长的合作，固定好患儿的头部，避免头部摇摆。对于烦躁不安和极度不合作者，吸痰前可酌情予以镇静。

（7）为患者行口腔护理时，仔细观察口腔黏膜有无损伤，牙齿有无松脱，如发现口腔黏膜糜烂、渗血等，可用复方氯己定含漱液（或多贝尔氏液）、过氧化氢溶液、碳酸氢钠漱口以预防感染。松动的牙齿及时提醒医生处置，以防脱落引起误吸。

3. 低氧血症

（1）吸痰管口径的选择要适当，使其既能够将痰液吸出，又不会阻塞气道。

（2）吸痰过程中患者若有咳嗽，可暂停操作，让患者将深部痰液咳出后再继续吸痰。

（3）刺激气管隆突处易引起患者的咳嗽反射，不宜反复刺激。

（4）吸痰不宜深入至支气管处，否则易堵塞呼吸道。

（5）使用呼吸机的患者，在吸痰过程中不宜使患者脱离呼吸机的时间过长，一般应少于15秒。

（6）吸痰前后给予高浓度氧，可给予100%纯氧2分钟，以提高血氧浓度。

（7）尽量避免护士工作繁忙而未及时给患者吸痰导致的严重后果。

（8）吸痰时密切观察患者心率、心律、血压和血氧饱和度的变化。

（9）已经发生低氧血症者，立即加大吸氧流量或给予面罩加压吸氧，酌情适时静脉注射阿托品、氨茶碱、地塞米松等药物，必要时进行机械通气。

4. 心律失常

（1）因吸痰所致的心律失常几乎都发生在低氧血症的基础上，所有防止低氧血症的措施均适合于防止心律失常。

（2）吸痰中严密观察患者心率、心律、呼吸、血氧饱和度等情况。

（3）如发生心律失常，立即停止吸引，退出吸痰管，并给予吸氧或加大吸氧浓度。

（4）一旦发生心搏骤停，立即施行准确、有效的胸外心脏按压，开放静脉通道，同时准备行静脉、气管或心内注射肾上腺素等复苏药物。心电持续监测，准备好电除颤器、心脏起搏器，心搏恢复后予以降温措施行脑复苏。留置导尿管，采取保护肾功能措施，纠正酸碱平衡失调和水、电解质紊乱。

5. 阻塞性肺不张

（1）根据患者的年龄、痰液的性质选择型号合适的吸痰管。有气管插管者，选用外径小于气管插管1/2的吸痰管，吸引前测量吸引管的长度，将吸引管插至超出气管插管末端1~2cm的位置进行浅吸引。

（2）采用间歇吸引的办法：将拇指交替按压和放松吸引导管的控制口，可以减少对气道的刺激。

（3）每次操作最多吸引3次，每次持续不超过10~15秒，同时查看负压，避免压力过高。吸引管拔出应边旋转边退出，使分泌物脱离气管壁，可以减少肺不张和气道痉挛。

（4）插入吸痰管前检测吸痰管是否通畅，吸痰过程中必须注意观察吸引管是否通畅，防止无效吸引。

（5）加强肺部体疗，每1~2小时协助患者翻身一次，翻身的同时给予自下而上、自边缘而中央的叩背体疗，使痰液排出。翻身时可以通过仰卧–左侧卧–仰卧–右侧卧来交替翻身，使痰液易于通过体位引流进入大气道，防止痰痂形成；还可利用超声雾化吸入法湿化气道，稀释痰液。

（6）吸痰前后听诊肺部呼吸音的情况，并密切观察患者的呼吸频率、呼吸深度、血氧饱和度、血气分析结果及心率的变化。

（7）肺不张一经明确，根据引起的原因采取必要的措施，如及时行气管切开，以保证进行充分的气道湿化和吸痰，有时需借助纤维支气管镜对肺不张的部位进行充分吸引、冲洗，以排除气道阻塞，并嘱患者深呼吸以促进肺复张。

（8）阻塞性肺不张常合并感染，需酌情应用抗菌药物。

6. 气道痉挛　为防止气道痉挛，对气道高度敏感患者，可遵医嘱于吸引前用1%利多卡因少量滴入，也可给予组胺拮抗剂如氯苯那敏4mg口服，每日3次。气道痉挛发作时，应暂停气道吸引，给予α受体激动剂吸入。

第十七节　漏斗胃管洗胃术

漏斗胃管洗胃术是将带有漏斗的胃管由鼻腔或口腔插入胃内，然后将胃管漏斗端高过头部30~50cm，由漏斗部灌入洗胃液300~500ml，当漏斗内尚余少量液体时，将漏斗部放至低于胃水平，利用虹吸作用将胃内液体抽吸。

【操作目的及意义】

临床上常用来清除胃内毒物或刺激物，避免毒物被吸收，利用不同灌洗液进行中和解毒；对于幽门梗阻患者，通过洗胃能将胃内滞留食物洗出，同时给予生理盐水冲洗，可减轻胃黏膜水肿与炎症；还可用于手术或某些胃内疾病检查前的准备。

【操作步骤】

1. 评估患者并解释

（1）评估：①病情、意识及心理状态：评估患者的生命体征，包括体温、脉搏、呼吸、血压等。了解患者的意识状态，判断其是否清醒或昏迷，能否理解并配合操作及合作程度，以便选择合适的操作方式和沟通方式。对于意识不清或无法配合的患者，需要采取相应的约束措施或寻求家属的帮助。评估是否有焦虑、恐惧等情绪，及时安抚患者。②毒物摄入：分析患者摄入毒物的种类、剂量及时间。询问患者是否曾经呕吐，以及入院前是否采取过其他处理措施。③生理状况：评估患者的口鼻腔黏膜状况，有无损伤、炎症或其他异常情况，以及有无活动性义齿。④既往病史：询问患者既往是否有胃部疾病史及心脏病史。⑤禁忌证：注意患者是否存在洗胃禁忌证，如强腐蚀性毒物摄入、食管静脉曲张等。⑥环境：确保操作环境整洁、安静、舒适，光线充足，符合无菌操作要求。

（2）解释：向患者及家属解释漏斗胃管洗胃的目的、方法、注意事项及配合要点。

2. 操作准备

（1）护士准备：①仪表端庄，衣帽整洁，卫生手消毒，戴口罩。必要时穿一次性医用隔离衣。②安抚患者，取得患者合作。③对中毒患者，了解患者中毒的时间、途径、毒物种类、性质、剂量等。④评估患者口鼻腔皮肤及黏膜有无损伤、炎症或者其他情况。

（2）患者准备：①注意保暖。②做好思想准备，愿意配合。

（3）物品准备：治疗车、治疗盘（内备漏斗洗胃管、无菌纱布、一次性治疗巾、弯盘、液状石蜡、咬口器）、带有容量刻度的盛水桶两个（分别盛灌洗液和污水）、量杯；必要时备压舌板、开口器及舌钳、漱口杯子、小毛巾；另备：无菌手套、手消毒液、手电筒、胶布、听诊器、水温计、医嘱执行单、医用垃圾桶、生活垃圾桶。

（4）环境准备：周围环境清洁、安静，关闭门窗。

3. 操作方法

（1）备齐用物，携至患者床边。

（2）两种方法核对患者身份信息，向患者解释，以取得合作。

（3）患者取坐位或半坐位，中毒较重的取左侧卧位，围一次性治疗巾于胸前。如有活动义齿，应先取下。盛水桶和污水桶放床头下方，置弯盘于患者口角处。

（4）操作者卫生手消毒，戴手套。

（5）取出胃管，测量胃管长度，临床常以患者耳垂至鼻尖再到剑突（或者前额发际到剑突）的长度为准。

（6）用液状石蜡纱布润滑胃管前端20cm。

（7）将胃管从口腔插入胃内（入口腔或咽喉壁后约15cm，嘱患者大口吞咽，边吞咽边插管至所需长度）。

（8）确定胃管位置，至少做下列检查方法中的两种：①用注射器抽取胃内容物。②用注射器快速注入10～20ml空气，同时用听诊器在胃区听气过水声。③将胃管末端置于水中，看有无气泡逸出。

（9）证实胃管在胃内，固定胃管：用两条白色胶布分别固定于鼻翼和脸颊处。

（10）先将漏斗放至低于胃部的位置，挤压橡胶球，抽尽胃内容物，必要时留取标本送检。

（11）举漏斗高过头部30～50cm，将洗胃液缓慢倒入漏斗300～500ml，当漏斗内剩少量溶液时，迅速将漏斗降至低于胃的位置，倒置于盛水桶内，利用虹吸作用引出胃内灌洗液。若引流不畅，可挤压橡胶球，胃内灌洗液引出后再高举漏斗注入溶液。如此反复灌洗，直至流出液呈澄清、无气味为止。同时，洗胃过程中应严密观察患者的病情变化，如神志、瞳孔、呼吸、血压及上腹部是否膨隆等。

（12）冲洗完毕后反折胃管，轻柔且迅速拔出。

（13）脱手套，卫生手消毒，取舒适体位，整理床单位，再次核对患者信息并告知漏斗洗胃术后注意事项。

（14）卫生手消毒。

（15）推车回处置室，清理用物，垃圾按要求分类处理。

（16）卫生手消毒，观察并记录灌洗液名称、液量和洗出液的颜色、性质、液量、气味、出入量是否平衡以及患者一般情况。

4. 操作评价

（1）患者了解洗胃的目的及意义并配合。

（2）插管、拔管动作轻柔，无黏膜损伤，患者无不适。

（3）严格执行查对制度，操作规范，达到治疗的目的。

（4）胃管置入一次成功，深度适宜，洗胃液出入量平衡。

（5）洗胃过程中无出血、窒息等并发症发生。

【操作重点及难点】

（1）胃管插入长度：胃管插入长度不到位，胃管没有达到胃体部，灌洗液进入胃内，不能将胃内容物吸出；胃管插入过长，使胃管在胃内扭曲或打折，液体只进不出。通常胃管插入长度为45～55cm，因有身高差异，临床常以患者耳垂至鼻尖再到剑突（或者前额发际到剑突）的长度为插入长度进行洗胃。采取在测量胃管插入长度的基础上增加10cm的置管长度洗胃，可达到洗胃时间短、洗胃彻底、洗胃并发症发生率低的效果。

（2）胃管置入技巧：为提高插管成功率，对清醒患者，当胃管插入10～15cm（咽喉部）时，嘱患者做吞咽动作，轻轻将胃管推进；如患者呈昏迷状态，插管前用开口器张口，插至咽喉部时，用一手托起头部，使下颌靠近胸骨柄，使咽喉部弧度增大，再插至需要长度。

（3）洗胃液的温度：洗胃液温度过低，患者会发生寒战、虚脱；水温过高会加快胃黏膜对毒物的吸收。洗胃液温度应在25～38℃为宜。

【注意事项】

1. 适应证

（1）各种口服或误服药物、有毒化学物质中毒及食物中毒（6小时以内洗胃的效果最好）无禁忌证者。

（2）口服催吐洗胃法无效或有意识障碍及不合作的患者。

（3）留取胃液标本，送检进行毒物分析。

（4）幽门梗阻患者，可以减轻胃黏膜水肿与炎症。

（5）某些胃部疾病手术或检查前的准备。

2. 禁忌证

（1）腐蚀性毒物中毒：如强酸、强碱中毒，洗胃可能导致腐蚀性胃穿孔等。

（2）上消化道出血、胃穿孔：洗胃可能加重出血或使胃内容物进入腹腔，引发感染。

（3）食管胃底静脉曲张：洗胃可能导致曲张的静脉破裂，引发大出血。

（4）严重心肺疾病：如严重心脏病、心力衰竭、心肌梗死等，洗胃可能加重病情。

（5）昏迷、惊厥状态：这类患者洗胃可能导致吸入性肺炎，加重病情。

3. 洗胃液的选择（根据不同毒物选择不同洗胃液）

（1）清水：毒物不明。

（2）生理盐水：各种中毒。

（3）高锰酸钾（1∶5000）：巴比妥类、阿片类、有机毒物、蕈类、内吸磷、O，O-二甲基-S-（N-甲基氨基甲酰甲基）二硫代磷酸酯、（S）-3-（1-甲基-2-吡咯烷基）吡啶、（8S，9R）-6′-甲氧基辛可宁-9-醇、士的宁碱、吗啡、磷、亚硝酸盐、α-茄碱、1-萘基硫脲，注意硫磷严禁高锰酸钾洗胃。

（4）碳酸氢钠（2%~4%）：有机磷、氨基甲酸脂、强酸，注意美曲磷脂严禁碳酸氢钠洗胃。

（5）醋酸或食醋（1%~2%）：碱性毒物、强碱。

（6）氧化镁（1%~3%）：酸性物质，如阿司匹林、硫酸、草酸。

（7）牛奶、豆浆、米汤：腐蚀性毒物、硫酸钡。

（8）牛乳：硫酸铜、巴豆油、氯酸盐、汞。

（9）鞣酸（1%~3%）、浓茶：生物碱，某些糖苷及重金属（砷、汞、锑除外）。

（10）硫酸钠（5%）：碳酸钡、氯化钡。

（11）药用炭（活性炭，0.5%~1%）：生物碱。

（12）淀粉液（1%~10%）：碘中毒。

（13）液状石蜡：硫酸、脂溶性毒物（如汽油、煤油等有机溶剂）。

（14）蛋清、豆浆：汞、重金属（蛋清可形成蛋白金属）。

4. 其他

（1）插管过程中若遇到阻力，不得强行插管，插管时动作要轻柔、熟练、准确，避免损伤食管及胃黏膜或发生穿孔。

（2）每次灌洗量：300～500ml。

（3）观察患者有无腹胀、腹痛等。

（4）第一次抽出的胃液要留取标本。

（5）不明原因中毒时，用清水洗胃；毒物明确时，用拮抗液洗胃。

（6）洗胃液量应＞10000ml。

（7）若患者洗胃过程中出现血性液体，立即停止洗胃。

（8）幽门梗阻患者，洗胃宜在饭后4～6小时或者空腹时进行，并记录胃内潴留量，以了解梗阻情况，供补液参考。

（9）洗胃洗出的液体直到澄清、无色、无味为止。

（10）吞服强酸、强碱等腐蚀性毒物患者，切忌洗胃，以免造成胃穿孔。

（11）细致评估患者的心理状况，解除患者的恐惧心理，尤其是对服毒自杀者，防范患者再次自杀。

（12）急性中毒者应卧床休息、保暖，饮食应为高蛋白、高碳水化合物、高维生素的无渣饮食。

【操作并发症及处理】

1. 急性胃扩张

（1）遇餐后中毒，洗胃前应先刺激咽喉部，加速催吐，以防食物阻塞胃管。

（2）对昏迷患者，小剂量灌洗更为安全、可靠。

（3）洗胃过程中，保持灌入液量与抽出液量平衡。当抽吸无液体流出时，及时判断是胃管阻塞还是胃内液体抽空。

（4）洗胃前备好足量药液，以防洗胃过程中因药液不足导致空气吸入胃内。

（5）洗胃过程中应严密观察患者的病情变化，如神志、瞳孔、呼吸、血压及上腹部是否膨隆。

（6）对于已发生急性胃扩张的患者，协助患者取半坐卧位，将头偏向一侧，并查找原因对症处理。

2. 上消化道出血

（1）插管动作要轻柔、快捷；插管深度要适宜，成人距门齿50cm左右。

（2）做好心理疏导，尽可能消除患者过度紧张的情绪，使之积极配合治疗，必要时适当加用镇静剂。

（3）抽吸胃内液时负压适度，对昏迷、年长者应选用小胃管、小液量、低压力抽吸。

（4）如发现吸出液混有血液应暂停洗胃，经胃管灌注胃黏膜保护剂、制酸剂和止血药。严重者立即拔出胃管，肌内注射镇静剂，用冰生理盐水加去甲肾上腺素8mg口服，静脉滴注止血药。

（5）大量出血时应及时输血，以补充血容量。

3. 窒息

（1）插管前在胃管上涂一层液体石蜡，以减少对喉头的摩擦和刺激。

（2）患者取侧卧位，及时清除口腔及鼻腔分泌物，保持呼吸道通畅。

（3）培训医务人员，使之熟练掌握胃管置入技术，严格按照证实胃管在胃内的三种方法进行检查，确认胃管在胃内，方可进行洗胃操作。

（4）备好氧气、吸引器、气管插管、呼吸机、心脏起搏器等装置和设备。如发生窒息，立即停止洗胃，及时报告医生，进行心、肺复苏抢救及必要的措施。

4. 吸入性肺炎

（1）洗胃时采用左侧卧位，头稍低偏向一侧。

（2）烦躁患者可适当给予镇静剂。

（3）昏迷患者洗胃前行气管插管，将气囊充气，可避免胃液吸入呼吸道。

（4）一旦有误吸，立即停止洗胃，取头低右侧卧位，吸出气道内吸入物，气管切开者可经气管套管内吸引。

（5）洗胃毕，协助患者多翻身、拍背，以利于痰液排出，有肺部感染迹象者及时应用抗菌药物。

5. 水中毒和电解质紊乱

（1）洗胃时，每次灌注液量应为300～500ml。昏迷患者给予小剂量灌洗，每次200～300ml，严格记录出、入洗胃液量，保持出入量平衡。

（2）水中毒症状与中毒所致的昏迷、抽搐等症状易相混淆，应注意鉴别。洗胃过程中应注意观察患者的神志、瞳孔、呼吸、血压及上腹部是否饱胀等。一旦出现球结膜水肿，则为严重水中毒标志。若清醒患者有烦躁、嗜睡等神志改变，应视为早期水中毒表现。必要时查血钠、血氯确诊。

（3）洗胃时间过长时，应随时检查血清电解质，以防止电解质失衡。

（4）为毒物性质不明者洗胃，或相应洗胃液不易取得时，最好选用温等渗生理盐水灌洗，避免造成水中毒。

（5）对出现水中毒者应控制入水量，轻者禁水即可恢复，重者立即给予3%～5%的高渗盐水静脉滴注，以及时纠正机体的低渗状态。给予利尿剂，增加排尿量，减轻心脏负担，应用甘露醇、地塞米松纠正脑水肿。

（6）肺水肿严重、出现呼吸功能衰竭者，及时行气管插管，给予人工通气。

6. 虚脱及寒冷反应

（1）对清醒患者洗胃前做好心理疏导，尽可能消除患者紧张、恐惧的情绪，以取得合作，必要时加用适当镇静剂。

（2）注意给患者保暖，及时更换浸湿衣物。

（3）洗胃液温度控制在 25～38℃。

7. 急性胰腺炎

（1）洗胃过程中，保持灌入量与吸出量平衡，严格记录出、入洗胃液量。

（2）有急性胰腺炎症状者，及时给予禁食、胃肠减压，使用胰酶分泌药物、解痉止痛药物（如阿托品、山莨菪碱等）治疗。

8. 呼吸心跳骤停

（1）昏迷及心脏病患者洗胃宜慎重。

（2）出现呼吸心跳骤停应立即拔出胃管，给予吸氧、人工呼吸和胸外按压等方法进行抢救。

9. 胃穿孔

（1）洗胃前详细评估病史，有洗胃禁忌证者，一般不洗胃；有溃疡病史者，灌注液量应相应减少，一般每次 300ml；做好清醒患者的心理疏导，说明配合方法，保证顺利插管。

（2）误服腐蚀性化学品者，禁忌洗胃。

（3）熟练洗胃操作规程，动作轻柔，电动洗胃机洗胃时压力不宜过大，应在 13.3kPa 左右，并注意保持出、入液量的平衡。

（4）胃穿孔者应立即进行手术治疗。

第十八节 注射器洗胃术

注射器洗胃术是将胃管由鼻腔或口腔插入胃内，用 50ml 注射器经胃管注入洗胃液 300～500ml，再用注射器抽吸，反复进行，直至洗出液澄清、嗅之无味为止。

【操作目的及意义】

临床上常用来清除胃内毒物或刺激物，避免毒物被吸收，利用不同灌洗液进行中和解毒；对于幽门梗阻患者，通过洗胃能将胃内滞留食物洗出，同时给予生理盐水冲洗，可减轻胃黏膜水肿与炎症；还可用于手术或某些胃内疾病检查前的准备。

【操作步骤】

1. 评估患者并解释

（1）评估：①病情、意识及心理状态：评估患者的生命体征，包括体温、脉搏、呼吸、血压等。了解患者的意识状态，判断其是否清醒或昏迷，能否理解并配合操作及合作程度，以便选择合适的操作方式和沟通方式。对于意识不清或无法配合的患者，需要采取相应的约束措施或寻求家属的帮助。评估是否有焦虑、恐惧等情绪，及时安抚患者。②毒物摄入：分析患者摄入毒物的种类、剂量及时间。询问患者是否曾经呕吐，以及入院前是否采取过其他处理措施。③生理状况：评估患者的口鼻腔黏膜状况，有无损伤、炎症或其他异常情况，以及有无活动性义齿。④既往病史：询问患者既往是否有胃部疾病史及心脏病史。⑤禁忌证：注意患者是否存在洗胃禁忌证，如强腐蚀性毒物摄入、食管静脉曲张等。⑥环境：确保操作环境整洁、安静、舒适，光线充足，符合无菌操作要求。

（2）解释：向患者及家属解释注射器洗胃的目的、方法、注意事项及配合要点。

2. 操作准备

（1）护士准备：①仪表端庄，衣帽整洁，卫生手消毒，戴口罩。必要时穿一次性医用隔离衣。②安抚患者，取得患者合作。③对中毒患者，了解患者包括中毒的时间、途径及毒物种类、性质、剂量等。④评估患者口鼻腔皮肤及黏膜有无损伤、炎症或者其他情况。

（2）患者准备：①注意保暖。②做好思想准备，愿意配合。

（3）物品准备：治疗车、治疗盘（内备型号合适的一次性洗胃包）、50ml注射器、无菌纱布、一次性治疗巾、弯盘、液状石蜡、咬口器、带有容量刻度的盛水桶两个（分别盛灌洗液和污水）；必要时备压舌板、开口器及舌钳、漱口杯子、小毛巾；另备：无菌手套、听诊器、水温计、手消毒液、手电筒、胶布、医嘱执行单、医用垃圾桶、生活垃圾桶。

（4）环境准备：周围环境清洁、安静，关闭门窗。

3. 操作方法

（1）备齐用物，携至患者床边。

（2）核对患者信息，向患者解释，以取得合作。

（3）患者取坐位或半坐位，围一次性治疗巾于胸前，置弯盘于患者口角处。

（4）操作者卫生手消毒，戴手套。

（5）取出胃管，测量胃管长度：临床常以患者耳垂至鼻尖再到剑突的长度（或者前额发际到剑突）为准。

（6）用液状石蜡纱布润滑胃管前端20cm。

（7）将胃管从口腔插入胃内（入口腔或咽喉壁后约15cm，嘱患者大口吞咽，边吞咽边插管至所需长度）。

（8）确定胃管位置，至少做下列检查方法中的两种：①用注射器抽取胃内容物；②用注射器快速注入10~20ml空气，同时用听诊器在胃区听气过水声；③将胃管末端置于水中，看有无气泡逸出。

（9）证实胃管在胃内，固定胃管：用两条白色胶布分别固定于鼻翼和脸颊处。

（10）用注射器吸尽胃内容物（必要时留取毒物标本），注入洗胃液约200ml，再抽出弃去。如此反复冲洗，直至流出液呈澄清、无气味为止。同时，洗胃过程中应严密观察患者的病情变化，如神志、瞳孔、呼吸、血压及上腹部是否膨隆等。

（11）冲洗完毕后反折胃管，轻柔且迅速拔出。

（12）脱手套，卫生手消毒，取舒适体位，整理床单位，再次核对患者信息并告知注射器洗胃术后注意事项。

（13）卫生手消毒。

（14）推车回处置室，清理用物，垃圾按要求分类处理。

（15）卫生手消毒，观察并记录灌洗液名称、液量和洗出液的颜色、性质、液量、气味出入量是否平衡以及患者一般情况。

4. 操作评价

（1）患者了解洗胃的目的及意义并配合。

（2）插管、拔管动作轻柔，无黏膜损伤，患者无不适。

（3）严格执行查对制度，操作规范，达到治疗的目的。

（4）胃管置入一次成功，深度适宜，洗胃液出入量平衡。

（5）洗胃过程中无出血、窒息等并发症发生。

【操作重点及难点】

（1）胃管插入长度：胃管插入长度不到位，胃管没有达到胃体部，灌洗液进入胃内，不能将胃内容物吸出；胃管插入过长，使胃管在胃内扭曲或打折，液体只进不出。通常胃管插入长度为45～55cm，因有身高差异，临床常以患者耳垂至鼻尖再到剑突（或者前额发际到剑突）的长度为插入长度进行洗胃。采取在测量胃管插入长度的基础上增加10cm的置管长度洗胃，可达到洗胃时间短、洗胃彻底、洗胃并发症发生率低的效果。

（2）胃管置入技巧：为提高插管成功率，对清醒患者，当胃管插入10～15cm（咽喉部）时，嘱患者做吞咽动作，轻轻将胃管推进；如患者呈昏迷状态，插管前用开口器张口，插至咽喉部时，用一手托起头部，使下颌靠近胸骨柄，使咽喉部弧度增大，再插至需要长度。

（3）洗胃液的温度：洗胃液温度过低，患者会发生寒战、虚脱；水温过高会加快胃黏膜对毒物的吸收。洗胃液温度以25～38℃为宜。

【注意事项】

1. 适应证

（1）各种口服或误服药物、有毒化学物质中毒及食物中毒（6小时以内洗胃的效果最好）无禁忌证者。

（2）口服催吐洗胃法无效或有意识障碍及不合作的患者。

（3）留取胃液标本，送检进行毒物分析。

（4）幽门梗阻患者，可以减轻胃黏膜水肿与炎症。

（5）某些胃部疾病手术或检查前的准备。

2. 禁忌证

（1）腐蚀性毒物中毒：如强酸、强碱中毒，洗胃可能导致腐蚀性胃穿孔等。

（2）上消化道出血、胃穿孔：洗胃可能加重出血或使胃内容物进入腹腔，引发感染。

（3）食管胃底静脉曲张：洗胃可能导致曲张的静脉破裂，引发大出血。

（4）严重心肺疾病：如严重心脏病、心力衰竭、心肌梗死等，洗胃可能加重病情。

（5）昏迷、惊厥状态：这类患者洗胃可能导致吸入性肺炎，加重病情。

3. 洗胃液的选择（根据不同毒物选择不同洗胃液）

（1）清水：毒物不明。

（2）生理盐水：各种中毒。

（3）高锰酸钾（1∶5000）：巴比妥类、阿片类、有机毒物、蕈类、内吸磷、O，O－二甲基－S－（N－甲基氨基甲酰甲基）二硫代磷酸酯、（S）－3－（1－甲基－2－吡咯烷基）吡啶、(8S，9R)－6′－甲氧基辛可宁－9－醇、士的宁碱、吗啡、磷、亚硝酸盐、α－茄碱、1－萘基硫脲，注意硫磷严禁高锰酸钾洗胃。

（4）碳酸氢钠（2%～4%）：有机磷、氨基甲酸脂、强酸，注意美曲磷脂严禁碳酸氢钠洗胃。

（5）醋酸或食醋（1%～2%）：碱性毒物、强碱。

（6）氧化镁（1%～3%）：酸性物质，如阿司匹林、硫酸、草酸。

（7）牛奶、豆浆、米汤：腐蚀性毒物、硫酸钡。

（8）牛乳：硫酸铜、巴豆油、氯酸盐、汞。

（9）鞣酸（1%～3%）、浓茶：生物碱，某些糖苷及重金属（砷、汞、锑除外）。

（10）硫酸钠（5%）：碳酸钡、氯化钡。

（11）药用炭（活性炭，0.5%～1%）：生物碱。

（12）淀粉液（1%～10%）：碘中毒。

（13）液状石蜡：硫酸、脂溶性毒物（如汽油、煤油等有机溶剂）。

（14）蛋清、豆浆：汞、重金属（蛋清可形成蛋白金属）。

4. 其他

（1）插管过程中若遇到阻力，不得强行插管，插管时动作要轻柔、熟练、准确，避免损伤食管及胃黏膜或发生穿孔。

（2）每次灌洗量：300～500ml。

（3）观察患者有无腹胀、腹痛等。

（4）第一次抽出的胃液要留取标本。

（5）不明原因中毒时，用清水洗胃；毒物明确时，用拮抗液洗胃。

（6）洗胃液量应＞10000ml。

（7）若患者洗胃过程中出现血性液体，立即停止洗胃。

（8）幽门梗阻患者，洗胃宜在饭后4～6小时或者空腹时进行，并记录胃内潴留量，以了解梗阻情况，供补液参考。

（9）洗胃洗出的液体直到澄清、无色、无味为止。

（10）吞服强酸、强碱等腐蚀性毒物患者，切忌洗胃，以免造成胃穿孔。

（11）细致评估患者的心理状况，解除患者的恐惧心理，尤其是对服毒自杀者，防范患者再次自杀。

（12）急性中毒者应卧床休息、保暖，饮食应为高蛋白、高碳水化合物、高维生素的无渣饮食。

【操作并发症及处理】

1. 急性胃扩张

（1）遇餐后中毒，洗胃前应先刺激咽喉部，加速催吐，以防食物阻塞胃管。

（2）对昏迷患者，小剂量灌洗更为安全、可靠。

（3）洗胃过程中，保持灌入液量与抽出液量平衡。当抽吸无液体流出时，及时判断是胃管阻塞还是胃内液体抽空。

（4）洗胃前备好足量药液，以防洗胃过程中因药液不足导致空气吸入胃内。

（5）洗胃过程中应严密观察患者的病情变化，如神志、瞳孔、呼吸、血压及上腹部是否膨隆。

（6）对于已发生急性胃扩张的患者，协助患者取半坐卧位，将头偏向一侧，并查找原因对症处理。

2. 上消化道出血

（1）插管动作要轻柔、快捷；插管深度要适宜，成人距门齿50cm左右。

（2）做好心理疏导，尽可能消除患者过度紧张的情绪，使之积极配合治疗，必要时加用适当镇静剂。

（3）抽吸胃内液时负压适度，对昏迷、年长者应选用小胃管、小液量、低压力抽吸。

（4）如发现吸出液混有血液应暂停洗胃，经胃管灌注胃黏膜保护剂、制酸剂和止血药。严重者立即拔出胃管，肌内注射镇静剂，用冰生理 盐水加去甲肾上腺素 8mg 口服，静脉滴注止血药。

（5）大量出血时应及时输血，以补充血容量。

3. 窒息

（1）插管前在胃管上涂一层液体石蜡，以减少对喉头的摩擦和刺激。

（2）患者取侧卧位，及时清除口腔及鼻腔分泌物，保持呼吸道通畅。

（3）培训医务人员，使之熟练掌握胃管置入技术，严格按照证实胃管在胃内的三种方法进行检查，确认胃管在胃内，方可进行洗胃操作。

（4）备好氧气、吸引器、气管插管、呼吸机、心脏起搏器等装置和设备。如发生窒息，立即停止洗胃，及时报告医生，进行心、肺复苏抢救及必要的措施。

4. 吸入性肺炎

（1）洗胃时采用左侧卧位，头稍低偏向一侧。

（2）烦躁患者可适当给予镇静剂。

（3）昏迷患者洗胃前行气管插管，将气囊充气，可避免胃液吸入呼吸道。

（4）一旦有误吸，立即停止洗胃，取头低右侧卧位，吸出气道内吸入物，气管切开者可经气管套管内吸引。

（5）洗胃毕，协助患者多翻身、拍背，以利于痰液排出，有肺部感染迹象者及时应用抗菌药物。

5. 水中毒和电解质紊乱

（1）洗胃时，每次灌注液量为 300～500ml。昏迷患者给予小剂量灌洗，每次 200～300ml，严格记录出、入洗胃液量，保持出入量平衡。

（2）水中毒症状与中毒所致的昏迷、抽搐等症状易相混淆，应注意鉴别。洗胃过程中，应注意观察患者的神志、瞳孔、呼吸、血压及上腹部是否饱胀等。一旦出现球结膜水肿，则为严重水中毒标志。若清醒患者有烦躁、嗜睡等神志改变，应视为早期水中毒表现。必要时查血钠、血氯确诊。

（3）洗胃时间过长时，应随时检查血清电解质，以防止电解质失衡。

（4）为毒物性质不明者洗胃，或相应洗胃液不易取得时，最好选用温等渗生理盐水灌洗，避免造成水中毒。

（5）对出现水中毒者应控制入水量，轻者禁水即可恢复，重者立即给予 3%～5% 高渗盐水静脉滴注，以及时纠正机体的低渗状态。给予利尿剂，增加排尿量，减轻心脏负担，应用甘露醇、地塞米松纠正脑水肿。

（6）肺水肿严重、出现呼吸功能衰竭者，及时行气管插管，给予人工通气。

6. 虚脱及寒冷反应

（1）对清醒患者洗胃前做好心理疏导，尽可能消除患者紧张、恐惧的情绪，以取得合作，必要时加用适当镇静剂。

（2）注意给患者保暖，及时更换浸湿衣物。

（3）洗胃液温度控制在 25～38℃。

7. 急性胰腺炎

（1）洗胃过程中，保持灌入量与吸出量平衡，严格记录出、入洗胃液量。

（2）有急性胰腺炎症状者，及时给予禁食、胃肠减压，使用胰酶分泌药物、解痉止痛药物（如阿托品、山莨菪碱等）治疗。

8. 呼吸心跳骤停

（1）昏迷及心脏病患者洗胃宜慎重。

（2）出现呼吸心跳骤停应立即拔出胃管，给予吸氧、人工呼吸和胸外按压等方法进行抢救。

9. 胃穿孔

（1）洗胃前详细评估病史，有洗胃禁忌证者，一般不洗胃；有溃疡病史者，灌注液量应相应减少，一般每次 300ml；做好清醒患者的心理疏导，说明配合方法，保证顺利插管。

（2）误服腐蚀性化学品者，禁忌洗胃。

（3）熟练洗胃操作规程，动作轻柔，电动洗胃机洗胃时压力不宜过大，应在 13.3kPa 左右，并注意保持出、入液量的平衡。

（4）胃穿孔者应立即进行手术治疗。

第十九节　自动洗胃机洗胃技术

洗胃术是将胃管由鼻腔或口腔插入胃内，将大量溶液灌入或注入胃内以冲洗胃的方法。目前，洗胃法有电动吸引洗胃术、漏斗洗胃术、注洗器洗胃术及自动洗胃机洗胃术四种，可根据患者的病情及医院的条件选用。自动洗胃机洗胃术是利用自动洗胃机将大量溶液通过胃管灌入或注入胃内以冲洗胃的方法。

【操作目的及意义】

临床上常用来清除胃内毒物或刺激物，避免毒物被吸收，利用不同灌洗液进行中和解毒；对于幽门梗阻患者，通过洗胃能将胃内滞留食物洗出，同时给予生理盐水冲洗，可减轻胃黏膜水肿与炎症；还可用于手术或某些胃内疾病检查前的准备。

【操作步骤】

1. 评估患者并解释

（1）评估：①病情、意识及心理状态：评估患者的生命体征，包括体温、脉搏、呼吸、血压等。了解患者的意识状态，判断其是否清醒或昏迷，能否理解并配合操作及合作程度，以便选择合适的操作方式和沟通方式。对于意识不清或无法配合的患者，需要采取相应的约束措施或寻求家属的帮助。评估是否有焦虑、恐惧等情绪，及时安抚患者。②毒物摄入：分析患者摄入毒物的种类、剂量及时间。询问患者是否曾经呕吐，以及入院前是否采取过其他处理措施。③生理状况：评估患者的口鼻腔黏膜状况，有无损伤、炎症或其他异常情况，以及有无活动性义齿。④既往病史：询问患者既往是否有胃部疾病史及心脏病史。⑤禁忌证：注意患者是否存在洗胃禁忌证，如强腐蚀性毒物摄入、食管静脉曲张等。⑥环境：确保操作环境整洁、安静、舒适，光线充足，符合无菌操作要求。

（2）解释：向患者及家属解释自动洗胃机洗胃的目的、方法、注意事项及配合要点。

2. 操作准备

（1）护士准备：①仪表端庄，衣帽整洁，卫生手消毒，戴口罩。必要时穿一次性医用隔离衣。②安抚患者，取得患者合作。③对中毒患者，了解患者包括中毒的时间、途径及毒物种类、性质、剂量等。④评估患者口鼻腔皮肤及黏膜有无损伤、炎症或者其他情况。

（2）患者准备：①注意保暖。②做好思想准备，愿意配合。

（3）物品准备：自动洗胃机及附件，洗胃溶液，带有容量刻度的塑料桶两个（一个盛配好的洗胃溶液，一个盛排出液），治疗车、治疗盘（内置型号合适的洗胃管）、无菌纱布、弯盘、液状石蜡、咬口器、无菌手套、50ml注射器、一次性治疗巾，必要时备压舌板、开口器及舌钳、漱口杯子、小毛巾；另备：手消毒液、手电筒、胶布、听诊器、水温计、医嘱执行单、医用垃圾桶、生活垃圾桶。

（4）环境准备：周围环境清洁、安静，关闭门窗。

3. 操作方法

（1）备齐物品至床旁，检查洗胃机，连接电源，机器性能良好，检查管路安装正确。将吸、排水管放入水中，遵医嘱备好37℃洗胃溶液。

（2）两种方法核对患者身份信息，向患者解释，以取得合作。

（3）将配好的洗胃溶液放入洗胃液桶内，开电源开关和洗胃机开关，检查洗胃机性能。连接洗胃机的3根橡皮管（接水管、接胃管和排水管分别连接自动洗胃机的接水口、接胃口和排水口），接水管另一端放入洗胃液桶内，排水管另一端放入空塑料桶内，接胃管的另一端用无菌纱布包好。

（4）根据患者情况嘱患者取坐位或半坐位，意识不清患者的取左侧卧位。

（5）打开洗胃包，将一次性治疗巾围在颌下（有义齿取下），弯盘置于患者口角旁。

（6）卫生手消毒，戴手套。

（7）取出胃管，测量胃管长度，临床常以患者耳垂至鼻尖再到剑突（或者前额发际到剑突）的长度为准。

（8）用液状石蜡纱布润滑胃管前端20cm。

（9）将胃管从口腔插入胃内（入口腔或咽喉壁后约15cm嘱患者大口吞咽，边吞咽边插管至所需长度）。

（10）确定胃管位置，至少做下列检查方法中的两种：①用注射器抽取胃内容物；②用注射器快速注入10～20ml空气，同时用听诊器在胃区听气过水声；③将胃管末端置于水中，看有无气泡逸出。

（11）固定胃管：证实胃管在胃内，用两条白色胶布分别固定于患者鼻翼和脸颊处。

（12）留取毒物，必要时在洗胃前用注射器抽取胃内容物，放入标本瓶内送检。

（13）连接洗胃机洗胃：连接洗胃机的接胃管，开洗胃机开关，按"手吸"键，吸出胃内容物，吸出胃内容物，再按"手冲"键冲洗，重复2～3个循环，如洗胃机运行顺利，再按"自动"键进行自动冲洗，反复冲洗至吸出液体澄清、无气味为止。同时，洗胃过程中应严密观察患者的病情变化，如神志、瞳孔、呼吸、血压及上腹部是否膨隆等。

（14）必要时导泻：遵医嘱向胃管内注入硫酸镁或甘露醇，夹闭胃管。

（15）洗胃完毕，遵医嘱接胃肠减压器或拔除胃管（分离胃管，解释后反折胃管，胃管撤到咽喉部时快速拔出并用纱布包裹胃管前端，放至弯盘内），再取一块纱布清洁患者面部，协助患者漱口、洗脸，取舒适体位，整理床单位，整理用物。卫生手消毒，记录灌洗液性质、颜色、液量、气味及吸出液体出入量是否平衡。

（16）关机，将3根橡皮管同时放入清水中，按"清洗"键，清理完毕，排净机器内的水。

（17）脱手套，卫生手消毒，再次核对患者信息，安慰患者。

（18）推车回处置室，处理用物，洗胃机用桶内含氯消毒液冲洗30分钟，再用清水冲净，擦拭洗胃机。

（19）卫生手消毒，记录。

4. 操作评价

（1）患者了解洗胃的目的及意义并配合。

（2）插管、拔管动作轻柔，无黏膜损伤，患者无不适。

（3）严格执行查对制度，操作规范，达到治疗的目的。

（4）胃管置入一次成功，深度适宜，洗胃液出入量平衡。

（5）洗胃过程中无出血、窒息等并发症发生。

【操作重点及难点】

（1）胃管置入长度：胃管插入长度不到位，胃管没有达到胃体部，灌洗液进入胃内，不能将胃内容物吸出；胃管插入过长，使胃管在胃内扭曲或打折，液体只进不出。通常胃管插入长度为 45～55cm，因有身高差异，临床常以患者耳垂至鼻尖再到剑突（或者前额发际到剑突）的长度为插入长度进行洗胃。采取在测量胃管插入长度的基础上增加 10cm，顶端达胃窦部后，胃管侧孔全部在胃内，洗胃时间短，洗胃彻底，洗胃并发症发生率低。

（2）胃管置入技巧：为提高插管成功率，对清醒患者，当胃管插入 10～15cm（咽喉部）时，嘱患者做吞咽动作，轻轻将胃管推进；如患者呈昏迷状态，插管前用开口器张口，插至咽喉部时，用一手托起头部，使下颌靠近胸骨柄，使咽喉部弧度增大，再插至需要长度。

（3）洗胃液的温度及压力选择：洗胃液温度过低，患者会发生寒战、虚脱；过高会加快胃黏膜对毒物的吸收。洗胃液温度应在 25～38℃为宜。在洗胃过程中，应严密观察洗胃机压力表的正、负压数值的变化，压力过高会造成胃黏膜的损伤、胃出血、胃穿孔。洗胃机的冲胃压力不超过 +0.03MPa，吸物压力为 -0.03～0.02MPa，当压力波动在异常值时应及时调整正负压。

【注意事项】

1. 适应证

（1）各种口服或误服药物、有毒化学物质中毒及食物中毒（6 小时以内洗胃的效果最好）无禁忌证者。

（2）口服催吐洗胃法无效或有意识障碍及不合作的患者。

（3）留取胃液标本，送检进行毒物分析。

（4）幽门梗阻患者，可以减轻胃黏膜水肿与炎症。

（5）某些胃部疾病手术或检查前的准备。

2. 禁忌证

（1）腐蚀性毒物中毒：如强酸、强碱中毒，洗胃可能导致腐蚀性胃穿孔等。

（2）上消化道出血、胃穿孔：洗胃可能加重出血或使胃内容物进入腹腔，引发感染。

（3）食管胃底静脉曲张：洗胃可能导致曲张的静脉破裂，引发大出血。

（4）严重心肺疾病：如严重心脏病、心力衰竭、心肌梗死等，洗胃可能加重病情。

（5）昏迷、惊厥状态：这类患者洗胃可能导致吸入性肺炎，加重病情。

3. 洗胃液的选择（根据不同毒物选择不同洗胃液）

（1）清水：毒物不明。

（2）生理盐水：各种中毒。

（3）高锰酸钾（1∶5000）：巴比妥类、阿片类、有机毒物、蕈类、内吸磷、O，O－二甲基－S－（N－甲基氨基甲酰甲基）二硫代磷酸酯、（S）－3－（1－甲基－2－吡咯烷基）吡啶、（8S，9R）－6′－甲氧基辛可宁－9－醇、士的宁碱、吗啡、磷、亚硝酸盐、α－茄碱、1－萘基硫脲，主意硫磷严禁高锰酸钾洗胃。

（4）碳酸氢钠（2%～4%）：有机磷、氨基甲酸脂、强酸，注意美曲磷脂严禁碳酸氢钠洗胃。

（5）醋酸或食醋（1%～2%）：碱性毒物、强碱。

（6）氧化镁（1%～3%）：酸性物质，如阿司匹林、硫酸、草酸。

（7）牛奶、豆浆、米汤：腐蚀性毒物、硫酸钡。

（8）牛乳：硫酸铜、巴豆油、氯酸盐、汞。

（9）鞣酸（1%～3%）、浓茶：生物碱，某些糖苷及重金属（砷、汞、锑除外）。

（10）硫酸钠（5%）：碳酸钡、氯化钡。

（11）药用炭（活性炭，0.5%～1%）：生物碱。

（12）淀粉液（1%～10%）：碘中毒。

（13）液状石蜡：硫酸、脂溶性毒物（如汽油、煤油等有机溶剂）。

（14）蛋清、豆浆：汞、重金属（蛋清可形成蛋白金属）。

4. 其他

（1）插管过程中若遇到阻力，不得强行插管，插管时动作要轻柔、熟练、准确，避免损伤食管及胃黏膜或发生穿孔。

（2）每次灌洗量：300～500ml。

（3）观察患者有无腹胀、腹痛等。

（4）第一次抽出的胃液要留取标本。

（5）不明原因中毒时，用清水洗胃；毒物明确时，用拮抗液洗胃。

（6）洗胃液量应＞10000ml。

（7）若患者洗胃过程中出现血性液体，立即停止洗胃。

（8）幽门梗阻患者，洗胃宜在饭后4～6小时或者空腹时进行，并记录胃内潴留量，以了解梗阻情况，供补液参考。

（9）洗胃洗出的液体直到澄清、无色、无味为止。

（10）吞服强酸、强碱等腐蚀性毒物患者，切忌洗胃，以免造成胃穿孔。

（11）细致评估患者的心理状况，解除患者的恐惧心理，尤其是对服毒自杀者，防范患者再次自杀。

（12）急性中毒者应卧床休息、保暖，饮食应为高蛋白、高碳水化合物、高维生素的无渣饮食。

【操作并发症及处理】

1. 急性胃扩张

（1）遇餐后中毒，洗胃前应先刺激咽喉部，加速催吐，以防食物阻塞胃管。

（2）对昏迷患者，小剂量灌洗更为安全、可靠。

（3）洗胃过程中，保持灌入液量与抽出液量平衡。当抽吸无液体流出时，及时判断是胃管阻塞还是胃内液体抽空。

（4）洗胃前备好足量药液，以防洗胃过程中因药液不足导致空气吸入胃内。

（5）洗胃过程中应严密观察患者的病情变化，如神志、瞳孔、呼吸、血压及上腹部是否膨隆。

（6）对于已发生急性胃扩张的患者，协助患者取半坐卧位，将头偏向一侧，并查找原因对症处理。

2. 上消化道出血

（1）插管动作要轻柔、快捷；插管深度要适宜，成人距门齿 50cm 左右。

（2）做好心理疏导，尽可能消除患者过度紧张的情绪，使之积极配合治疗，必要时加用适当镇静剂。

（3）抽吸胃内液时负压适度，对昏迷、年长者应选用小胃管、小液量、低压力抽吸。

（4）如发现吸出液混有血液应暂停洗胃，经胃管灌注胃黏膜保护剂、制酸剂和止血药。严重者立即拔出胃管，肌内注射镇静剂，用冰生理盐水加去甲肾上腺素 8mg 口服，静脉滴注止血药。

（5）大量出血时应及时输血，以补充血容量。

3. 窒息

（1）插管前在胃管上涂一层液体石蜡，以减少对喉头的摩擦和刺激。

（2）患者取侧卧位，及时清除口腔及鼻腔分泌物，保持呼吸道通畅。

（3）培训医务人员，使之熟练掌握胃管置入技术，严格按照证实胃管在胃内的三种方法进行检查，确认胃管在胃内，方可进行洗胃操作。

（4）备好氧气、吸引器、气管插管、呼吸机、心脏起搏器等装置和设备。如发生窒息，立即停止洗胃，及时报告医生，进行心、肺复苏抢救及必要的措施。

4. 吸入性肺炎

（1）洗胃时采用左侧卧位，头稍低偏向一侧。

（2）烦躁患者可适当给予镇静剂。

（3）昏迷患者洗胃前行气管插管，将气囊充气，可避免胃液吸入呼吸道。

（4）一旦有误吸，立即停止洗胃，取头低右侧卧位，吸出气道内吸入物，气管切开者可经气管套管内吸引。

（5）洗胃毕，协助患者多翻身、拍背，以利于痰液排出，有肺部感染迹象者及时应用抗菌药物。

5. 水中毒和电解质紊乱

（1）洗胃时，每次灌注液量应在 300～500ml。昏迷患者给予小剂量灌洗，每次 200～300ml，严格记录出、入洗胃液量，保持出入量平衡。

（2）水中毒症状与中毒所致的昏迷、抽搐等症状易相混淆，应注意鉴别。洗胃过程中，应注意观察患者的神志、瞳孔、呼吸、血压及上腹部是否饱胀等。一旦出现球结膜水肿，则为严重水中毒标志。若清醒患者有烦躁、嗜睡等神志改变，应视为早期水中毒表现。必要时查血钠、血氯确诊。

（3）洗胃时间过长时，应随时检查血清电解质，以防止电解质失衡。

（4）为毒物性质不明者洗胃，或相应洗胃液不易取得时，最好选用温等渗生理盐水灌洗，避免造成水中毒。

（5）对出现水中毒者应控制入水量，轻者禁水即可恢复，重者立即给予 3%～5% 高渗盐水静脉滴注，以及时纠正机体的低渗状态。给予利尿剂，增加排尿量，减轻心脏负担，应用甘露醇、地塞米松纠正脑水肿。

（6）肺水肿严重、出现呼吸功能衰竭者，及时行气管插管，给予人工通气。

6. 虚脱及寒冷反应

（1）对清醒患者洗胃前做好心理疏导，尽可能消除患者紧张、恐惧情绪，以取得合作，必要时加用适当镇静剂。

（2）注意给患者保暖，及时更换浸湿衣物。

（3）洗胃液温度控制在 25～38℃。

7. 急性胰腺炎

（1）洗胃过程中，保持灌入量与吸出量平衡，严格记录出、入洗胃液量。

（2）有急性胰腺炎症状者，及时给予禁食、胃肠减压，使用胰酶分泌药物、解痉止痛药物（如阿托品、山莨菪碱等）治疗。

8. 呼吸心跳骤停

（1）昏迷及心脏病患者洗胃宜慎重。

（2）出现呼吸心跳骤停应立即拔出胃管，给予吸氧、人工呼吸和胸外按压等方法进行抢救。

9. 胃穿孔

(1) 洗胃前详细评估病史，有洗胃禁忌证者，一般不洗胃；有溃疡病史者，灌注液量应相应减少，一般每次 300ml；做好清醒患者的心理疏导，说明配合方法，保证顺利插管。

(2) 误服腐蚀性化学品者，禁忌洗胃。

(3) 熟练洗胃操作规程，动作轻柔，电动洗胃机洗胃时压力不宜过大，应在 13.3kPa 左右，并注意保持出、入液量的平衡。

(4) 胃穿孔者应立即进行手术治疗。

第二十节　胸腔闭式引流术

胸腔闭式引流术是一种胸外科手术技术，通过将一根引流管从胸壁置入胸膜腔内，并连接至胸腔引流瓶，利用重力原理将胸腔内的气体、液体或血液引流出来，以恢复和保持胸膜腔负压在 $1 \sim 2 cmH_2O$ 以下，维持纵隔正常位置，并促进肺复张。

【操作目的及意义】

(1) 排除积液和气体：通过引流管将胸腔内的积液和积气排出，以减轻胸腔内压力，改善呼吸功能，促进肺复张，维持胸腔内压力。

(2) 防止感染和并发症：有效清除积液或气体，降低感染和并发症的风险。

(3) 监测胸腔状态：便于观察胸腔引流液的性状、颜色、量，了解胸腔内状况的变化，有助于评估治疗效果和调整治疗方案。

(4) 促进愈合和恢复：减少胸腔内的炎症、感染和积液，提供一个较好的环境促进创伤或手术伤口的愈合。

【操作步骤】

1. 评估患者并解释

(1) 评估：①病情、意识及心理状态：评估患者的生命体征，包括血压、心率、呼吸频率等。了解患者的病史、过敏史及当前病情，意识状态是否清醒，能否理解并配合操作及合作程度，以便选择合适的操作方式和沟通方式。对于意识不清或无法配合的患者，需要采取相应的约束措施或寻求家属的帮助。评估是否有焦虑、恐惧等情绪，及时安抚患者。②胸腔情况：评估患者的胸腔积液（气）情况，包括积液的量、性质等，以及胸部皮肤情况。③术前准备：包括患者是否已完成必要的术前检查（如血常规、凝血功能、胸片等），以及是否已做好戒烟、禁酒等术前准备。④环境：检查操作环境的温度、湿度是否适宜，以及环境是否清洁、隐蔽，以保护患者隐私。

（2）解释：向患者及家属解释胸腔闭式引流的目的、方法、注意事项及配合要点。

2. 操作准备

（1）护士准备：①仪表端庄，衣帽整洁，卫生手消毒，戴口罩，穿一次性无菌手术衣。②有针对性地做好心理护理，取得患者合作。③嘱患者在治疗时有不适感及时告知。

（2）患者准备：①了解穿刺的目的、操作程序和配合要求，同意后签字。②排空大、小便。

（3）物品准备：治疗车、一次性胸腔穿刺包、一次性引流管、一次性水封瓶一套（容积为 2000～3000ml，瓶内装生理盐水 500ml）、生理盐水、治疗盘（碘伏、乙醇、局部麻醉药如 100mg/5ml 利多卡因注射液、纱布、棉签、胶布等）、5ml 和 10ml 注射器各 1 支、血管钳、灭菌手套、一次性无菌手术衣、手消毒液，另备听诊器、医用垃圾桶、生活垃圾桶。

（4）环境准备：周围环境清洁、安静，关闭门窗，屏风遮挡。

3. 操作方法

（1）肋间切开插管法胸腔闭式引流术：①携用物至床旁，核对患者信息。②根据患者病情取坐位或半卧位，取半卧位时患者靠近床边，上肢抬高抱头或置于胸前，头转向健侧。③根据 X 线片或 CT 片选择引流部位，在胸壁上做标记。④穿刺部位常规消毒。⑤卫生手消毒，戴无菌手套。⑥铺无菌洞巾，局部麻醉。⑦用刀在皮肤上做一约 3cm 长小切口。⑧用直钳或弯钳伸入切口、贴近肋骨上缘向深部逐渐分离，逐层分开各肌层，最后穿入胸腔。⑨进入胸膜腔后，用血管钳扩大创口，为插入胸管开辟大小合适的通道。⑩以血管钳夹住胸腔引流管末端，再用另一血管钳纵行持引流管的前端或将钳尖插在引流管的侧孔内，经胸壁切口用血管钳将胸腔引流管往前送，使侧孔全部进入胸膜腔。⑪插管深度以管端在胸腔内 3～4cm 为宜。⑫缝合切口 1～2 针，利用缝线将引流管固定于胸壁。⑬引流管末端连接无菌水封瓶长玻璃管，胶布固定各管路连接处。⑭脱手套，卫生手消毒。⑮将引流管用别针固定于床单上，水封瓶放于地上或挂于床档较低位置。⑯安抚患者，鼓励其咳嗽、排痰及深呼吸。⑰协助患者取舒适卧位，整理床单位，卫生手消毒。⑱整理用物，按医疗垃圾分类处理，卫生手消毒。⑲记录引流液的性质、颜色和量及患者的反应。

（2）肋间切开插管法胸腔闭式引流术：①～⑥步骤同前。⑦于选定引流部位作 1～2cm 皮肤切口。左手拇指及示指固定好切口周围软组织，右手握住带有闭孔器的套管针，示指固定在距针尖 4～6cm 处，以防刺入过深。套管针紧贴肋骨上缘，用稳重而持续的力量来回转动使之逐渐刺入，当套管针尖端进入胸腔时有突然落空感。⑧退出闭孔器，将末端被血管钳夹闭的引流管自套管针的侧孔插入，送入胸腔。⑨一手固定引流管，另一手退出套管。当套管尖端露出皮肤时，用第2把血管钳靠近皮肤夹住引流管前端，松开夹管的第1把血管钳，以便套管完全退出。⑩调整引流管深度，缝合皮肤切口，固定引流管，末端接于水封瓶。⑪接于水封瓶后剩余的步骤同前。

4. 操作评价

（1）操作方法正确，严格遵守无菌操作原则。

（2）患者理解操作方法，能主动配合。

（3）水封瓶放置合理、安全，引流管通畅。

【操作重点及难点】

1. 引流部位的选择

（1）气胸引流应选择患侧锁骨中线第2～3肋间或腋中线第3～4肋间。

（2）血胸、脓胸或胸腔积液引流应取叩诊的浊音或实音处，在肩胛下角线的第7～8肋间或腋后线的第8～9肋间穿刺；也可根据X线透视或超声检查确定穿刺部位。

2. 置管方法的选择

（1）肋间切开插管法：多用于病情较危重或小儿脓胸患者。在预期引流部位的下一肋间做一长1cm与肋骨平行的横切口，插入血管钳，分离皮下直达上一肋骨上缘，用力刺穿该部位的肋间肌及胸膜，沿血管钳指引的方向插入引流管，将引流管插入2～3cm。用丝线缝合创口两端，并将引流管缝合固定于皮肤上，引流管末端与无菌水封瓶中的长玻璃管相连。

（2）套管针穿刺法：此种引流术插入的引流管较小，用于排除胸腔内气体或引流较稀薄的液体。在预期引流部位做一长1cm与肋骨平行的横切口，切开皮下组织，将带活动金属芯的硅胶多孔引流导管从切口处垂直刺入，穿过胸壁时有一种落空感，在退出金属芯的同时将导管送入胸膜腔内，荷包缝合胸膜腔引流管，引流管末端连接无菌水封瓶。

【注意事项】

1. 适应证

（1）外伤性血气胸，影响呼吸、循环功能者。

（2）损伤性气胸或自发性气胸，肺压缩30%以上者。

（3）胸部大手术后。

（4）脓胸。

2. 禁忌证

（1）凝血功能障碍和抗凝治疗、胃肠道穿孔、严重心肺功能不全、极度衰弱不能耐受手术过程及无法配合的患者。

（2）剧烈咳嗽难以定位者。

（3）穿刺点局部皮肤有炎症；血友病患者。

（4）结核性脓胸。

3. 其他

（1）术后患者若血压平稳，应取半卧位以利引流。

（2）水封瓶应位于胸部以下，不可逆转，维持引流系统密闭，接头牢固固定。

（3）保持引流管长度适宜，翻身活动时防止受压、打折、扭曲、脱出。

（4）保持引流管通畅，注意观察引流液的量、颜色、性质，并做好记录。如引流液量增多，及时通知医生。

（5）更换引流瓶时，应用止血钳夹闭引流管，防止空气进入。注意保证引流管与引流瓶连接的牢固紧密，切勿漏气。操作时严格无菌操作。

（6）搬动患者时，应注意保持引流瓶低于胸膜腔。

（7）拔除引流管后 24 小时内要密切观察患者有无胸闷、憋气、呼吸困难、气胸、皮下气肿等。

【操作并发症及处理】

1. 引流管脱出

（1）若引流管脱出，应立即用凡士林纱布及无菌纱布按压伤口，并立即通知医生。

（2）如按压后患者出现呼吸困难、气管移位、皮下气肿等症状，应揭开纱布，使气体溢出。

2. 胸腔内感染

（1）始终保持胸腔闭式引流装置低于胸腔 60cm。

（2）密切观察患者体温变化，一旦出现体温升高、胸痛加剧等，应及时报告医生，在医生指导下使用抗感染药物，如阿莫西林胶囊、头孢克肟胶囊等。

3. 气胸　患者需及时就医，进行胸腔闭式引流以排出气体。

4. 伤口感染　在医生指导下使用抗感染药物，如阿莫西林胶囊、头孢克肟胶囊等。

5. 引流液体过多　通过胸腔穿刺或再次进行胸腔闭式引流术处理过多液体。

6. 出血　轻微出血可保守观察，严重出血需及时就医，可能需要进行止血治疗或开胸探查手术。

7. 肺不张　及时进行胸腔闭式引流以排出气体，使肺复张。

8. 皮下气肿或引流不畅　调整插管深度或固定方式，确保引流通畅。

9. 胸膜粘连　根据粘连程度，可能需要进行相应的治疗以改善呼吸功能。

10. 复张性肺水肿　出现呼吸困难等症状时，需及时就医治疗。

11. 引流管堵塞　定期进行抽吸、冲洗，以保持引流通畅。

第二十一节　中心静脉测压技术

中心静脉压（CVP）是指上、下腔静脉进入右心房处的压力，可通过上、下腔静脉或右心房内置管测得。主要决定因素有循环血容量、静脉血管张力，右心室功能，正常值为 $5 \sim 12cmH_2O$（$0.49 \sim 1.18kPa$）。

【操作目的及意义】

中心静脉压的测量可用于评价危重患者血液动力学变化，中心静脉压代表着心脏前负荷。连续、动态地测量中心静脉压及观察各波形的变化，可反映右心室的前负荷、循环血容量、心脏泵血功能、右心室的功能、心脏周围压力，评估心功能不全或休克过程，决定治疗方案、插入漂浮导管及心脏起搏器等，以指导补液量，防止输液过多使负荷过度。中心静脉压在诊断病情、指导治疗、评估预后和辅助诊断等多个方面具有重要意义。

【操作步骤】

1. 评估患者并解释

（1）评估：①患者的病情、意识状态及心理状态：如严重创伤、各类休克、急性循环功能衰竭等。意识状态是否清醒，能否理解并配合操作，是否有焦虑、恐惧等情绪，对于意识不清或无法配合的患者，需要采取相应的约束措施或寻求家属的帮助。②临床表现：如心率、呼吸、血压、尿量、意识状态等，以判断患者的血容量、心功能及血管张力情况。③手术及用药情况：了解患者是否正在进行手术，手术的类型，术中出血及输血情况；了解用药情况，特别是血管活性药物的使用。④导管评估：周围有无气胸、血胸。针眼处有无渗血、渗液、脓性分泌物，敷料是否干燥、清洁。穿刺点皮肤情况及导管是否通畅，内置外露标识清晰。⑤特殊评估：如是使用呼吸机的患者，需要了解呼吸机的参数设置，特别是呼气末正压（PEEP）的值，PEEP 会增加胸腔内压，从而影响数值，评估机械通气对胸腔内压的影响。若病情许可应暂时停用 PEEP 或调节 PEEP 为 0 后测量 CVP。

（2）解释：向患者及家属解释中心静脉测压的目的、方法、注意事项及配合要点。

2. 操作准备

（1）护士准备：仪表端庄，衣帽整洁，卫生手消毒，戴口罩。

（2）患者准备：①注意保暖。排空膀胱。②摆好体位，取平卧位。

（3）物品准备：测压计、标有 cmH_2O 的 CVP 尺、CVP 尺固定架、三通、测压管、生理盐水、输液器、压力传感器、多功能监护仪手套。另备：医嘱执行单、医疗垃圾桶、生活垃圾桶。

（4）环境准备：周围环境清洁、安静，关闭门窗。

3. 操作方法

（1）水柱法（手动测量法）：①持医嘱单双人核对无误后，洗手戴口罩，携用物至患者床旁。两种方法核对患者身份信息。②向患者解释操作的目的及注意事项，协助患者取平卧位，协助患者排空膀胱。③戴手套，将输液器插入生理盐水瓶中，排气备用，将三通排气。夹闭中心静脉导管，将三通管与中心静脉导管相连接。④确认零点位置：暴露患者的胸部，零点位置在患者平卧位时腋中线第四肋间水平处（即右心房水平）。⑤固定好 CVP 尺，尺呈直角，尺尖在患者腋中线第四肋间水平处（即右心房水平）。⑥用三通连接 CVP 导管、输液器和测压管。⑦测压时，先将三通转向生理盐水和测压管（阻断 CVP 导管），待测压管内液体流至高于预计的 CVP 之上时，阻断生理盐水并放松 CVP 导管，使测压管内液体下降，到降至一定水平不再下降时，测压管液面在 CVP 尺上的刻度数即 CVP 值。⑧再将三通管的箭头朝向输液管与深静脉置管，调节输液速度（或换回原来的液体）。⑨停止测压时，在测压软管末端盖上盖子。⑩整理床单位，解释，整理用物，洗手，记录。

（2）压力传感器法：①向患者解释操作目的，取得合作。②摆好体位。③评估穿刺处。④戴手套。⑤校定测压计。⑥连接压力传感器⑦观测监护仪上描记的中心静脉压力图形与数值。⑧接通输液器。⑨撤去治疗巾。⑩脱手套。

（3）电子法测量：①洗手戴手套。②中心静脉导管（主腔）的尾端通过压力连接管与换能器相连。③将换能器与多功能监护仪进行连接，并确保连接稳固，无漏气。④确保患者处于平卧位，并确保体位稳定。⑤打开监护仪的相应功能，监护仪自动分析中心静脉压力的传导，并显示中心静脉压的数值。

4. 操作评价

（1）患者了解测量的目的及意义，能够配合。

（2）严格执行无菌操作制度和查对制度，规范操作。

（3）测压管零点必须与腋中线第四肋间（即右心房）水平，体位变动后应重新调零点。同一患者应采集相同的体表零点标志。

（4）能够提供准确而有效的测量数值，为临床治疗提供依据。

【操作重点及难点】

（1）测量时患者应取平卧位，不能采取平卧位时，每次测量应取相同体位，导管应保持通畅，否则会影响测压结果。应首选经锁骨下静脉或颈内静脉的 CVC，亦可选用前端开口无瓣膜的 PICC，推荐使用多管腔中心静脉导管的主腔监测 CVP。主腔堵塞或其他原因不能使用时，应固定同一侧腔测量。

（2）患者体位的变化和测压管的移动，可能导致零点校正的精确性受到影响，因此，在每次测量前都需要仔细核对零点位置，建议校准前进行方波实验（对压力监测系统进行快速冲洗，监护仪显示的波形会快速上升到顶端形成方波，继而出现衰减波直至返回基线，评估测量管路动态反应性的方法，也称快速冲洗试验），波形正常，方可校零。

（3）将中心静脉导管正确连接到测压装置上，确保连接紧密无漏气。通过调整三通开关，使测压管与静脉导管相通，观察液面下降情况，读取并记录中心静脉压值。增加三通接头数量及使用延长管会影响 CVP 测量的准确性，测压管直接连接静脉导管，最多增加一个三通。测量中心静脉压时应暂停测量管腔的输液，多管腔静脉导管其余管腔输注液体速度宜≤300ml/h。

（4）每次测压后及时将三通管转向生理盐水输入通路做持续点滴，防止血凝块堵塞静脉。应用监护仪连续测定中心静脉压时，要采用持续冲洗装置，以保持测压管道的通畅。

（5）心血管手术后，应每半小时或每小时测量一次并及时记录，病情不稳定时随时测量并记录。在测压前应暂停使用可能影响静脉压的药物，如血管收缩药物，以避免假性静脉压升高的发生。

（6）发生问题及时向医生汇报。

【注意事项】

1. 适应证

（1）适用于原因不明的急性循环衰竭患者。CVP 的测量对于鉴别循环衰竭的原因（如血容量不足或心功能不全）具有重要意义。

（2）休克、大手术、烧伤及其他需要大量输血、补液时，借以监测血容量的动态变化，为补液治疗提供依据。当 CVP < 0.49kPa（5cmH$_2$O）时，提示血容量不足，应迅速补充血容量。可用增加心肌收缩力的药物，如多巴胺、多巴酚丁胺等，并控制入量，防止发生循环负荷过重的危险。

（3）血压正常但伴有少尿或无尿时，借以鉴别其原因为肾前性因素（脱水）抑或为肾性因素（肾衰竭）。

（4）心力衰竭：心脏泵血功能受损，无法满足机体的需求，可能导致 CVP 升高，当 CVP > 1.47 ~ 1.96kPa（15 ~ 20cmH$_2$O）时，提示有明显的心力衰竭，且有发生肺水肿的可能，需采用快速利尿剂与洋地黄制剂进行治疗。

（5）呼吸困难：如由肺部疾病或心脏疾病引起，导致呼吸不畅。CVP 的测量可以辅助判断呼吸困难的原因是否与心脏功能受损有关，从而指导治疗。

（6）急性循环衰竭者，测定中心静脉压借以鉴别是否血容量不足或心功能不全。

2. 禁忌证

（1）穿刺或切开处局部有感染。

（2）凝血机制障碍。

（3）血气胸患者。

（4）近期放置心脏起搏器电极。

（5）上、下腔静脉阻塞。

（6）心脏有赘生物、肿瘤或血栓。

（7）未控制的严重高血压。

【操作并发症及处理】

1. 感染　操作时必须严格执行无菌操作技术原则。加强管路护理，定期更换敷料，减少感染风险。

2. 静脉血栓的形成　导管尖端对静脉壁的损伤，破坏静脉壁的完整性，促使血小板黏附，聚集在损伤部位形成血栓。如发现血栓，应及时采溶栓或抗凝治疗。

3. 心包压塞　严密监测生命体征，若突然出现心动过速、血压下降、脉压变小、心音低钝、呼吸困难、颈静脉怒张应考虑心包压塞。

4. 空气栓塞　导管断开或更换输液器时先夹闭导管，留置 CVC 导管端口应用肝素帽旋紧封闭，患者躁动、合作程度差时应加强监护和必要的镇静药物以防输液系统断开或松脱。

5. 静脉导管阻塞　应检查分析原因，切忌用注射器强行推注，确定完全堵塞时及时拔除。

6. 心律失常　导管插入过深所致，调整导管位置，避免其插入过深，如心律失常持续存在，应考虑拔除导管或更换穿刺部位。

7. 导管脱出及移位　静脉导管给药或输液时，应先注意导管的留置位置有无变浅，导管回血是否顺畅，以确保导管在血管内。

8. 导管断裂　选用优质的导管，避免导管折曲或过度牵拉，拔管时动作轻柔。

9. 窦道形成　若 CVC 导管在体内留置时间过长，拔出导管后导管入口处局部皮肤应按压 >5 分钟，并用无菌敷料妥善覆盖。

第二十二节 食管-胃底双气囊压迫术

食管-胃底双气囊压迫术是指利用三腔二囊管充气的气囊（三腔通常是指胃管腔、胃气囊腔与食管气囊腔，二囊管是指胃气囊和食管气囊），分别压迫食管和胃底下端的曲张静脉，以达到止血目的的一种方法。适用于各种原因引起的肝硬化门脉高压病、食管-胃底静脉曲张破裂出血。

【操作目的及意义】

食管-胃底双气囊压迫术是目前治疗门静脉高压引起的食管静脉、胃底静脉曲张破裂出血的重要抢救措施，可达到有效的止血目的。

【操作步骤】

1. 评估患者并解释

（1）评估：①全面快速评估患者，包括神志、意识、精神、吞咽反射、生命体征、恶心呕血状况、鼻腔情况、口腔及咽喉部是否有血块及痰液，呼吸道是否通畅，有无义齿及牙齿松动等。②了解患者既往史，是否有其他可能影响手术的因素，如冠心病，高血压、心功能不全等。③根据病情需要进行血常规、凝血功能等实验室检查，以评估患者的出血程度和凝血功能状态。④心理评估：评估患者的心理状态，了解其对手术的接受程度。

（2）解释：向患者及家属解释操作目的、方法、注意事项及配合要点。

2. 操作准备

（1）护士准备：①仪表端庄，衣帽整洁，卫生手消毒，戴口罩。②严格执行无菌技术操作。③二人查对医嘱及患者信息无误。

（2）患者准备：①训练患者吞咽及深呼吸动作。②手电筒检查患者鼻腔有无疾患，清洁鼻腔内的结痂及分泌物。③协助患者取平卧位或侧卧位，头部抬高15°。

（3）物品准备：①三腔二囊管、弯盘、镊子两个、止血钳两把、无菌纱布、压舌板、液状石蜡、绷带、听诊器、血压计、治疗巾、冰生理盐水、50ml注射器、胃肠减压器、胶布、滑轮、沙袋（0.5kg）、牵引架、牵引绳、手消毒液、手电筒，棉签，治疗碗。②检查三腔二囊管的包装是否完好，是否在有效期内，用注射器向食管囊、胃囊注入气体，检查管腔是否通畅和漏气，有无折痕，并分别标记出三个腔的通道。③用液状石蜡纱布润滑三腔二囊管至50cm处。④用注射器抽尽两个气囊内气体，放于弯盘内备用。⑤医嘱执行单、生活垃圾桶、医疗垃圾桶。

（4）环境准备：床旁加好床档，适当屏风遮挡患者，注意保护隐私，保持环境安静，减少人员走动。

3. 操作方法

（1）备齐用物至床旁。

（2）两种方法核对患者身份信息。

（3）胸前铺治疗巾，弯盘置于患者口角旁，有义齿者取下，用棉签清洁、润滑鼻腔。戴手套。

（4）置管：①将三腔二囊管从一侧鼻腔缓缓插入，插入10～15cm（到达咽喉部）时嘱患者做吞咽动作，使三腔二囊管顺利进入食管，直至插入至65cm时，用注射器回抽胃液，如抽到胃液或血液，证明已插入到胃内，抽出胃内容物和积血，用冰生理盐水冲洗干净。②用注射器向胃气囊充气200～300ml，使胃囊内压力达到50～70mmHg，缓慢向外提拉三腔管，感觉有弹性阻力，提示胃气囊已压于胃底贲门部，用止血钳夹紧管口。③用线绳/滑轮装置连接三腔管，以0.5kg重物做牵引压迫，避免囊管向胃内滑动。用牵引架持续牵引三腔管，牵引方向应顺身体纵轴与鼻唇部呈45°。④用胶布将管路固定在面颊上。⑤用注射器取胃液观察止血效果，如仍有出血，再向食管气囊充气80～120ml，使食管压力达到30～40mmHg，夹住食管气囊开口，将胃管开口接于胃肠减压器上，以观察出血的情况。

（5）记录插管时间、置管深度、两个气囊的注气量及压力。

（6）脱手套，卫生手消毒。

（7）整理床单位，患者取平卧位，保持肢体功能位，头偏向一侧，以免误吸咽部分泌物引起呛咳，安慰患者，嘱活动幅度不宜过大，再次核对患者信息。

（8）推车回处置室处理用物，垃圾分类处理。

（9）卫生手消毒，记录。

（10）定时减压放气：置管期间，每隔4～6小时检查气囊压力1次，如果压力不足，及时向气囊内注气。每8～12小时放松牵引30分钟，先放食管气囊气体，再放胃气囊气体，让患者吞咽液状石蜡20ml，并将三腔管向胃内送进少许，减轻胃贲门部的压力，防止贲门局部黏膜长期受压糜烂坏死。再次充气时，先将胃气囊插至标记的深度，然后将胃气囊注气，再将食管气囊注气。

（11）拔管：①患者出血停止24小时以上，准备拔管，松开牵引，先放食管气囊气体，再放胃气囊气体，妥善固定，避免脱管，观察12～42小时，患者经观察后无出血现象，给予拔管。②物品准备：50ml注射器、治疗盘、止血钳、液状石蜡、纱布。另备：医疗垃圾桶、生活垃圾桶。③卫生手消毒，戴口罩，携用物至床旁。④核对患者信息，向患者解释拔管的注意事项。⑤戴手套。⑥拔管前让患者服用液状石蜡15～30ml，以润滑三腔二囊管，观察30分钟。⑦用注射器抽尽胃气囊和食管气囊，用止血钳夹闭管腔，轻柔而迅速地拔出三腔二囊管。⑧脱手套，卫生手消毒。⑨交待拔管后注意事项，嘱患者拔管后禁食 24~48 小时，仍无出血或异常，逐步给予流食、半流食、软食，避免过硬、过热及辛辣刺激食物摄入。⑩推车回处置室处理用物，垃圾分类处理。

（12）卫生手消毒，记录。

4. 操作评价

（1）患者了解放置三腔二囊管的目的及意义并积极配合。

（2）插管动作熟练、轻柔，患者无明显不适。

（3）严格执行查对制度，操作规范，达到治疗的目的。

（4）置管深度正确，两个气囊的注气量及压力合适，置管后出血停止。

（5）操作过程中患者生命体征平稳，无呼吸困难、黏膜损伤等并发症。

【操作重点及难点】

1. 插管困难

（1）原因分析：①三腔二囊管管身较软，插管的力量不能有效传导至三腔二囊管的前端，易在咽部弯折。②三腔二囊管前端两个气囊增加了管径，使插管难度加大。③插管时给患者带来的不适感使患者不愿意配合，处于出血期的患者大多处于肝功能失代偿期，已处于休克状态而无法配合操作者完成操作。

（2）处理措施：①对清醒患者，操作前应和患者进行充分的沟通和交流，耐心解释插管的必要性，以得到患者的配合，如患者不配合，不但增加痛苦，插管诱发的呕吐还可能加重出血，操作者动作要熟练、轻柔，指导患者做吞咽动作并适时送管。②插入力度要适中，过于轻柔可能增加插管时间；过于用力则易致管身弯折，需反复退出重插；在插入 15~20cm 后给予患者口服 20ml 液状石蜡，以起到润滑作用，操作者顺着患者的吞咽动作将三腔二囊管置入患者胃内。③使用改良插入法，如去甲肾上腺素插入法、导丝交换法、沙氏导丝法。

2. 置管的常见不良反应及对策

（1）恶心、呕吐、流泪：由于鼻腔黏膜下有三叉神经的眼神经分布，咽部有喉上神经分布，对刺激较敏感，插管时嘱患者深呼吸，全身放松，协助患者取侧卧位或者平卧位，头部抬高 15°，借助重力作用，使胃内的积血、积液存于胃大弯侧，减少患者呕血量，防止发生误吸。插管时食管气囊和胃气囊必须真空，并将其紧紧缠绕在胃管上。插入过程动作轻柔、稳、准、迅速，进入鼻腔有落空感时，表明两个气囊均已通过鼻腔进入咽喉部。颈部要尽最大限度屈曲，下颌接近胸骨柄，动作轻柔迅速插入，遇到有阻力或患者有恶心呕吐时暂缓片刻，同时缓慢转动三腔二囊管位置后继续插入至预定位置。

（2）不耐受：患者在放置三腔两囊管时常发生不耐受，应给予患者良好的心理护理，有节律地按摩，指导患者深呼吸，逐渐放松肌肉等方法，并适当加用镇静剂来逐步缓解。

（3）焦虑、睡眠障碍：由于患者留置三腔二囊管，造成患者生活障碍。护理人员要理解和鼓励患者，同时尽量解除诱因及不适感。睡眠障碍患者在病情允许情况下，遵医嘱给予辅助睡眠药物。

【注意事项】

1. 适应证

（1）适用于一般止血措施难于控制的门脉高压引起的食管 - 胃底静脉曲张破裂大出血。

（2）经输血、补液、应用止血药物难以控制的出血。

（3）手术后、内镜下注射硬化剂或套扎术后再出血，一般止血治疗无效者。

（4）不具备紧急手术的条件或家属拒绝手术治疗的。

（5）不具备紧急内镜下行硬化剂注射或套扎术的条件，或内镜下紧急止血操作失败者。

2. 禁忌证

（1）病情垂危或深昏迷、神志不清、躁动不合作者。

（2）咽喉食管肿瘤病变，食管部分或全部切除术后、胃切除（部分或全部）术后。

（3）胸腹主动脉瘤者。

（4）严重冠心病、高血压、心功能不全者慎用。

（5）经过讲解，患者家属坚决不接受三腔二囊管压迫止血治疗。

【操作并发症及处理】

1. 上消化道黏膜损伤

（1）插管前，用液状石蜡充分润滑三腔二囊管，操作动作轻柔，争取一次插管成功，避免多次插管。插管过程中，也可给予患者口服液状石蜡润滑食管，随着患者吞咽动作顺势插入。

（2）对清醒患者要耐心解释其病情，使其了解插管的意义，以得到其合作；对烦躁者，可适当使用镇静剂。

（3）放置时间不宜超过 72 小时，8 ~ 12 小时放气 1 次，每次 15 ~ 30 分钟。

（4）改进三腔二囊管固定方法及插管方法。

（5）拔管前口服液状石蜡 20ml，轻轻转动导管，使导管和黏膜松开，缓慢、轻柔拉出，动作切忌粗暴。

2. 呼吸困难或窒息

（1）插管前，检查气囊有无漏气，正确测量长度，使胃囊嵌顿于贲门口或食管下端即予充气。

（2）置管后，在导管上做好标记，加强巡视，勤观察，密切监测生命体征，定期测压，了解有无气体外漏。

（3）因胃囊充气不足外滑引起，立即气囊放气，调整深度，重新充气。

（4）床旁备剪刀，出现严重呼吸困难，立即剪断导管，解除堵塞；若病情需要，可更换导管重新插入。

（5）发生窒息，立即气囊放气，剪断导管，解除堵塞，保持气道通畅。

（6）对躁动患者，征得家属同意予以适当约束。

3. 食管穿孔

（1）插管前，做好患者的心理护理，使其消除紧张情绪，主动配合操作。

（2）操作者动作避免粗暴，应轻柔而敏捷。

（3）食管囊内充气要严格控制，注气量不超过 80～120ml，压力为 30～40mmHg，放置时间不宜超过 72 小时。

（4）在三腔二囊管压迫初期，持续 8～12 小时放气一次，时间为 15～30 分钟，以后每 4～6 小时放气一次，牵引重量为 0.5kg。

4. 误吸、吸入性肺炎

（1）落实健康教育，告知患者置管后禁食、水，并讲解禁食、水的重要性，有唾液或分泌物时及时清除，防止误吸。

（2）加强口腔护理，每日 2～4 次，及时吸尽口腔、咽喉部分泌物。

（3）协助患者取侧卧位或平卧位，头部抬高 15°，防止呕血，减少误吸。如发生呕血，立即给予头低侧卧位，清除口鼻腔内血块，保持呼吸道通畅。

（4）已发生误吸、吸入性肺炎者，留取痰液、血液标本送检，鼓励其咳嗽排痰，有肺部感染迹象者及时应用抗菌药物，同时给予支持对症治疗。

5. 气囊漏气、破裂

（1）置管前仔细检查三腔二囊管的气囊有无破损、粘连、漏气及管腔堵塞，保证质量。

（2）熟练掌握胃气囊、食管气囊适宜的充气量及压力范围。

（3）定期测压，及时发现气囊漏气、破裂情况。

（4）若发生气囊漏气、破裂，应做好解释工作，及时更换。

（5）保留漏气、破裂的三腔二囊管做质量鉴定，并上报不良事件。

6. 心律失常、心搏骤停

（1）置管时，抽到胃内容物后再将管插至 65cm 处，使气囊完全通过贲门后再充气。

（2）密切监测患者生命体征，特别是心率、脉搏、血压的变化。

（3）置管后，在导管上做好标记，定期测压了解有无气体外漏。

（4）出现胸骨后不适、恶心或频繁早搏等症状时立即调整三腔二囊管的位置，必要时放气拔管后重新置管。

（5）如出现心搏骤停，立即剪断三腔二囊管放出气体，开放气道，遵医嘱用药，必要时实施人工呼吸和心脏按压。

7. 拔管困难

（1）插管前反复检查三腔二囊管的质量，是否通畅，有无破损，是否过期，检查其容量、承受压力、充气后膨胀是否均匀，有无粘连等，分别做好标记。

（2）每 2 小时抽吸胃管一次，冲洗管腔，保持通畅。

（3）拔管前口服液状石蜡 30ml，黏膜与气囊粘连松解后再拔管。

（4）遇拔管困难时不可强行拔管，应每 15 分钟口服液状石蜡 30ml，2～3 次后再行拔管。

（5）如为气囊通道流出受阻，气体能进不能出，考虑为活瓣存在，只要向气囊内注气，直到气囊破裂；如用针筒无法抽出气体，而 X 线下提示气囊存在，则考虑为气囊通道流出受阻，最常见的部位在三叉端（夹管处或牵引绳结扎处），可拿住其近端鼻腔端，剪去三叉端，梗阻解除，气体自然流出，再行拔管。

（6）如为管腔堵塞，气囊内气体不能抽出，造成不能拔管，可经内镜活检针刺破气囊，使气体放出，顺利拔管。如上述方法无效，可在透视定位下，行经皮胃穿刺气囊刺破术。如上述方法均无效，则考虑开腹手术取管。

8. 拔管后再出血

（1）仔细检查三腔二囊管的气囊有无破损、粘连、漏气及管腔堵塞，保证质量。

（2）每 2 小时抽吸胃管一次，注意胃液及大便的色和量的变化，观察止血效果。

（3）定期测压，及时调整，必要时重新放气后再充气。

（4）置管期间，每日给予患者口服液状石蜡，拔管前 15～30 分钟再次口服液状石蜡，以充分润滑食管及气囊，减少血痂和气囊外壁的粘连。

（5）拔管后可以给温凉、清淡的流质饮食，避免进食粗糙、过热、过冷、过硬饮食，避免过饱等，避免通过机械运动直接刺激正在修复愈合的血管而引起再出血。

（6）有腹水患者，腹压过高，血压上升，呕吐也可使正在修复的血管因压力增大而再次破裂出血，应考虑及时纠正病因。

（7）若确认压迫止血无效，及时做好内镜下止血、外科手术等术前准备。

第二十三节　呼吸机临床应用技术

呼吸机是一种医疗设备，主要用于辅助或替代人体的自然呼吸功能。当人体因为各种原因（如疾病、手术、外伤等）导致呼吸功能不全或呼吸衰竭时，呼吸机可以通过提供正压通气或负压通气的方式来帮助患者维持正常的呼吸功能，保证机体所需的氧气供应和二氧化碳排出。

【操作目的及意义】

应用呼吸机可以改善呼吸功能，维持有效的肺泡通气，改善患者的换气功能；纠正严重低氧血症，缓解组织缺氧，减轻呼吸肌负担；增加胸内压和肺内压，促进痰液排出。对于挽救生命，提高治疗效果，促进康复，减轻医护人员负担，推动医疗技术发展具有重要意义。

【操作步骤】

1. 评估患者并解释

（1）评估：评估患者的年龄、体重、意识状态，有无自主呼吸，血压、末梢血运情况，口鼻及气道情况，有无活动性义齿。患者是否建立人工气道，气管插管或气管切开。

（2）解释：向患者及家属解释操作的目的、方法、注意事项及配合要点。如患者拒不配合，征得家属同意后适当给予约束。

2. 操作准备

（1）护士准备：①仪表端庄，衣帽整洁，卫生手消毒，戴口罩。②了解患者病情及熟悉呼吸机的原理和操作方法。

（2）患者准备：①有创机械通气者已建立人工气道。②选择舒适体位，采取平卧位或仰卧位，无禁忌者床头抬高30°～45°。

（3）物品准备：呼吸机、呼吸机管路、湿化装置、无菌蒸馏水、完整的供氧设备、吸痰装置、管道固定夹、模拟肺、多功能插线板、手消毒液；另备：医嘱执行单、护理记录单、生活垃圾桶、医疗垃圾桶。

（4）环境准备：保持环境安静，减少人员走动，温度和湿度适宜。

3. 操作方法

（1）操作者准备卫生手消毒，戴口罩，戴手套，双人核对医嘱无误后备齐用物至床旁。

（2）两种方法核对患者身份信息。

（3）安慰、告知患者使用呼吸机的注意事项及配合要点。

（4）呼吸机准备：①根据患者情况选择性能良好、功能较全的呼吸机。②确认呼吸机回路达到消毒要求，各部件正确安装。③湿化罐中加入无菌蒸馏水至适当刻度。④连接呼吸机电源和氧源。⑤开机自检，确认呼吸机正常运行、无故障。

（5）根据患者病情，正确选择通气模式。

（6）设置与调节呼吸机参数。

（7）设置报警界限。

（8）连接人工气道和模拟肺，再次检查呼吸机工作状态，确定无误后与患者连接。

（9）呼吸机与患者的连接方式。①接口或口含管：借助接口或口含管将患者与呼吸机相连接，需使用鼻夹，以避免气体从鼻腔外溢。口含管置于咽喉部，呼吸机供给的气体既可以进入肺内，也可以进入胃肠道，主要取决于患者会厌的活动方向，适用于神志清楚、能配合、短时间上机者。②面罩：用面罩固定带将面罩紧闭固定在口鼻，呼吸机接于面罩，适用于轻症患者。③气管插管：分为经口和经鼻两种，呼吸机接于气管插管口。适用于较长时间机械通气，紧急建立人工气道行机械通气治疗者。④气管切开造口置管：在3、4、5环状软骨处做一切口，将气管切开套管插入，呼吸机接于套管口。适用于长时间接受呼吸机治疗的患者。⑤鼻罩：用面罩固定带将面罩紧密固定在鼻部，要求患者使用时将口唇紧闭，否则可能漏气，适用于神志清醒患者。⑥喉罩：借助大小适中的喉罩放于喉头，周边有用于密封的气囊，适用于气管插管困难或气道梗阻高风险者。

（10）严密观察患者上机后的通气效果及生命体征。

（11）安慰、鼓励患者，向患者及家属交待呼吸机使用过程中的注意事项，整理床单位。

（12）卫生手消毒，床旁记录。

（13）推车回处置室，整理用物，垃圾分类处理。

（14）脱手套，卫生手消毒。

（15）患者生命体征稳定，自主呼吸恢复，缺氧情况改善后给予撤机。

1）撤机指征：①患者的生命体征平稳，神志清楚，四肢肌力恢复。②导致机械通气的原发病或诱因已经解除或好转。③通气氧合能力良好。$FiO_2 < 40\% \sim 50\%$，SIMV 指令通气频率降低至 8 次/分，$PEEP < 5cmH_2O$，患者仍能保持相对正常的呼吸（呼吸频率 $< 20 \sim 24$ 次/分）和氧合（$SaO_2 > 95\%$、$PaO_2 > 60mmHg$）状态。④肺部疾病得到控制，咳嗽反射恢复，能主动咳嗽和排痰能力强。

2）撤机前准备：①做好解释工作，消除患者心理上的不安和依赖，使之有足够的心理准备。②锻炼患者自主呼吸功能，指导其有效咳嗽。③保持呼吸道通畅，氧合良好，观察生命体征及血气分析指标是否正常。④选择患者状态良好，充分休息后，医护人员高度重视，做好可能急救的准备。⑤备好撤机用物，如注射器、纱布、吸氧装置、吸氧管或吸氧面罩。

3）撤机方法：①直接撤机。适用于病情较轻，使用呼吸机时间较短的患者。如自主呼吸良好，可给予低流量吸氧，无明显异常可直接撤离呼吸机。②间接撤机。定时进行呼吸机撤离，开始时间不宜过长，随着患者耐受程度的提高，逐渐延长撤机时间，直至完全撤机，脱机间歇时给予吸氧。③呼吸模式过渡。适用于原发病较重、呼吸机使用时间较长患者，给予 SIMV、PSV、MMV、VS 等模式过渡。

4）撤机实施：①操作者卫生手消毒，戴口罩，手套，备齐用物至床旁。②告知并鼓励患者。③将呼吸机与人工气道断开，关闭呼吸机开关，拔除电源插头及氧源。④充分清除口鼻咽分泌物。⑤气囊放气。⑥拔管（气管切开除外）。嘱患者深呼吸，在呼气末拔除气管插管。⑦立即给予吸氧，观察患者呼吸情况及血氧饱和度。⑧卫生手消毒，整理床单位，安慰鼓励患者。⑨推呼吸机及用物回处置室，垃圾分类处理，卫生手消毒，摘口罩。⑩将呼吸机按要求终末消毒处理，做好呼吸机使用登记。

4. 操作评价

（1）患者了解使用呼吸机的目的、意义并配合。

（2）操作者对呼吸机的使用准确无误，参数设置正确，患者无不适。

（3）严格执行无菌技术，操作规范，达到治疗的目的。

（4）患者使用呼吸机过程中生命体征平稳，耐受良好，无并发症发生。

【操作重点及难点】

1. 呼吸机常见报警原因及处理

（1）报警功能是呼吸机必备的功能之一，应迅速查明原因，给予及时排除，否则会危及患者生命。

（2）电源报警。①原因：电源插头脱落；蓄电池电量低；停电。②处理：立即将呼吸机与患者断开并行人工通气支持，同时尽快修复电源。

（3）气源报警。①原因：氧气压力不足；呼吸机气源接头与中心供氧接头衔接不到位；氧浓度分析错误。②处理：立即将呼吸机与患者断开并行人工通气支持，调整或更换气源，校对 FiO_2 分析仪，将气源接头重新妥善衔接。

（4）气道高压报警。①原因：患者呼吸道分泌物过多；气道痉挛；呼吸机管道内积水过多，管道受压、打折；患者烦躁、情绪激动；气道内痰液或异物阻塞；高压报警限设置不当；呼吸机吸气阀或呼吸阀故障。②处理：有效吸痰，痰液黏稠者给予雾化以湿化气道，清除呼吸道分泌物；解除支气管痉挛；检查呼吸机回路，保持通畅并妥善固定；安抚患者，适当使用药物镇静；调整呼吸机参数，合理设置报警界限，适量减少潮气量和每分钟通气量；更换压力传感器或请工程师维修。

（5）气道低压报警。①原因：气囊漏气、充气不足或破裂；呼吸机管路破裂、断开或衔接不紧造成漏气；在有胸腔闭式引流的情况下，气体经胸腔闭式引流管漏出；自主呼吸减弱，触发灵敏度低；患者躁动不安，导致呼吸机管道连接脱落；吸气压力过低，报警设置过高；潮气量、每分钟通气量设定过小；气道峰值压力限制过低。②处理：检查气管导管气囊充气情况，必要时重新充气，如气囊破裂，应立即更换气管导管；检查呼吸机管路，更换破裂管道并将各接头连接紧密；检查胸腔闭式引流管。适量增加潮气量和每分钟通气量，合理设定限制气道峰值压力。

（6）人机对抗报警。①原因：患者不配合；自主呼吸增强；发热、抽搐、疼痛、烦躁、体位不适；咳嗽、分泌物阻塞；缺氧、代谢性酸中毒未得到纠正；呼吸机同步性能差或触发灵敏度调节不当，其他参数设置不当。②处理：安慰、鼓励患者，取得患者的理解与配合；积极治疗原发疾病；协助患者翻身取舒适体位；保持呼吸道通畅；合理固定气管导管与呼吸机管道，使患者舒适；调整呼吸模式和参数；必要时进行镇静、镇痛。

（7）分钟通气量高限报警。①原因：患者自主呼吸频率比预设的呼吸频率增快；呼气流量监测传感器进水或堵塞；分钟呼气量高限报警设置过低；触发灵敏度设置过高。②处理：查明原因，作相应处理，如适当调整触发灵敏度，加大通气量，增加氧浓度，给予镇静药等；清除传感器内的积水和堵塞物；调整设置参数，合理设置报警限度和调整触发灵敏度。

（8）分钟通气量低限报警。①原因：患者自主呼吸频率过低或深度过浅；气囊破洞或注气不足致气道漏气；分钟呼气量低限报警值设置过高。②处理：根据患者情况，适量增加通气量，考虑更换通气模式；检查呼吸机回路和气囊，确保无漏气现象；调整设置参数，合理设置报警限度。

（9）呼吸频率高限报警。①原因：患者换气功能障碍、低氧血症、全身炎症反应、严重代谢性酸中毒等；呼吸机管路积水频繁触发报警；呼吸频率高限报警设置过低；呼吸机选择参数设置不当。②处理：查明缺氧原因，改善氧合，适当镇静，纠正酸中毒等；排除呼吸机回路积水；检查报警设置和呼吸机方式选择及参数设置。

（10）窒息报警。①原因：患者无力触发呼吸机或自主呼吸频率太低；呼吸机回路内存在大量漏气，导致无法有效供气；流量传感器安装位置不当，无法准确监测患者的呼吸情况；使用控制或控制/辅助模式时，窒息报警的时间阈值或容量阈值设置不正确。②处理：根据患者情况更换通气模式；检查呼吸机回路；检查流量传感器的安装位置。根据患者情况，合理设置窒息报警的时间阈值和容量阈值，避免误报或漏报。

2. 人工气道的管理

（1）人工气道的固定。①气管插管：严密观察导管固定情况，每班记录导管深度，防止导管随呼吸移动或脱管；使用胶布固定导管的患者，注意保护皮肤，定时清洁皮肤和更换胶布，防止皮肤撕伤和过敏。②气管切开：妥善固定气管切开导管，松紧度以可通过一根手指为宜，严密观察导管固定带与皮肤接触处，评估有无皮肤损伤。

（2）人工气道的湿化。①常用湿化方法：恒温器蒸发、雾化加湿、人工鼻和气管内滴注加湿。②温度：气道口温度 32～35℃，温度过高易烫伤气道，过低易降低湿化效果。③湿化液体：遵医嘱选用蒸馏水、湿化用水、配制的雾化液。④湿化量：不少于 250ml/d，以痰液稀薄易于吸出，肺底不出现啰音为宜。

（3）气管内吸引。①吸引种类：分为开放式吸引和密闭式吸引。②吸引原则：吸引是一种具有潜在损害的操作，不能作为常规操作，应在有临床指征时进行。③吸引指征：听诊呼吸道有明显的痰鸣音，人工气道内有可见的分泌物，怀疑气道内分泌物引起的 SpO_2 降低，需要留取呼吸道分泌物标本。④吸引压力为 150～200mmHg，压力过大容易损伤气管黏膜，压力过小不易清除分泌物。⑤吸痰注意事项：严格无菌操作，吸痰动作轻柔；吸痰前后给予呼吸机 100% 氧气吸入 2 分钟，防止低氧血症；选择合适的吸痰管，吸痰管的直径不超过人工气道导管内径的二分之一；每次吸痰不超过 15 秒，吸痰管不能在气道内反复插、提。⑥痰液黏稠度的分级：观察痰液的性质对正确判断病情及采取相应的治疗措施有重要的临床意义。一度：痰液为白色泡沫状稀痰，玻璃接头内壁无滞留；二度：痰液为白色或黄色黏痰，玻璃接头内壁有少量滞留，易被水冲净；三度：痰液为黄色黏稠痰，玻璃接头内壁有大量痰液滞留，不易被水冲净，吸痰管因负压过大而塌陷。

【注意事项】

1. 适应证

（1）各种原因所致的心搏、呼吸停止。

（2）中毒所致的呼吸抑制和呼吸衰竭。

（3）神经－肌肉系统疾病造成的中枢或周围性呼吸抑制和停止。

（4）脑部疾病：各种原因所致的脑水肿，脊髓、神经根、呼吸肌等受损造成的呼吸抑制、减弱和停止。

（5）胸部及呼吸系统疾病：急性呼吸窘迫综合征（ARDS）、慢性阻塞性肺疾病（COPD）、重症肺炎、重症哮喘；胸部外伤导致的肺挫伤、血气胸。

（6）循环系统疾病：心源性肺水肿、心脏大手术后的常规呼吸机支持。

2. 禁忌证　从严格意义上讲，呼吸机治疗没有绝对的禁忌证，任何情况下均强调权衡利弊。除未经引流的气胸和肺大疱是呼吸机治疗的禁忌证外，其余均是相对禁忌证。

3. 其他　撤机后的监护：撤机后患者由于长时间的气管内刺激，常有咳嗽、痰液黏稠，应加强呼吸道湿化，鼓励患者咳痰。密切观察患者的呼吸情况和血氧饱和度，一旦出现以下情况，应立即行二次插管上呼吸机。

（1）烦躁不安、发绀、呼吸频率明显增快，出现三凹征、鼻翼扇动等呼吸困难表现。

（2）心脏手术后患者出现低心排量。

（3）拔管后喉头水肿或痉挛导致通气困难。

（4）心率加快或减慢，血压下降或突然出现心律失常。

（5）$PaO_2 \leqslant 8kPa$（60mmHg），$PaCO_2 \geqslant 6.7kPa$（50mmHg）。

【操作并发症及处理】

1. 呼吸机相关肺炎（VAP）

（1）切断传染途径：密切监测患者的体温、呼吸频率、痰液性状等变化，严格执行手卫生规范，每次接触患者前后、无菌操作前后、接触呼吸道分泌物前后、处理冷凝水前后，均应有效卫生手消毒；使用口罩、手套等严密隔离措施；吸痰时正规操作，先吸气管内、后吸口鼻腔，使用一次性吸痰管，吸痰时机掌握要适度，出现吸痰指征时再操作，以减少外界细菌侵入，防止交叉感染。呼吸机管路容易滋生细菌，应定期更换并进行彻底的清洁和消毒。

（2）加强病房消毒管理：病室内温、湿度适宜，室温保持在20～24℃，相对湿度在40%～60%；医护人员要衣帽穿戴整齐后再进入病室；安装空气消毒机消毒，每天用含氯消毒剂湿抹室内地面、病床、床头柜等设施；保持环境清洁，定时开窗通风；严格执行探视制度，家属应穿隔离衣，戴口罩、帽子，换拖鞋才可探视。

（3）一般治疗：适当补液，维持水、电解质和酸碱平衡。补液有利于排痰和减少并发症。

（4）胸部理疗：采取翻身、拍背、振动或气管吸引，帮助患者将痰液排出，鼓励和训练患者进行有效咳嗽，若患者病情允许可进行体位引流。建议患者采取半卧位（床头抬高30°～45°），以减少胃内容物反流和误吸的风险。

（5）加强气道的护理：定期评估患者的气道情况，及时清除呼吸道分泌物，保持呼吸道通畅，遵医嘱给予雾化吸入以加强气道的湿化、保持气道的湿润，利于痰液的排出；注意深部位的分泌物抽吸。正确判断吸痰的时机，避免吸痰造成的黏膜损伤以及呼吸道感染。

（6）重视口腔护理：加强口腔护理可以减少口咽内细菌定植，降低 VAP 的发生。根据患者口腔的 pH 选择合适的漱口液进行口腔护理，pH 高的可选择 2%～3% 的硼酸液，pH 中性的可选择生理盐水，pH 偏低的可选择碳酸氢钠溶液，给予每日 1～2 次口腔护理。

（7）抗菌药物的应用：对已发生 VAP 者，根据药物敏感试验，合理选用抗菌药物，对严重感染，目前推荐采用抗菌药物降阶梯疗法；多种抗菌药物联合用药时，超过一周，容易并发真菌感染，应加强对痰液及尿/便的真菌监测，防止全身真菌感染。

（8）免疫生物治疗：对于病情严重患者，可以考虑使用免疫调节剂，如干扰素、巨细胞集落刺激因子等，以增强患者的免疫功能，提高治疗效果。

（9）胃肠道营养支持及合理应用：营养不良是 VAP 发生和预后不良的重要因素之一，应给予足够的营养支持，选用易弯曲、小口径的胃管持续鼻饲，选用半卧位，能解决胃内容物反流和减少肺内吸入，必要时可行肠外营养，以纠正低蛋白血症和维持酸碱电解质平衡。

（10）综合治疗：VAP 患者往往有各种严重的基础疾病，可能有营养不良、免疫功能障碍、酸碱平衡失调、电解质紊乱以及 MOF 等情况合并存在，因此应采取综合型治疗措施，及时对患者基础疾病进行治疗，对合并症采取处理措施。

2. 气压伤/容积伤

（1）发现气压伤迹象时，应立即降低呼吸机压力支持水平，减小潮气量，缩短吸气时间，确保肺泡内压力在安全范围内。

（2）对有诱发气胸原发病存在的患者慎用 PEEP 和 PSV。

（3）允许性高 CO_2 通气（PHV）：用 47ml/kg 潮气量通气，允许存在一定程度的高碳酸血症（$PaCO_2 < 100～200mmHg$）。

（4）压力通气及比例通气（PCIRV）：通气时延长吸气时间改善氧合，吸气时间通常为呼气时间的 1～4 倍。

（5）定期检查患者的肺部情况，评估呼吸机参数是否合适，并及时调整。

3. 肺不张

（1）使用呼吸机过程中，吸入氧浓度限制在 50% 以下，防止氧中毒导致的肺不张。

（2）间隔一段时间适当使用叹气功能。

（3）及时行气管切开，保证充分的气道湿化和及时吸引呼吸道分泌物，对肺不张的肺区加强体位引流。

4. 氧中毒

（1）不因低氧血症而盲目提高氧浓度，应辅以其他必要的治疗措施，使吸氧浓度保持在产生氧中毒以下的水平。

（2）尽量避免 $FiO_2 > 60\%$。

（3）适当补充维生素 C 和维生素 E，可配合预防其发生。

（4）根据血气分析，动态观察氧疗效果，一旦发生氧中毒，立即降低吸氧流量，对症处理。

5. 呼吸性碱中毒

（1）去除过度通气的原因。

（2）调整呼吸机参数。

6. 低血压

（1）核定呼吸机参数，尽量降低气道平均压。

（2）适当补充血容量，维持正常的心输出量。

（3）必要时给予增强心肌收缩的药物，如氯化钙、多巴胺、多巴酚丁胺、洋地黄。

7. 呼吸机依赖

（1）有效控制原发病及去除诱因。

（2）改善患者营养，保持内环境稳定，恢复中枢及呼吸肌功能。通过呼吸操、缩唇呼吸、腹式呼吸等训练方法，提高自主呼吸能力。

（3）制定个性化的脱机计划，逐步降低呼吸机支持水平，增加患者自主呼吸时间和力度，直至最终实现完全脱机。

（4）对部分上机前就考虑到无撤机可能的患者，要严格选择适应证。

（5）进行心理疏导，缓解患者的焦虑和依赖心理，增强自信心和治疗依从性。

第二十四节　心电监护技术

心电监测技术是指利用心电监护仪对被监测者进行连续或间断的监测。多功能心电监护仪可同时监测患者的心电、呼吸、脉搏、血压、血氧饱和度及体温等生理参数。

【操作目的及意义】

心电监测技术能连续、准确地记录患者的生命体征变化，实时监测心脏功能，早期发现心脏异常，辅助临床诊断和治疗，提高医疗护理质量，指导药物调整，适用于高风险人群。它能够方便医务人员及时收集到患者的生命信息，极大地提高危重患者的救治成功率，同时减少临床护士的工作强度和工作时间，提高护理质量，是危重症病房和抢救室必备的一种监测技术。

【操作前准备】

1. 评估患者并解释

（1）患者评估：①年龄、病情和生命体征等情况，包括疾病的严重程度、是否存在生命危险等，以便确定是否需要立即进行心电监护。②意识状态：评估患者的意识状态，如清醒、嗜睡、昏迷等，以便在操作过程中采取相应的措施，确保患者的安全和舒适。③吸氧流量：对于正在吸氧的患者，需要评估其吸氧流量，以便在监测过程中调整参数，确保监测的准确性。④皮肤及指（趾）甲状况：评估患者胸前区皮肤和指（趾）甲的情况，检查是否有破损、炎症、过敏等情况，以便选择合适的电极片和粘贴位置。

（2）解释：向患者及其家属解释心电监护的目的、方法、注意事项及配合要点。

【操作步骤】

1. 操作准备

（1）护士准备：仪表端庄，衣帽整洁，卫生手消毒，戴口罩。

（2）患者准备：①根据病情，患者可采取平卧位、半卧位或坐位，感觉体位舒适。②患者穿着宽松、易脱的衣服，以便在需要时快速暴露监测部位，温水和温和的清洁剂清洁患者胸部的皮肤，去除油脂、汗渍和角质层，以减少皮肤电阻，提高电极片的粘贴效果，注意避免使用刺激性强的清洁剂，确保皮肤充分干燥后再进行电极片的粘贴，以防止水分影响电极片的导电性。

（3）物品准备：心电监护仪一台（心电监护仪功能正常，设备清洁，电源安全，电量充足，处于完好备用状态），心电、血压监护导联线，SpO_2 导联线，血压袖带，SpO_2 探头，电极片，手套，手消毒液，生理盐水或 75% 乙醇棉球；另备：护理记录单，生活垃圾桶，医疗垃圾桶。

（4）环境准备：患者周围光照及温度情况，有无电磁波干扰，适当拉围帘或屏风，注意保护患者隐私。

2. 操作方法

（1）操作者准备：持医嘱单核对医嘱，双人核对无误后，备齐用物至患者床旁。

（2）两种方法核对患者身份信息。

（3）卫生手消毒、戴手套。

（4）检查心电监护仪各部件：安装，确保各部件安装正确并连接紧密。

（5）接通电源：将心电监护仪电源插头插入外部电源插座。

（6）开机：开启心电监护仪的开关（power on 或 on/off），仪器进行自检，自检后自动进入主屏幕。

（7）安放电极片：将电极片与导联线相连接，将电极片放在患者胸部正确的位置上，注意避开伤口、皮疹、除颤部位。

（8）将电极片正确放置。5 导联电极放置部位（图 2 - 24 - 1）：①右上（RA）：白色，右锁骨中线第一肋间，即胸骨右缘锁骨中线第一肋间。②右下（RL）：绿色，右锁骨中线剑突水平处，即右下腹位置。③中间（C）：棕色，胸骨左缘第四肋间，心前区的位置。④左上（LA）：黑色，左锁骨中线第一肋间，即胸骨左缘锁骨中线第一肋间。⑤左下（LL）：红色，左锁骨中线剑突水平处，即左下腹位置。

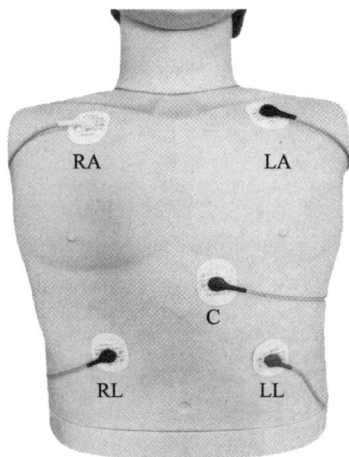

图 2 - 24 - 1　胸壁导联放置位置示意图

（9）监测血压：①体位（图 2 - 24 - 2）：首先确保患者处于安静、放松的状态，避免剧烈运动、情绪波动等因素对测量结果的影响，协助患者取平卧位或坐位，使肱动脉与心脏持同一水平位。平卧位测量，手臂自然平放，上肢平腋中线；坐位测量，上肢平第四肋间。遇特殊情况需测量下肢时，患者取俯卧位或仰卧屈膝位；遇一侧肢体有活动障碍及疾病导致肢体活动不利时应于健侧进行测量。②测量部位（图 2 - 24 - 3）：测量上肢，部位为袖带下缘距离肘窝 2 ~ 3cm；测量下肢，部位为大腿下缘距腘窝 3 ~ 5cm。③测量方法：驱尽血压袖带内的空气，将血压袖带平整地缠于测量部位，确保袖带上的导管对准肱动脉搏动最强处，松紧以能够放入一指为宜，袖带应包裹上臂的 80% 以上，肥胖者应选用更宽、更长的袖带，按下 "NIBP" 键进行测量。

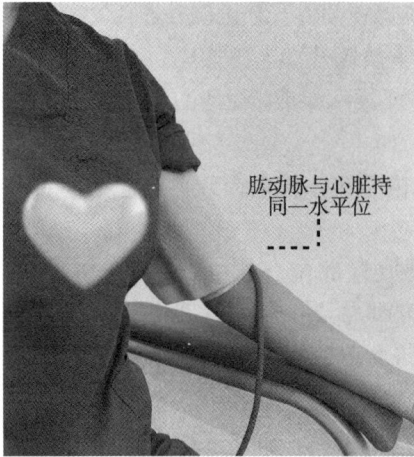

图 2 - 24 - 2　血压袖带位置　　　　　图 2 - 24 - 3　血压袖带位置

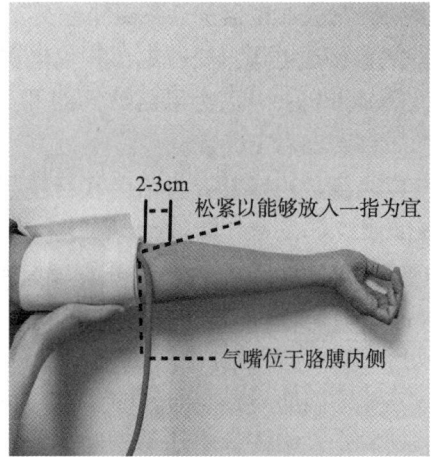

（10）监测脉搏血氧饱和度（图 2 - 24 - 4）：将血氧饱和度探头有光源面置于患者指（趾）背面，注意保暖，避开涂有指甲油的指（趾）端，测量血压一侧的肢体不要再测量血氧饱和度。测量过程中，患者应保持安静，避免说话或移动测量部位影响结果。

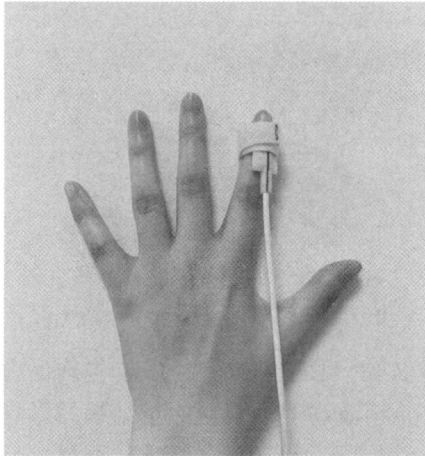

图 2 - 24 - 4　血氧监测

（11）设定各参数及报警上下界限：①进入心电监护仪主屏幕，选择患者监护方式（成人、小儿、新生儿）和监护类型（标准和手术等）。②设置 ECG：选择导联，常选用 P 波显示较好的标准Ⅱ导联；调节心电波振幅（QRS 振幅）> 0.5mV，以能触发心率计数，常选用 1mV，以利于心电波形的观察；设置心率上下报警界限，心率报警上限为 120 次/分，下限为 50 次/分（上下报警界限一般为患者实际心率值 ±30% 范围作为上下限，需根据患者病情适当调节）；调节

QRS 音量，以不影响患者休息为宜。③设置 NIBP：选择测量模式，手动或自动，设置血压上下报警界限，收缩压报警高限 160mmHg，低限为 90mmHg；舒张压报警高限为 90mmHg，低限为 60mmHg；平均压报警高限为 110mmHg，低限为 60mmHg（需根据患者病情适当调节）。④设置呼吸：呼吸报警高限为 30次/分，低限为 8 次/分。⑤设置 SpO$_2$：血氧饱和度报警高限为 100%，低限为 90%（注意如为婴儿应慎重选择 SpO$_2$ 报警上限，高氧水平会使早产儿患上晶状体纤维组织症）。⑥设置报警音量：确保各参数的报警处于 "ALARM ON" 状态，报警音量调节适当，尽量减少报警产生的噪音干扰，并给予告知，以减少患者及家属不必要的恐慌心理。

（12）设置完毕：返回主屏幕，开始监护。

（13）导联线妥善固定：固定并整理好导联线和电极，避免患者翻身、更换体位时电极脱落，导联线缠绕折叠。

（14）整理床单位：协助患者取舒适体位，为患者扣好衣服，盖好被子。

（15）健康指导：嘱患者尽量不要大幅度活动，不要自行摘除电极片，电极片粘贴处皮肤如有痒感及时报告医护人员，不要在监护仪附近使用手机等电子设备。

（16）脱手套，卫生手消毒。

（17）垃圾回处置室分类处理。

（18）卫生手消毒，观察各参数并记录。

（19）停止监护：①卫生手消毒，戴口罩，戴手套。②持医嘱单核对医嘱，双人核对无误后，遵医嘱停止监护，告知患者，取得配合后关机。③取下粘贴于患者皮肤的电极片，注意动作轻柔，清洁电极片粘贴处皮肤，观察患者皮肤完好性。④取下血氧探头及血压袖带。⑤关闭电源开关，拔出电源插头。⑥清洁消毒监护仪，妥善有序放置各线路，放置监护仪于指定地点，备用。⑦脱手套，卫生手消毒。⑧垃圾回处置室分类处理。⑨卫生手消毒。

3. 操作评价

（1）患者了解心电监护的目的及意义并配合。

（2）护士动作轻柔，操作熟练，患者无不适。

（3）严格执行查对制度，操作规范，监护结果准确。

（4）护士能及时发现监护仪常见故障并排除。

（5）心电监护过程中患者无焦虑、恐惧心理，有安全感、舒适感。

【操作重点及难点】

（1）电极片对心电波形的影响：导联线未连接好，电极片与人体表面接触不良，常报警显示为无心电波形，安放电极片时应先用 75% 乙醇棉球擦去皮肤上的油脂汗迹，剔除胸毛，确保电极片与皮肤紧密接触。患者应穿着宽松、易脱的衣服，防止电极片在患者翻身活动时粘贴在衣物上。电极位置的不规范放置也会导致心电示波出现异常。

（2）造成心电波形杂乱、干扰大的因素：检查心电设置中的心电振幅是否设置太大，使波形溢出，将心电幅度调到合适值，一般心电振幅设置为1mV。患者或家属在监护仪附近使用手机等电子通讯设备，会造成对心电波的干扰，应及时沟通并做好宣教。定期对电极片以及导联线进行清洁和维护也是保持信号稳定性的重要措施。

（3）造成呼吸信号微弱或显示"～？～"的因素：呼吸的监测是依靠 RA 和 LL 两个电极的胸廓阻抗变化而测得的，当呼吸参数不显示时，可适当调整两个电极的位置，使两个电极在胸廓上的左右位置拉开一定距离，避免由于两个电极位置过近而造成呼吸信号微弱或测不出。

（4）血氧饱和度参数示警或不显示的影响因素：正确安放血氧探头和妥善固定，位置为手指背侧（指甲面朝上）；避开指甲油及灰指甲；注意保暖，四肢皮肤温度低会影响探测部位的血液循环，导致测得血氧指数低；避免在监测血氧饱和度侧的肢体上同时测量血压；如血氧探头被浸湿或损坏及时更换。长时间在同一部位佩戴探头可能会影响该部位的血液循环，进而影响测量精度；测量时嘱患者安静平稳呼吸，勿剧烈活动以免造成参数不准确。

（5）测得血压数值偏差较大的影响因素：测量血压时，依照标准方法测量血压，让患者处于平静状态，不要激烈活动，平躺或坐位15分钟后让患者保持正确的体位，选择正确的测压部位；根据患者年龄选择新生儿、儿童、成人不同类型血压袖带；测量前检查血压袖带松紧是否适宜，大小是否合适，有无漏气。测量血压前应询问患者有无高血压病史，有无服用升降血压药物。

【注意事项】

1. 适应证

（1）心电监护仪适用于各种生命体征不稳定，随时可能发生病情变化的危重症患者。如各种心血管疾病患者。

（2）严重创伤、感染、急性失血、电解质紊乱、休克、心肺复苏术后患者。

（3）各种急性脏器衰竭患者。

（4）各种手术患者术前、术中、术后。

（5）各种特殊检查（心导管检查、心包穿刺、纤维支气管镜）、治疗（反搏、电复律等）。

（6）服用了某些心肌毒性药物或影响心脏传导系统药物的患者。

2. 其他

（1）使用心电监护过程中，保持室内适宜的温度；防止温度过低患者着凉，或温度过高导致患者烦躁出汗而影响监护。

（2）报警设置应始终打开，报警音量调节适当，对监护仪报警及时发现并查明原因，以消除不必要的噪音和不良刺激。

（3）电极片安放位置需注意避开除颤、心脏听诊及手术区域。

（4）不要在有静脉输液或有任何留置导管的肢体上测量血压。

（5）监护仪应注意防尘、防潮、放热、防震，放置病室应通风，并以湿式清扫方式清扫病室；在使用过程中禁止在仪器上覆盖、搁置物品，以免仪器散热不良。

（6）定期对心电监护仪使用无侵蚀性的清洁消毒剂进行清洁、消毒，应断电并防止液体进入机器；定期请专业维修人员对仪器进行维护保养、安全检查和功能检查，以提高仪器使用的安全性和准确性。

【操作并发症及处理】

1. 皮肤损害

（1）每班检查电极片处皮肤情况，选择接触皮肤面小、透气性高、对皮肤低致敏的电极片。有条件者可使用脱敏的监护电极纸。

（2）每天更换电极片及粘贴部位，对过敏体质者每天更换 2~3 次。

（3）适当调节病室温度，减少患者汗液对皮肤的刺激。

2. 肢体肿胀、皮下瘀斑

（1）对连续监测血压的患者，给予定时放松血压袖带，每 2 小时更换一次测量肢体。

（2）根据病情给予调整测量血压间隔时间，血压相对平稳者，适当延长测量间隔时间。

（3）护士勤巡视，勤观察测量肢体皮肤情况。安抚患者及家属，解释情况并告知缓解措施，如有必要，可局部行湿热敷或皮肤保护膜减轻肿胀。

3. 指（趾）端皮肤循环障碍

（1）每隔 1~2 小时更换一次测量部位。

（2）护士勤巡视、勤观察测量部位的皮肤和末梢循环情况。

第二十五节　输液泵操作技术

输液泵是指机械或电子的控制装置，其通过作用于输液导管达到控制输液速度的目的。输液泵分为容积控制型（ml/h）和滴数控制型（drip/min）。微电脑自动控制的容积输液泵输注计量较为准确，实际工作中只需选择所需输液总量及每小时的速率，输液泵便按设定的方式工作，并自动进行参量监视，在临床中较为常用。输液泵因具有体积小、操作简单、使用方便、节省人力，而且能够准确、微量、定量控制给药剂量和给药均匀等特点而广泛应用于临床。

【操作目的及意义】

（1）准确控制单位时间内静脉输液的量。

（2）持续监测静脉输液过程中的各种异常情况，如液体排空、气泡混入、管路堵塞等，以便及时处理，提高输液的安全性。

【操作步骤】

1. 评估患者并解释

（1）评估：①了解患者的年龄、病情、过敏史、意识状态及营养状况。②评估留置针的留置时间、穿刺点部位情况、是否通畅及固定状况。

（2）解释：向患者及家属解释操作的目的、方法，注意事项及配合要点。

2. 操作准备

（1）护士准备：①仪表端庄，衣帽整洁，卫生手消毒，戴口罩。②熟悉药物的用法及药物的作用。③熟悉输液泵的使用目的、使用方法及注意事项。

（2）患者准备：体位舒适，必要时排空大、小便。

（3）物品准备：输液泵（检查输液泵在检验期内，外观及性能良好，处于完好备用状态）、治疗盘、碘伏、棉签、输液器、配制好的药液、输液贴、一次性垫巾、手套、污物罐、手消毒液、输液架，另备医嘱单、医疗垃圾桶、生活垃圾桶。

（4）环境准备：符合无菌操作原则，环境安静，光线和操作空间适宜，周围无强磁场以免影响机器正常运行。

3. 操作方法

（1）核对患者：备齐用物，双人核对医嘱无误后携所有用物至患者床前，两种方法核对患者身份信息。

（2）连接输液管并排气：认真查对医嘱及药物名称、剂量、日期、时间以及输液速度，打开输液器连接液体挂于输液架上，确保排尽输液管内的空气，莫菲滴管内充满约1/3液体，关闭调节阀，备用。

（3）固定输液泵，接通电源：将输液泵妥善固定在输液架上，放置于床旁安稳的位置，连接电源。开电源开关，按"ON/OFF"键，开机自检。

（4）打开泵门及泵内止水夹，将管路平直放于管槽内，注意输液管内无气泡以及不要压迫管路，正确连接液体方向向患者端输注，关闭泵门，打开输液器调节阀。

（5）设置：待机器自检完毕确认无报警后，机器界面选择对应的输液器，设置输液速度和输液总量。按"SET"键，屏幕显示"RATE"（流速）时，根据病情和药物等设定输液速度（ml/h），范围 1～1000ml/h；重新按"SET"键，屏幕显示"VOL. LIMIT"时，设定输入液体总量（ml）。

（6）戴手套。

（7）启动输液：再次查对患者床号和姓名，确定药物及输液速度无误后，按"START"键，机器运转正常时可见绿灯闪烁，将点滴正常的输液泵管与患者静脉通路连接，输液开始，观察机器运行状态。

（8）健康指导：协助患者取舒适体位，询问清醒患者用药后的感受，向患者和家属告知注意事项。

（9）观察、记录：加强巡视，观察输液后患者的反应。记录输液泵入时间和泵入速度并签名。

（10）关机："COMPLETE"指示灯闪烁，提示输液达到设定限量，按键关机，先按"STOP"键，再按"ON/OFF"键，关闭输液器调节阀，将输液泵管与患者分离，脉冲式封管，打开泵门取出输液器，关闭阀门，压下门夹，切断电源。

（11）脱手套，取舒适体位，整理床单位，再次核对患者信息，安慰患者。

（12）卫生手消毒。

（13）推车回处置室，清理用物，垃圾按要求分类处理。清洁输液泵，充电，指定地点放置和备用。

（14）卫生手消毒，记录。

4. 操作评价

（1）注射部位选择合理，选择血管较粗直、易于固定并便于观察的部位进行静脉穿刺，对老年患者尽量避免下肢穿刺输液。

（2）报警音量设置合适，使用前自检时一定要确保报警可以被听见和看见。

（3）参数设定正确，输液速度合适，及时排除报警和故障，防止液体输入失控。

（4）能及时发现注射泵使用过程中的并发症。

【操作重点及难点】

（1）安全管理：嘱患者不应随意碰触输液泵，避免输液侧肢体剧烈活动，在通过输液架的主支架或壁式架进行固定时，应牢固放置输液架，最好不要装在落地的输液架上，以免摔落。使用三通接头时，输液完毕按需关闭或移除三通接头。特殊用药时，需有特殊标记，避光药物应用避光的输液泵管。

（2）加强巡视，随时查看输液泵工作状态，管道连接是否紧密，接头有无脱落，应加强巡视，观察穿刺部位的皮肤情况，如发生液体外渗，必须及时处理。躁动患者输液肢体适当约束，密切观察患者有无不适、用药后的反应和输液通畅情况。突然停电时，应检查输液泵是否正常工作，尤其在输注多巴胺等血管活性药物时。

（3）定期检查维护：定期对输液泵进行清洁、维护和检查，确保其正常运行和准确性。

（4）规范操作：医务人员应熟练输液泵的性能及操作程序，并严格按照说明书和规范进行操作，避免因误操作导致的报警和并发症。

【注意事项】

（1）适应证：①输注胃肠外营养液、升压药物、降压药物、胰岛素用药、抗癌药、催产素、止痛药、麻醉药及输血等。②抢救危急患者准确使用抢救药。

（2）为保证输液药物剂量和速度的准确性，尽量根据产品说明选择与输液泵匹配的输液管路。专用输液管输液量精确、费用高，而普通输液管输液量有误差、费用较低。持续输液时，每 24 小时更换 1 套输液管路。

（3）安装输液管、莫菲氏管应垂直在输液泵的上方，确保输液管内无气泡，以免输液泵敏感报警。

（4）液体切勿滴入泵内以免引起短路。

（5）应用期间不能随意中断药物，药物应提前配制，当残留报警灯闪亮时立即更换，如为血管活性药物，更换前后应密切观察、监测患者的生命体征。更换药液时动作应迅速、准确，使用中应观察绿灯是否闪亮。

（6）泵上药物应标明名称、剂量、配制时间，并详细交班。

（7）准确设置输液总量及每小时泵入量，避免设置量与医嘱不符，影响药物治疗效果。

（8）强电磁场可能影响机器正常运行。

（9）黏性药物输液速度可能变慢。

【操作并发症及处理】

1. 药物外渗

（1）立即拔出留置针，重新选取合适位置进行穿刺。

（2）抬高患肢，局部给予湿热敷，以减轻肿胀和疼痛。

2. 静脉炎和静脉硬化

（1）合理使用静脉，及时更换静脉穿刺部位。

（2）严格掌握药物配伍禁忌。

（3）严禁在瘫痪肢体行静脉穿刺，避免选择下肢静脉置留针。

（4）营养不良、免疫力低下患者，应加强营养，增强机体对血管壁创伤的修复能力和对局部炎症的抗炎能力。

（5）加强留置针留置期间的观察与护理。

（6）出现静脉炎后，应将患肢抬高并制动，局部行湿热敷或理疗。

（7）超短波物理疗法。

（8）合并全身感染症状，根据医嘱给予抗菌药物治疗。

3. 静脉回血

（1）使用输液泵时放置须高于注射部位，减少回血。

（2）发现静脉回血时，应根据所用药物性质和回血量采取不同措施。①对给药速度要求不严、回血量极少的药物，可直接调高泵速。②多巴胺、氨茶碱等药物不能简单地调高泵速处理回血，应断开输液器，将装有 10ml 生理盐水的针管接在针头上，将回血缓慢推入。③如回血较多至延长管时，需更换输液器，切勿将针头接在泵管上直接推注，以免给药剂量过大、给药过速引起不良后果。

4. 针头堵塞　如果是患者肢体摆放导致，应及时调整肢体位置；如果是血管问题，应及时更换注射位置。

5. 速率调节错误　由于操作者不熟悉速度设置键，或更换药物后未及时更改速度，或在个别情况下速度设置被他人无意中误触而改变了速度，使药物进入体内过多或不足，导致不良后果。如发现速率调节错误，应重新调整速率，观察不良反应，及时处理。

6. 常见报警的预防和处理

（1）气泡报警：管路中有气泡，仪器停止工作，声光报警。先夹闭输液泵管，再打开泵门，取出输液管重新排气后再次安装，启动输液。

（2）当滴速传感器测不到液滴时，如红外线感光器装反了，莫菲氏管内液面过高或过低，或莫菲氏管内表面充满了汽化的小水滴而致传感器失灵，指示灯闪烁报警。这时应重新正确安装红外线感光器。输液泵排气时，莫菲氏管内充满约 1/3 液体。安装输液管时，莫菲氏管应垂直在输液泵的上方。滴速传感器保持水平位，输液过程中避免晃动。

（3）堵塞报警、管路扭曲、折叠、受压或针头凝血堵塞，仪器停止工作。①皮肤处渗出或肿胀，拔出重新穿刺。②输液管扭曲或反折，放开解除即可。

（4）输液泵门未关紧报警，这时应重新关门。

（5）完成指示。输液完成设定的输液限定量时，指示灯闪烁。输液结束时，按键关机。如需继续输液，重新设定液体总量，更换下组输入的药物。

（6）低电压报警：电源接触不良而储存电池快耗尽，需要尽快充电。检查连接电源，仪器备用时应处于充电状态。

第二十六节 注射泵操作技术

针筒微量注射式输液泵又称微量泵，微量注射泵是指机械推动液体进入血液系统的一种电子控制装置，通过作用于注射器的活塞将药物精确、微量、均匀、持续地泵入静脉以控制给药速度和浓度。它既可减轻护理人员的工作量，提高工作效率；又可提高注射的安全性。目前，临床已开始使用双通道和多通道微量注射泵，可同时应用两种或多种药物分别进行静脉控制推注。

【操作目的及意义】

（1）精确控制液体的流量和速度，避免过快或过慢；精确控制小剂量静脉给药的速度和单位时间内的给药量，保持匀速、持续给药。

（2）与其他药物共同输注时达到一定的浓度比例，如胰岛素。

（3）减轻护理人员的工作量。

【操作步骤】

1. 评估患者并解释

（1）评估：患者的病情及治疗情况；意识状态、肢体活动能力；对微量注射泵使用的认知和合作程度；穿刺部位的皮肤及血管状况。

（2）解释：向患者及家属解释微量注射泵使用的目的、方法、注意事项及配合要点，药物的作用及不良反应。

2. 操作准备

（1）护士准备：①着装整齐，修剪指甲，衣帽整洁，卫生手消毒，戴口罩。②熟悉药物的用法及药物的作用。③熟悉注射泵的目的、使用方法及注意事项，会熟练使用注射泵。

（2）患者准备：排空大、小便，取舒适卧位。暴露注射部位。

（3）物品准备：①无菌用物：抽取5～10ml生理盐水的注射器和空注射器2个（20ml或50ml）、头皮针、输液贴、三通接头、一次性无菌输液接头和延长管。②注射托盘内：网套、胶布、砂轮、弯盘、安尔碘、棉签、消毒治疗巾、止血带、小枕，必要时备绷带、夹板、开瓶器、手消毒液。③输液架（固定支架）、输液巡视卡和微量注射泵，必要时备接线板。

（4）环境准备：按无菌操作要求进行，环境安静，光线适宜，操作空间适宜。必要时用屏风遮挡患者。

3. 操作方法

（1）核对患者：备齐用物，携至床旁，两种方法核对患者身份信息，做好操作前的解释工作。协助患者取适当体位，暴露穿刺部位。

（2）准备药液：双人核对医嘱及药液，核对输液卡，三查八对，根据医嘱抽吸药液，贴标签，注明床号、姓名、用药时间、速度、药物名称和浓度。

（3）连接延长管：检查并连接延长管（包装是否完好，生产日期和有效期），排尽空气。放入注射盘内备用。

（4）放置注射泵：固定注射泵前检测性能完好，配件齐全。通过注射泵的固定夹将其固定于输液支架上，需大致水平位放置注射器，固定处尽量靠近穿刺部位。

（5）连接电源：电源试用范围为 100～200V，50Hz，电源线插入外部交流电源插座，到位后应当牢固。接电源键"ON/OFF"1秒，开机自检。

（6）固定注射器：将注射器安全支架的压杆拉起，拔向最上部后向左旋转，将已抽好药液的注射器放入安装槽内，注意注射器尾端的圈边卡入注射泵的驱动杆后座，旋转压杆使之压住、卡紧注射器，注射器对应指示灯自动显示注射器的规格（20ml 或 50ml 的字样）。

（7）设置：在"STOP"状态下，按"SET"选择键，"RATE"速率灯亮，按数据输入键调节速度（ml/h），范围为 0.1～99.9ml；再按"SET"选择键，∑ml 灯亮，必要时选择输注总量限制，按"CLEAR"清零键 1.5 秒可将总量清零。

（8）戴手套。

（9）启动推注：再次核对床号和姓名，确认药物和设定速度无误后，可使用快速输注键，进行再次排气，确认注射器及连接管内不含气泡，打开并消毒静脉输液通路的三通开关，抽回血测试输液通路。按"START"键，在泵启动之后再将延长管与患者的三通开关连接，打开三通阀，开始推注。

（10）调节：若病情需要快速推注某种药物，可不中断注射，按住"PUR-JE"或"FAST"快速输注键，显示窗显示快进药量（ml），松手即停止快速输注，恢复原推注速度。在使用过程中如需改变给药速度，首先按"STOP"键，然后按"CLEAR"键，显示"0.00ml/h"后，再重新设定给药速度。

（11）健康宣教：整理床单位，协助患者取舒适卧位，询问患者用药后的感受，向患者和家属告知注意事项。

（12）观察和记录：巡视患者，观察用药后的反应。记录药物名称、泵入时间和泵入速度并签名。

（13）关机：先按"STOP"键，分离延长管、三通和静脉通路，脉冲式封管，关上三通开关，取下注射器及延长管，推进器和安全支架回归原处，按电源键"ON/OFF"3秒后，切断电源，关机。整理用物，卫生手消毒，记录推注结束的时间及输入总量并签名。

（14）推车回处置室：整理用物，垃圾按要求分类处理。清洁注射泵，充电，指定地点放置和备用。

（15）脱手套，卫生手消毒，记录。

4. 操作评价

（1）注射部位选择合理：选择血管较粗直、易于固定并便于观察的部位进行静脉穿刺，对老年患者尽量避免下肢穿刺输液。

（2）报警设置正确：在注射泵使用前自检时，一定要确保报警可以被听见和看见。根据用药原则、患者的病情及药物性质，遵医嘱设定注射参数。

（3）能及时发现注射泵使用过程中的并发症。

【操作重点及难点】

（1）安全管理：嘱患者不应随意碰触注射泵，在通过输液架的主支架或壁式架进行固定时，应牢固放置输液架，最好不要装在落地的输液架上，以免摔落。使用三通接头时，输液完毕按需关闭或移除三通接头。特殊用药时，需有特殊标记，避光药物应用避光的注射泵管。

（2）加强巡视：微量泵使用过程中嘱患者尽量避免肢体活动，不要自行调节推注速度。严格观察患者全身及局部反应，及时处理故障，观察绿灯亮闪频率和注射泵工作状态，注意泵管及针头有无脱落，被污染者需要及时更换。严格交接班，如开始时间、所剩药量、药物浓度及速率。

【注意事项】

（1）适应证：①在 CCU 及 ICU 做心血管功能药物的连续微量注射。②早产儿、新生儿的生理维持量输液、输药、输血等。③注射激素。④持续注射麻醉药。⑤在血液透析和体外循环时注射抗凝剂。⑥注射化疗药物。⑦注射催产素。

（2）规范使用：为防止空气进入，在泵启动之后再与患者相连接，更换注射器时需暂时停机。连续注射 24 小时以上的患者需每日更换注射器和延长管。

（3）用药安全：为使给药剂量准确，选择与注射泵配套的注射器。需避光的药液，应用避光注射器抽取药液，并使用避光延长管。注意药物配伍禁忌，严格检查药液，保证安全注射。

（4）应用期间不能随意中断药物，药物应提前配制，当残留报警灯闪亮时立即更换，如为血管活性药物，更换前后应密切观察、监测患者的生命体征。更换药液时动作应迅速、准确，使用中应观察绿灯是否闪亮。

（5）泵上药物应标明名称、剂量、配制时间，并详细交班。

（6）准确设置每小时泵入量，避免设置量与医嘱不符，影响药物治疗效果。

（7）强电磁场可能影响机器正常运行。

【操作并发症及处理】

1. 药物外渗

（1）立即拔出留置针，重新选取合适位置进行穿刺。

（2）局部给予湿热敷。

2. 静脉炎和静脉硬化

（1）严格掌握药物配伍禁忌。

（2）严禁在瘫痪肢体行静脉穿刺，避免选择下肢静脉置留置针。

（3）营养不良、免疫力低下患者，应加强营养，增强机体对血管壁创伤的修复能力和对局部炎症抗炎能力。

（4）加强留置针留置期间的观察与护理。

（5）出现静脉炎后，应将患肢抬高并制动，局部行湿热敷或给予薄型泡沫敷料保护。

（6）超短波物理疗法。

（7）合并全身感染症状，根据医嘱给予抗菌药物治疗。

3. 静脉回血

（1）使用微量泵时放置需高于注射部位，以减少回血。

（2）发现静脉回血时，应根据所用药物性质和回血量采取不同措施：①对给药速度要求不严、回血量极少的药物，可直接按快进键。②多巴胺、氨茶碱等药物不能简单地按快进（FAST）键处理回血，应将装有 5ml 生理盐水的预冲注射器接在针头上，将回血缓慢推入。③如回血较多至延长管时，需更换延长管，切勿将针头接在延长管上直接推注，以免给药剂量过大、给药过速引起不良后果。

4. 针头堵塞　由于延长管有一定弹性，容量大，针头堵塞后，微量泵仍继续输送药液，但药液并未进入血管，而是积聚在延长管内。当延长管压力增加到一定限度时，微量泵才报警，这对危重患者是不利的。如果是患者肢体摆放导致，应及时调整肢体位置；如果是血管问题，应及时更换注射位置。

5. 速率调节错误　由于操作者不熟悉速度设置键，或更换药物后未及时更改速度，或在个别情况下速度设置被他人无意中误触而改变了速度，使药物进入体内过多或不足，导致不良后果。如发现速率调节错误，应重新调整速率，观察不良反应，及时处理。

6. 注射泵故障　及时更换注射泵。

7. 注射泵报警处理

（1）药液将尽：注射余量接近 2ml 时发出声光报警，提示药液将尽。按"静音"键，继续泵入，并尽快准备需要更换的药物。更换药物时，应先夹闭静脉通道，暂停注射泵，取出注射器，更换完毕后，放回注射器，复查注射程序无误后，再按启动键重新开始注射。

（2）输注完成：达到设定输注限定量提示输注完毕，先按"STOP"停止键，使机器停止工作，再按电源键3秒关机。

（3）针头阻塞、延长管扭曲、反折或三通阀未打开，延长管增加到一定限度时出现报警。若皮肤处渗出或肿胀，应拔出针头。重新穿刺，检查并解除阻塞，确认三通阀打开，按"START"键继续注入。

（4）泵电池耗尽或电源脱落：电池电量应充足，充电后转送患者时可继续使用2~5小时。注射泵带有蓄电池，连接交流电源后，可直接自行充电并能继续运行工作。

（5）注射器安装不当报警：注射器必须正确放置于注射泵，否则将导致注射器规格不被确认，仪器无法运行。检查注射器是否安装正确，安全支架是否卡紧。

第二十七节　急诊脑室穿刺和持续引流术的配合

脑室穿刺引流术是通过引流管经颅骨钻孔或锥孔穿刺侧脑室，引流出脑脊液，快速而有效地改善因脑肿瘤、脑水肿、颅脑外伤或脑室内出血引发的脑脊液循环障碍或颅内压上升，缓解病情，是神经外科常用的一种暂时性治疗措施。

【操作目的及意义】

（1）用于脑室穿刺，对颅内占位性疾病、颅内粘连或中脑血管梗阻等导致的侧脑室扩大、严重颅内压增高征象或脑疝形成征象进行减压，以抢救生命。

（2）颅脑术后有颅内压增高者，用于脑室放气、放液、引流血性脑脊液。

（3）脑室出血穿刺引流血肿及血性脑脊液，以促进患者康复。

（4）自引流管内注入抗菌药物，控制感染。

（5）同时置入探头，用于颅内压监测，可直接、客观、及时地反映颅内压变化的情况。

【操作步骤】

1. 评估患者并解释

（1）评估：患者病情严重程度（如头痛、呕吐、步态不稳等），患者的年龄，有无基础疾病。

（2）解释：向患者解释脑室引流的目的、方法、注意事项及配合要点。

2. 操作准备

（1）护士准备：①仪表端庄，衣帽整洁，卫生手消毒，戴口罩。②了解患者病情，安抚患者，取得患者合作。

（2）患者准备：①签署知情同意书。②备头皮：剃头，并用75%乙醇消毒头皮。③非紧急情况下，术前苯巴比妥注射液0.1g肌内注射镇静。

（3）物品准备：颅骨钻、脑室穿刺包、脑室引流装置、注射器、局部麻醉药、皮肤消毒剂、急救用物、手消毒液。

（4）环境准备：周围环境清洁、安静，光线充足。

3. 操作方法

（1）备齐物品至床旁。

（2）两种方法核对患者身份信息及医嘱。

（3）解释：向患者解释操作目的，以取得合作。

（4）摆体位：协助患者摆好体位，根据穿刺部位取平卧位、侧卧位，暴露手术区域。

（5）固定：双手固定患者头部，防止头部摆动。对意识不清或小儿患者，应予约束。

（6）戴手套。

（7）消毒：消毒手术区域，铺孔巾时，注意防止遮盖患者口鼻影响呼吸。

（8）穿刺（以额角穿刺为例）：根据术前计划定位穿刺点，抽取麻醉药物并进行手术区域浸润麻醉，用颅骨钻先穿入头皮内至颅骨内板下，用脑室穿刺针对准两耳连线的方向缓慢刺入5~6cm即达脑室内。穿刺针应保持固定在一个方向，不能使针头左右摇摆，以免损伤脑组织。

（9）测压：抽出穿刺针芯，接压力管，管内立即有脑脊液流出，记录初压。若一次穿刺未有脑脊液流出，拔出脑穿刺针后酌情改变方向再做穿刺。

（10）放脑脊液：放脑脊液时应缓慢，一般放至正常压力数值为止。

（11）接引流袋：若需行持续外引流，则换带导芯的引流管行穿刺，成功后固定引流管，尾端连接消毒的封闭式引流袋。引流袋的高度应比侧脑室的水平面高8~12cm，使侧脑室压力维持在0.96kPa（100mmH$_2$O）。引流管中间可接三通接头，以便控制引流速度。

（12）脱手套。

（13）卫生手消毒，记录。

4. 操作评价

（1）患者焦虑是否缓解，能否有效配合手术的进行。

（2）生命体征是否平稳，有无术后并发症的发生。

（3）是否出现颅内感染，颅内压增高症状是否缓解。

（4）是否掌握术后饮食及康复知识。

【操作重点及难点】

（1）注意无菌原则，是预防术后感染的关键。

（2）穿刺时应缓慢进针，持针要稳，避免脑组织受损出血。

（3）引流不宜过快、过度，以防止减压性血肿形成。

【注意事项】

1. 适应证

（1）脑积水引起高颅压危象时，可先采取脑室外引流作为紧急减压抢救措施。

（2）脑室出血时，可行脑室穿刺引流血性脑脊液，以减轻脑室炎性反应及防止脑室系统堵塞。

（3）开颅术中为能降低颅内压，常穿刺侧脑室引流脑脊液。

（4）引流血性脑脊液，或向脑室内注入抗菌药物治疗室管膜炎。

（5）向脑室内注入阳性对比剂行脑室造影，或注入靛胭脂（或酚红）1ml，动态观察交通性或梗阻性脑积水，以及颅底脑脊液漏的漏口。

（6）做脑脊液分流术，放置各种分流管。

（7）抽取脑脊液做生化和细胞学检查等。

2. 禁忌证

（1）对于硬网膜下积脓或脑脓肿患者，穿刺可使感染向脑室扩散，且有脓肿破入脑室的危险。

（2）脑血管畸形特别是巨大血管畸形或高流量血管畸形位于侧脑室的患者，脑室穿刺可引起流血。

（3）弥散性脑肿胀或脑水肿，脑室受压缩小、穿刺困难，引流很难奏效者。

（4）严重颅内高压，视力低于0.1者，穿刺需谨慎，因突然减压有失明的危险。

3. 术后脑室外引流护理

（1）保持穿刺部位无菌，每日更换无菌纱布及一次性引流袋，操作时严格遵守无菌操作原则，更换引流袋时应先夹闭引流管，避免管内脑脊液逆流引起感染，随时观察穿刺点有无感染征象，监测生命体征，如有异常及时通知医生并配合处理。

（2）保持患者安静，减少头部活动，对意识不清、躁动不安、有精神症状及小儿患者，应注意防止拔出引流管，必要时遵医嘱给予约束带固定。

（3）严密观察患者的意识、瞳孔及生命体征变化。

（4）保持头部伤口清洁、干燥，注意伤口有无渗血和脑脊液流出，如有异常及时通知医生，并查明原因。

（5）注意观察引流液的颜色、性质、量及引流速度，并准确记录。若24小时引流量 >400ml，及时报告医生。

（6）保持引流管固定在位、通畅，不可扭曲、折叠和压迫，妥善固定，防止脱出，进行相关检查搬动患者时应夹闭引流管，使用引流器的患者建议将引流瓶内的引流液放入引流袋中，防止固定位的改变引起反流，避免逆行感染；搬运患者时一定要缓慢，注意保护好头部及引流管；进行翻身等护理操作时必须先将引流管夹闭，放置妥当，避免意外发生。

（7）脑室引流袋的高度要适宜，高于穿刺点 10～15cm，保持正常的引流速度。

（8）使用引流器的患者，护士需观察引流瓶内水柱管中的引流液波动情况，引流瓶需保持立位放置，引流瓶与引流袋之间的小夹子处于夹闭状态，每班观察并记录引流量后打开小夹子将引流液流入引流袋中，但需注意引流瓶内的引流量不可超过引流瓶内水柱的开口部位，以免引起逆流感染。排放引流液时，量杯放于低位，夹闭引流瓶与引流袋之间的小夹子，戴无菌手套，消毒引流袋排放口，放出引流液，排放完毕，再次消毒引流袋外口，关闭引流袋外口。

（9）脑室持续引流 3～7 天，停止引流前可将引流袋抬高或夹闭引流管，观察 24～48 小时，若患者有头痛、恶心、呕吐等不适，立即通知医生；拔管后注意伤口缝合及换药，严密观察术区敷料，防止出现颅内感染。

（10）嘱患者卧床休息和减少头部活动，如有严重的头痛、恶心和呕吐等不适，及时通知医生。

【操作并发症及处理】

1. 脑室内感染

（1）严格遵守无菌操作，枕上垫无菌治疗巾，对暴露的头皮外端的导管及接头，每天用 1% 碘伏消毒三次，并用无菌纱布覆盖伤口敷料，若渗湿，应及时更换。

（2）应用抗菌药物预防感染。

（3）保持病室整洁，用紫外线灯照射 30min/d；定期做脑脊液检查，必要时做细菌培养。

2. 出血和移位

（1）限制头部活动，翻身和操作时避免牵拉引流管。

（2）对躁动者用约束带约束四肢。

（3）密切观察病情变化，若有剧烈头痛、频繁呕吐或癫痫发生，立即行 CT 检查；必要时需行手术重置导管。

3. 过度引流　注意引流管的位置不宜过低，引流的脑脊液量多时应注意及时补充水、电解质。

第二十八节　血液净化操作技术

血液净化是指通过各种方式使机体与外界进行物质交换、物质吸附或物质成分分离，达到清除体内代谢废物或毒物，纠正水、电解质与酸碱失衡的目的。血液净化技术包括血液透析（HD）、血液透析滤过（HDF）、腹膜透析（PD）、连续性肾脏替代疗法（CRRT）、血液灌流（HP）、血浆置换（PE）和免疫吸附等。其中，血液透析及其衍生出的连续性肾脏替代治疗（CRRT）是血液净化技术中最常用的方式。

血液透析是将患者血液与含一定化学成分的透析液分别引入透析器内半透膜的两侧，根据膜平衡原理，经弥散、对流等作用，清除患者血液中代谢废物及过多的液体，纠正水、电解质及酸碱平衡紊乱的一种治疗方法。弥散是在布朗运动作用下，溶质从半透膜浓度高的一侧向浓度低的一侧移动，最后达到膜两侧浓度的平衡。对流是通过膜两侧的压力梯度使溶质随着水的跨膜移动而移动。血液透析还可通过半透膜两侧压力差产生的超滤作用去除患者体内过多的水分。

【操作目的及意义】

（1）替代肾衰竭所丢失的部分功能。

（2）清除代谢废物。

（3）调节水、电解质和酸碱平衡。

【操作步骤】

1. 评估患者并解释

（1）评估患者的生命体征、意识状态。

（2）解释血液净化的目的、方法、注意事项及配合要点。

2. 操作准备

（1）护士准备：①着装整洁，修剪指甲，卫生手消毒，戴口罩、帽子。②了解患者病情，安抚患者，取得患者合作，并让患者签署知情同意书。③评估血管通路。

（2）患者准备：协助大、小便，取适当体位。

（3）物品准备：运转正常的透析机、水机，放置 A、B 液或置换液于机器旁。治疗车上备三角架（碘伏、无菌瓶镊）、无菌棉签、棉球、创可贴、无菌纱布 2 块、胶布、治疗巾、肝素、肝素帽、止血带、弯盘；袋装生理盐水3000ml 1 袋、袋装生理盐水 500ml 1 袋。内瘘及直接穿刺患者备相应的穿刺针 2

根，静脉插管患者备敷料，50ml 注射器两个、棉球 2～4 个、手消毒液、利器盒、生活垃圾桶、医疗垃圾桶。

（4）环境准备：环境安静、舒适、整洁。

3. 操作方法

（1）核对患者：备齐用物，携用物至床旁，两种方法核对患者身份信息，向清醒患者解释操作目的和方法，以取得患者合作。

（2）开机自检：①检查透析机电源线连接是否正常。②打开机器电源总开关。③按照要求进行机器自检。

（3）血液透析器和管路的安装：①检查血液透析器及透析管路有无破损，外包装是否完好。②查看有效日期、型号。③按照无菌原则进行操作。④安装管路顺序按照体外循环的血流方向依次安装。⑤各个泵门呈关闭状态。

（4）封闭式预冲：①按预冲键，开血泵，将流量调至 80～100ml/min，用生理盐水排净透析管路和透析室（膜内）的气体。生理盐水流向为动脉端→透析器→静脉端，不得逆向预冲。②将泵速调至 100～300ml/min，连接透析液接头与透析器旁路，排净透析器透析液室（膜外）的气体。③生理盐水预冲量应严格执行透析器说明书中的要求；若需要进行闭式循环或肝素生理盐水预冲，应在生理盐水预冲量达到后再进行。④推荐预冲生理盐水直接流入废液收集袋中，并且废液收集袋放于机器液体架上，不得低于操作者腰部以下；不建议预冲生理盐水直接流入开放式废液桶中。⑤冲洗完毕后根据医嘱设置治疗参数。

（5）戴手套。

（6）建立体外循环（上机）

1）动、静脉内瘘穿刺：①检查血管通路有无红肿、渗血、硬结，并摸清血管走向和搏动。②选择穿刺点后，用碘伏消毒穿刺部位。③根据血管的粗细和血流量等要求选择穿刺针。④采用阶梯式、钮扣式等方法，以合适的角度穿刺血管，先穿刺静脉，再穿刺动脉。动脉端穿刺点距动、静脉内瘘口 3cm 以上，动、静脉穿刺点之间相距 10cm 以上为宜，然后固定穿刺针。根据医嘱推注首剂量肝素（使用低分子肝素作为抗凝剂，应根据医嘱上机前静脉一次性注射）。

2）中心静脉留置导管连接：①准备碘伏消毒棉签和医用垃圾袋。②打开静脉导管外层敷料。③患者头偏向对侧，将无菌治疗巾垫于静脉导管下。④取下静脉导管内层敷料，将导管放于无菌治疗巾上。⑤分别消毒导管和导管夹子，放于无菌治疗巾内。⑥先检查导管夹子处于夹闭状态，再取下导管肝素帽。⑦分别消毒导管接头。⑧用注射器回抽导管内封管肝素，推注在纱布上检查是否有凝血块，回抽量为动、静脉管各 2ml 左右。如果导管回抽血流不畅，认真查找原因，严禁使用注射器用力推注导管腔。⑨根据医嘱从导管静脉端推注首剂量肝素（使用低分子肝素作为抗凝剂，应根据医嘱上机前静脉一次性注射），连接体外循环。⑩医疗污物放在医疗垃圾桶中。

（7）回血下机的基本方法：①消毒用于回血的生理盐水瓶塞和瓶口。②插入无菌大针头，放置在机器顶部。③调整血液流量至 50～100ml/min。④关闭血泵。⑤夹闭动脉穿刺针夹子，拔出动脉针，按压穿刺部位。⑥拧下穿刺针，将动脉管路与生理盐水上的无菌大针头连接。⑦打开血泵，用生理盐水全程回血。当生理盐水回输至静脉壶、安全夹自动关闭后，停止继续回血；不宜将管路从安全夹中强制取出，也不宜将管路液体完全回输至患者体内（否则易发生凝血块入血或空气栓塞）。⑧夹闭静脉管路夹子和静脉穿刺针处夹子，拔出静脉针，压迫穿刺部位 2～3 分钟。⑨用弹力绷带或胶布加压包扎动、静脉穿刺部位 10～20 分钟后，检查动、静脉穿刺针部位无出血或渗血后松开包扎带。⑩整理用物。⑪测量生命体征，记录治疗单，签名。⑫治疗结束嘱患者平卧 10～20 分钟，生命体征平稳，穿刺部位无出血，听诊内瘘杂音良好。⑬向患者交待注意事项。⑭脱手套。

推荐密闭式回血下机：①调整血液流量 50～100ml/min。②打开动脉端预冲侧管，用生理盐水将残留在动脉侧管内的血液回输到动脉壶。③关闭血泵，靠重力将动脉侧管近心侧的血液回输入患者体内。④夹闭动脉管路夹子和动脉穿刺针处夹子。⑤打开血泵，用生理盐水全程回血。当生理盐水回输至静脉壶、安全夹自动关闭后，停止继续回血。不宜将管路从安全夹中强制取出，也不宜将管路液体完全回输至患者体内（否则易发生凝血块入血或空气栓塞）。⑥夹闭静脉管路夹子和静脉穿刺针处夹子。⑦先拔出动脉内瘘针，再拔出静脉内瘘针，压迫穿刺部位 2～3 分钟。用弹力绷带或胶布加压包扎动、静脉穿刺部位 10～20 分钟后，检查动、静脉穿刺针部位无出血或渗血后松开包扎带。⑧整理用物。⑨脱手套。⑩测量生命体征，记录治疗单，签名。⑪治疗结束嘱患者平卧 10～20 分钟，生命体征平稳，穿刺点无出血。⑫听诊内瘘杂音良好。⑬向患者交待注意事项。

4. 操作评价

（1）技术熟练，严格无菌操作。

（2）机器处于正常状态，运转过程中无报警、中断等情况发生。

（3）患者无低血压、肌肉痉挛、恶心和呕吐、头痛、胸痛和背痛、皮肤瘙痒、透析器反应、心律失常、发热等并发症。

（4）无透析器破膜、体外循环凝血等情况发生。

（5）达到预期治疗目的。

【操作重点及难点】

（1）注意血管通路与滤器连接紧密。

（2）预冲时若必要可轻拍透析器，以排尽空气，注意透析液流动的方向与血流方向相反。

（3）内瘘患者穿刺时选择直、粗、弹性好的静脉，注意保护内瘘。

（4）动脉穿刺时注意检查夹子的关闭状态，避免因压力过高导致的血液喷流。

（5）回血过程中要观察患者病情，血管通路有无渗血、血肿，滤器有无凝血，以便及时调整肝素，及时处理。

【注意事项】

1. 适应证

（1）终末期肾病透析指征：非糖尿病肾病患者肾小球滤过率（GFR）<10ml/（min·1.73m²）；糖尿病肾病 GFR <15ml/（min·1.73m²）。当有下列情况时，可酌情提前开始透析治疗：严重并发症，经药物治疗等不能有效控制者，如容量过多包括急性心力衰竭、顽固性高血压；高钾血症；代谢性酸中毒；高磷血症；贫血；体重明显下降和营养状态恶化，尤其是伴有恶心、呕吐等。

（2）急性肾损伤。

（3）药物或毒物中毒。

（4）严重水、电解质和酸碱平衡紊乱。

（5）其他：如严重高热、低体温等。

2. 禁忌证　无绝对禁忌证，但下列情况应慎用。

（1）颅内出血或颅内压增高。

（2）药物难以纠正的严重休克。

（3）严重心肌病变并有难治性心力衰竭。

（4）活动性出血。

（5）精神障碍不能配合血液透析治疗。

【操作并发症及处理】

1. 透析中低血压　是指透析中收缩压下降 >20mmHg 或平均动脉压降低 10mmHg 以上，并有低血压症状。其处理程序如下。

（1）紧急处理：对有症状的透析中低血压应立即采取措施处理。①采取头低位。②停止超滤。③补充 500ml 生理盐水、20% 甘露醇或白蛋白溶液等。④上述处理后，如血压好转，则逐步恢复超滤，期间仍应密切监测血压变化；如血压无好转，应再次予以补充生理盐水等扩容治疗，减慢血流速度，并立即寻找原因，对可纠正诱因进行干预。如上述处理后血压仍快速降低，则需应用升压药物治疗并停止血透，必要时可以转换治疗模式，如单纯超滤、血液滤过或腹膜透析。其中最常采用的技术是单纯超滤与透析治疗结合的序贯治疗。如临床治疗中先进行单纯超滤，然后再透析，称为序贯超滤透析；如先行透析，然后再行单纯超滤，称为序贯透析超滤。

（2）积极寻找透析中低血压的原因，为紧急处理及以后预防提供依据。常见原因有：①容量相关性因素：包括超滤速度过快 [0.35ml/（kg·min）]、设定的干体重过低、透析机超滤故障或透析液钠浓度偏低等。②血管收缩功能障碍：包括透析液温度较高、透析前应用降压药物、透析中进食、中重度贫血、自主神经功能障碍（如糖尿病神经病变）患者及采用醋酸盐透析者。③心脏因素：如心脏舒张功能障碍、心律失常（如房颤）、心脏缺血、心包填塞、心肌梗死等。④其他少见原因：如出血、溶血、空气栓塞、透析器反应、脓毒血症等。

2. 肌肉痉挛　多出现在每次透析的中后期。一旦出现应首先寻找诱因，然后根据原因采取处理措施，并在以后的透析中采取措施，预防再次发作。

（1）寻找诱因是处理的关键。透析中低血压、低血容量、超滤速度过快及应用低钠透析液治疗等导致肌肉血流灌注降低是引起透析中肌肉痉挛最常见的原因；血电解质紊乱和酸碱失衡也可引起肌肉痉挛，如低镁血症、低钙血症、低钾血症等。

（2）根据诱发原因酌情采取措施，可快速输注生理盐水 100ml（可酌情重复）、高渗葡萄糖溶液或甘露醇溶液，对痉挛肌肉进行外力挤压按摩也有一定疗效。

3. 恶心和呕吐

（1）积极寻找原因：常见原因有透析低血压、透析失衡综合征、透析器反应、糖尿病导致的胃轻瘫、透析液受污染或电解质成分异常（如高钠、高钙）等。

（2）处理：①对低血压导致者采取紧急处理措施（见透析低血压节）。②在针对病因处理基础上采取对症处理，如应用止吐剂。③加强对患者的观察及护理，避免发生误吸事件，尤其是神志欠清者。

4. 头痛

（1）积极寻找原因：常见原因有透析失衡综合征、严重高血压和脑血管意外等。对于长期饮用咖啡者，由于透析中咖啡血浓度降低，也可出现头痛表现。

（2）治疗：①明确病因，针对病因进行干预。②如无脑血管意外等颅内器质性病变，可应用对乙酰氨基酚等止痛对症治疗。

5. 胸痛和背痛

（1）积极寻找原因：常见原因是心绞痛（心肌缺血），其他原因还有透析中溶血、低血压、空气栓塞、透析失衡综合征、心包炎、胸膜炎等。

（2）治疗：在明确病因的基础上采取相应治疗。

6. 皮肤瘙痒　是透析患者常见不适症状，有时严重影响患者的生活质量。透析治疗会促发或加重症状。

（1）寻找可能原因：尿毒症患者皮肤瘙痒发病机制尚不完全清楚，与尿毒症本身、透析治疗及钙磷代谢紊乱等有关。其中透析过程中发生的皮肤瘙痒需要考虑与透析器反应等变态反应有关。一些药物或肝病也可诱发皮肤瘙痒。

（2）治疗：可采取适当的对症处理措施，包括应用抗组胺药物、外用含镇痛剂的皮肤润滑油等。

7. 失衡综合征　是指发生于透析中或透析后早期，以脑电图异常及全身和神经系统症状为特征的一组病症，轻者可表现为头痛、恶心、呕吐及躁动，重者出现抽搐、意识障碍甚至昏迷。

（1）发病机制：由于血液透析快速清除溶质，导致患者血液溶质浓度快速下降，血浆渗透压下降，血液和脑组织液渗透压差增大，水向脑组织转移，从而引起颅内压增高、颅内 pH 改变。失衡综合征可以发生在任何一次透析过程中，但多见于首次透析、透析前血肌酐和血尿素很高、快速清除毒素（如高效透析）等情况。

（2）治疗：①轻者仅需减慢血流速度，以减少溶质清除，减轻血浆渗透压和 pH 过度变化。对伴肌肉疼挛者可同时输注高渗盐水或高渗葡萄糖，并予相应对症处理。如经上述处理仍无缓解，则提前终止透析。②重者（出现抽搐、意识障碍和昏迷）建议立即终止透析，并作出鉴别诊断，排除脑血管意外，同时予输注甘露醇。之后根据治疗反应予其他相应处理。透析失衡综合征引起的昏迷一般于 24 小时内好转。

8. 透析器反应　既往又名"首次使用综合征"，但也见于透析复用患者。临床分为两类：A 型反应（过敏型反应）和 B 型反应。

（1）A 型透析器反应主要发病机制为快速的变态反应，常于透析开始后 5 分钟内发生，少数迟至透析开始后 30 分钟。发病率不到 5 次/10000 透析例次。依据反应轻重可表现为皮肤瘙痒、荨麻疹、咳嗽、喷嚏、流清涕、腹痛、腹泻，甚至呼吸困难、休克、死亡等。一旦考虑 A 型透析器反应，应立即采取处理措施，并寻找原因，采取预防措施，避免以后再次发生。

1）紧急处理：①立即停止透析，夹闭血路管，丢弃管路和透析器中血液。②予抗组胺药、激素或肾上腺素药物治疗。③如出现呼吸循环障碍，立即予心脏呼吸支持治疗。

2）明确病因：主要是患者对与血液接触的体外循环管路、透析膜等物质发生变态反应所致，可能的致病因素包括透析膜材料、管路和透析器的消毒剂

(如环氧乙烷)、透析器复用的消毒液、透析液受污染及肝素过敏等。另外，有过敏病史及高嗜酸细胞血症、血管紧张素转换酶抑制剂（ACEI）应用者，也易出现 A 型反应。

(2) B 型透析器反应常于透析开始后 20~60 分钟出现，发病率为 3~5 次/100 透析例次。其发作程度常较轻，多表现为胸痛和背痛。其诊疗过程如下。

1) 明确病因：透析中出现胸痛和背痛，首先应排除心脏等器质性疾病，如心绞痛、心包炎等。如排除后考虑 B 型透析器反应，则应寻找可能的诱因。B 型反应多认为是补体激活所致，与应用新的透析器及生物相容性差的透析器有关。

2) 处理：B 型透析器反应多较轻，予鼻导管吸氧及对症处理即可，常不需终止透析。

9. 心律失常

多数无症状，其诊疗程序如下所述。

(1) 明确心律失常类型。

(2) 找到并纠正诱发因素：常见的诱发因素有血电解质紊乱如高钾血症或低钾血症、低钙血症等，酸碱失衡如酸中毒，心脏器质性疾病等。

(3) 合理应用抗心律失常药物及电复律：对于有症状或一些特殊类型心律失常（如频发室性心律失常），需要应用抗心律失常药物，但应用时需考虑肾衰竭导致的药物蓄积。建议在有经验的心脏科医生指导下应用。

(4) 严重者需安装起搏器：对于重度心动过缓及潜在致命性心律失常者可安装起搏器。

10. 溶血 表现为胸痛、胸部压迫感、呼吸急促、腹痛、发热、畏寒等。一旦发生应立即寻找原因，并采取措施予以处置。

(1) 明确病因：①血液管路相关因素如狭窄或梗阻等引起对红细胞的机械性损伤。②透析液相关因素如透析液钠过低，透析液温度过高，透析液受消毒剂、氯胺、漂白粉、铜、锌、甲醛、氟化物、过氧化氢、硝酸盐等污染。③透析中错误输血。

(2) 处理：①重者应终止透析，夹闭血液管路，丢弃管路中血液。②及时纠正贫血，必要时可输新鲜全血，将 Hb 提高至许可范围。③严密监测血钾，避免发生高钾血症。

11. 空气栓塞 一旦发现，应紧急处理，立即抢救。其处理程序如下所述。

(1) 紧急抢救：①立即夹闭静脉血路管，停止血泵。②采取左侧卧位，并头和胸部低、脚高位。③心肺支持，包括吸纯氧，采用面罩或气管插管。④如空气量较多，有条件者可予右心房或右心室穿刺抽气。

（2）明确病因与任何可能导致空气进入管腔部位的连接松开、脱落有关，如动脉穿刺针脱落、管路接口松开或脱落等，另有部分与管路或透析器破损、开裂等有关。

12. 发热 透析相关发热可出现在透析中，表现为透析开始后 1～2 小时内出现；也可出现在透析结束后。一旦血液透析患者出现发热，应首先分析与血液透析有无关系。如由血液透析引起，则应分析原因，并采取相应的防治措施。

（1）原因：①多由致热源进入血液引起，如透析管路和透析器等复用不规范、透析液受污染等。②透析时无菌操作不严，可引起病原体进入血液或原有感染因透析而扩散，进而引起发热。③其他少见原因如急性溶血、高温透析等也可出现发热。

（2）处理：①对于出现高热患者，首先予对症处理，包括物理降温、口服退热药等，并适当调低透析液温度。②考虑细菌感染时做血培养，并予抗菌药物治疗。通常由致热源引起者 24 小时内好转，如无好转应考虑是感染引起，应继续寻找病原体证据和抗菌药物治疗。③考虑非感染引起者，可以应用小剂量糖皮质激素治疗。

13. 透析器破膜

（1）紧急处理：①一旦发现，应立即夹闭透析管路的动脉端和静脉端，丢弃体外循环中血液。②更换新的透析器和透析管路进行透析。③严密监测患者生命体征、症状等情况。

（2）寻找原因：①透析器质量问题。②透析器储存不当，如冬天储存在温度过低的环境中。③与透析中因凝血或大量超滤等而导致跨膜压过高有关。④对于复用透析器，如复用处理和储存不当、复用次数过多也易发生破膜。

14. 体外循环凝血

（1）原因：寻找体外循环发生凝血的原因是预防以后再次发生及调整抗凝剂用量的重要依据。凝血发生常与不用抗凝剂或抗凝剂用量不足等有关。另外，以下因素易促发凝血：①血流速度过慢。②外周血 Hb 过高。③超滤率过高。④透析中输血、血制品或脂肪乳剂。⑤透析通路再循环过大。⑥管路中使用了补液壶（引起血液暴露于空气、壶内产生血液泡沫或血液发生湍流）。

（2）处理：①轻度凝血：常可通过追加抗凝剂用量，调高血流速度来解决。在治疗中仍应严密检测患者体外循环凝血变化情况，一旦凝血程度加重，应立即回血，更换透析器和管路。②重度凝血：常需立即回血。如凝血重而不能回血，则建议直接丢弃体外循环管路和透析器，不主张强行回血，以免凝血块进入体内发生栓塞事件。

第二十九节　电冰毯使用技术

冰毯机是利用半导体制冷原理，将水箱内蒸馏水冷却后通过主机工作与冰毯内的水进行循环交换，促使冷却的毯面接触皮肤进行散热，达到降温目的。

【操作目的及意义】

（1）降低脑组织细胞氧耗量，减少乳酸堆积。

（2）保护血-脑屏障，减轻脑水肿。

（3）抑制内源性毒物产物对脑细胞的损害。

（4）减少神经细胞钙内流，阻断钙超载所致的细胞结构和功能恢复。

（5）减少细胞结构蛋白破坏，促进脑细胞结构和功能恢复。

【操作步骤】

1. 评估患者并解释

（1）评估：患者的年龄、生命体征、意识、活动能力及全身皮肤状况。

（2）解释：向患者及家属解释使用电冰毯的目的、方法、注意事项及配合要点。

2. 操作准备

（1）护士准备：①仪表端庄，衣帽整洁，卫生手消毒，戴口罩。②评估患者皮肤情况：如有无压疮、组织有无损伤、末梢循环情况是否良好，询问患者是否属于冷过敏体质等。③检查水箱、冰毯是否漏水、漏电，水箱内水量要适宜。

（2）患者准备：①了解使用电冰毯的目的。②周围无强磁场，以免影响机器正常运行。

（3）物品准备：手消毒液、乳胶手套、中单、冰毯机、毯面，冰毯机加水至水位标志线，必要时按医嘱使用冬眠肌松合剂。

（4）环境准备：病室保持清洁、干燥，通风良好，温、湿度要适中：温度以 36～37℃ 为宜，湿度应小于80%。

3. 操作方法

（1）核对患者：备齐用物，推至床旁，两种方法核对患者身份信息，向清醒患者解释操作目的和方法，以取得患者合作。

（2）戴手套。

（3）连接电冰毯和降温机，将毯子平铺在患者的背部，冰毯上、下各铺防水中单及床单位。

（4）连接：连接电源及传感器，检查机器漏电保护开关，导水管外用不导电的塑胶管包裹，以保护安全，将传感器探头置于患者的腋窝或腹股沟并固定好，将传感器插头与主机传感器插孔连接。

（5）开机：连接电源，打开电源开关，打开分开关，机器在相应显示屏显示实测水温及体温。

（6）温度设置：通过上、下键调至所需控制温度并确认。

（7）按"启动"键工作。

（8）使用过程中密切观察患者的体温变化。

（9）协助患者取舒适卧位，查对。

（10）关机：关相应侧的开关键，关电源开关。

（11）整理用物：拔下冰毯进出水管，将冰毯内存水倒干净。

（12）摘手套。

（13）卫生手消毒，记录。

4. 操作评价

（1）技术熟练，搬动患者时勿造成患者不适。

（2）冰毯机运行正常，无故障出现。

（3）参数设置正确。

（4）患者卧位舒适，无皮肤损伤及并发症。

【操作重点及难点】

（1）必须使用带有良好接地及相位正确的电源插座。

（2）背侧通风孔与物体之间距离必须大于10cm。

（3）不使用时必须先将主机电源插座拔掉，再将传感器、水路连接管取下。水路口用密封盖盖好，将毯子的水放干净，所有配件妥善保管。

（4）设定水温及体温时，按"▲"或"▼"键进行调整时2秒无操作则视为设定完毕。

（5）一台主机可连接两条毯子，用于两位患者，两侧使用方法相同。如只使用一侧，不用一侧的两个水路口必须用密封盖拧紧盖好。

【注意事项】

1. 适应证

（1）重度中暑、顽固性颅内高压、高血压性脑出血、重度颅脑损伤、广泛脑水肿及各种原因引起的中枢性高热患者的降温治疗。

（2）出血性脑卒中，病毒性肝炎，新生儿缺氧缺血性脑病，心肺复苏术后患者降低脑细胞耗氧量、减轻脑水肿的辅助治疗。

2. 禁忌证　当患者出现寒战时，忌用冰毯机降温。

3. 其他注意事项

（1）电冰毯应铺于患者肩部至臀部，不要触及颈部，以免因副交感神经兴奋引起心跳过缓。

（2）毯上不铺任何隔热用物，以免影响降温效果，可用单层吸水性强的床单，及时吸除因温差存在产生的水分。床单一旦浸湿，要及时更换，以免引起患者不适。及时擦干冰毯周围凝聚的水珠，以免影响机器的正常运行，防止漏电发生。

（3）降温的速度为每小时 $0.5 \sim 1.0$℃，$3 \sim 4$ 小时内达到设定温度，不可降温过快。

（4）密切观察患者变化：给予患者持续的心电监护，每小时监测脉搏、血压、呼吸、血氧饱和度 1 次，密切观察患者生命体征的变化，如发现患者出现寒战，面色苍白，脉搏、血压、呼吸有改变，应立即停止。

（5）皮肤护理：使用冰毯时患者取平卧位，保证体表与冰毯大面积接触，每隔 $1 \sim 2$ 小时翻身 1 次，按摩局部皮肤，减轻受压，促进血液循环，防止冻伤和压疮。患者足部置热水袋，以增加患者的舒适感。如发现皮肤青紫表示静脉血淤积，血液循环不良，应立即停止使用，降温完成后要及时撤掉冰毯，避免冷、硬的冰毯对皮肤造成损伤。

（6）同时使用冰帽时双耳及后颈部应垫上干毛巾或棉布，以免发生冻伤。

【操作并发症及处理】

1. **缺水报警** 立即关掉操作面板上的开关键和总电源开关，拔掉电源插头，加水到水位计标志线。

2. **传感器插头拔出报警** 立即关掉开关键，将传感器插进其插孔，打开开关恢复运行。

3. **体温下线报警** 观察传感器探头是否脱离正确位置；若是，放回正确位置；若探头的位置正确，有以下三种可能。

（1）患者病情出现变化，如休克，立即停用电冰毯，抢救患者。

（2）水温过低，可适当调高水温设定值以减少毯子与患者之间的温差。

（3）体温下限值设定过高，可向下调整体温下限报警值。

第三十节　锁骨下静脉穿刺置管术的配合

锁骨下静脉穿刺置管术是指将一种特质穿刺管经皮肤穿刺，通过锁骨上、下径路置留于上腔静脉内，从而达到快速输液、营养支持等治疗目的的手段。锁骨下静脉自第一肋外缘处续腋静脉，位于锁骨后下方，向内至胸锁关节后方与颈内静脉汇合成无名静脉，左右无名静脉汇合成上腔静脉入右心房。此静脉较粗大，成人的管腔直径可达 2cm，位置虽不很表浅，但常处于充盈状态，周围还有结缔组织固定，使血管不易塌陷，也较易穿刺，硅胶管插入后可以保留较长时间。此外，锁骨下静脉距离右心房较近，血量多，当输入大量高浓度或刺激性较强的药物时，注入的药物可以迅速被稀释，对血管壁的刺激性较小。

【操作目的及意义】

（1）用于体外循环下各种心血管手术。

（2）评估术中将出现血流动力学变化较大的非体外循环手术。

（3）用于严重外伤、休克以及急性循环衰竭等危重患者的抢救。

（4）用于需长期高营养治疗或经静脉抗菌药物治疗。

（5）研究某些麻醉药或其他治疗用药对循环系统的作用。

（6）用于经静脉放置临时或永久心脏起搏电极。

（7）用于紧急血液净化疗法时置入透析导管。

【操作流程】

1. 评估患者并解释

（1）评估：患者病情及适应证，有无置管禁忌证，患者年龄、营养、意识状态、心理状态、皮肤情况、合作程度。

（2）解释：告知患者及家属穿刺目的、配合要点、流程及注意事项，取得患者配合，遮挡患者。

2. 操作准备

（1）护士准备：①着装整齐，修剪指甲，仪表端庄，衣帽整洁，卫生手消毒，戴口罩。②了解患者病情及生命体征，安抚患者，取得患者合作。

（2）患者准备：①充分暴露穿刺部位，注意保暖。②做好思想准备，愿意配合。

（3）物品准备：①中心静脉导管包：内装穿刺针（长约5cm、内径2mm、外径2.4mm）2支、外套针管（一般成人用16G、长15cm左右）、扩皮针、引导钢丝30~45cm、深静脉导管1条、一次性5ml注射器2支。②穿刺护理辅助包：孔巾、铺巾、医用纱布片、消毒刷、一次性灭菌橡胶外科手套、医用缝合针、医用真丝编织线、手术刀片、吸塑底盘。③另备：手消毒液、一次性灭菌手术衣、2%利多卡因、无菌敷贴、弯盘、0.5%碘伏消毒液、75%乙醇、肝素1支、250ml生理盐水1袋、100ml生理盐水1袋、正压接头、记号笔1只、标识贴、利器桶、医疗垃圾桶、生活垃圾桶。④必要时备静脉扩张器。

（4）环境准备：周围环境清洁、安静，关闭门窗，屏风遮挡。

3. 操作方法

（1）备齐物品至床旁。

（2）两种方法核对患者身份信息。

（3）选择体位：协助患者去枕平卧，头偏向一侧，肩下垫一薄枕，使患者头低肩高，充分暴露穿刺部位。

（4）术前准备：由助手协助，术者穿手术衣，戴无菌手套，打开锁骨下静脉穿刺包。

（5）局部麻醉：协助术者用 5ml 注射器抽吸 2% 利多卡因在预定穿刺部位行局部麻醉。

（6）置管：由术者进行穿刺，协助者戴无菌手套，在术者穿刺过程中协助者密切观察患者生命体征变化。术者持穿刺针，针尖指向头部方向，与胸骨纵轴约呈 45°角，见静脉回血后，术者定导丝，退出穿刺针，沿导丝置入血管鞘，协助者递扩皮针，递中心静脉导管。术者沿导丝置入中心静脉导管，协助者拔导丝，抽回血检查导管是否在血管内，确定无误后，连接正压接头，推入 5 ~ 10ml 生理盐水。

（7）固定：固定导管并用缝合线将其与皮肤缝合固定，用无菌纱布覆盖穿刺点，撤除洞巾，再用 10cm×12cm 无菌敷贴覆盖穿刺点及缝合处并固定导管，如需输液协助连接输液通路，停止输液时以 20ml 肝素盐水封管，每毫升肝素盐水含肝素 50 ~ 100U。

（8）标注：置管日期及置管长度。

（9）告知：协助者脱手套取舒适体位，整理床单位，再次核对患者信息，清醒患者询问感受，向患者和家属交待注意事项。

（10）整理用物：推车回处置室，垃圾按要求分类处理。

（11）卫生手消毒，记录。

4. 操作评价

（1）置管前后抽回血检查导管是否在血管内。

（2）置管结束后拍胸部 X 光片，确定插管位置是否正确及有无气胸发生。

（3）置管成功后最初几小时内，注意患者生命体征改变及伤口有无出血现象，患者有无呼吸困难、皮下气肿等。

（4）前 3 天每天局部换药并观察伤口情况，及时更换无菌敷贴，以后每周换药并更换无菌敷贴。

（5）如穿刺部位出现红、肿、热、痛等炎症反应，应怀疑有导管相关性感染，立即缓慢拔出导管，检查导管尖端是否完整，同时采集血培养标本两套，及时送检。

【操作重点及难点】

（1）严格执行无菌操作原则。

（2）告知患者穿刺的最佳体位，进针时保持体位不动，以免影响穿刺成功率，取得患者配合。

（3）选择穿刺部位时应注意，不要选择感染及有硬结的部位作为穿刺点。

（4）用 10cm×12cm 无菌敷贴固定导管，应完全覆盖穿刺点及缝针处以防感染。

（5）换药时动作轻柔，避免牵拉导管，造成置管深度改变及导管滑脱。

（6）穿刺后妥善压迫止血，防止局部血栓形成。

（7）若穿刺失败，不宜在同侧反复多次穿刺。

【注意事项】

1. 适应证

（1）各种原因引起的大出血，需快速输血、输液者。

（2）长期静脉输注高渗或有刺激性液体而外周静脉穿刺困难者。

（3）需长期静脉内滴注高渗或有刺激性药物者。

（4）各类重症休克及其他危重需施行各种大而复杂手术的患者。

（5）循环功能不稳定、需持续检测中心静脉压的患者，以监测血液动力学的变化。

（6）经静脉放置临时或永久心脏起搏器的患者。

2. 禁忌证

（1）有出血倾向及凝血机制障碍者。由于穿刺过程中可能会出血，严重凝血障碍者可能无法有效控制出血，增加手术风险。

（2）局部皮肤感染、外伤、血栓形成者。

（3）胸廓畸形或有严重肺部疾病，如肺气肿等。

（4）穿刺置管处血管闭塞或严重病变者。

【操作并发症及处理】

1. 血肿

（1）充分熟悉深静脉解剖特点及其与之相伴行的动脉间的解剖关系，根据解剖特点进行操作。新操作者应加强训练，穿刺方法一定要准确，防止盲目穿刺出现血肿。

（2）穿刺针进入血管后，需确认所进入的血管为静脉，方可插入扩张器；否则，如果入动脉又使用扩张器，则更易引起出血。

（3）严格掌握穿刺的适应证，凝血功能异常患者禁止此项操作。使用抗凝剂患者拔管时局部加压按压，时间为 5～10 分钟。

（4）如一侧穿刺不成功，可改为对侧穿刺，禁止在原穿刺点反复穿刺，以避免出现血肿。局部隆起疑有血肿立即停止穿刺，拔针，局部加压止血。

（5）操作前协助患者取仰卧位，头转向对侧，肩背部垫枕抬高，以便于定位及操作。

（6）穿刺成功后如导引钢丝放置不顺利，可慢慢旋转穿刺针，使针的斜面朝向心脏方向，针稍退出再置入导丝或稍前进再置入，切勿硬性插入，防止血管损伤，形成血肿。

（7）已形成血肿者，根据血肿范围大小采取相应的措施。小血肿无须特殊处理，大血肿早期可用冷敷促进血液凝固，48 小时后再用热敷促进淤血吸收。

2. 导管感染

（1）选择一次性中心静脉导管，穿刺前对穿刺包的密封度、有效期进行仔细检查。

（2）严格对穿刺部位周围皮肤进行消毒，严格执行无菌操作，及时更换穿刺部位的敷料，定时更换输液接头及输液管。

（3）在病情允许的情况下留置时间越短越好，若病情需要，最长留置 7 ~ 10 天拔管，或更换部位重新穿刺置管。

（4）对于抵抗力低下的患者，可给予丙种球蛋白、氨基酸等营养药液，以提高机体抵抗力。

（5）置管患者出现高热，如无其他致热原因，应及时拔除导管，管尖端剪下常规送培养及药物敏感试验。根据结果应用抗菌药物。

3. 气胸、血气胸

（1）严格掌握穿刺适应证，穿刺部位要准确，操作要熟练，对于躁动不安的患者暂停穿刺，操作前使用镇静剂，待患者安静后方可实行。

（2）穿刺完应密切观察患者呼吸及胸部情况，必要时拍胸片以确定有无气胸。

（3）若为闭合性气胸：其他体量小时无须特殊处理，气体可在 2 ~ 3 周内自行吸收；气体量较多时可每日或隔日行胸腔穿刺排气一次，每次抽气量不超过 1L，直至肺大部分复张，余下的气体可自行吸收。

（4）若为张力性气胸：可安装胸腔闭式引流装置将气体持续引出；如果针尖在深部改变方向使破口扩大再加上正压机械通气，气胸急剧加重形成张力性气胸，这时应提醒外科医生早行剖胸探查，处理肺部破裂口。

（5）若为交通性气胸：气胸量小且无明显呼吸困难者，可卧床休息并限制活动或安装胸腔闭式引流瓶，可自行封闭转为闭合性气胸；呼吸困难明显者可使用负压吸引，在肺复张过程中破口随之关闭。

（6）患者由于气胸的存在往往会出现血氧饱和度下降，所以要给患者吸氧，必要时行机械辅助通气。但需注意，气胸患者行机械通气必须常规进行闭式胸腔引流。

（7）血气胸在肺复张后出血多能自行缓解，若继续出血不止，除抽气排液和适当的输血外，应考虑开胸结扎出血的血管。

（8）在进行上述处理的同时，应用抗菌药物防止感染。

4. 胸、腹腔积液

（1）每次输液前应先回抽有无回血，有回血时方能连接输液管输液；无回血时应立即拔管，更换部位重新穿刺。

（2）出现胸、腹腔积液时，协助患者取半卧位或高枕卧位，给予吸氧。

（3）量较少时可不必特殊处理，会自行吸收；量较多时可在 B 超定位下进行胸、腹腔穿刺抽出积液。胸腔积液量较多时，可行胸腔闭式引流术。

（4）必要时给予抗感染治疗。

5. 空气栓塞

（1）操作前摆好患者体位。

（2）医护人员加强工作责任心，操作前认真检查留置导管输液器的质量；勤巡视病房，密切观察导管固定是否牢固，有无脱出等；及时更换液体防止滴空；接输液管或静脉推注前排尽空气；加压输液、输血时应有专人看守；管道的连接处（肝素帽、三通管）要连接紧密；尽量避免开放式输液。

（3）进入少量空气但不致引起严重后果，可以通过深静脉导管抽出含气泡的血液。大量气体进入后立即置患者于左侧卧位和头低足高位，左侧卧位可使肺动脉的位置在右心室的下部，气泡则会浮向右心室的尖部，避开肺动脉的入口，随着心脏收缩，将空气混成泡沫，分次少量进入肺动脉内，逐渐被吸收；如气泡过大可同时应用心外按压，使气泡变小，驱使其进入并通过肺循环，逐渐被吸收。

（4）给予高流量吸氧，提高患者的血氧浓度，纠正缺氧状态。

（5）严重者应用表面张力活化剂，如静脉注射聚丙烯 – 聚甲醛二醇。

6. 导管折断

（1）严禁使用劣质导管，留置前严格检查导管的质量。

（2）疑似穿刺针割断导管，拔管时将穿刺针与导管一起拔出。

（3）拔除留置导管时，用力适当，如遇阻力，可将导管往里推送少许，再慢慢往外拔，切勿强行拔管。

（4）医护人员加强置管操作培训，熟练掌握操作技术后，方可进行单独操作。

（5）如折断的导管留在静脉腔内，需采用外科手术，将导管取出，同时加用抗菌药物防止感染。

7. 心律失常

（1）操作者熟练掌握置管技术，熟悉置管长度，一般情况下，锁骨下静脉置管导管送入长度为 5 ~ 10cm 即可。

（2）穿刺置管时密切注意心电监护的变化，出现心律失常时应将导管退出少许。

（3）经锁骨下静脉置管输液时，尤其是滴注氯化钾、葡萄糖酸钙、高浓度血管活性药、正性肌力药等药物时，严密观察输液速度，防止滴注速度过快引起心律失常。

（4）由置管所引起的心律失常，撤出导管常能自行终止，一般无须药物治疗。

8. 心包填塞

（1）操作前认真检查导管质量，严禁使用劣质导管，送管不宜过深，锁骨下静脉置管导管送入的长度据患者情况而定，一般 5 ~ 10cm 即可。

（2）立即停止输液，降低输液容器的位置至心脏水平，利用重力引流或吸出心包腔、纵隔内的液体，然后拔出导管。

（3）协助患者取半坐卧位或坐位，给予氧气吸入。

（4）立即报告医生，进行心包穿刺，排出心包内积液，最好放置心包引流管，如无效需马上手术修补。

9. 导管阻塞

（1）每日输液完毕按规定使用 20ml 肝素盐水正压封管，每毫升肝素盐水含肝素 50 ~ 100U。

（2）尽量不要经留置导管抽血，如确实需要，抽血后用生理盐水冲洗导管，并以肝素盐水封管。

（3）导管堵塞分为不完全堵塞和完全堵塞两种。

1）不完全堵塞处理措施：①及时用生理盐水脉冲式冲管。②如冲管无缓解，使用 5000U/ml 尿激酶，注入 1ml，保留 20 分钟后回抽，再以 20ml 以上生理盐水脉冲式冲管。

2）完全堵塞处理措施：①负压方式再通：回抽血凝块至导管畅通。②使用尿激酶按上述方法溶栓。③导管置换。④若以上措施均无效应考虑拔管或重新置管。

第三十一节　颈内静脉穿刺置管术的配合

颈内静脉穿刺置管术（CVC）是将一种特质穿刺管经颈部皮肤穿刺，经浅筋膜、胸锁乳突肌、颈动脉鞘留置于颈内静脉内的一种置管技术。颈内静脉位于颈动脉的外侧且稍靠前行至甲状软骨水平，正好在胸锁乳突肌后面。若将锁骨作为底边，其与胸锁乳突肌胸骨端的外侧缘和锁骨端的内侧缘，共同围成一个三角形，颈内静脉到达此三角顶部时位置转浅，向下至锁骨后方，汇入锁骨下静脉。在其汇入锁骨下静脉之前，颈内静脉在三角形内，由稍靠外渐移向靠内，即从胸锁乳突肌锁骨头的内侧缘向三角形中间靠拢。

【操作目的及意义】

（1）适用于体外循环下的各种心血管手术。

（2）适用于评估术中监测血流动力学变化较大的非体外循环手术。

（3）适用于严重外伤、休克以及急性循环衰竭等危重患者的抢救。

（4）适用于需长期肠外营养治疗或经静脉抗菌药物治疗。

（5）适用于研究某些麻醉药或其他治疗用药对循环系统的作用。

（6）适用于紧急血液净化疗法时置入透析导管。

（7）适用于危重及大手术后需要监测中心静脉压者。

【操作步骤】

1. 评估患者并解释

（1）评估：①患者：年龄、意识状态、病情、生命体征及耐受程度。②皮肤：评估患者穿刺部位皮肤是否完好，备皮（刮掉多余毛发）。③环境：操作环境30分钟内无打扫，无扬尘，消毒，环境整洁，温度适宜。

（2）解释：安抚患者，向患者及家属解释操作目的及注意事项，取得患者（家属）合作并签署知情同意书。

2. 操作准备

（1）护士准备：仪表端庄，衣帽整洁，卫生手消毒，戴口罩。

（2）患者准备：①充分暴露穿刺部位，注意保暖。②做好思想准备，愿意配合。

（3）物品准备：①中心静脉导管包：内装穿刺针（长约5cm、内径2mm、外径2.4mm）2支、外套针管（一般成人用16G、长15cm左右）、扩皮针、引导钢丝30~45cm、深静脉导管1根、一次性注射器（5ml）2支，20ml注射器1支。②穿刺护理辅助包：孔巾、铺巾、医用纱布片、消毒刷、一次性灭菌橡胶外科手套、医用缝合针、医用真丝编织线、手术刀片、吸塑底盘。③另备：手消液、一次性灭菌手术衣、2%利多卡因、无菌敷贴、弯盘、碘伏消毒液、75%乙醇、肝素12500U/支、250ml和100ml生理盐水各1袋、正压接头、记号笔1支、利器桶、医疗垃圾桶、生活垃圾桶。④必要时备静脉扩张器。

（4）环境准备：周围环境清洁、安静，关闭门窗，屏风遮挡。

3. 操作方法

（1）备齐物品至床旁。

（2）核对患者床号、姓名、性别、年龄。

（3）卧位：患者仰卧、去枕，头低15°角，肩下垫薄枕，头后仰并转向对侧。

（4）穿刺点定位：颈内静脉穿刺置管有3种入路：中路、后路及前路。一般选择中路：不易误入颈动脉，也不易伤及胸膜腔。颈内静脉穿刺点定位方法：操作者以左手示指和中指触摸并确定胸锁乳突肌的胸骨头、锁骨头及锁骨上缘，此三者在颈外侧区共同围成颈动脉三角，穿刺点应选择在该三角形顶点稍外侧处（具体定位为锁骨上缘3~4cm或2~3横指宽度），此处正对颈内静脉走行区域。针身与皮面（冠状面）呈30°与中线平行，针尖指向同侧乳头（或指向尾端），一般刺入2~3cm即入颈内静脉。

（5）术前准备：助手协助术者穿手术衣，戴无菌手套，打开颈内静脉穿刺包。

（6）局部麻醉：协助术者用5ml注射器抽吸2%利多卡因在穿刺部位行局部麻醉。

（7）置管：由术者进行穿刺，助手戴无菌手套，术者穿刺过程中助手密切观察患者生命体征变化。术者持穿刺针，斜面向上，针尖指向同侧或锁骨中内1/3交界处，穿刺针与皮肤呈30°~45°角进针，进针过程中持续负压。见静脉回血后，固定穿刺针，助手递引导钢丝，术者固定导丝，退出穿刺针，沿导丝置入血管鞘。助手递扩皮针，递中心静脉导管，术者沿导丝置入中心静脉导管，助手拔导丝，抽回血检查导管是否在血管内，确定无误后，连接正压接头，推入5~10ml生理盐水。

（8）固定：固定导管并用缝合线将其与皮肤缝合固定，用无菌纱布覆盖穿刺点，撤除孔巾，再用10cm×12cm无菌敷贴覆盖穿刺点及缝合处并固定导管，如需输液协助术者连接输液通路，停止输液时以20ml肝素盐水封管，每毫肝素盐水含肝素50~100U。

（9）标注：置管日期、时间及置管长度，签字。

（10）告知：助手脱手套，取舒适体位，整理床单位，再次核对患者信息，清醒患者询问感受，向患者和家属交待注意事项。

（11）整理用物：推车回处置室分类处理垃圾。

（12）洗手，记录。

4. 操作评价

（1）操作方法正确，严格遵守无菌操作原则。

（2）患者了解颈静脉置管的目的及意义并配合。

（3）置管后抽回血检查导管在血管内，置管成功后最初几小时内，注意患者生命体征改变及伤口有无出血现象，患者有无呼吸困难、皮下气肿。

（4）置管结束后拍胸部X光片，确定插管位置正确及无气胸发生。

（5）导管固定牢固，贴膜覆盖符合无菌原则。粘贴标识。

【操作重点及难点】

（1）严格执行无菌操作原则。

（2）告知患者穿刺的最佳体位，进针时保持体位不动，以免影响穿刺成功率，取得患者配合。

（3）穿刺后妥善压迫止血，防止局部血栓形成。

（4）建议导管留置时间为7天，停止置管时，导管末端接上注射器，边抽吸边拔出导管，防止残留小血块和空气进入血管，造成栓塞，局部加压数分钟，用碘伏消毒穿刺局部皮肤，待干后无菌纱布覆盖。

（5）如穿刺部位出现红、肿、热、痛等炎症反应，应怀疑有导管相关性感染，立即缓慢拔出导管，检查导管尖端是否完整，同时采集血培养标本两套，及时送检。

（6）应注意判断动、静脉，由于动、静脉是相邻的，操作中可能会误伤动脉。当刺破动脉时，回血是鲜红的且压力较大，此时应立即拔出穿刺针并压迫局部，以免形成血肿。

（7）必须熟悉解剖。右无名静脉位于头臂干的右前方，右无名静脉的右侧是胸膜，隔胸膜与肺尖相邻。如果向外侧刺破该静脉，将导致出血进入胸膜腔。因此穿刺中应注意避开壁胸膜，避免穿刺右无名静脉右侧壁，以防发生气胸、血气胸。

【注意事项】

1. 适应证

（1）各种原因引起的大出血，需快速输血、输液者。

（2）长期静脉输液而外周静脉穿刺困难者。

（3）需长期静脉内滴注高渗或有刺激的药物。

（4）施行各种大而复杂手术的患者。

（5）循环功能不稳定，需持续监测中心静脉压的患者。

（6）经静脉放置临时或永久心脏起搏器。

2. 禁忌证

（1）有出血倾向及凝血机制障碍者。

（2）局部皮肤感染者。

（3）颈部发育畸形，颈部肿瘤者。

（4）穿刺置管处血管闭塞或严重病变者。

3. 其他

（1）操作过程中严密观察患者生命体征的改变，如有异常及时报告医生。

（2）导丝不可插入过深，以免进入心脏引起心律失常、心肌损伤，同时还要注意导丝全部滑入血管的可能。

（3）避免反复多次穿刺同一穿刺点，3 次不成功就要放弃，改变方向时必须先撤至皮下再进针。

（4）术后行 X 线检查，了解导管位置，同时排除气胸可能。

（5）进针深度：一般 1.5 ~ 3cm，肥胖者 2 ~ 4cm。

（6）用 10cm × 12cm 无菌敷贴固定导管，应完全覆盖穿刺点及缝针处以防感染。

（7）换药时动作轻柔，避免牵拉导管，造成置管深度改变及导管滑脱。

（8）前 3 天每天局部换药并观察伤口情况，及时更换无菌敷贴，以后每周换药更换无菌敷贴。

（9）如患者曾行同侧静脉插管，可能会存在颈内静脉狭窄或移位，可行血管超声定位。

（10）当需要穿刺左侧颈内静脉时，因该侧颈内静脉与锁骨下静脉汇合成左头臂静脉后形成一定角度，注意扩皮器进入不要太深，以免损伤血管。推荐当右颈内静脉置管失败时，优先选择右颈外静脉、左颈内静脉等入路。

【操作并发症及处理】

1. 血肿

（1）充分熟悉颈内静脉解剖特点及其与之相伴行的动脉间的解剖关系，根据解剖特点进行操作，新操作者应加强训练，穿刺方法一定要准确，防止盲目穿刺出现血肿。

（2）穿刺针进入血管后，需确认所进入的血管为静脉，方可插入扩张器。

（3）严格掌握穿刺的适应证，凝血功能异常患者严禁此项操作。使用抗凝剂的患者拔管时局部加压、按压，时间为 5 ~ 10 分钟。

（4）如一侧穿刺不成功，可改为对侧穿刺，严禁在原穿刺点反复穿刺，以避免出现血肿、局部隆起。疑有血肿立即停止穿刺，拔针，局部加压止血。

（5）穿刺成功后如导引钢丝放置不顺利，可慢慢旋转穿刺针，使针的斜面朝向心脏方向，针稍稍退出再置入导丝或稍前进再置入，切忌硬性插入，防止血管损伤，形成血肿。

（6）已形成血肿者，根据血肿范围大小采取相应的措施。小的血肿无须特殊处理，大的血肿早期可用冷敷促进血液凝固，48 小时后再用热敷促进淤血吸收。

2. 导管感染

（1）选择一次性中心静脉导管，穿刺前对穿刺包的密封度、有效期进行仔细检查。

（2）严格对穿刺部位周围皮肤进行消毒，严格执行无菌操作，及时更换穿刺部位敷料，定时更换输液接头及输液管。

（3）在病情允许的情况下留置时间越短越好，若病情需要，最长留置 7~10 天拔管，或更换部位重新穿刺置管。

（4）对于抵抗力低下的患者，可给予丙种球蛋白、氨基酸等营养药液，以提高机体抵抗力。

（5）置管患者出现高热，如无其他致热原因，应及时拔除导管，管尖端剪下常规送培养及药物敏感试验，根据结果应用抗菌药物。

3. 气胸、血气胸

（1）严格掌握穿刺适应证，穿刺部位要准确，熟练操作技术，对于躁动不安的患者暂停穿刺，操作前使用镇静剂，待患者安静后方可进行穿刺。

（2）穿刺完应密切观察患者呼吸及胸部情况，必要时拍胸片以确定有无气胸。

（3）若为闭合性气胸：气体量小时无须特殊处理，气体可在 2~3 周内自行吸收；气体量较多时可每日或隔日行胸腔穿刺排气一次，每次抽气量不超过1L，直至肺大部分复张，余下的气体可自行吸收。

（4）若为张力性气胸：可安装胸腔闭式引流装置将气体持续引出。针尖在深部改变方向使破口扩大再加上正压机械通气，会急剧加重形成的张力性气胸，这时应提醒外科医生早行剖胸探查，处理肺部破裂口。

（5）若为交通性气胸：气胸量小且无明显呼吸困难者，可卧床休息并限制活动或安装胸腔闭式引流瓶，可自行封闭转为闭合性气胸，呼吸困难明显者可使用负压吸引，在肺复张过程中破口便随之关闭。

（6）患者由于气胸的存在往往会出现血氧饱和度下降，所以要给患者吸氧，必要时行机械辅助通气。但需注意，气胸患者行机械通气必须常规进行闭式胸腔引流。

（7）血气胸在肺复张后出血多能自行缓解，如出血不止，除抽气排液和适当的输血外，应考虑开胸结扎出血的血管。

（8）在进行上述处理的同时，应用抗菌药物防止感染。

4. 空气栓塞

（1）操作前摆好患者体位。

（2）医护人员加强工作责任心，操作前认真检查留置导管、输液器的质量，勤巡视病房，密切观察导管固定是否牢固、有无脱出等，及时更换液体防止滴空，接输液管或静脉推注前排尽空气，加压输液、输血时应有专人看守，管道的连接处（肝素帽、三通管）要连接紧密，尽量避免开放式输液。

（3）进入少量空气不致引起严重后果，可以通过颈内静脉导管抽出含气泡的血液。大量气体进入后立即置患者于左侧卧位和头低足高位，左侧卧位可使肺动脉的位置在右心室的下部，气泡则会浮向右心室的尖部，避开肺动脉的入口，随着心脏收缩，将空气混成泡沫，分次少量进入肺动脉内，逐渐被吸收。如气泡过大可同时应用心外按压，使气泡变小，驱使其进入并通过肺循环，逐渐被吸收。

（4）给予高流量吸氧，提高患者的血氧浓度，纠正缺氧状态。

（5）严重者应用表面张力活化剂。

5. 导管折断

（1）严禁使用劣质导管，留置前严格检查导管的质量。

（2）颈内静脉置管针体应在皮肤外保持 2～3cm 胶布固定。

（3）疑似穿刺针割断导管，拔管时将穿刺针与导管一起拔出。

（4）拔除留置导管时，用力适当，如遇阻力，可将导管往里推送少许，再慢慢往外拔，切勿强行拔管。

（5）医护人员加强置管操作培训，熟练掌握操作技术后，方可进行单独操作。

（6）如折断的导管留在静脉腔内，需采用外科手术，将导管取出，同时加用抗菌药物防止感染。

6. 心律失常

（1）操作者熟练掌握置管技术，熟悉置管长度，一般情况下，颈内静脉置管导管送入长度为 5～10cm 即可。

（2）穿刺置管时密切注意心电监护的变化，出现心律失常时应将导管退出少许。

（3）经颈内静脉置管输液时，尤其是滴注氯化钾、葡萄糖酸钙、高浓度血管活性药、正性肌力药等药物时，严密观察输液速度，防止滴注速度过快引起心律失常。

（4）由置管所引起的心律失常，撤出导管常能自行终止，一般无须药物治疗。

7. 心肌穿孔

（1）严禁使用劣质导管，留置前严格检查导管的质量。

（2）导管送入不宜过深，一般情况下颈内静脉置管导管送入长度为 5～10cm 即可。

（3）一旦发生心肌穿孔，行心包穿刺引流或紧急开胸止血引流。

8. 导管阻塞

（1）每日输液完毕按规定使用 20ml 肝素盐水正压封管，每毫升肝素盐水含肝素 50～100U。

（2）尽量不要经留置导管抽血，如确实需要，抽血后用生理盐水冲洗导管，并以20ml肝素盐水封管。

（3）导管阻塞由药物配伍禁忌，药物之间不相溶，未经生理盐水冲管就用肝素盐水封管，脂肪乳剂沉淀，血管内膜损伤或正压封管不严格引起。

（4）导管堵塞分为完全堵塞和不完全堵塞两种。

1）不完全堵塞处理措施：①及时用生理盐水脉冲式冲管。②如冲管无缓解，使用5000U/ml尿激酶，注入1ml，保留20分钟后，回抽，再以20ml生理盐水脉冲式冲管。

2）完全堵塞处理措施：①负压方式再通：回抽血凝块至导管畅通。②使用尿激酶按上述方法溶栓。③导管置换。④以上措施均无效，应考虑拔管或重新置管。

（5）完全确认穿刺进入中心静脉后方可进行下一步操作，微导丝需进入下腔静脉，引入鞘管后再次经鞘管造影，根据造影剂流向确认鞘管位于中心静脉。

第三十二节　股静脉穿刺置管术的配合

股静脉穿刺置管术是指将一种特质穿刺管经皮肤穿刺留置于股静脉内，从而达到快速输液、营养支持等治疗目的的方法。股静脉是下肢的主要静脉干，其上段位于股三角内。股三角位于股前部上1/3，为底在上、尖朝下的三角形凹陷。底边为腹股沟韧带，外侧边为缝匠肌内侧缘，内侧边为长收肌内侧缘。股三角的尖端位于缝匠肌与长收肌相交处，此尖端向下与收肌管的上口相连续。股三角的前壁是阔筋膜，其后壁凹陷，自外向内依次为髂腰肌、耻骨肌和长收肌及其表面的筋膜。股三角内有股神经、股动脉及其分支、股静脉及其属支和腹股沟淋巴结等。股动脉居中，外侧为股神经，内侧为股静脉。寻找股静脉时应以搏动的股动脉为标志。

【操作目的及意义】

（1）用于体外循环下各种心血管手术。

（2）评估术中将出现血流动力学变化较大的非体外循环手术。

（3）用于严重外伤、休克以及急性循环衰竭等危重患者的抢救。

（4）用于需长期高营养治疗或经静脉抗菌药物治疗。

（5）研究某些麻醉药或其他治疗用药对循环系统的作用。

（6）用于紧急血液净化疗法时置入透析导管。

【操作步骤】

1. 评估患者并解释

（1）评估：①患者：年龄、意识状态、病情、生命体征及耐受程度。②皮肤：评估患者穿刺部位皮肤是否完好，备皮（刮掉多余毛发）。③环境：操作环境30分钟内无打扫，无扬尘，消毒，环境整洁，温度适宜。

（2）解释：安抚患者，向患者及家属解释操作目的、方法及注意事项，取得患者（家属）合作并签署知情同意书。

2. 操作准备

（1）护士准备：仪表端庄，衣帽整洁，卫生手消毒，戴口罩。

（2）患者准备：①充分暴露穿刺部位，注意保暖。②做好思想准备，愿意配合。

（3）物品准备：①中心静脉导管包：内装穿刺针2支（长约5cm、内径2mm、外径2.4mm）、外套针管（一般成人用16G、长15cm左右）、扩皮针、引导钢丝30~45cm、深静脉导管1根、一次性注射器2支（5ml），20ml注射器1支。②穿刺护理辅助包：孔巾、铺巾、医用纱布片、消毒刷、一次性使用灭菌橡胶外科手套、医用缝合针。③治疗盘，手消毒液，一次性使用灭菌手术衣，2%利多卡因，无菌敷贴，弯盘，碘伏消毒液，75%乙醇，肝素12500U/支，250ml、100ml生理盐水各1袋，正压接头，记号笔1支，利器桶，医疗垃圾桶，生活垃圾桶。④必要时备静脉扩张器。

（4）环境准备：周围环境清洁、安静，关闭门窗，屏风遮挡。

3. 操作方法

（1）备齐物品至床旁。

（2）两种方法核对患者身份信息。

（3）卧位：患者取仰卧位，膝关节微屈，臀部稍垫高，穿刺近侧的大腿放平，稍外旋，外展。

（4）刺点定位：于腹股沟韧带和股动脉搏动处，触摸股动脉搏动，确定股动脉走行。方法是左手示、中、无名指并拢呈一直线，置于股动脉上方，股动脉搏动处的内侧0.5~1cm处即为股静脉穿刺点。临床上经常有患者因过度肥胖或高度水肿，致股动脉搏动摸不到时，穿刺点选在髂前上棘与耻骨结节连线的中、内1/3段交界点下方2~3cm处，穿刺点不可过低，以免穿透大隐静脉根部。

（5）术前准备：助手协助术者穿手术衣，戴无菌手套，打开股静脉穿刺包。

（6）局部麻醉：协助术者用5ml注射器抽吸2%利多卡因，在穿刺部位行局部麻醉。

（7）置管：由术者进行穿刺；助手戴无菌手套，在术者穿刺过程中密切观察患者生命体征的变化。术者持穿刺针，针尖朝脐侧，斜面向上，针体与皮肤呈30°~45°角，沿股动脉走行进针，一般进针深度为2~5cm，进针过程中持续负压。见静脉回血后，固定穿刺针，同时下压针柄 0°~20°，以确保导丝顺利进入。助手递导丝，术者固定导丝，退出穿刺针，沿导丝置入血管鞘。助手递扩皮针和中心静脉导管，术者沿导丝置入中心静脉导管。助手拔导丝，抽回血检查导管是否在血管内，确定无误后，连接正压接头，推入 5~10ml 生理盐水。

（8）固定：固定导管并用缝合线将其与皮肤缝合固定，用无菌纱布覆盖穿刺点，撤除孔巾，穿刺处及缝合处用无菌纱布擦干，再用 10cm×20cm 无菌敷贴覆盖穿刺点及缝合处并固定导管，连接输液管路，停止输液时以 20ml 肝素盐水封管，每毫升肝素盐水含肝素 50~100U。

（9）标注：置管日期、时间及置管长度。粘贴标识。

（10）告知：助手脱手套，协助患者取舒适体位，整理床单位，再次核对患者信息，清醒患者询问感受，向患者和家属交待注意事项。

（11）整理用物：推车回处置室分类处理垃圾。

（12）洗手，记录。

4. 操作评价

（1）操作方法正确，严格遵守无菌操作原则。

（2）患者了解股静脉置管的目的及意义并配合。

（3）置管后抽回血检查导管在血管内，置管成功后最初几小时内，注意患者生命体征改变及伤口有无出血现象。

（4）导管固定牢固，贴膜覆盖符合无菌原则。

【操作重点及难点】

（1）严格执行无菌操作原则，避免由于穿刺不慎造成感染。

（2）告知患者穿刺的最佳体位，进针时保持体位不动，以免影响穿刺成功率，取得患者配合。

（3）穿刺后妥善压迫止血，防止局部血栓形成。若穿刺失败，不宜在同侧反复多次穿刺。

（4）液体输入不畅：因为导管只有一末端孔。如末端孔顶到血管壁，回血抽不出且液体滴入不畅，此时将导管外抽 1~2cm；如再不畅将导管外端转几圈，避开静脉壁。

（5）应注意判断动、静脉，由于动、静脉是相邻的，操作中可能会误伤动脉。当刺破动脉时，回血是鲜红的且压力较大，此时应立即拔出穿刺针并压迫局部，以免形成血肿。

（6）股静脉穿刺时，切不可盲目用穿刺针向腹部方向进针过深，以免造成腹腔并发症，也不可反复穿刺，以免误伤动脉或神经。

（7）建议导管留置时间为 7~10 天，如停止置管时，导管末端接上注射器，边抽吸边拔出导管，防止残留小血块和空气进入血管，造成栓塞，局部加压数分钟，用碘伏消毒穿刺局部皮肤，待干后用无菌纱布覆盖。

（8）如穿刺部位出现红、肿、热、痛等炎症反应，应怀疑有导管相关性感染，立即缓慢拔出导管，检查导管尖端是否完整，同时采集血培养标本2套，及时送检。

（9）穿刺点下方的硬节可能为误穿股动脉后出现的渗血所致，不要在此处反复穿刺，应调整穿刺位置和角度。

（10）穿刺时不要过浅或过深。若过深，应在渐退针的同时抽吸筒栓，即可抽出静脉血。若需要向股静脉内输注液体，穿刺时其针头不应垂直刺入，而应改为45°斜刺，以免穿透血管；同时，一定将针头固定好。

【注意事项】

1. 适应证

（1）各种原因引起的大出血，需快速输血、输液者。

（2）长期静脉输液而外周静脉穿刺困难者。

（3）需长期静脉内滴注高渗或有刺激性药物的患者。

（4）施行各种大而复杂手术的患者。

2. 禁忌证

（1）有出血倾向及凝血机制障碍者。

（2）局部皮肤感染者。

（3）因下腔静脉有栓塞或创伤而致下肢瘫痪者。

（4）穿刺置管处血管闭塞或严重病变者。

3. 其他

（1）操作过程中严密观察患者生命体征的改变，如有异常及时报告医生。

（2）如需进行中心静脉压测定，需用较长导管进行测定，并且准确性较差。

（3）股静脉置管影响患者活动，不能作为长期全胃肠外营养之用。

（4）选择穿刺部位时应注意不要选择感染及有硬结的部位作为穿刺点，一般情况下要尽量避开焦痂、创面等处，以减少感染的机会。

（5）用10cm×20cm无菌敷贴固定导管，应完全覆盖穿刺点及缝针处以防感染。

（6）换药时动作轻柔，避免牵拉导管，以免造成导管移位及滑脱。

（7）前3天每天局部换药并观察伤口情况，及时更换无菌敷贴，以后每周换药并更换无菌敷贴。

【操作并发症及处理】

1. 血肿

（1）充分熟悉股静脉解剖特点及其与之相伴行的动脉间的解剖关系，根据解剖特点进行操作，对于新操作者应加强训练，穿刺方法一定要准确，防止盲目穿刺出现血肿。

（2）穿刺针进入血管后，需确认所进入的血管为静脉，方可插入扩张器；否则，如果入动脉又使用扩张器，则更易引起出血。

（3）严格掌握穿刺的适应证，凝血功能异常患者禁此项操作。使用抗凝剂患者拔管时局部加压按压，时间为 5～10 分钟。

（4）如一侧穿刺不成功，可改为对侧穿刺，禁在原穿刺点反复穿刺，以避免出现血肿。若局部隆起疑有血肿立即停止穿刺，拔针，局部加压止血。

（5）穿刺成功后如引导导丝放置不顺利，可慢慢旋转穿刺针，使针的斜面朝向心脏方向，针稍稍退出再置入导丝或稍前进再置入，切勿硬性插入，防止血管损伤，形成血肿。

（6）已形成血肿者，根据血肿范围大小采取相应的措施。小的血肿无须特殊处理；大的血肿早期可用冷敷促进血液凝固，48 小时后再用热敷促进淤血吸收。

2. 导管感染

（1）选择一次性中心静脉导管，穿刺之前对穿刺包的密封度、有效期进行仔细检查。

（2）严格遵循无菌操作原则，佩戴一次性无菌手套及口罩，消毒皮肤及导管，并涂抹抗菌药物软膏，确保导管出口区域干燥；同时监测患者体温变化情况，换药时观察患者皮肤感染症状。

（3）在病情允许的情况下留置时间越短越好，若病情需要最长留置 7～10 天拔管，或更换部位重新穿刺置管。

（4）对于抵抗力低下患者，可给予丙种球蛋白、氨基酸等营养药液，以提高机体抵抗力。

（5）置管患者出现高热，如无其他致热原因，应及时拔除导管，导管尖端剪下常规送培养及药物敏感试验。根据结果应用抗菌药物。

3. 腹腔积液

（1）每次输液前应先回抽有无回血，有回血时方能连接输液器输液，无回血时应立即拔管，更换部位重新穿刺。

（2）出现腹腔积液时，协助患者取半卧位或高枕卧位，给予吸氧。

（3）量较少时可不必特殊处理，会自行吸收，量较多时可在 B 超定位下进行腹腔穿刺抽出积液。

（4）必要时给予抗感染治疗。

4. 空气栓塞

（1）操作前摆好患者体位。

（2）医护人员加强工作责任心，操作前认真检查留置导管、输液器的质量，勤巡视病房，密切观察导管固定是否牢固，有无脱出等，及时更换液体，防止滴空，接输液管或静脉推注前排尽空气，加压输液、输血时应有专人看守，管道的连接处（肝素帽、三通管）要连接紧密，尽量避免开放式输液。

（3）进入少量空气不至于引起严重后果，可以通过深静脉导管抽出含气泡的血液。大量气体进入后立即置患者于左侧卧位和头低足高位，左侧卧位可使肺动脉的位置在右心室的下部，气泡则会浮向右心室的尖部，避开肺动脉的入口，随着心脏收缩，将空气混成泡沫，分次少量进入肺动脉内，逐渐被吸收。如气泡过大可同时应用心外按压，使气泡变小，驱使其进入并通过肺循环，逐渐被吸收。

（4）给予高流量吸氧，提高患者的血氧浓度，纠正缺氧状态。

（5）严重者应用表面张力活化剂。

5. 静脉血栓形成

（1）选用质地柔软的导管，避免导管过硬引起血管内膜损伤，使血液流经此处时血小板易凝集成血栓，置管时间最好不要超过1周。

（2）穿刺成功后应将导管内的气体抽出并注入生理盐水，以防固定导管时血液在导管内凝固。

（3）拔管过程中，导管末端未退出血管壁前，局部按压止血，勿用力过大。导管内血栓形成原因相对复杂，导管时间延长、患者高凝状态、导管扭曲等因素均可能造成导管内血栓形成，多表现为静脉压升高、血流量减少，且血栓脱落可能引起机体栓塞，提升透析治疗的风险，危及患者生命安全。因此，必须重视血栓的预防。禁止从股静脉置管处输液、抽血，并根据患者凝血功能的差异选择不同的抗凝溶液封管。

（4）一般治疗：卧床1~2周，可减轻疼痛，并使血栓紧粘于静脉壁的内膜上。高患肢有利于静脉回流，患肢需高于心脏水平，离床面20~30cm，膝关节宜安置于5°~10°的微屈曲位。床脚抬高30°。保持大便通畅，以免用力排便使血栓脱落导致肺栓塞。开始起床后应穿有压差或无压差长筒弹力袜，前者踝部的压力2.19kPa（16mmHg），股部压力为0.80~1.06kPa（6~8mmHg），可改善静脉回流，减轻水肿。根据受累部位和水肿程度的不同，穿着时间为6周~3个月。

（5）抗凝治疗：①5000U静脉注射，以后750~1000U/h静脉滴注，12小时后再调整剂量使部分凝血活酶时间（PTT）达到正常水平的1.5倍或部分激活的凝血活酶时间（APTT）大约达到正常水平的2倍。②5000U静脉注射，每4~6小时一次。如不能找到合适的静脉，可皮下注射肝素5000U，每4~6小时一次，或 15000~30000U，每 12 小时一次。上述肝素治疗应维持 5~7 日。③华法林：肝素治疗 5 天后口服华法林 10~15mg/日，2~3 日，直到凝血酶原时间达正常水平的 1.2~1.5 倍。其后，给予维持量 2.5mg/日，持续 3~4 个月。

（6）抗凝剂禁忌患者中，对肺栓塞危险低的患者可试以抬高肢体和局部热敷的方法。

（7）腰交感神经阻滞术：先施行腰交感神经阻滞试验，如阻滞后皮肤温度升高超过 1~2℃，提示痉挛因素超过闭塞因素，可考虑施行同侧 2、3、4 腰交感神经节和神经链切除术，解除血管痉挛和促进侧支循环形成。适用于早期病例或作为旁路转流术的辅助手术。

（8）手术治疗：上述治疗 48~72 小时无效时，可考虑做静脉血栓摘除术、Fogarty 导管取栓术、下腔静脉结扎术、滤网成形术或大隐静脉旁路移植术。

6. 导管折断

（1）疑似穿刺针割断导管，拔管时将穿刺针与导管一起拔出。

（2）拔除留置导管时，用力适当，如遇阻力，可将导管往里推送少许，再慢慢往外拔，切勿强行拔管。

（3）医护人员加强置管操作培训，熟练掌握操作技术后方可进行单独操作。

（4）如折断的导管留在静脉腔内，需采用外科手术将导管取出，同时加用抗菌药物防止感染。

7. 导管阻塞

（1）每日输液完毕按规定使用 20ml 肝素盐水正压封管，每毫升肝素盐水含肝素 50~100U。

（2）尽量不要经留置导管抽血，如确实需要，抽血后用生理盐水冲洗导管，并以 20ml 肝素盐水封管，每毫升肝素盐水含肝素 50~100U。

（3）导管阻塞由药物配伍禁忌，药物之间不相溶，未经生理盐水冲管就肝素封管，脂肪乳剂沉淀，血管内膜损伤或正压封管不严格引起。

（4）导管堵塞分为不完全堵塞和完全堵塞两种。

1）不完全堵塞处理措施：①用生理盐水脉冲式冲管。②如冲管无缓解，使用 5000U/ml 尿激酶，注入 1ml，保留 20 分钟后回抽，再用 20ml 以上生理盐水脉冲式冲管。

2）完全堵塞处理措施：①负压方式再通：回抽血凝块至导管畅通。②使用尿激酶按上述方法溶栓。③导管置换。④若以上措施均无效，应考虑拔管或重新置管。

（5）透析患者：①抗凝溶液封管护理：为避免导管内血栓形成，堵塞导管，在血液透析结束后必须作抗凝溶液封管处理，一般多采用肝素稀释溶液。

②皮肤及导管护理：在血液透析过程及结束后均配合使用抗凝药物，确保透析日患者体内抗凝药物浓度较高，并重视透析治疗后患者皮肤及导管的护理。采用碘伏消毒皮肤，以导管出口为中心作环形消毒处理。

第三十三节 经外周静脉穿刺的中心静脉导管置管护理技术

经外周静脉穿刺的中心静脉导管（PICC）置管术是指将一种特质导管由肘前或上臂的外周静脉穿刺置入，经腋静脉、锁骨下静脉、无名静脉使导管尖端进入心脏附近大血管（如上腔静脉下 1/3 处或上腔静脉和右心房交界处）内的一种治疗手段。PICC 有三种置管技术：传统 PICC 置管技术、超声引导下 PICC 置管技术、改良的塞丁格置管技术。最常用的是传统 PICC 置管技术和超声引导下 PICC 置管技术。

【操作目的及意义】

临床上常用来为患者提供中长期的静脉输液治疗，减少频繁穿刺的痛苦，保护患者外周静脉，避免高渗性、刺激性药物输入而引起静脉炎。

【操作流程】

1. 评估患者并解释

（1）评估：①患者：患者的年龄、意识状态、病情、生命体征及耐受程度。②皮肤：评估患者穿刺部位皮肤是否完好，备皮（刮掉多余毛发）。③环境：操作环境 30 分钟内无打扫，无扬尘，消毒，环境整洁，温度适宜。

（2）解释：安抚患者，向患者及家属解释操作目的及注意事项，取得患者（家属）合作并签署知情同意书。

2. 操作准备

（1）护士准备：①仪表端庄，衣帽整洁，卫生手消毒，戴口罩。②了解患者病情及生命体征，安抚患者，取得患者合作并签署知情同意书。③查看医嘱。

（2）患者准备：①充分暴露穿刺部位，注意保暖。②做好思想准备，愿意配合。③患者学会做配合动作，如当导管到达腋静脉时要向穿刺侧转头并低头，使下颌抵住锁骨，以防止导管误入颈静脉。④术前清洁置管侧肢体，戴口罩，必要时戴手术帽。

（3）物品准备：①PICC 置管穿刺包：内有口罩 2 个、手套 2 副、防水治疗巾、孔巾、大单、手术衣、置物盘、溶液碗、分隔消毒盘、镊子两把、2% 氯己定乙醇消毒棉球 10 个（1 包）、纱布 6 块、小纱布 2 块、输液贴 2 贴、10ml 注射器 2 支、1ml 注射器 1 支、直剪。②生理盐水 250ml、肝素 12500U/ 支。③PICC 穿刺套件 10cm×12cm 透明贴膜、输液接头、无菌止血带、手消毒液。④皮尺、胶布、治疗巾、弯盘、弹力绷带、医嘱本、置管记录表格、长期护理手册、记号笔、签字笔、手消毒液。⑤血管超声仪 1 台。

（4）环境准备：周围环境清洁、安静，关闭门窗，屏风遮挡。

3. 操作方法

（1）传统 PICC 置管技术：①备齐物品至患者床旁。PICC 置管室的各个角落应整洁，无积灰或明显的污渍、血渍。②两种方法核对患者身份信息。③卧位：协助患者去枕平卧，上肢外展并与躯干呈90°角，充分暴露操作区域。④确定穿刺点：首选贵要静脉，次选肘正中静脉及头静脉，并触摸检查血管，避开肘关节，在肘上或肘下两至三横指处穿刺进针最佳。⑤测量置管长度：自穿刺点至右胸锁关节，再向下至第 3 肋间的长度。一般情况下在同一高度穿刺头静脉置管长度要比贵要静脉长，左臂置管长度要比右臂长。注意体外测量的长度不可能与体内的静脉解剖完全一致。⑥测量双侧臂围：成人在肘横纹上 10cm 处测量，幼儿手臂较短，可以在肘横纹和肩峰的中点测量，以后每次测量应于同一位置。⑦卫生手消毒。⑧打开 PICC 穿刺包，戴无菌手套，用 2% 氯己定乙醇棉球消毒患者置管上肢的皮肤，用力摩擦消毒，消毒范围为穿刺点上、下各 10cm 左右到整臂一圈。顺时针和逆时针方向交互进行消毒三遍并待干。⑨臂下铺无菌治疗巾，铺无菌大单覆盖患者全身，铺孔巾并暴露穿刺点，将患者的前臂及手全部盖在无菌巾下，遵守最大无菌屏障原则。⑩脱手套，再次卫生手消毒，将 PICC 置管所需无菌物品（包括 PICC 穿刺套件、10cm×12cm 透明贴膜、输液接头、无菌止血带）放置于无菌区域。⑪再次洗手，穿隔离衣，戴无菌手套，用生理盐水冲手套上的滑石粉，至水清为止。用无菌纱布擦干，将余下的生理盐水倒入溶液碗中。⑫合理摆放各种物品。⑬预冲管路：去掉导管上的标签，用 10ml 注射器抽吸生理盐水预冲导管，注意观察导管的完整性，轻揉导管尖端，使三向瓣膜能正常开闭，预冲延长管、连接管、减压套筒和输液接头，浸润导管外部，使之浸于生理盐水中。肿瘤及高凝患者可用肝素盐水预冲并浸润导管。⑭在距穿刺点至少 10cm 处系无菌止血带，嘱患者握拳。⑮了解静脉走向，避免在瘢痕及静脉瓣处穿刺，以 20°~30°角进针，穿刺成功后降低角度进针 0.5cm，保持穿刺针位置，向前推进外套管，松止血带，嘱患者松拳，在穿刺针下垫无菌纱布，左手中指按压套管尖端血管，右手将针芯撤出。⑯将导管从穿刺套管内缓慢送入，每次不超过 2cm，送入 10~15cm 后嘱患者头转向穿刺侧，下颌贴靠肩部。不能配合的危重或昏迷患者需助手协助，按压住颈静脉入口。送管时如遇阻力不要强行送管。⑰送管至预定长度后，立即拔出外套管，以减少出血，纱布压迫止血并固定导管。⑱初步判断导管有无异位：边向导管内推注生理盐水边让患者倾听置管侧耳边有无流水声，意识不清患者可由助手用听诊器听诊颈静脉。如果发现导管异位，及时给予纠正。⑲将导管与支撑导丝的金属柄分离，缓慢、平直地撤出支撑导丝。此时注意手要固定导管尾端，以免导丝磨损导管。⑳修剪导管：去掉外套管，体外导管保留 5～6cm，确定修剪位置并二人查对，垂直剪断导管。注意不要剪出斜面和毛碴，当外露导管较短时导管的末端也必须剪掉，否则导管与连接器固定不牢易松脱。㉑安装连接器：先将减压筒套在导管上，再将导管连接到连接器翼型部分的金属柄上；金属柄一定要推进到底，导管不能起褶，否则导管与连接器固定不牢；将连接器翼型部分的倒钩和减压套筒上的沟槽对齐，锁定两部分。㉒检查回血和正压封管：用带有生理盐水的 10ml 注射器轻抽回血，不要用力过大，在透明延长管处见到回血即可，不要把血抽到注射器内，再用生理盐水脉冲式冲管，安装输液接头并正压封管。㉓撤孔巾：无菌方式撤除孔巾，将导管外部用无菌纱布全部覆盖，一手固定，一手无菌方式撤除孔巾。用 2% 氯己定纱布清洁穿刺点及周围皮肤的血迹，并注意按压止血。㉔固定导管：固定翼放置在距穿刺点 1cm 处，并用无菌纱布输液贴固定，穿刺点上方放置小纱布块，再用无菌输液贴固定，皮肤保护剂擦拭固定部位，完全待干，摆好思乐扣将延长管上的缝合孔安装在支柱上，将锁扣锁死，体外导管逆血管方向摆呈弧形，将思乐扣固定在皮肤上。用 10cm×12cm 透明贴膜完全覆盖在思乐扣上，胶布蝶型交叉固定，再用胶布横向固定，贴上置管时间。用弹力绷带包扎加压止血 1 小时。凝血功能差的患者可适当延长时间。㉕消毒输液接头，肝素盐水正压封管，无菌纱布包裹输液接头，并固定于皮肤上。㉖局部套网状弹力绷带保护导管。㉗置管结束协助患者做置管侧肢体的屈肘活动。㉘整理用物：垃圾分类处理，脱手套。卫生手消毒。㉙协助患者取舒适体位，整理床单位，再次核对患者信息，清醒患者询问感受，向患者和家属交待注意事项。㉚拍 X 线片，确定导管位置。㉛填写 PICC 置管护理手册，嘱患者或家属妥善保管。

（2）超声引导下 PICC 置管技术：①备齐物品至患者床旁，血管超声仪摆放在操作者对面，方便操作者双手操作。②两种方法核对患者身份信息。③卧位：协助患者去枕平卧，上肢外展并与躯干呈 90°，充分暴露操作区域。④确定穿刺点：首选贵要静脉，次选肘正中静脉及头静脉，先摸到肘窝处的动脉搏动，然后在肘窝上约 2cm 处找肱动脉与肱静脉。涂抹少量的耦合剂，用探头轻轻压迫，可见其搏动的为肱动脉，与之伴行的可被压扁的为肱静脉。因肱静脉汇合于内侧的贵要静脉，所以将探头向内侧、向上慢慢移动，找到内径较大的血管，用探头压迫可以压扁、不见搏动的就是首选的穿刺血管———贵要静脉。松开止血带，在预穿刺处做好标记。⑤测量置管长度：测量从预穿刺点至右胸锁关节再向下至第 3 肋间的长度。注意体外测量的长度不可能与体内的静脉解剖完全一致。⑥测量臂围：从穿刺点至肩峰的距离中点处测量，以后每次测量应于同一位置进行，记录测量数值（注：测量双侧臂围）。⑦卫生手消毒。⑧打开 PICC 穿刺包，戴无菌手套，用 2% 氯己定乙醇棉球消毒患者置管上肢的皮肤，用力摩擦消毒，消毒范围为穿刺点上、下各 10cm 左右到整臂一圈。顺时针和逆时针方向交互进行消毒三遍并待干。⑨臂下铺无菌治疗巾，铺无菌大单覆盖患者全身，铺孔巾并暴露穿刺点，将患者的前臂及手全部盖在无菌巾下，遵守最大无菌屏障原则。⑩操作者穿手术衣，更换无菌手套，在助手帮助下用生理盐水将手套上的滑石粉冲洗干净（冲洗至水清为止），用无菌纱布擦干，将余下的生理盐水倒入溶液碗中。助手按无菌原则投递 10cm×12cm 透明贴膜 1 贴、6cm×7cm 自粘敷贴 1 贴、无菌止血带 1 根、导针器套件 1 套（内有导针架、无菌耦合剂、无菌探头套、2 个无菌橡皮圈）、微插管鞘穿刺套件 1 套（内有 21G 穿刺针和 20G 穿刺针各 1 个、导丝、扩皮刀、血管鞘）、抽吸好利多卡因的 1ml 注射器。⑪预冲管路：用注射器抽吸生理盐水，先预冲导管，注意观察导管的完整性。预冲延长管、连接器、减压套筒和正压接头，使之浸于生理盐水中。⑫安放无菌探头罩：取无菌耦合剂少许涂在探头上，部分涂于穿刺点附近，在探头上罩上无菌罩，无菌罩和探头之间不可有气泡，然后用橡胶圈固定牢固。⑬安装导针器：根据血管深度选择导针器规格，并安装在探头上的突起处。⑭操作者或扎无菌止血带。⑮穿刺前在超声下再次定位血管，并将选好的血管影像固定在标记点的中央位置。左手固定好探头，保持探头位置垂直立于皮肤上。⑯穿刺：右手取穿刺针，针尖斜面向上插入导针器沟槽，操作者双眼看着血管超声仪屏幕进行静脉穿刺。超声显示屏上可在血管内看见一个白色亮点，血从针尾处缓缓流出，即为穿刺针已进入血管。⑰送导丝：穿刺成功后固定穿刺针保持不动，慢慢地移开探头。左手固定好穿刺针，右手取导丝置入穿刺针，导丝入血管后，降低穿刺角度，继续送导丝，松开止血带。体外导丝保留 10～15cm，遇到阻力不可用力推送导丝。⑱撤除穿刺针，保留导丝在原位。⑲扩皮：穿刺点处用 2% 利多卡因 0.1～0.2ml 局部喷洒，用扩皮刀沿导丝上方与导丝成平行的角度做皮肤切开以扩大穿刺部位，导丝下方垫无菌纱布。⑳沿导丝送入插管鞘，固定好导丝，边旋转插管鞘边持续向前推进，使插管鞘完全进入血管。㉑拧开插管鞘上的锁扣，分离扩张器、插管鞘，同时将扩张器和导丝一起拔出，随即用左手拇指堵住鞘口，并检查导丝的完整性。㉒固定好插管鞘，插管鞘下方垫无菌纱布，将导管自插管鞘内缓慢、匀速置入。当送入 10cm 左右时，嘱患者将头转向静脉穿刺处，并低头使下颌贴近肩部，以防止导管误入颈静脉。㉓插管至预定长度后，取无菌纱布在鞘的末端处压迫止血并固定导管，从血管内撤出并撕裂插管鞘。㉔在助手协助下进行超声检查。超声检查同侧及对侧的锁骨下静脉和颈内静脉处，判断导管有无进入颈内静脉。㉕校对插管长度，将导管与支撑导丝的金属柄分离，缓慢平直撤出支撑导丝。㉖先将减压套筒套在导管上，再将导管连接到连接器翼形部分的金属柄上，一定要推进到底，导管不能起褶，否则导管与连接器固定不牢。将连接器翼形部分的倒钩和减压套筒上的沟槽对齐，锁定两部分。㉗用带有生理盐水的 10ml 注射器轻抽回血，不要用力过大，在透明延长管处见到回血即可，不要把血抽到注射器内，再用生理盐水脉冲式冲管，安装输液接头并正压封管。㉘撤孔巾：无菌方式撤除孔巾，将导管外部用无菌纱布全部覆盖，一手固定，一手无菌方式撤除孔巾。用 2% 氯己定纱布清洁穿刺点及周围皮肤的血迹，并注意按压止血。㉙固定导管：固定翼放置在距穿刺点 1cm 处，并用无菌纱布输液贴固定，穿刺点上方放置小纱布块，再用无菌输液贴固定，皮肤保护剂擦拭固定部位，完全待干，摆好思乐扣，将延长管上的缝合孔安装在支柱上，将锁扣锁死，体外导管逆血管方向摆放呈弧形，将思乐扣固定在皮肤上。用 10cm×12cm 透明贴膜完全覆盖在思乐扣上，胶布蝶型交叉固定，再用胶布横向固定，贴上置管时间。用弹力绷带包扎加压止血 1 小时，凝血功能差的患者可适当延长时间。㉚置管结束协助患者做置管侧肢体的屈肘活动。㉛整理用物：垃圾分类处理，脱手套。㉜协助患者取舒适体位，整理床单位，再次核对患者信息，清醒患者询问感受，向患者和家属交待注意事项。㉝拍 X 线片，确定导管位置。㉞填写 PICC 置管护理手册，嘱患者或家属妥善保管。

4. 操作评价

（1）操作方法正确，严格遵守无菌操作原则。PICC 置管室内的置管床、办公桌、门把手、橱柜、电脑键盘、皂液器、水槽、水龙头、地板及各类仪器设备等物体表面应定期使用消毒液擦拭消毒。

（2）确定导管位置：拍 X 线片，确定导管尖端位置。

（3）医嘱及知情同意书签署完整。

（4）患者了解 PICC 置管的目的及意义并配合。

【操作重点及难点】

（1）严格执行无菌操作原则，避免由于穿刺不慎造成感染危险。

（2）告知患者穿刺的最佳体位，进针时保持体位不动，以免影响穿刺成功率，取得患者配合。用卷尺测量从穿刺点沿静脉走向，横过肩膀至胸骨上切迹右缘（位于胸骨柄上端）、再向下反折至第 3 肋间隙。

（3）选择穿刺部位时应注意，不要选择感染及有硬结的部位作为穿刺点。

（4）出现导管送入困难，应考虑以下因素。①患者血液呈高凝状态，或有静脉走行及解剖异常，也可能出现静脉瓣阻挡。如考虑与以上因素有关，应及时对症处理。②穿刺鞘脱出静脉。有此种情况出现应考虑重新穿刺置管。末端修剪的导管，需额外预留穿刺点外的导管长度至少2.5cm。③与患者体位及患者紧张产生血管痉挛有关。出现此种情况应考虑调整患者至合适体位，必要时按摩并热敷穿刺血管部位。④患者胸腔内或血管内留置器材对放置导管也有影响，如心脏起搏器等。

（5）穿刺置管后不注意局部压迫止血或患者凝血功能差，易出现出血和皮下淤血。

【注意事项】

1. 适应证

（1）需要长期静脉治疗，如补液或疼痛治疗时。

（2）缺乏血管静脉通路倾向的患者。

（3）输注刺激性药物的患者，如化疗药物。

（4）输注高渗性或黏稠性液体，如胃肠外营养液、甘露醇等。

（5）反复输血或血制品，反复采血的患者。

（6）家庭病床患者等。

2. 禁忌证

（1）穿刺置管部位有感染或损伤。

（2）被置管者有外伤史、血管外科手术史、放射治疗史或静脉血栓形成史。

（3）接受乳腺癌根治术和腋下淋巴结清扫术并有淋巴回流障碍者。

（4）纵隔肿瘤、上腔静脉压迫综合征。

（5）动、静脉造口，安装起搏器。

3. 其他

（1）PICC 的维护必须由有 PICC 置管护理经验的护士维护。

（2）避免反复屈肘活动牵拉导管，使导管在血管内反复移动，造成血管壁损伤，出现静脉炎和静脉血栓。

（3）选择穿刺部位时应注意，不要选择感染及有硬结的部位作为穿刺点，一般情况下要尽量避开焦痂、创面等处，以减少感染的机会。

（4）用 10cm×12cm 无张力透明无菌敷贴固定导管，应完全覆盖穿刺点以防感染。

（5）换药时动作要轻柔，避免牵拉导管，造成置管深度改变及导管滑脱。

（6）治疗间歇期每 7 天对 PICC 进行维护一次（包括脉冲式冲管、正压封管、更换正压接头和透明无菌敷贴），如外露导管长度比出院时增加立即到医院维护。

【操作并发症及处理】

1. 导管感染

（1）选择一次性 PICC，穿刺之前对穿刺包的密封度、有效期进行仔细检查。

（2）正确卫生手消毒，严格对穿刺部位周围皮肤进行消毒，严格执行无菌操作，及时更换穿刺部位的敷料，定时更换输液接头及输液管。

（3）置管患者出现高热，如无其他致热原因，应及时拔除导管，管尖端剪下常规送培养及药物敏感试验，根据结果应用抗菌药物。

（4）体外导管须完全覆盖在无菌透明敷贴下。首选皮肤消毒液为2%葡萄糖酸氯己定乙醇溶液，次选皮肤消毒液。如患者禁忌使用氯己定，可选用有效碘浓度不低于0.5%的碘伏和2%的碘酊溶液、75%乙醇。

（5）做好自我护理的宣教。

2. 血栓形成

（1）根据血管粗细，选择合适规格的导管。

（2）应保持导管尖端在上腔静脉。

（3）穿刺过程中应尽量减少对血管内膜的损伤。

（4）对高凝状态患者可使用抗凝药物以防止血栓形成，如低分子肝素等。

（5）应在患肢静脉输注肝素进行抗凝治疗，或在患肢静脉泵入尿激酶进行溶栓治疗

3. 机械性静脉炎

（1）穿刺前注意手卫生的清洁，戴手套后将手套上的滑石粉冲洗干净，避免直接接触导管，以防止其微粒对血管的刺激，同时将导管充分地浸泡在生理盐水中，减少摩擦对血管内膜的损伤。

（2）穿刺时，保持与患者沟通交流，以降低应激反应的强度，防止血管痉挛导致送管困难，增加导管与血管的摩擦。

（3）导管型号选择要合适，穿刺及送管时动作要轻柔，均匀送管，防止损伤血管内膜。

（4）置管后从第一天开始，用毛巾热敷置管上臂皮肤10分钟，并用静脉炎膏涂抹以走行导管静脉为中心的术肢上臂皮肤，每日3次，连用10天，以防止静脉炎发生。

（5）置管后注意观察有无静脉炎发生，如出现沿静脉走行的发红、疼痛、肿胀，有"红线"样改变，触之有条索状改变时，可用紫外线治疗仪治疗。

（6）发生静脉炎时应抬高患肢，避免剧烈运动，可做握拳、松拳动作和湿热敷。若处理3天未见好转或更严重，应拔管。

4. 导管阻塞

（1）维护不当：①导管打折或受压使血液反流后凝固，造成导管堵塞。②封管不正确，使血液回流至导管，造成导管堵塞。③输注血制品或脂肪乳等黏稠性药物后，应立即进行脉冲式冲管，再继续输注其他药物。④PICC留置时间较

长，导管尖端对血管内膜的损伤造成导管堵塞。

（2）药物的配伍禁忌造成导管阻塞。

（3）胸腔压力增加，如便秘、咳嗽等，会造成血液反流。出现此种情况应协助患者取合适体位，避免压迫一侧肺部，避免肢体活动，在保证患者安全的情况下，应加快穿刺速度。穿刺前提醒患者排便、排尿，做好穿刺前的准备。

（4）执行正确的脉冲式正压封管操作流程。

（5）可使用抗凝药物以预防导管阻塞的发生，如出现血凝性导管阻塞，应做以下处理：①回抽血凝块至导管畅通。②使用 5000U/ml 尿激酶，保留 20 分钟后回抽，再用 29ml 以上生理盐水脉冲式冲管。③以上措施均无效，应考虑拔管或重新置管。

5. PICC 导管脱出和移位

（1）正确固定导管，可使用固定翼加强导管固定。

（2）穿刺时尽量避开肘窝，首选贵要静脉。

（3）更换敷贴时，注意不要用力过猛，动作要轻柔，避免将导管带出体外。

（4）应以透明敷贴完全覆盖导管并固定。消毒液消毒皮肤后应在空气中充分待干，保证其在穿刺点皮肤停留足够的时间以起到最佳消毒效果；同时避免消毒液与敷料间发生化学反应或粘贴不牢固。更换敷料时可使用无菌医用黏胶，以降低皮肤因外力损伤的风险。

（5）如有导管移位情况出现，应及时提醒医生拍 X 线片确定导管位置，80％的移位可通过胸片调整成功。

（6）如有导管脱出情况出现，应及时向医生汇报，与之前放置导管的长度做对比。如脱出小于5cm，胸片显示导管头端仍于上腔静脉内，消毒导管后可继续穿刺；如超过5cm，胸片显示导管头端不在上腔静脉内，应考虑拔管。严禁将已经脱出的导管再次送入患者体内。

6. 导管断裂

（1）避免高压力注射操作，严禁在做 CT 和 MRI 检查时，使用高压注射泵推注造影剂。

（2）不要暴力冲管，正确封管、固定。

（3）如导管体外部分断裂，可修复导管或拔管；如体内部分断裂，应立即用止血带扎于上臂。如导管尖端已漂移至心室，应制动患者，在 X 线下确定导管位置，以介入手术取出导管。

第三十四节　肠内营养支持术

肠内营养支持术是指因疾病或创伤等致使饮食不能被摄取、消化、吸收，从而需要采取适当的方式经胃肠道置管喂以特别营养素以达到营养治疗目的的方法。目前肠内营养的供给途径有口服营养和管饲营养。口服营养是在非自然条件下口服由极易吸收的中小分子营养素配制的营养液。管饲营养是指对于上消化道通过障碍者，经鼻－胃、鼻－十二指肠、鼻－空肠置管或经颈、食管、胃、空肠造瘘管输注肠内营养剂的营养支持方法。

【操作目的及意义】

（1）维持和改善肠黏膜屏障功能。

（2）促进肠蠕动功能的恢复。

（3）加速门静脉系统的血液循环。

（4）促进胃肠道激素的分泌。

（5）便于营养物质中的营养因子直接进入肝脏。

（6）通过鼻－胃管、鼻－肠管或空肠造瘘管等灌入流质食物，保证不能经口进食患者的营养及水分的供给和治疗。

【操作步骤】

（一）鼻－胃管推注肠内营养

1. 评估患者并解释

（1）评估：①患者：年龄、意识状态、病情、生命体征、耐受程度、治疗情况，以及心理状态与合作度。②胃管：评估胃管置入长度，胃管固定是否完好，胃管是否在有效期内且通畅。③环境：操作环境30分钟内无打扫，无扬尘，消毒，环境整洁，温度适宜。

（2）解释：安抚患者，向患者及家属解释操作目的、方法及注意事项，取得患者（家属）合作并签署知情同意书。

2. 操作准备

（1）护士准备：①仪表端庄，衣帽整洁，洗手，戴口罩。②治疗单与医嘱核对，准确无误。

（2）患者准备：①注意保暖。②做好思想准备，愿意配合。

（3）物品准备：一次性20ml注射器、一次性50ml注射器、无菌纱布、温开水、治疗巾、鼻饲液200ml（温度38~40℃）、手套、手消毒液、医嘱单、生活垃圾桶、医疗垃圾桶等。

（4）环境准备：周围环境清洁、安静，关闭门窗。

3. 操作方法

（1）洗手、戴口罩。检查一次性物品的名称、规格、有效期、包装是否完好、挤压有无漏气。

（2）备齐用物至患者床旁，两种方法核对患者身份信息并做解释，取得合作。

（3）协助患者取合适体位，将床头抬高30°～45°或半卧位。

（4）戴手套，观察胃管置入深度，抽吸温开水20ml，连接胃管，缓慢注入温开水并回抽，确保胃管通畅在位，关闭胃管末端。

（5）再次核对患者信息。

（6）用50ml注射器抽取营养液，连接胃管末端，缓慢注入营养液。

（7）鼻饲结束后注入少量温开水冲净胃管。

（8）封闭胃管末端，用别针固定于患者衣领、枕旁或大单处，防止胃管脱落。

（9）分类处理用物，整理患者床单位。

（10）再次查对患者信息并交待注意事项。

（11）脱手套，卫生手消毒，记录患者鼻饲量和鼻饲时间。

（二）间接重力滴注肠内营养

1. 评估患者并解释

（1）评估：①患者：年龄、意识状态、病情、生命体征、耐受程度、治疗情况，以及心理状态与合作度。②胃管：评估胃管置入长度，胃管固定是否完好，胃管是否在有效期内且通畅。③环境：操作环境30分钟内无打扫，无扬尘，消毒，环境整洁，温度适宜。

（2）解释：安抚患者，向患者及家属解释操作目的、方法及注意事项，取得患者（家属）合作并签署知情同意书。

2. 操作准备

（1）护士准备：①仪表端庄，衣帽整洁，洗手，戴口罩。②核对治疗单与医嘱准确无误。③评估患者的病情及治疗情况，心理状态与合作度。鼻腔黏膜有无肿胀、炎症，有无鼻腔息肉等。

（2）用物准备：营养液（38～40℃），佰通针式或袋式泵管，一次性20ml、50ml注射器，温开水，治疗盘，启瓶器，橡皮盖，手消毒液，生活垃圾桶，医疗垃圾桶。

（3）患者准备：做好患者（昏迷患者与家属解释）的思想准备，取得合作。

（4）环境准备：周围环境清洁、安静，关闭门窗，注意保暖。

3. 操作方法

（1）卫生手消毒，戴口罩。检查一次性物品的名称、规格、有效期，包装是否完好，挤压有无漏气。

（2）备齐用物携至患者床旁，两种方法核对患者身份信息并做解释，取得合作。

（3）协助患者取合适体位，将床头抬高30°～45°或半卧位。

（4）戴手套；观察胃管置入深度；抽吸温开水 20ml，连接胃管；缓慢注入温开水并回抽；确保胃管通畅在位，关闭胃管末端。

（5）将配制好的 38～40℃ 的营养液注入储液袋或将针式鼻饲管与营养液袋、瓶连接并排气。

（6）再次核对患者信息。

（7）将输注管与胃管连接，调节滴速。前 15 分钟要求速度缓慢（15 滴/分），无不适后根据患者的耐受程度适当调整滴注速度。

（8）挂上外用营养液滴注的标志。

（9）滴注完毕后，用 20～50ml 温开水冲洗鼻饲管。

（10）封闭胃管末端，用别针固定于患者衣领、枕旁或大单处，防止胃管脱落。

（11）取舒适体位，再次查对患者信息并交待注意事项。

（12）脱手套，卫生手消毒，记录患者鼻饲量和鼻饲时间。整理患者床单位，交待注意事项。回处置室分类处理垃圾，洗手。

4. 操作评价

（1）患者了解鼻饲的目的及意义并配合。

（2）确保鼻饲管路通畅在位，胃内无潴留，监测胃内残留液量，每 4 小时一次，使胃内溶液少于 100ml，防止反流、误吸。

（3）在配制营养液时，使用无菌容器和输注管路，并每日更换。

（4）观察袋或瓶装营养液是否充分摇匀，防止管路堵塞。

（5）营养液滴注结束后用 20～50ml 温水冲洗鼻饲管路，保持通畅，固定良好。

（6）营养液滴注过程中患者无腹胀、腹痛、腹泻等不耐受状况。

【操作重点及难点】

（1）每天检查口腔、鼻、咽喉有无不适，防止鼻饲管长期放置引起的并发症。建议采用具有延展性的粘性胶带结合高举平台法固定鼻饲管。

（2）配制营养液时要充分摇匀，在推注或输注过程中如出现推注或滴注困难，应用温开水冲，防止营养液凝固堵塞导管，重新摇匀营养液后再推注或输注。禁止在鼻胃管推注或输注有渣溶液。如遇导管堵塞，可尝试反复低压冲管。

（3）鼻饲液应当现配现用。温度应保持在 38～40℃，不可过冷、过热。对于已配制好或已开启的成品制剂，如暂时不用，应置于 4℃ 的冰箱内保存，不得超过 24 小时。

（4）药片应研碎，溶解后灌入。若灌入新鲜果汁，应与奶液分别灌入，防止产生凝块。

（5）混合流食应间接加温，以免蛋白凝固。每次鼻饲量不应超过 200ml。间隔时间不应少于 2 小时。

【注意事项】

1. 适应证

（1）无法经口进食、摄食不足或有摄食禁忌者。

（2）胃肠道外疾病：术前、术后营养支持，肿瘤化疗、放疗的辅助治疗，烧伤、创伤、肝衰竭、肾衰竭、心血管疾病、先天性氨基酸代谢缺陷病、肠外营养的过渡。

（3）胃肠道疾病：短肠综合征、胃肠道瘘、炎性肠疾病、胰腺疾病、吸收不良综合征、结肠手术与诊断准备，以及神经性厌食或胃瘫痪。

2. 禁忌证

（1）不宜应用肠内营养：重症胰腺炎急性期（严重应激状态、麻痹性肠梗阻、上消化道出血、顽固性呕吐、严重腹泻或腹膜炎），小肠广泛切除4～6周内，年龄小于3个月的婴儿，完全性肠梗阻及胃肠蠕动严重减慢患者，胃大部切除术后易产生倾倒综合征的患者。

（2）慎用肠内营养支持：严重吸收不良综合征及长期少食、衰弱患者，小肠缺乏足够吸收面积的空肠瘘患者，休克、昏迷患者，症状明显的糖尿病、糖耐量异常患者，接受高剂量类固醇治疗的患者。

3. 其他

（1）鼻饲前要确定胃管在胃内，回抽观察是否存在胃潴留、胀气、出血等现象。

（2）鼻饲后30～60分钟内使患者保持30°～45°，此期间尽量减少翻身、叩背、吸痰。若必须吸痰，应停止鼻饲，行浅部吸痰（避免深部吸痰），以免食物反流引起误吸。

（3）肠内营养患者应定时检查胃潴留情况，以减少误吸发生率。

（4）肠内营养泵管每24小时更换。

（5）肠内营养泵入速度应从低到高，一般从20～40ml/h开始。

（6）肠内营养输注时，应控制输注浓度由低到高。

（7）每次抽吸时应关闭鼻饲管末端或将胃管反折，避免空气进入胃内造成腹胀。

（8）鼻饲初期可发生腹胀、腹泻等情况。若患者腹泻，应注意观察和护理肛周，同时与肠炎引起的腹泻相鉴别。

（9）长期鼻饲者应做好口腔护理。

（10）必要时做好对家属的健康宣教。

【操作并发症及处理】

1. 机械性并发症 鼻咽食管损伤是长期经鼻咽食管进行肠内营养的并发

症，喂养管质地过硬或管径过粗可导致鼻咽食管损伤。在 6 小时内胃残余量超过 500ml 的情况下延迟肠内营养，建议给予幽门后喂养，使用胃动力药促进胃肠功能恢复。单次胃引流量大时，应该随即使用促胃肠动力药并重新测定，而非长期停止肠内营养。常见机械性并发症有鼻咽不适，鼻咽部黏膜糜烂或坏死，鼻咽部脓肿，急性鼻窦炎，声音嘶哑，咽喉部溃疡和狭窄，食管炎，食管溃疡和狭窄，气管食管瘘，以及胃、空肠、颈部、食管造口并发症等。对于不能维持自主进食的危重病患者，在血流动力学稳定情况下，推荐在 24 ~ 48 小时内通过早期肠内营养，开始营养支持治疗。

（1）加强监护，熟练掌握肠内营养操作技能。

（2）妥善固定管路，采取软质固定贴，适时给予减压贴保护。

（3）及时更换管路，选择质地软的喂养管。

2. 恶心、呕吐

（1）鼻饲前翻身、拍背、吸痰、清理呼吸道，以减少喂养过程中因呼吸问题而造成的恶心、呕吐。建议成人选用 14 号聚氨酯或硅胶胃管，因其对患者的胃肠黏膜刺激小，发生恶心呕吐的比例较少。

（2）发生呕吐时，应立即停止肠内营养，监测残留量。

（3）将患者头偏向一侧，清理分泌物，同时进行呼吸、心率、血氧饱和度的监测。

（4）如果患者对营养液不耐受，可遵医嘱应用胃动力药。

（5）必要时可于鼻饲管处放置加温器，以减少胃肠道不适。

3. 腹泻、腹胀、肠蠕动亢进

（1）询问饮食史。对饮用牛奶、豆浆等易致腹泻者，以往胃肠功能差或从未饮过牛奶的患者要慎用含牛奶、豆浆的鼻饲液。

（2）尽量使用等张液并充分稀释。

（3）降低输注速度，逐步增加到可耐受度。

（4）使用无乳糖配方。

（5）配制鼻饲液的过程中应防止污染。每天配制当日量，并置于 4℃ 冰箱内保存，食物及容器应每天煮沸灭菌后使用。不要因 ICU 患者发生腹泻而自动中止肠内营养，而应继续喂养；同时查找腹泻的病因以确定适当的治疗；通过调节输注速度预防腹泻的发生，开始时速度可减慢至 20ml/h，待胃肠适应后，调节最大速度不超过 80 ~ 100ml/h。

（6）输注前及输注中应鉴别及调整营养管位置。

（7）如因药物治疗时的不良反应引起胃肠道不适，应适当使用止泻药。

（8）评估腹泻的原因：菌群失调患者，可遵医嘱口服乳酸菌制剂；肠道真菌感染者，遵医嘱给予抗真菌药物。严重腹泻无法控制时暂停鼻饲。

4. 代谢性并发症　包括水、电解质、糖、维生素、蛋白质代谢的异常。常见有高血糖、水中毒、脱水、低血糖、低钠血症、低钾血症、高钾血症及脂肪酸缺乏。

（1）应每日记录出入量，定期监测全血细胞计数和凝血酶原时间。

（2）营养开始阶段每两天测一次血糖、尿素、肌酐、钾、钠、氯、钙、镁、磷等元素含量，以后每周测一次。

（3）测定血清胆红素、谷丙转氨酶、谷草转氨酶、碱样磷酸酶指标变化。每天留24小时尿标本测尿素氮或尿总氮，必要时进行尿钾、钠、钙、镁、磷离子的测定。

（4）危重患者的血糖控制：可选用更高比例的复合多糖、脂肪和膳食纤维配方。最好采取持续滴注或营养泵泵入方式，并减慢输注速度。在疾病的急性期血糖控制目标是5.5~11.1mmol/L，待病情平稳后应控制在5.5~8.3mmol/L。急性期血糖控制方法是输注营养液的同时静脉泵注胰岛素，病情稳定后改为皮下注射胰岛素。常规监测血糖，减少血糖波动，血糖水平保持在7.8~10.0mmol/L。

5. 误吸

（1）输注中床头需始终抬高30°~45°。

（2）输注前及输注中应鉴别及调整营养管位置。

（3）对于高危（体弱、昏迷、神经肌肉疾患）患者，应改用胃造口置管。

（4）对于因鼻饲管太粗（常致胃、食管括约肌反射）而误吸的患者，可改用较细软的鼻饲管。

（5）对于胃排空延迟或胃潴留（如≥100ml）患者，停止输注2~8小时，然后在减慢速度或稀释下恢复。

（6）对昏迷患者，翻身应在鼻饲前进行，以免胃因受机械性刺激而引起反流。

（7）肠内营养时辅以胃肠动力药（多潘立酮、西沙必利、甲氧氯普胺）可解决胃轻瘫、反流等问题。一般在鼻饲前半小时由鼻饲管注入。

（8）一旦发生误吸，立即停止鼻饲，取头低右侧卧位；吸除气道内吸入物，气管切开者可经气管套管内吸引；然后胃管接负压瓶。

（9）有肺部感染迹象者及时运用抗菌药物。鼻饲时若病情允许应抬高床头30°~45°；人工气道患者需行声门下吸引1次/4小时；使用氯己定进行口腔护理，2次/天。

6. 便秘

（1）对于液体不足、脱水的患者，应增加液体输注，记录好出入量。

（2）增加配方中纤维素含量。

（3）适当调整使用药物。

（4）便秘者必要时肛管注开塞露 20ml、酚酞（果导）2g。每天 3 次，经鼻胃管内注入，必要时用 2%~3% 肥皂水 200~400ml 低压灌肠。

（5）老年患者因肛门括约肌较松弛，加上大便干结，往往灌肠效果不佳，需人工取便，即用手指由直肠取出崁顿的粪便。

7. 鼻、咽、食管损伤和出血

（1）置管动作要轻柔。

（2）长期留置胃管者，选用聚氯酯和硅胶喂养管，其质地软、管径小。

（3）长期鼻饲患者，应每天用液状石蜡滴鼻 2 次，防止鼻黏膜干燥、糜烂。

（4）每天行口腔护理 2 次，每 3~4 周更换胃管 1 次。晚上拔出，翌日晨再由另一鼻孔插入。

（5）咽部黏膜损伤时，可用混合液咽部喷雾法预防，即用 2% 甲硝唑 15ml、2% 利多卡因 5ml、地塞米松 5mg 的混合液，加入喷雾器内，向咽部喷雾 4 下，每天 3 次，每次 2~3ml。

（6）鼻黏膜损伤时，可用冰生理盐水和去甲肾上腺素浸湿的纱条填塞止血。

（7）食管黏膜损伤出血时，可给予制酸、保护黏膜药物、如雷尼替丁、奥美拉唑、麦滋林等。

8. 胃出血

（1）重型颅脑损伤患者可预防性使用制酸药物，鼻饲时间间隔不宜过长。

（2）鼻饲时抽吸力量要适当。

（3）牢固固定鼻胃管，躁动不安患者可遵医嘱适当使用镇静剂。

（4）胃活动性出血时，可用冰生理盐水洗胃，凝血酶 200U 胃管注入，每天 3 次，暂停鼻饲，做胃液隐血试验，遵医嘱使用奥美拉唑。

（5）患者出血停止 48 小时后无腹胀、肠麻痹，能闻及肠鸣音，胃空腹潴留液 <100ml 时方可慎重开始喂养，初量宜少。

9. 呼吸心跳骤停

（1）有心脏病史的患者插胃管需谨慎小心。

（2）患者生命垂危、生命体征极不稳定时，应避免插胃管，防止意外发生。如因病情需要必须插管需持谨慎态度。操作前备好抢救用物，在医生指导下进行。插管前可将胃管浸泡在 70℃ 以上的温开水中 20 秒，使胃管温度保持在 35~37℃，减少胃管的化学刺激和冷刺激。

（3）必要时在胃管插入前予以咽喉部黏膜表面麻醉，先用小喷壶在咽喉部喷 3~5 次 1% 丁卡因，当患者自觉咽喉部麻木感时再进行插管，以减少刺激和不良反应。

（4）操作要轻稳、快捷、熟练，尽量一次成功，避免反复刺激。

（5）操作中严密监测生命体征，如发现异常立即停止操作，并采取相应的抢救措施。

（6）对合并有慢性支气管炎的老年患者，插管前 10 分钟可选用适当的镇静剂或阿托品肌内注射。床旁备好氧气，必要时给予氧气吸入。

（7）一旦发生呼吸心跳骤停，立即进行心肺复苏予以抢救，如实施胸外按压、气管插管、人工呼吸等。

第三十五节　鼻饲泵技术

鼻饲泵技术即鼻饲是一种由电脑控制，按所需的速度，经由胃肠道输送流质液体，维持持续性灌食。鼻饲泵是一种医疗设备，常在综合医院病房护理院、家庭等场合使用以精确控制营养液输注。

【操作目的及意义】

（1）按所需的速度，经由胃肠道输送流质液体，维持持续性灌食。

（2）有效减少肠内营养的胃肠道不良反应，提高肠内营养的耐受性，有利于血糖控制，可以为吸收能力差的患者提供最大程度的营养支持。

（3）对于长期卧床、昏迷的患者来说，使用鼻饲泵技术进食可降低推注鼻饲液引起的反流、呕吐风险。

（4）对慢性疾病老年患者（65 岁及以上）采用胃造瘘管、鼻空肠管长期持续性输注肠内营养，可显著提高生存率，降低误吸、窒息发生率，提高患者对肠内营养的耐受性。

（5）鼻饲的目标是为患者提供足够的能量、蛋白质和微量元素，维持或促进营养状态、功能和活动的康复、生活质量，降低病死率。

【操作步骤】

1. 评估患者并解释

（1）评估：①患者：年龄、意识状态、病情、生命体征、耐受程度、治疗情况，以及心理状态与合作度。②胃管：评估胃管置入长度，胃管固定是否完好，胃管是否在有效期内且通畅。③环境：操作环境 30 分钟内无打扫，无扬尘，消毒，环境整洁，温度适宜。④鼻饲泵及营养液：评估鼻饲泵的性能，处于完好备用状态；评估肠内营养的管路与皮肤接触处皮肤状况；评估管路的通畅程度；评估营养液的名称、剂量、浓度、用法、时间、有效期、使用说明。

（2）解释：安抚患者，向患者及家属解释操作目的、方法及注意事项，取得患者（家属）知情同意。

2. 操作准备

(1) 护士准备：①仪表端庄，衣帽整洁，卫生手消毒，戴口罩。②了解患者病情，安抚患者，取得患者合作。

(2) 患者准备：①注意保暖。②做好思想准备，愿意配合。③对昏迷患者，与家属做好解释。

(3) 物品准备：配制好的营养液（肠内营养混悬液）、鼻饲泵、加温器、20ml 注射器、治疗碗（内装温开水）、弯盘、治疗巾、纱布数块、手消毒液、清洁手套。

(4) 环境准备：周围环境清洁、安静，关闭门窗。

3. 操作方法

(1) 携用物至患者床旁。

(2) 两种方法核对患者信息，营养液名称、剂量、浓度、用法、时间及有效期。

(3) 戴手套，观察胃管置入深度，抽吸温开水 20ml，连接胃管，缓慢注入温开水并回抽，确保胃管通畅在位，夹闭胃管。

(4) 放置鼻饲泵：通过鼻饲泵的固定夹将其固定于输液架上，尽量靠近患者，以免牵拉导致胃管脱出。

(5) 连接电源：按电源键"⊙"1 秒，开机自检，进入设置页面。

(6) 设定速度：按"设置"键，按"速度"键，使用增加或减少键设定泵入速度，按"确定"键返回。

(7) 设置任务：按"任务"键，设定泵入速度、时间与总量。

(8) 设定温度：按"温度"键，调整温度为 35~40℃，按"确定"键，按"返回"键。

(9) 再次核对患者信息。

(10) 将营养液挂在输液架上。①当使用佰通针式泵管时，将泵管连接至营养制剂。当使用佰通袋式泵管时，将肠内营养混悬液注入储液袋。②将泵管的滴斗垂直嵌入鼻饲泵的滴斗凹槽内，硅胶管绕在泵的转轴上，固位器拉至固定支架内；顺着管路导向槽将管路嵌入理顺；打开管路下部流量调节器；打开开关，去掉鼻饲管接头保护帽。

(11) 预灌注：按"灌注"键，选择"自动"，营养液将自动充满整个鼻饲管管路，将加温装置固定于泵管出口 30~40cm 处。

(12) 将泵管与胃管连接，按"运行"键开始输注。

(13) 再次核对患者信息，交待注意事项，整理用物，分类处理垃圾。

(14) 脱手套，卫生手消毒，摘口罩，记录操作时间、鼻饲液名称及其剂量和速度。

（15）输注结束后，携用物至患者床旁，戴口罩、手套，按"⊙"键关闭鼻饲泵，将泵管输注端与鼻饲管分离。

（16）用注射器抽取 20ml 温水冲洗胃管，封闭胃管出口，夹闭胃管，将胃管用别针固定于患者衣领、枕旁或大单处，防止胃管脱落。

（17）整理床单位，交待注意事项。

（18）处置室分类处理垃圾。

（19）脱手套，卫生手消毒，摘口罩，记录鼻饲结束时间。

4. 操作评价

（1）清醒患者（昏迷患者与家属解释）了解鼻饲的目的及意义并配合。

（2）确保胃管通畅在位，胃内无潴留，监测胃内残留液量。每 4 小时 1 次，使胃内溶液少于 100ml，防止反流、误吸、窒息。

（3）在泵入营养液时，使用无菌容器或鼻饲泵管，并每日更换。

（4）营养液滴注结束后用 20～50ml 温水冲洗鼻饲管路，使之保持通畅，固定良好。

（5）报警设置正确：在鼻饲泵使用前自检时一定要确保报警可以被听见和看见，根据鼻饲原则、患者病情及鼻饲液性质，遵医嘱设定参数。

（6）随时观察加温装置，防止温度过高引起烫伤等情况发生。

【操作重点及难点】

（1）每天检查口腔、鼻、咽喉有无不适，防止胃管长期放置引起的并发症。

（2）"任务"值的设定：①一般情况下将任务值设定为零，鼻饲泵将不执行输送任务完成的提示，即对输送量没有限制。②当输注累积量等于任务值时，鼻饲泵会自动停止输注并有短暂滴声提示，屏幕显示"输送任务完成"提示进行下一步操作，按"消除总量"键，将屏幕上的总量数值归零，如果屏幕上显示的总量数值小于当前任务数值，按此键将无效，不能使总量归零。③泵正常运转情况下，在输送任务完成前不要关机，关机后将重新开始记任务。

（3）屏幕显示的报警解决：①显示"营养袋已空或管路阻塞，请检查"时按"静音"键，返回主界面，检查泵管管路中液体是否输送完毕，若仍有液体在管路中，应检查整个管路，排除堵塞。②显示"请安装泵管"时检查泵管安装位置是否正确，按"操作方法"重新安装泵管或更换新的泵管。③显示"暂停超时"或"任务已完成"时按"返回"键继续使用鼻饲泵或按"⊙"键关机。④显示"LOW BOTT"表示鼻饲泵电池耗尽或电源脱落，电池电量应充足，充电后转送患者时可继续使用 2～5 小时，鼻饲泵带有蓄电池，立即连接电源后，可直接自行充电并能继续运行工作。

【注意事项】

1. 适应证

（1）接受 2～3 周及以上肠内营养或长期（≥6 月）采用胃造瘘管进行肠内营养时。

（2）对危重症（如短肠综合征、部分肠梗阻、肠瘘、急性胰腺炎等）患者、重大手术后患者在刚开始接受肠内营养时，严重吞咽功能障碍、抑郁、早中期痴呆患者，以及营养不良或者有营养不良风险的老年患者、失能老人等，推荐采取鼻饲喂养。

（3）不能由口进食者，如昏迷、口腔疾病患者等。

（4）经口进食困难者。

（5）早产儿及病情危重者。

（6）血糖波动较大患者。

（7）对输注肠内营养"速度"较为敏感者。

（8）肠内营养液（如高能量密度的肠内营养液）黏度较高时。

（9）进行直接的十二指肠或空肠喂养者。

（10）当喂养强调以准确时间为基础（在限定的准确时间内完成输注）时。

（11）为避免在短时间内输注大剂量、高渗透压的营养液时。

（12）家庭肠内营养时。

2. 禁忌证

（1）门静脉高压合并食管静脉曲张或有出血史时。

（2）食管经强酸、强碱灼伤未愈时。

（3）严重心脏病、心功能不全者。

3. 其他

（1）肠内营养液温度以 38～40℃为宜，在不使用加温棒的情况下应保持在 30℃或室温。

（2）鼻饲前要确定胃管在胃内，回抽观察是否存在胃潴留、胀气及出血等现象。

（3）鼻饲后 30～60 分钟内，使患者保持 30°～45°斜坡卧位，此期间尽量减少翻身、叩背、吸痰，若必须吸痰，应停止鼻饲。行浅部吸痰（避免深部吸痰），以免食物反流引起误吸。

（4）肠内营养患者应定时检查胃潴留情况，以减少误吸发生率。

（5）肠内营养泵管每 24 小时更换。

（6）肠内营养泵入速度应从低到高，一般从 20～40ml/h 开始。

（7）如鼻饲泵发生报警提示，应及时联系医务人员，避免私自调整数值及处理报警现象。①胃肠道功能正常患者，首选整蛋白标准配方。②膳食纤维可以减少进行鼻饲的老年患者发生腹泻，促进正常肠道蠕动。③外伤或选择性上消化道手术的患者可选择含免疫调节剂（精氨酸、核苷酸、ω-3脂肪酸）的鼻饲营养液。④烧伤患者可采用添加谷氨酰胺的鼻饲营养液。

【操作并发症及处理】

1. 机械性并发症

（1）误吸：①输注中床头需始终抬高30°~45°。②输注前及输注中应鉴别及调整营养管位置。③对于高危（体弱、昏迷、神经肌肉疾病）患者，应改用胃造口置管。④对于因鼻饲管太粗（常致胃、食管括约肌反射）而误吸的患者，可改用较细软的鼻饲管。⑤对于胃排空延迟或胃潴留（如≥100ml）患者，停止输注2~8小时，然后在减慢速度或稀释下恢复。⑥对昏迷患者，翻身应在鼻饲前进行，以免胃因受机械性刺激引起反流。⑦肠内营养时辅以胃肠动力药（多潘立酮、西沙必利、甲氧氯普胺），可解决胃轻瘫、反流等问题，一般在鼻饲前半小时由鼻饲管注入。⑧一旦发生误吸，立即停止鼻饲，取头低右侧卧位，吸除气道内吸入物，气管切开者可经气管套管内吸引，然后胃管接负压瓶。⑨有肺部感染迹象者及时运用抗菌药物。

（2）胃管堵塞：①每次输注后或每输注2~8小时，用20~50ml温开水冲洗。②对于需输注高黏度营养液的患者，调整管径。③鼻饲药物时尽量选用液体药物，颗粒状药物需尽量研碎，用温开水充分稀释。④定期更换置入管，避免因置入时间过长，管路被胃肠道黏液腐蚀、脱落。

2. 胃肠道并发症

（1）腹泻、腹胀、肠蠕动亢进：①询问饮食史，对饮用牛奶、豆浆等易致腹泻者，以往胃肠功能差或从未饮过牛奶的患者要慎用含牛奶、豆浆的鼻饲液。②尽量使用等张液并充分稀释。③降低输注速度，逐步增加到可耐受。④使用无乳糖配方。⑤配制鼻饲液的过程中应防止污染，每天配制当日量，并置于4℃冰箱内保存，食物及容器应每天煮沸灭菌后使用。⑥输注前及输注中应鉴别及调整营养管位置。⑦如因药物治疗时的不良反应引起胃肠道不适，应适当使用止泻药。⑧评估腹泻的原因，菌群失调患者，可遵医嘱口服乳酸菌制剂。有肠道真菌感染者，遵医嘱给予抗真菌药物。严重腹泻无法控制时暂停鼻饲。⑨推荐使用含纤维素和益生菌的鼻饲营养液以降低腹泻发生率。对于乳糖不耐受患者，推荐给予无乳糖配方的鼻饲营养制剂；临床应用时，不宜稀释已配制好的鼻饲营养液；鼻饲营养袋、营养管和营养液容器应每24小时更换。腹泻发生时，应减慢鼻饲喂养速度或减少营养液总量，予以等渗营养配方，严格执行无菌操作；尽早查找腹泻原因、尽早治疗，并加强皮肤护理。患者在鼻饲期间同时服用其他药物尤其是抗菌药物，可能是导致腹泻的原因。

（2）便秘：①对于液体不足、脱水患者，应增加液体输注，记录好出入量。②增加配方中纤维素含量。③适当调整使用药物。④便秘者必要时肛管注入 20ml 开塞露；酚酞（果导）2g，每天 3 次，经鼻胃管内注入；用 2%～3% 肥皂水 200～400ml 低压灌肠。⑤老年患者因肛门括约肌较松弛，加上大便干结，往往灌肠效果不佳，需人工取便，即用手指由直肠取出嵌顿的粪便。

（3）恶心、呕吐、腹部绞痛：①尽量使用等张液并充分稀释。②降低输注速度，逐步增加到可耐受度。③使用无乳糖配方。④配制营养液应使用无菌技术。⑤肠内营养液温度以 38～40℃ 为宜。在不使用加温棒的情况下应保持在 30℃ 或室温。⑥对于胃排空延迟或胃潴留患者，如≥100ml，停止输注 2～8 小时，然后在减慢速度或稀释下恢复。⑦对于胃胀患者，应尽早下床活动。⑧对于胃肠道梗阻患者，应停止输注，找出梗阻原因并纠正。⑨对于因脂肪过多而引起的不适，可改用低脂营养配方。

3. 代谢性并发症

（1）脱水：患者出量＞入量，体重迅速减少、口渴、皮肤干燥、血电解质浓度上升、尿相对密度增加，对于脱水、葡萄糖利用受损的患者，需监测血糖及尿糖，监测出入量，给予足够的液体。

（2）水过多：对于肾脏、肝脏、心脏衰竭，营养不良，低蛋白血症患者可使用热量浓度配方，避免液体输注过快，监测出入量和血电解质浓度。

（3）低钠血（血 Na^+ ＜135mmol/L）：对于因异常体液潴留或异常钠丢失的患者，应限制水的摄入，有低钠指征时补钠，管饲增加时应减少静脉输注。

（4）高钠血（血 Na^+ ＞150mmol/L）：对于液体负荷过多，液体摄入量不足的患者，应增加液体输入，检查配方渗透压并检测血糖。

4. 鼻、咽、食管损伤和出血

（1）患者清醒时，向其解释、说明操作目的和意义，取得患者的充分合作，置管动作要轻柔。

（2）长期留置胃管者，选用聚氯酯和硅胶喂养管，质地软、管径小。

（3）长期鼻饲患者，应每天用液状石蜡滴鼻 2 次，防止鼻黏膜干燥、糜烂。

（4）每天行口腔护理 2 次，每 3～4 周更换胃管 1 次，晚上拔出，清晨再由另一鼻孔插入。建议机械通气鼻饲患者使用氯己定口腔护理 2 次/天，以降低其肺炎发生率。

（5）咽部黏膜损伤时，可用混合液咽部喷雾法预防，即用 2% 甲硝唑 15ml、2% 利多卡因 5ml、地塞米松 5mg 的混合液加入喷雾器内，向咽部喷雾 4 下，每天 3 次，每次 2～3ml。

（6）鼻黏膜损伤时，可用冰生理盐水和去甲肾上腺素浸湿的纱条填塞止血。

（7）胃食管黏膜损伤出血时，可给予制酸、保护黏膜药物。

5. 胃出血

（1）重型颅脑损伤患者可预防性使用制酸药物，鼻饲时间间隔不宜过长。

（2）鼻饲时抽吸力量要适当。

（3）牢固固定鼻胃管，躁动不安患者可遵医嘱适当使用镇静剂。

（4）胃活动性出血时，可用冰生理盐水洗胃，凝血酶 2000U 胃管注入，每天 3 次，暂停鼻饲。做胃液隐血试验，遵医嘱使用奥美拉唑钠。

（5）患者出血停止 48 小时后，无腹胀、肠麻痹，能闻及肠鸣音，胃空腹潴留液 <100ml 时方可慎重开始喂养，初量宜少。

（6）持续输注鼻饲营养液时，可使用加温器，使营养液温度维持在 38~40℃，但加温器须谨慎使用。

6. 胃潴留

（1）每次鼻饲完，可协助患者取高枕卧位或半坐卧位，以防止潴留于胃内的食物反流入食管。

（2）在患者病情许可的情况下，增加翻身次数，鼓励其多床上及床边活动，促进胃肠道功能恢复，并可依靠重力作用使鼻饲液顺肠腔运行，预防和减轻胃潴留。

（3）胃潴留重病患者，遵医嘱予以甲氧氯普胺 60mg，每 6 小时 1 次，加速胃排空。

第三十六节　指压止血术

指压动脉止血法是用手指或手掌把出血部位的动脉血管（近心端）压在骨骼上，阻断血流，实现快速止血的一种方法。适用于头面部及四肢的动脉出血急救，压迫时间不宜过长，作为临时应急措施。要求指压部位及方法正确（图 2-36-1 ~ 图 2-36-9）。各种指压止血术的适用范围见表 2-36-1。

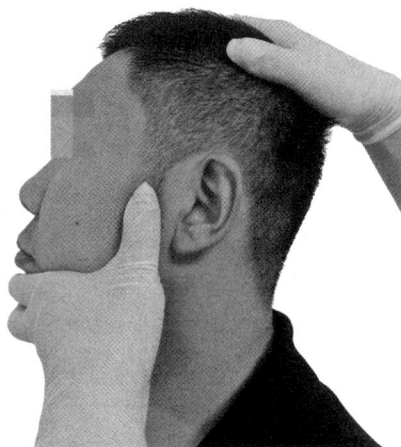

图 2-36-1　颞浅动脉压迫法

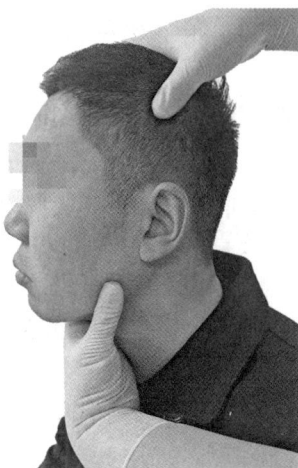

图 2 – 36 – 2　面动脉压迫法

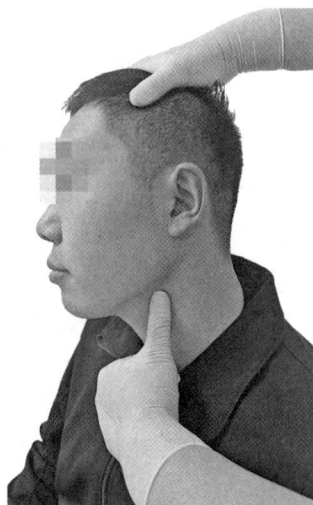

图 2 – 36 – 3　颈总动脉压迫法

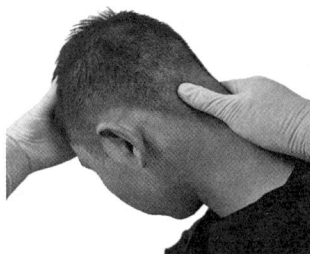

图 2 – 36 – 4　枕动脉压迫法

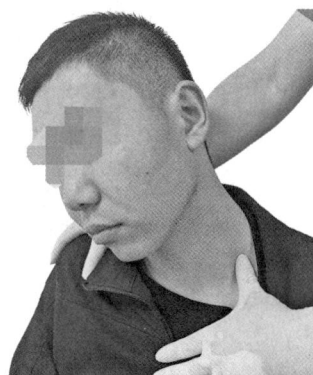

图 2 – 36 – 5　锁骨下动脉压迫法

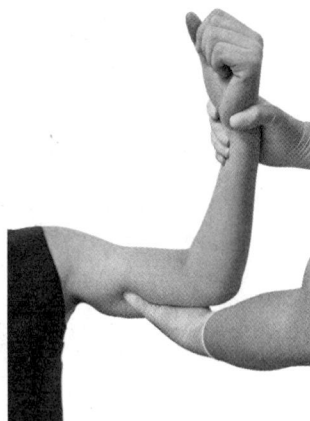

图 2 – 36 – 6　肱动脉压迫法

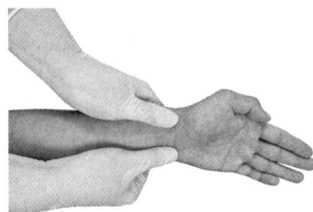

图 2 – 36 – 7　尺、桡动脉压迫法

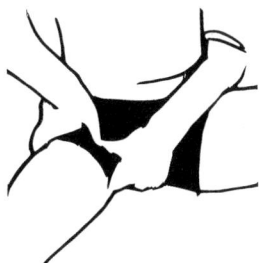

图 2 - 36 - 8　股动脉压迫法　　图 2 - 36 - 9　腘动脉压迫法　　图 2 - 36 - 10　足背、胫后动脉
压迫法

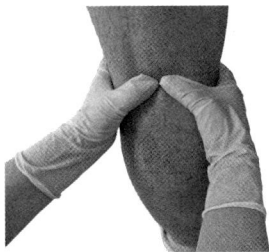

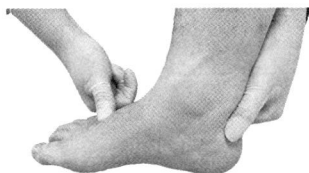

表 2 - 36 - 1　各种指压止血术的适用范围

方法	适用范围
颞浅动脉止血法	头部发际范围内及前额、颞部的出血
面动脉止血法	颜面部的出血
颈总动脉止血法	头、颈、面部大出血且压迫其他部位无效时
枕动脉压迫法	一侧头枕部的出血
锁骨下动脉压迫法	肩部、腋窝或上肢出血
肱动脉压迫法	手、前臂及上臂中或远端出血
尺、桡动脉压迫法	手掌部位的出血
股动脉压迫法	大腿、小腿或足部的出血
腘动脉压迫法	腘窝处的出血
足背、胫后动脉压迫法	足部出血

【操作目的及意义】

指压止血术可及时、有效地阻断中等以上动脉的出血，有助于在创伤急救的紧急情况下达到救治及止血的目的。

【操作步骤】

1. 评估患者并解释

（1）评估：①现场环境及自身安全。②患者的年龄、体重、病情、意识状态，有无活动性大出血，肢体活动能力。

（2）解释：向患者及家属解释指压止血术的目的、方法、注意事项及配合要点。

2. 操作准备

（1）护士准备：①仪表端庄，衣帽整洁，卫生手消毒，戴口罩，戴手套。

②了解伤情，安抚患者，取得患者合作。③对受伤患者受伤部位、血管状况、出血状况以及伤处血运状况进行评估。

（2）患者准备：①脱离受伤环境、抬高伤肢。②做好思想准备，愿意配合。

（3）物品准备：无菌手套、无菌敷料、手消毒液、生活垃圾桶、医疗垃圾桶。

（4）环境准备：现场环境安全，可以施救。

3. 操作方法

（1）头顶部出血（颞浅动脉压迫法）：①伤口处覆盖无菌敷料。②在同侧外耳门前上方颧弓根部摸到颞浅动脉搏动点。③用拇指或示指将其压向颌关节面。④待出血减少或停止，清理伤口，包扎固定。⑤分类处理垃圾，脱手套，卫生手消毒，记录。

（2）颜面部出血（面动脉压迫法）：①伤口处覆盖无菌敷料。②在同侧咬肌前缘绕下颌骨下缘处摸到面动脉的搏动。③用拇指或示指将其压向下颌骨面。④待出血减少或停止，清理伤口，包扎固定。⑤分类处理垃圾，脱手套，卫生手消毒，记录。

（3）颈部、面部、头皮部出血（颈总动脉压迫法）：①伤口处覆盖无菌敷料。②在颈根部，同侧气管与胸锁乳突肌之间摸到颈总动脉的搏动。③用拇指或其他四指将其压向第6颈椎横突。④待出血减少或停止，清理伤口，包扎固定。⑤分类处理垃圾，脱手套，卫生手消毒，记录。

（4）头后部出血（枕动脉压迫法）：①伤口处覆盖无菌敷料。②在同侧耳后乳突下稍后方找到枕动脉搏动点。③用拇指或其他四指将动脉压向乳突。④待出血减少或停止，清理伤口，包扎固定。⑤分类处理垃圾，脱手套，卫生手消毒，记录。

（5）肩部、腋部、上臂出血（锁骨下动脉压迫法）：①伤口处覆盖无菌敷料。②在同侧锁骨中点上方的锁骨上窝处摸到锁骨下动脉的搏动点。③用示指压向后下方的第一肋骨面。④待出血减少或停止，清理伤口，包扎固定。⑤分类处理垃圾，脱手套，卫生手消毒，记录。

（6）前臂出血（肱动脉压迫法）：①伤口处覆盖无菌敷料。②在上臂内侧中部的肱二头肌内侧沟处摸到肱动脉的搏动。③用拇指或其他四指将其压向肱骨干。④待出血减少或停止，清理伤口，包扎固定。⑤分类处理垃圾，脱手套，卫生手消毒，记录。

（7）手掌、手背出血（尺、桡动脉压迫法）：①伤口处覆盖无菌敷料。②在手腕横纹稍上处的内外两侧摸到尺、桡动脉的搏动。③用两手拇指分别将其压向尺、桡骨面。④待出血减少或停止，清理伤口，包扎固定。⑤分类处理垃圾，脱手套，卫生手消毒，记录。

（8）大腿出血（股动脉压迫法）：①伤口处覆盖无菌敷料。②在腹股沟韧带稍下方处摸到股动脉的搏动。③用双手拇指重叠用力，将其压向耻骨下支。④待出血减少或停止，清理伤口，包扎固定。⑤分类处理垃圾，脱手套，卫生手消毒，记录。

（9）小腿出血（腘动脉压迫法）：①伤口处覆盖无菌敷料。②在腘窝偏内侧处摸到腘动脉的搏动。③用大拇指用力向后将其压向股骨。④待出血减少或停止，清理伤口，包扎固定。⑤分类处理垃圾，脱手套，卫生手消毒，记录。

（10）足部出血（足背、胫后动脉压迫法）：①伤口处覆盖无菌敷料。②摸到足背皮肤皱纹中点的足背动脉和跟骨与内踝之间的胫后动脉。③分别将其压向跖骨（舟状骨）和跟骨。④待出血减少或停止，清理伤口，包扎固定。⑤分类处理垃圾，脱手套，卫生手消毒，记录。

4. 操作评价

（1）急救人员掌握正确的压迫点，时间不宜过长，一般不超 1 小时。

（2）压迫力度适中，以阻断出血为宜。

（3）根据动脉分布情况，用手指、手掌或拳头在出血部位的近心端，用力将该动脉压在骨骼上以达到止血的目的。

【操作重点及难点】

（1）应压迫在出血伤口的近心端。

（2）压迫时最好能触及动脉搏动处并将血管压到附近的骨骼上。

（3）动脉被压迫后，远端血供中断，可能会造成缺血坏死。

（4）根据肢体远端血运情况调整按压力度、按压时间及止血方法。

【注意事项】

（1）对颈总动脉的压迫止血应慎重，操作过程中应密切观察患者有无晕厥等表现，并绝对禁止同时压迫双侧颈总动脉。

（2）紧急止血时，若徒手直接压迫止血，易造成伤口感染。

（3）指压止血法是一种临时性止血方法，不能持久，故同时应做伤口的加压包扎、结扎止血等其他止血措施。

【操作并发症及处理】

1. 创伤性休克

（1）立即取平卧位。

（2）确保呼吸道通畅，防止窒息。

（3）多种止血方法联合应用以达到止血的目的。

（4）立即建立静脉通路，输液、输血，纠正血容量。

（5）严密观察生命体征变化，做好复苏准备。

2. 颞骨骨折

（1）保持呼吸道通畅，止血，防止休克。

（2）观察脑组织损伤情况和生命体征变化等，及时处理，预防继发感染。

（3）严格无菌操作，清除外耳道的耵聍、积血及污物等。

（4）手术治疗。

3. 感染

（1）做细菌培养，确认何种细菌感染，以选择合适的抗菌药物。

（2）对感染伤口进行减压、固定。

（3）给予清创。

（4）进行外科手术。

（5）给予局部/全身抗感染治疗。

第三十七节　加压包扎止血术

加压包扎止血术是指将无菌敷料或衬垫覆盖在伤口上，用手或其他物品在包扎伤口的敷料上施以压力，一般需要持续 10 分钟以上才奏效，同时将受伤部位抬高也有利于止血。

【操作目的及意义】

（1）适用于各种性质的出血，如动脉、静脉、毛细血管出血。大动脉出血应与其他止血方法配合使用。

（2）适用于四肢、头部、躯干以及身体各处的伤口。

（3）是一种比较可靠、常用的非手术止血法。

【操作步骤】

1. 评估患者并解释

（1）评估：①现场环境及自身安全。②患者的年龄、体重、病情、意识状态，有无活动性大出血，肢体活动能力。

（2）解释：向患者及家属解释加压包扎止血术的目的、方法、注意事项及配合要点。

2. 操作准备

（1）护士准备：①仪表端庄，衣帽整洁，卫生手消毒，戴口罩、手套。②了解患者病情，安抚患者，取得患者合作。③对出血患者，了解患者的出血程度、出血部位、出血原因、意识状态及生命体征变化。

（2）患者准备：①脱离受伤环境，抬高伤肢。②做好思想准备，愿意配合。

（3）物品准备：无菌敷料或衬垫、手套、弹力绷带、手消毒液、医疗垃圾桶、生活垃圾桶。

（4）环境准备：现场环境安全，可以施救。

3. 操作方法

（1）直接施压法（图2-37-1）：①卫生手消毒，戴口罩、手套。②检查伤口有无异物。③将无菌敷料或衬垫覆盖在伤口上。④用单（双）手掌根或四指并拢直接压迫或其他物品在包扎伤口的敷料上施以压力，一般需要持续10分钟以上，同时将受伤部位抬高，若止血效果不佳，需要增加一块敷料继续施加压力，不应取下之前的敷料。⑤待血止住后更换无菌敷料，绷带包扎固定敷料协助止血。⑥避免活动，减慢出血速度。⑦分类整理用物，脱手套，卫生手消毒，记录出血时间、出血量及加压时间。

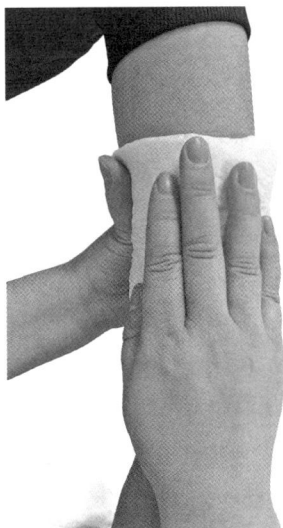

图2-37-1　直接施压法

（2）弹力绷带加压包扎法（图2-37-2）：①卫生手消毒，戴口罩、手套。②检查伤口有无异物。③将无菌敷料放置于伤处，敷料需超出伤口边缘。④用弹力绷带行螺旋形包扎止血在敷料的远心端，环形缠绕1~2圈然后向近心端缠绕，每一圈遮盖前一圈的1/2或2/3直至完全覆盖敷料，绷带需超出敷料边缘至少2cm，包扎完毕应检查末梢循环。⑤嘱患者将患肢抬高至心脏位置以上。⑥避免活动，减慢出血速度。⑦分类整理用物，脱手套，卫生手消毒，记录加压包扎的时间。

（3）间接加压包扎法：①卫生手消毒，戴口罩、手套。②检查伤口，伤口内嵌入较大异物（如刀子、玻璃碎片）或伤口直接加压无效可采用间接加压包扎法。③将大量敷料置于异物周围并包扎固定，减少异物移动，绷带需超出敷料边缘至少2cm。④嘱患者将患肢抬高至心脏位置以上。⑤避免活动，减慢出血速度。⑥分类整理用物，脱手套，卫生手消毒，记录加压包扎的时间。

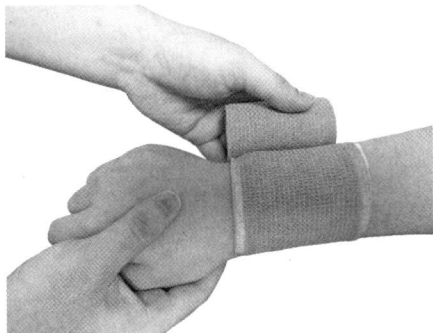

图2-37-2　弹力绷带加压包扎法

注：为了防止伤势加重或有致命风险时，切勿拔除异物。当异物阻塞呼吸道或插入面颊部而影响呼吸时，小心拔除并有效止血。

4. 操作评价

（1）压力必须是持续的，不可时紧时松，否则不能达到止血的效果。

（2）加压包扎时遵守无菌原则。

（3）弹力绷带一般由肢体远端向近心端缠绕，先以环形包扎两圈后每一圈压盖上一圈的 1/3～2/3，压力适中。

（4）绷带的两端要超出纱布至少2cm。

【操作重点及难点】

（1）选择无菌敷料，包扎前清理伤口，包扎力度适中，加压包扎时掌握正确的方法，才可以起到止血的作用。

（2）如果有骨折的情况或者怀疑关节脱位，则不宜通过加压包扎的方法进行止血。

【注意事项】

（1）若一时找不到无菌纱布或敷料，可用干净手帕或用手直接对伤口施压。但伤口如有尖锐异物或碎骨头时，不可用此方法。

（2）包扎的力度要均匀，松紧要适中，范围要大。

【操作并发症及处理】

1. 神经损伤或骨折

（1）解除骨折端的压迫，将骨折手法复位外固定。

（2）选用适当夹板，保持肌肉在松弛位置。

（3）保持关节活动度，防止畸形。

（4）理疗、按摩及适当电刺激。

（5）锻炼尚存在和恢复中的肌肉，改进肢体功能。

2. 创伤性休克

（1）立即取平卧位。

（2）确保呼吸道通畅，防止窒息。

（3）多种止血方法联合应用以达到止血的目的。

（4）立即建立静脉通路，输液、输血，纠正血容量不足。

（5）严密观察生命体征变化，做好复苏准备。

3. 感染

（1）做细菌培养，确认何种细菌感染，以选择合适的抗菌药物。

（2）对感染伤口进行减压、固定。

（3）给予清创。

（4）进行外科手术。

（5）给予局部/全身抗感染治疗。

第三十八节　止血带止血术

止血带止血术是应用止血带阻断肢体血液循环，从而达到止血的目的。此法适用于四肢较大动脉的出血或其他方法不能奏效的止血者。止血带的类型有：橡皮止血带、卡式止血带、充气式止血带、旋压式止血带等。在紧急情况下，也可用绷带、三角巾、布条等代替止血带。

【操作目的及意义】

（1）止血带止血术是四肢大血管创伤出血采用包扎无效的情况下最好的止血方法。它是目前国内外现代临床通用的急救方法，成功率极高，是院前急救最重要的技术之一。

（2）止血带在急救中用于创伤肢体大出血的止血，也可在对患者实施肢体手术时使用，可暂时阻断肢体的血供，减少出血量，并避免伤口被污染，为伤口的下一步清创缝合创造条件。

【操作步骤】

1. 评估患者并解释

（1）评估：①现场环境及自身安全。②患者的年龄、体重、病情、意识状态，有无活动性大出血，肢体活动能力。

（2）解释：向患者及家属解释止血带止血术的目的、方法、注意事项及配合要点。

2. 操作准备

（1）护士准备：①仪表端庄，衣帽整洁，卫生手消毒，戴口罩、手套。②评估患者的意识状态、合作程度，检查伤口。③对出血患者，了解其出血部位、出血量、原因等。

（2）患者准备：①脱离受伤环境，抬高伤肢。②做好思想准备，愿意配合。

（3）物品准备：止血带、短棍、手套、棉垫或辅料、衬垫、纱布、绷带、胶布、手消毒液、医疗垃圾桶、生活垃圾桶。

（4）环境准备：现场环境安全。

3. 操作方法

（1）橡皮止血带止血法（图2-38-1）：优点：其宽度仅1cm，是充气止血带压力的1.5倍。

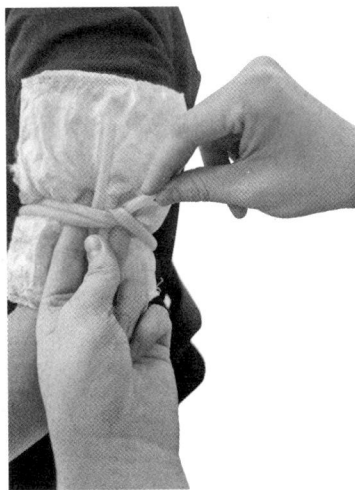

图2-38-1　橡皮止血带止血

缺点：并发症多，不适合自救。①卫生手消毒，戴口罩、手套。②在肢体伤口的近心端，用棉垫、纱布、毛巾或衣物等作为衬垫缠绕肢体。③以左手的拇指、示指和中指持止血带的头端，将长的尾端绕肢体一圈后压住头端，再绕肢体一圈。④用左手示指夹住尾端后将尾端从两圈止血带下拉出，形成一个活结（如需放松止血带，只需将尾端拉出即可）。⑤观察患肢末梢皮肤、感觉、运动情况。⑥分类整理用物，脱手套，卫生手消毒，记录使用时间。

（2）卡式止血带止血法（图2-38-2）：适用于院前或战时伤员的自救互救。优点：使用者单手即可完成操作。缺点：沾血后解扣困难，常有压力不足以压迫动脉、止血不确切的问题。①卫生手消毒，戴口罩，戴手套。②伤员取仰卧位或侧卧位、坐位或半坐卧位，救护者呈跪姿或侧卧位于伤员出血肢体的同侧、便于操作的适当位置。③先在出血处的近心端用纱布、衣服或毛巾等衣物垫好后，将涤纶松紧带头端（插入式自动锁卡）绕肢体一圈。④然后将插入式自动锁卡插进活动锁紧开关内，一只手按住活动锁紧开关，另一只手紧拉涤纶松紧带，直到不出血为止。放松时用手向后扳放松板，解开时按住按压开关即可。⑤观察患肢末梢皮肤、感觉、运动情况。⑥分类整理用物，脱手套，手消毒，记录使用时间。

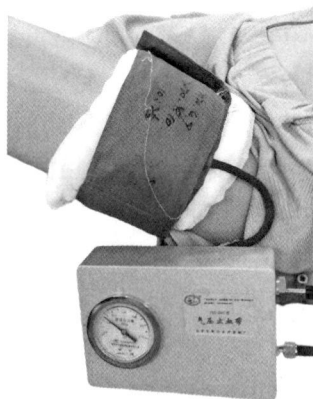

（3）充气止血带止血法（图2-38-3）：充气止血带是院前急救、院内急救和骨科手术时的标准止血带，其中手动充气止血带可以通过手动充气，便于携带。①卫生手消毒，戴口罩、手套。②敷料置于伤口上加压包扎。③抬高患肢2分钟、放入衬垫。④将止血带缠在肢体上（松紧适度，以容纳一指为宜），上肢扎在上臂的1/3处，下肢扎在大腿的中上部（近腹股沟）。⑤打开充气阀开关，用充气杆充气，至压力表指针超过所需压力，然后缓慢放气至所需压力。⑥关紧充气阀。⑦观察患肢末梢皮肤、感觉、运动情况。⑧分类整理用物，脱手套，卫生手消毒，记录使用时间及压力值。

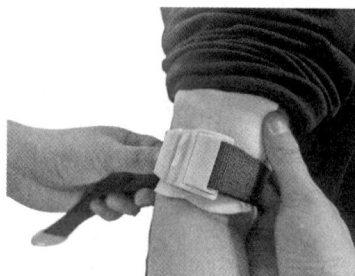

图2-38-2　卡式止血带止血法　　图2-38-3　充气止血带止血法

（4）绞紧止血法（图 2 - 38 - 4）：适用于外出紧急情况，没有制式止血带的情况下就地取材。①卫生手消毒，戴口罩、手套。②如无橡皮止血带，可根据当时情况就便取材，如三角巾、绷带、领带、布条等均可（不可用绳索和金属丝），宽度至少 2.5cm。③将所取材料折叠成条带状，即可当作止血带使用。④上止血带的部位加好衬垫后，用止血带缠绕，然后打一活结。⑤再用一短棒、筷子、铅笔等的一端插入活结一侧的止血带下，旋转绞紧至停止出血，再将短棒、筷子或铅笔的另一端插入活结套内，将活结拉紧。⑥观察患肢末梢皮肤、感觉、运动情况。⑦分类整理用物，脱手套，卫生手消毒，记录使用时间。

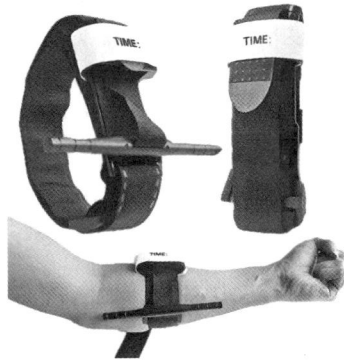

（5）旋压式止血带（图 2 - 38 - 5）：旋压式止血带由自粘带、绞棒、固定带和扣带环构成，通过转动绞棒可收紧或放松止血带，调整止血力度。优点是：①止血效果显著。②不易损伤皮肤。③操作简单快捷。④便于自救互救。

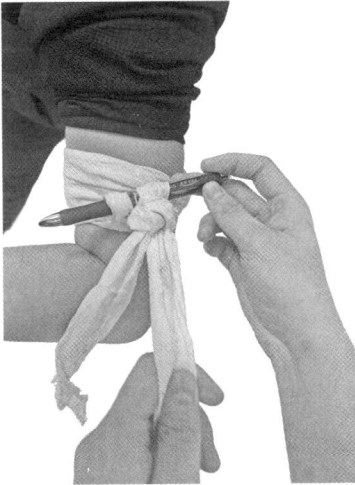

图 2 - 38 - 4　绞紧止血法　　　　图 2 - 38 - 5　旋压式止血带止血法

1）单手上臂止血：①操作者右手将旋压式止血带套入伤肢，绞棒朝上置于上臂中上 1/3 处，拉紧自粘带，并反向粘紧。②转动绞棒，直到出血止住。③用绞棒固定夹卡住绞棒。④将多余的自粘带继续缠绕后用固定带封住绞棒，记录操作时间。

2）双人下肢止血：①评估出血情况，操作者将自粘带从伤侧大腿下方绕过，绞棒朝上置于大腿中上 1/3 处，将带子的自由端穿过带扣内侧扣眼，拉紧自粘带，将自由端从外侧扣眼穿出。②转动绞棒，直到出血止住。③用绞棒固定夹卡住绞棒。④将多余的自粘带继续缠绕后用固定带封住绞棒，记录操作时间。

4. 操作评价

（1）缚扎部位松紧适中，观察患侧肢端末梢血运是否良好，指（趾）端有无苍白、发冷、麻木、疼痛、水肿或青紫。

（2）部位准确：止血带应扎在伤口的近心端，并尽量靠近伤口。不强调"标准位置"的限制，上肢出血应扎在上臂的 1/3 处，下肢出血应扎在大腿根部，也不受前臂和小腿的"成对骨骼"的限制。

（3）压力适当：止血带的标准压力为上肢 250~300mmHg，下肢 300~500mmHg，无压力表时以刚达到远端动脉搏动消失、出血停止、止血带最松状态为宜。

（4）下加衬垫：止血带不能直接扎在皮肤上，应先垫好衬垫后再扎止血带，以防勒伤皮肤。切忌用绳索或铁丝直接扎在皮肤上。

（5）标记明显：使用止血带的伤员要在手腕或胸前衣服上做明显标记，注明使用止血带的时间，以便后续救护人员继续处理。

【操作重点及难点】

（1）正确位置：止血带应该放置在伤口的近心端，即靠近心脏的一侧，以减少血液流向伤口。错误的位置可能导致血液回流不畅，增加组织损伤的风险。

（2）适度压力：止血带的绑缚压力应适中，既不能过紧也不能过松。过紧可能导致局部组织坏死，过松则无法有效止血。正确的压力应使远端动脉搏动消失，但不应导致肢体麻木或疼痛。

（3）记录时间：使用止血带的时间不宜过长。长时间使用可能导致远端肢体缺血甚至坏死。应记录止血带的使用时间并尽快就医处理。

【注意事项】

（1）止血带使用前应将患者抬高片刻，使静脉回流后再使用。

（2）切忌在上肢中部扎止血带，以免损伤桡神经。前臂和小腿不宜扎止血带，因其动脉从两骨间通过，使血流阻断不全。

（3）控制时间：使用止血带的总时间不应超过 5 小时（冬天可适当延长），因止血带远端组织缺血、缺氧，产生大量组胺类毒素，突然松解止血带时，毒素吸收可引起"止血带休克"甚至急性肾衰竭。若使用止血带总时间超过 5 小时而肢体确有坏死征象者，应立即行截肢术。

（4）定时放松：应每隔 0.5~1 小时放松一次，放松时可用指压法临时止血，每次松开 2~3 分钟，再在稍高的平面上扎止血带，不可在同一平面上反复缚扎。松解止血带前应先输液或输血，准备好止血用品，然后松开止血带。

（5）做好松解准备：松解前要先补充血容量，做好纠正休克和止血用器材的准备。如出血较多患者不能承受再出血，远端肢体已属不能保全，则不可冒着生命危险放松止血带。

【操作并发症及处理】

1. 局部皮下淤血点和皮肤水疱

（1）在止血带下加垫衬垫，且将衬垫抚平。

（2）严格掌握止血带使用的适应证、禁忌证，对于严重的挤压伤和肢体远端严重缺血患者，止血带要忌用或慎用。

（3）根据应用目的、应用部位和患者情况的不同选择合适的止血带。

（4）使用宽袖带的患者可减轻术后疼痛，对深部组织能产生更均匀、稳定的压力，较低的压力就能阻断血流，达到止血效果。

（5）确保压力计的准确性，定期对压力计进行校对，检查袖带和橡皮管是否漏气。全自动数字式止血带精确度高，有自动报警功能，超时、超压、漏气都会报警。

2. 血液循环不良、局部疼痛、肌肉损伤、神经麻痹

（1）应每隔0.5～1小时放松一次，放松时可用指压法临时止血，每次松开2～3分钟，在稍高的平面上扎止血带，不可在同一平面上反复缚扎。

（2）松解止血带前应先输液或输血，准备好止血用品，然后松开止血带。

（3）可适当给予针灸、理疗、电刺激。

3. 血管痉挛

（1）用温热生理盐水湿纱布敷盖创面，减少创伤、寒冷、干燥及暴露的刺激，及时撤出止血带压迫，改用其他方法止血或更换部位止血。

（2）如已有血管痉挛，在有开放伤时，最常用的有效方法是血管内液压扩张法，即用皮下针头将生理盐水或肝素生理盐水行血管内注入加压扩张，对血管末端痉挛用液压扩张或用纹式钳伸入管腔，细心地扩张血管口。

（3）对没有伤口而疑有动脉痉挛者，可试行普鲁卡因交感神经节阻滞。盐酸罂粟碱（0.03～0.1克）口服或肌内注射往往效果不大，如无效应及早探查动脉。

（4）如有血管栓塞并有痉挛，需切除伤段血管，做对端吻合或自体静脉移植修复。

4. 骨筋膜式综合征

（1）局部切开减压，使血液循环获得改善。

（2）切开皮肤多因张力过大而不能缝合，可用凡士林纱布填塞，外用无菌敷料包好，待消肿后行延期缝合。

（3）抬高患肢，制动，消肿，伤口换药，抗感染，并给予低分子右旋糖酐及血管扩张剂等。

5. 止血带休克：肢体缺血一段时间后又恢复血流灌注，往往出现血压进行性降低的全身反应。轻者血压稍有下降，脉搏增快，患者多无自觉症状；重者血压剧降，脉搏、呼吸加快，心悸，出冷汗，发绀，出现精神症状，严重者休克。

（1）保证气道通畅，及时给予人工通气或机械通气。

（2）立即建立静脉通路，给予大量快速补液。

（3）如休克症状无明显改善，遵医嘱输血。

（4）有活动性外出血者，应立即止血。有明确内出血者，应在大量输液、输血的同时进行紧急手术止血。

（5）酌情给予镇静或镇痛药物，疼痛剧烈时可肌内注射哌替啶 50mg 或吗啡 10mg。

（6）积极配合医生进行抢救。

2-38　旋压式止血带止血法

第三十九节　三角巾包扎术

三角巾包扎术适用于现场急救。三角巾的用途较多，可折叠成带状包扎较小伤口或作为悬吊带，可展开或叠成燕尾巾状包扎躯干或四肢较大的伤口，也可将两块三角巾连接在一起包扎更大范围的创面。

【操作目的及意义】

（1）及时、正确的三角巾包扎可减少伤口再污染、再损伤。

（2）正确的三角巾包扎还有保持肢体相对制动、止血和减轻疼痛的作用。

【操作步骤】

1. 评估患者并解释

（1）评估：①现场环境及自身安全。②患者的年龄、体重、病情、意识状态，有无活动性大出血，肢体活动能力。

（2）解释：向患者及家属解释三角巾包扎术的目的、方法、注意事项及配合要点。

2. 操作准备

（1）护士准备：①患者是否安全。②了解患者病情，安抚患者，取得患者合作。③对受伤患者，了解其受伤原因、受伤部位、受伤程度、意识状态以及生命体征的变化。

（2）患者准备：①脱离危险环境。②做好自身心理准备，配合抢救人员的救治。

（3）物品准备：三角巾、无菌敷料、手消毒液、医疗垃圾桶、生活垃圾桶。

（4）环境准备：现场环境安全，可以进行施救。

3. 操作方法

（1）头顶部包扎法（图2-39-1）：①卫生手消毒，戴口罩、手套。②取出三角巾急救包并打开。③将三角巾底边的中点放在伤员眉间上部，顶角经头顶垂向枕后。④将底边经左右耳上向后拉紧，在枕外隆凸下方交叉。⑤压住顶角将顶角一并绕至额部打结，或最后将顶角向上反掖在底边内或用安全针或胶布固定。⑥检查血液循环情况。⑦脱手套，卫生手消毒并记录。

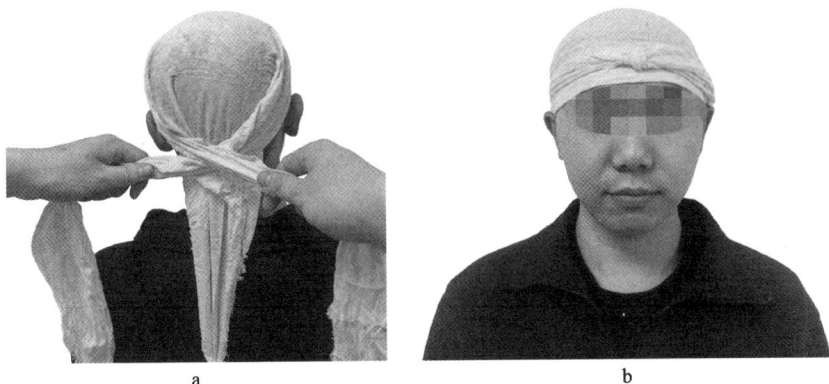

a　　　　　　　　　　　　b

图2-39-1　头顶部包扎法

（2）风帽式包扎法（图2-39-2）：①卫生手消毒，戴口罩、手套。②将无菌敷料或三角巾衬垫覆盖于伤口。③将三角巾顶角、底边中点各打一结，将顶角结放在额前，底边结置于枕后，然后将两底边拉紧并向外反折数道后，交叉包绕下颌部后绕至枕后，在预先做成的底边结上打结。④检查血液循环情况。⑤脱手套，卫生手消毒并记录。

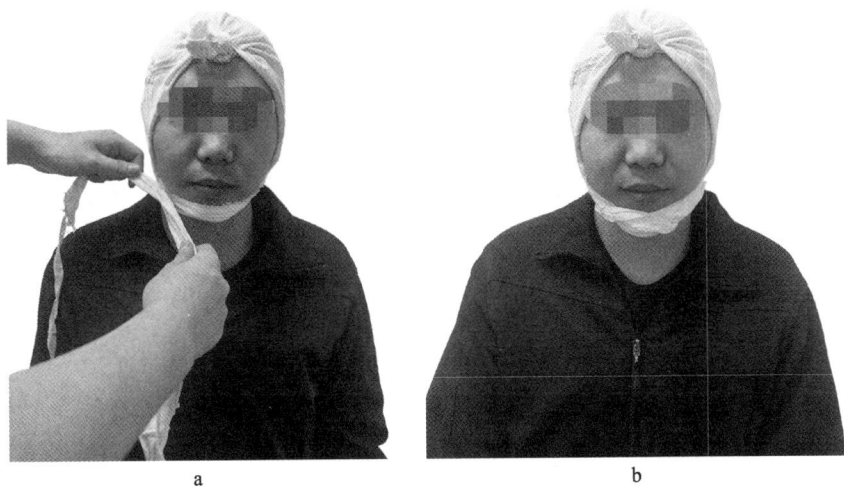

a　　　　　　　　　　　　b

图2-39-2　风帽式包扎法

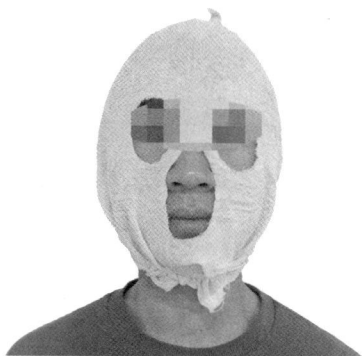

图 2 - 39 - 3　面具式包扎法

（3）面具式包扎法（图 2 - 39 - 3）：①卫生手消毒，戴口罩、手套。②将无菌敷料或三角巾衬垫覆盖于伤口。③将三角巾顶角打结套在颌下，抓住三角巾两个底角在枕部交叉返回到额部中央打结。注意底角枕部交叉时要压住底边。④在眼、鼻、口部各剪一小口，再次调整额部打结的松紧度。⑤检查血液循环情况。⑥脱手套，卫生手消毒并记录。

（4）额部包扎法：①卫生手消毒，戴口罩、手套。②将无菌敷料或三角巾衬垫覆盖于伤口。③将三角巾折成约四指宽状，将中段放在覆盖伤口的敷料上，然后环绕头部，绕至头后打结（打结位置以不影响睡眠和不压住伤口为宜）。④检查血液循环情况。⑤脱手套，卫生手消毒并记录。

（5）眼部包扎法

1）单眼包扎法（图 2 - 39 - 4）：①卫生手消毒，戴口罩、手套。②将无菌纱布放置于伤眼，取出三角巾急救包，将三角巾折成四指宽的带状巾，以三分之二向下斜放在伤眼上。③将向下侧较长的一端经枕后绕到额前压住上侧较短的一端。④长端继续沿着额部向后绕至健侧颞部，短端反折环绕枕部至健侧颞部与长端打结。⑤检查血液循环情况。⑥脱手套，卫生手消毒并记录。

2）双眼包扎法（图 2 - 39 - 5）：①卫生手消毒，戴口罩、手套。②将无菌纱布置于伤眼，打开三角巾急救包，将三角巾折成四指宽的带状巾，将中央部盖在一侧伤眼上。③下端从耳下绕到枕后，再经对侧耳上至眉间上方压住上端。④继续绕过头部到对侧耳前，将上端反折斜向下，盖住另一伤眼，而后两端再相遇打结。⑤检查血液循环情况。⑥脱手套，卫生手消毒并记录。

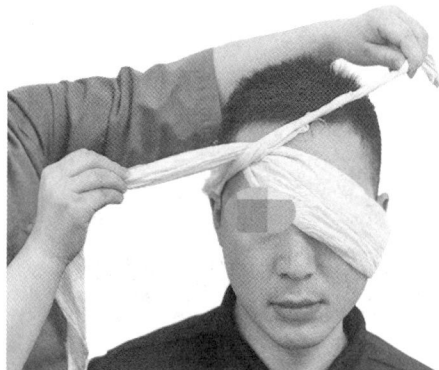

图 2 - 39 - 4　单眼包扎法

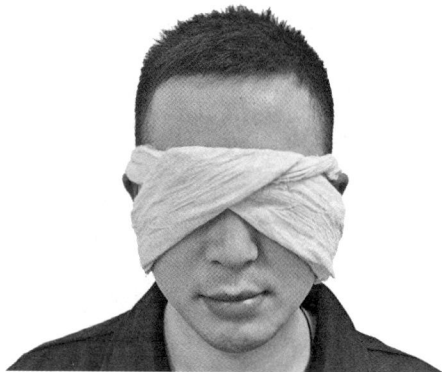

图 2 - 39 - 5　双眼包扎法

（6）耳部包扎法

1）包扎单耳：①卫生手消毒，戴口罩、手套。②将无菌敷料或三角巾衬垫覆盖于伤口。③无菌纱布放置于伤耳上，取出三角巾急救包，把三角巾折成带形，宽约4横指，从枕后斜向前上绕行，把伤侧耳包住。④另一侧带端经前额至健侧耳上，两侧交叉于头的一侧打结固定。

2）包扎双耳（图2-39-6）：将带子的中部放于枕后，两端均斜向前上绕行，将两耳包住，在前额交叉，以相反方向环绕头部并打结，检查血液循环情况，脱手套，卫生手消毒并记录。

（7）下颌部包扎法（图2-39-7）：①卫生手消毒，戴口罩、手套。②将无菌敷料或三角巾衬垫覆盖于伤口。③将三角巾折成约四指宽的带状取1/3处抵住下颌部，长端经耳前绕过头顶至双侧耳前上方，与另一端交叉。然后分别绕至前额及枕后，于对侧打结固定。④检查血液循环情况。⑤脱手套，卫生手消毒并记录。

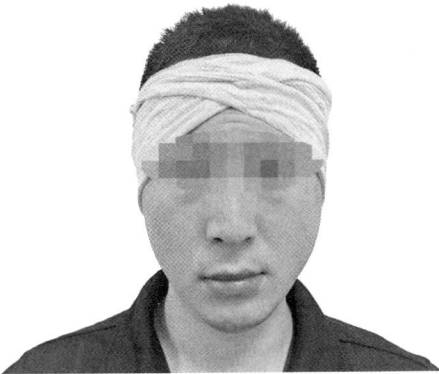

图2-39-6　双耳包扎法

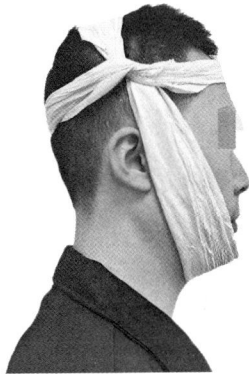

图2-39-7　下颌部包扎法

（8）肩部包扎法

1）单肩燕尾巾包扎法（图2-39-8）：①卫生手消毒，戴口罩、手套。②将无菌敷料或三角巾衬垫覆盖于伤口。③将三角巾折成燕尾巾，将夹角朝上放于伤肩上，燕尾底边包绕上臂上部打结，两角（向后的角大于向前的角并压住前角）分别经胸部和背部拉向对侧腋下打结。④检查血液循环情况。⑤脱手套，卫生手消毒并记录。

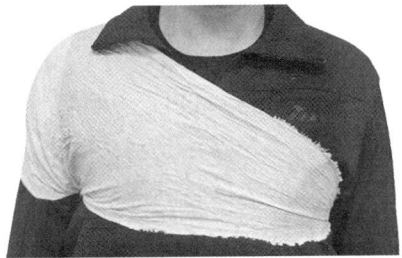

图2-39-8　单肩燕尾巾包扎法

2）双肩燕尾巾包扎法（图2-39-9）：①卫生手消毒，戴口罩、手套。②将无菌敷料或三角巾衬垫覆盖于伤处。③取出三角巾急救包，将三角巾叠成两燕尾角等大的燕尾巾，夹角朝上对准颈部，燕尾披在双肩上，两燕尾角分别经左、右肩拉到腋下与燕尾底角打结。④检查血液循环情况。⑤脱手套，卫生手消毒并记录。

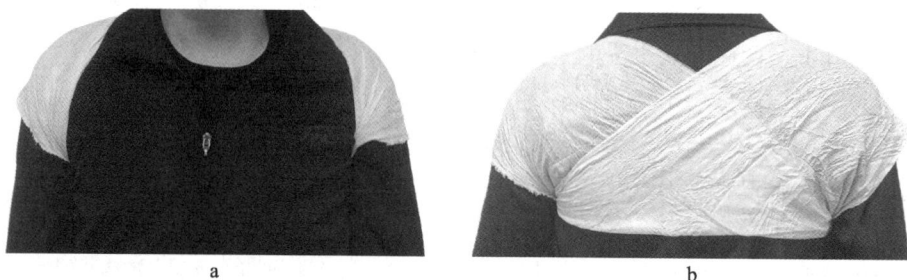

图 2 - 39 - 9　双肩燕尾巾包扎

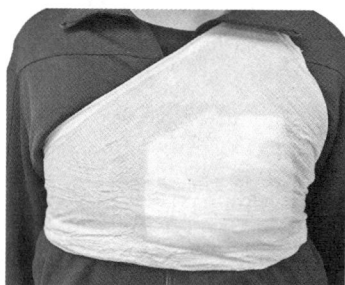

图 2 - 39 - 10　胸部三角巾包扎法

（9）胸（背）部伤的包扎

1）胸部三角巾包扎法（图 2 - 39 - 10）：①卫生手消毒，戴口罩，戴手套。②将无菌敷料或三角巾衬垫覆盖于伤口。③将三角巾底边横放在胸（背）部，顶角从伤侧越过肩上折向（胸）部再将三角巾的中部盖在胸（背）部的伤口处，两底角拉向背（胸）部打结，再把顶角结带与两底角结打在一起。④检查血液循环情况。⑤脱手套，卫生手消毒并记录。

2）三角巾气胸封闭式包扎法：①卫生手消毒，戴口罩、手套。②取出三角巾急救包，将三角巾外包装皮迅速覆盖在伤口上。③覆盖敷料垫，将三角巾底边横放压盖敷料垫下 2/3。④顶角从伤侧越过肩上折向背（胸）部，三角巾的中部盖在胸部的伤口处，两底角拉向背（胸）部打结，再把顶角结带与两底角结打在一起。⑤协助伤员取伤侧卧位。⑥检查血液循环情况。⑦脱手套，卫生手消毒并记录。

3）胸部燕尾巾包扎法（图 2 - 39 - 11）：①卫生手消毒，戴口罩、手套。②将无菌敷料或三角巾衬垫覆盖于伤口。③将三角巾折成燕尾巾，并在底边反折一道，横放于胸部，两角向上，分别放于两肩上并拉到颈后打结，再用顶角带子绕至对侧腋下打结（包扎背部的方法与胸部相同，只是位置相反，结打在胸前）。④检查血液循环情况。⑤脱手套，卫生手消毒并记录。

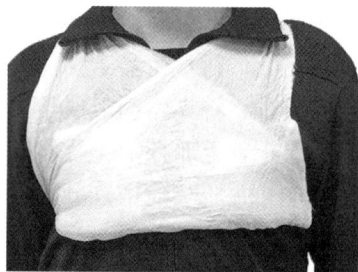

图 2 - 39 - 11　双侧胸部燕尾巾包扎法

（10）腹部及臀部伤的包扎

1）腹部三角巾包扎法：①卫生手消毒，戴口罩、手套。②将无菌敷料或三角巾衬垫覆盖于伤口。③将无菌敷料置于伤处，若有肠脱出，应先放消毒的敷料，然后用碗或外腰带围成圈保护肠管，取出三角巾急救包，把三角巾顶角朝下，底边横放于上腹部（季肋下）。两底角拉紧于腰部打结。而后把顶角经会阴拉至臀部上方，与腰部余结头打结（此法也可用于双臀包扎）。④检查血液循环情况。⑤脱手套，卫生手消毒并记录。

2）双臀蝴蝶巾包扎法（图2-29-12）：①卫生手消毒，戴口罩、手套。②将无菌敷料或三角巾衬垫覆盖于伤口。③用两块三角巾连接成蝴蝶巾，将打结部放在腰骶部，底边的上端在腹部打结后，下端由大腿后方绕向前，与各自的底边打结。④检查血液循环情况。⑤脱手套，卫生手消毒并记录。

（11）四肢伤的包扎

1）上肢三角巾包扎法（图2-39-13）：①卫生手消毒，戴口罩、手套。②将无菌敷料或三角巾衬垫覆盖于伤口。③将三角巾一底角打结后套在伤侧手上，结的余头留长些备用，另一底角沿手臂后方拉至对侧肩上，顶角包裹伤肢后，顶角带子与自身打结，将包好的前臂屈到胸前，拉紧两底角打结。④检查血液循环情况。⑤脱手套，卫生手消毒并记录。

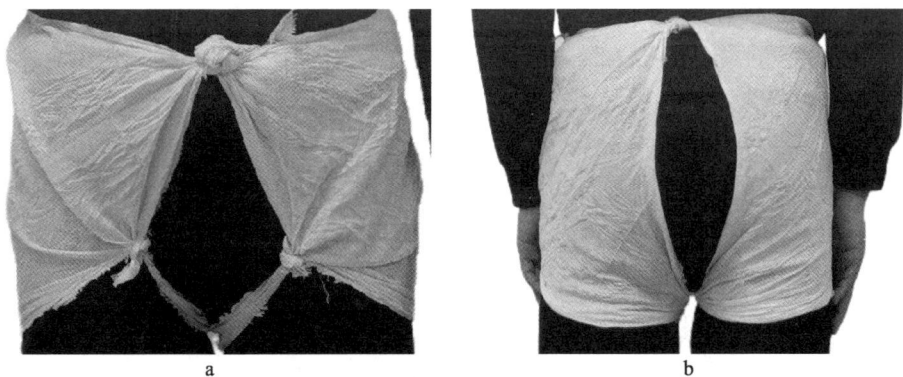

图2-39-12 双臀蝴蝶巾包扎法

2）手（足）三角巾包扎法（图2-39-14）：①卫生手消毒，戴口罩、手套。②将无菌敷料或三角巾衬垫覆盖于伤口。③将手（足）放在三角巾上，手指（或脚趾）对准顶角，将顶角折回盖在手背（或足背）上，折叠手（足）两侧的三角巾使之符合手（足）的外形，然后将两底角绕腕（踝）部打结。④检查血液循环情况。⑤脱手套，卫生手消毒并记录。

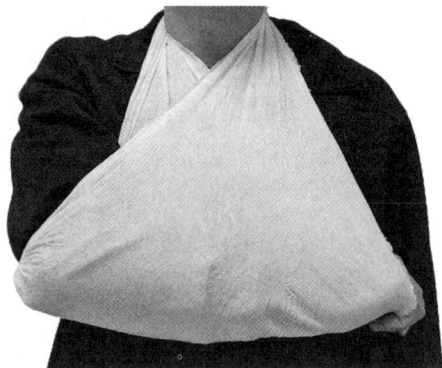

图 2 - 39 - 13　上肢三角巾包扎法

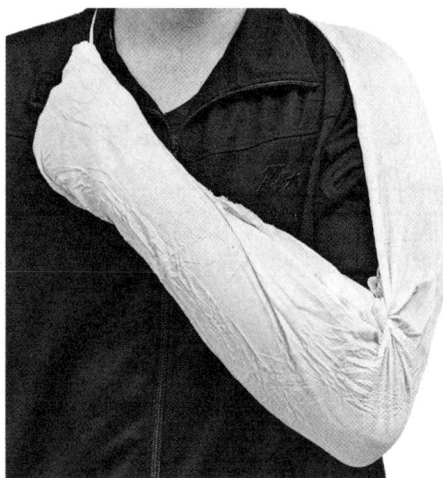

图 2 - 39 - 14　手部三角巾包扎法

3）足与小腿三角巾包扎法（图 2 - 39 - 15）：①卫生手消毒，戴口罩、手套。②将无菌敷料或三角巾衬垫覆盖于伤口。③将足放在三角巾一端，足趾朝向底边，提起顶角和较长的一底角包绕小腿后于膝下打结，再用短的底角包绕足部，于足踝处打结。④检查血液循环情况。⑤脱手套，卫生手消毒并记录。

4）上肢悬吊包扎法（图 2 - 39 - 16）：①卫生手消毒，戴口罩、手套。②将三角巾底边的一端置于健侧肩部，屈曲伤侧肘80°左右，将前臂放在三角巾上，然后将三角巾向上反折，使底边另一端到伤侧肩部，在颈后与另一端打结。③将三角巾顶角折平打结或用安全别针固定，此为大悬臂带（也可将三角巾叠成带状，悬吊伤肢，两端于颈后打结，即为小悬臂带）。④检查血液循环情况。⑤脱手套，卫生手消毒并记录。

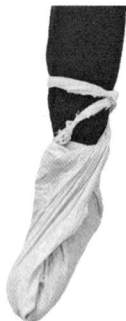

图 2 - 39 - 15　足与小腿三角巾包扎法

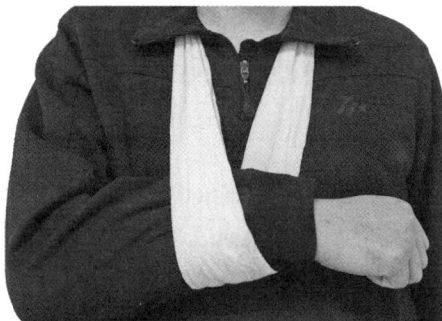

图 2 - 39 - 16　上肢悬吊包扎法

5）膝（肘）部三角巾包扎法（图 2 - 39 - 17）：①卫生手消毒，戴口罩、手套。②将无菌敷料或三角巾衬垫覆盖于伤口。③将三角巾折成适当宽度（以能覆盖伤口大小为宜）的带状，将带的中段放于膝（肘）部，取带两端环绕肢体一周并分别压住上下两边，避免伤口处打结。④检查血液循环情况。⑤脱手套，卫生手消毒并记录。

4. 操作评价

（1）要完全包住伤口，松紧适宜，角要拉紧，边要贴实。

（2）任何包扎前要加敷料。

（3）以减少患者再出血、减轻患者疼痛、外形美观为宜。

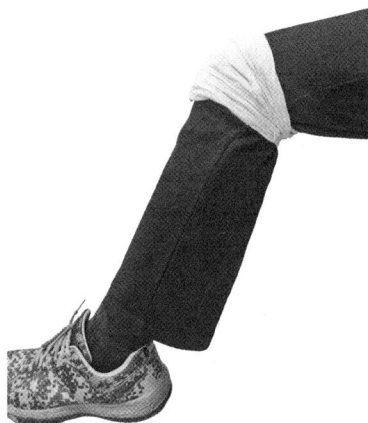

图2-39-17　膝（肘）部三角巾包扎法

【操作重点及难点】

（1）出血伤口包扎时应判明出血性质，分别采用一般包扎或加压包扎，伤口上要加盖敷料。

（2）开放性气胸包扎时，应在敷料外面加盖一层塑料布密封伤口。

（3）腹壁缺损而肠管外溢时应用碗盖住肠管再包扎，勿将溢出的肠管还纳，以免污染腹腔。

（4）开放性骨折包扎时，外露的断端部分不应还纳，应在原位加敷料后包扎。

（5）经常检查肢体血运，若有绷带过紧的体征（手、足的甲床发紫，绷带缠绕肢体远心端皮肤发紫，有麻木感或感觉消失，严重者手指、足趾不能活动），立即松开绷带，重新缠绕。

（6）包扎的四肢应固定于功能位。

（7）包扎部位必须干燥、清洁，骨隆突处应加垫保护。

【注意事项】

（1）根据伤口大小及其所处的部位，选择合适的包扎材料。

（2）包扎前伤口必须先盖上无菌敷料，避免直接触及伤口。

（3）包扎时适当添加衬垫物，防止局部皮肤受压，并注意保持肢体的功能位。

（4）包扎松紧适当，注意露出肢体的末端，以便随时观察血液循环情况。

【操作并发症及处理】

1. 血液循环不良　指端苍白、发冷、麻木、疼痛、水肿或青紫，应松开重新包扎。

2. 创伤性休克

（1）立即抽血做血型鉴定及交叉配合试验，于健侧建立静脉通路，并输入平衡盐溶液、生理盐水或右旋糖酐，但应注意输液速度及总量。

（2）有活动性外出血者，应立即止血；有明确内出血者，应在大量输液、输血的同时进行紧急手术止血。

（3）酌情给予镇静或镇痛药物，疼痛剧烈时可肌内注射哌替啶 50mg 或吗啡 10mg。

3. 缺血性挛缩

（1）去除原有三角巾，解除肢体外部压迫。

（2）静脉输入甘露醇，减轻水肿。

4. 感染

（1）充分引流，引流不畅时应切开引流。

（2）清除异物及坏死组织，但不应为清除异物而做广泛剥离。

5. 关节僵硬　给予局部按摩、理疗、中药外敷、关节功能锻炼。

2 - 39　三角巾头部包扎

第四十节　绷带包扎术

包扎是外伤现场应急处理的重要措施之一，及时、正确的包扎可以达到压迫止血、减少感染、保护伤口、减少疼痛，以及固定敷料和夹板等目的。绷带是传统实用的包扎用物，常用绷带有棉布、纱布、弹力及石膏绷带等类型，宽度和长度有多种规格。包扎种类及适用范围见表 2 - 40 - 1。

表 2 - 40 - 1　包扎种类及适用范围

种类	适用范围
环形包扎法	手腕、肢体、胸、腹等粗细大致相等部位的包扎，各种绷带的开始和终了都用这种缠法
螺旋形包扎法	肢体粗细大致相同部位的包扎和固定
螺旋反折包扎法	肢体粗细差别较大的前臂、小腿或大腿的包扎
"8"字形包扎法	肘、膝、肩、髋等关节部位的包扎
反回包扎法	头部、断肢残端包扎

【操作目的及意义】

（1）绷带包扎是包扎技术的基础，其可随身体部位的不同变换包扎方法。

（2）绷带包扎可用于肢体制动，固定敷料、药物和夹板，加压止血，促进组织液吸收或防止组织液流失，支撑下肢以促进静脉回流和减轻疼痛。

（3）绷带包扎可减少感染的机会，防止进一步感染。

【操作步骤】

1. 评估患者并解释

（1）评估：①评估现场环境及自身安全。②患者的年龄、体重、病情、意识状态，有无活动性大出血，肢体活动能力。

（2）解释：向患者及家属解释绷带包扎术的目的、方法、注意事项及配合要点。

2. 操作准备

（1）护士准备：①评估环境是否安全。②评估伤情及部位（割伤、淤伤、刺伤、枪伤、挫裂伤等），确定是否清创及包扎方法。③了解患者的心理状况，取得患者合作。

（2）患者准备：①脱离危险环境。②做好自身心理准备，配合抢救人员的救治。

（3）用物准备：①制式材料：无菌敷料（棉垫、纱布）、无菌容器、绷带、胶带、伤情记录卡、手消毒液、乳胶手套。

②就便取材：纱巾、围巾、布条、毛巾、手绢、碗等。

（4）环境准备：现场环境安全，可以施救。

3. 操作方法

（1）环形包扎法（图 2-40-1）：①卫生手消毒，戴口罩、手套。②伤口处覆盖无菌敷料。③先把绷带起始部打成直角，置于患部对侧并用左手压住。当缠绕 1 周时将此折角折回并以第 2 周压住，缠至适当层数。④留 15~20cm 长，剪断，再将其剪成两半打一单结后将此两半向相反方向缠绕，拉紧后打结固定。⑤检查并记录肢端血液循环。

（2）蛇形包扎法（图 2-40-2）：①卫生手消毒，戴口罩、手套。②伤口处覆盖无菌敷料。③左手持绷带头端并将其展平，右手握住绷带卷，先用绷带以环形法缠绕数周，以绷带宽度为间隔斜行上缠，各周互不遮盖，缠绕至所需位置，转换成环形包扎法缠绕三周。④用胶布将绷带尾端固定或将绷带尾部中间剪开分成两头，打结固定。⑤检查并记录肢端血液循环。

（3）螺旋形包扎法（图 2-40-3）：①卫生手消毒，戴口罩、手套。②伤口处覆盖无菌敷料。③左手持绷带头端将其展平，右手握住绷带卷，由肢体远端向近端做环状缠绕（用力均匀）1~2 周，倾斜螺旋向上缠绕，每周遮盖上一周的 1/3~1/2，缠绕至所需位置，转换成环形包扎法缠绕三周。④用胶布将绷带尾端固定或将绷带尾部中间剪开分成两头，打结固定。⑤检查并记录肢端血液循环。

（4）螺旋反折包扎法（图 2-40-4）：①卫生手消毒，戴口罩、手套。②伤口处覆盖无菌敷料。③左手持绷带头端将其展平，右手握住绷带，由肢体远端向近端在敷料上环形缠绕两周做反折缠绕，缠绕时均将绷带向下反折（注意不可在伤口上或骨隆突处反折），覆盖上一周的 1/3～1/2，反折部位应位于相同部位，使之呈一直线，缠绕至所需位置，转换成环形包扎法缠绕三周。④用胶布将绷带尾端固定或将绷带尾部中间剪开分成两头，打结固定。⑤检查及记录末肢端血液循环。

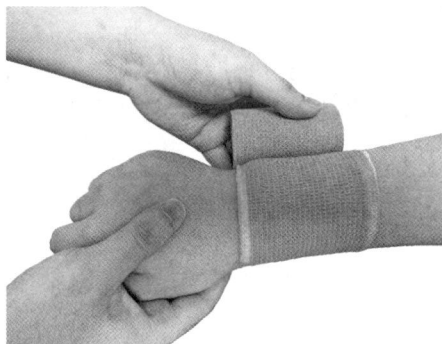

图 2-40-1 环形包扎法

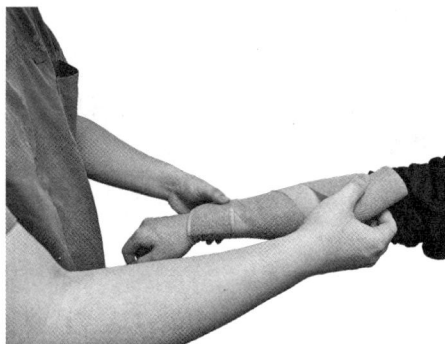

图 2-40-2 蛇形包扎法

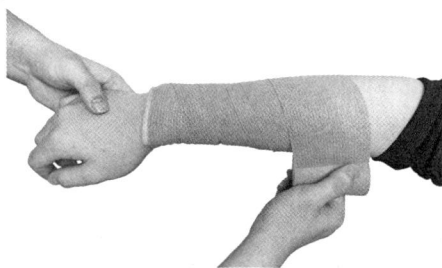

图 2-40-3 螺旋包扎法

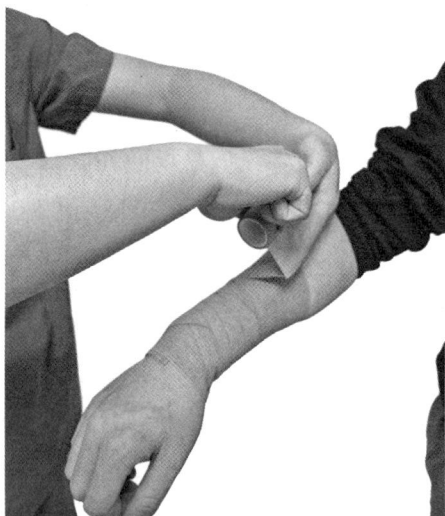

图 2-40-4 螺旋反折包扎法

（5）"8"字形包扎法（图 2-40-5）：①卫生手消毒，戴口罩、手套。②伤口处覆盖无菌敷料。③左手持绷带头端将其展平，右手握住绷带，由肢体远端向近端在敷料上环形缠绕两圈，绷带自下而上，自上而下，反复做"8"字形旋转缠绕，每缠绕一圈覆盖上一圈的 1/3～1/2，缠绕至所需位置，转换成环形包扎法缠绕三周。④用胶布将绷带尾端固定或将绷带尾部中间剪开分成两头，打结固定。⑤检查及记录肢端血液循环。

（6）回返式包扎法（图2-40-6）：①卫生手消毒，戴口罩、手套。②伤口处覆盖无菌敷料。③左手持绷带头端将其展平，右手握住绷带，由肢体远端向近端在敷料上环形缠绕两周，由助手在后面（或前面）将绷带固定住，反折后绷带由后部经肢体顶端或截肢残端向前（或向后），如此反复缠绕，每缠绕一周覆盖上一周的1/3~1/2，直至包住整个伤处顶端。④将绷带再环绕数周。⑤将反折处压住固定。⑥检查及记录包扎部位血液循环。

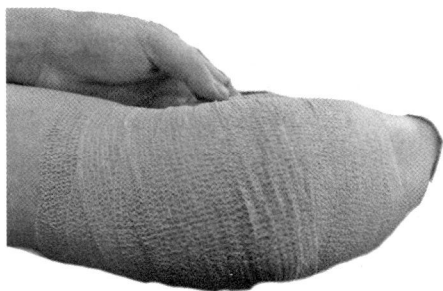

图2-40-5 "8"字形包扎法　　　图2-40-6 回返式包扎法

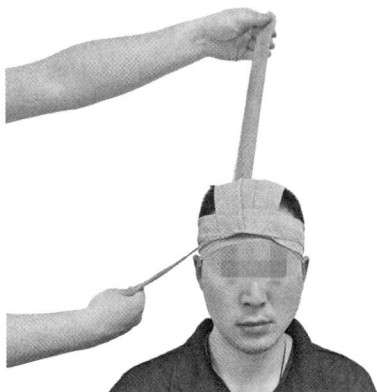

（7）头顶部双绷带回返包扎法：①卫生手消毒，戴口罩、手套。②伤口处覆盖无菌敷料。③用两个绷带连接在一起。④将打结处放在头后部，分别于耳上向前于额中央交叉，经第一个绷带经头顶到枕部，第二个绷带则环绕头部并在枕部将第一个绷带覆盖。⑤如此第一个绷带回返、第二个绷带环绕交叉包扎直至覆盖整个头顶部。⑥将绷带再环绕数周。⑦将反折处压住固定。⑧检查及记录包扎部位血液循环。

（8）肩部"人"字形包扎法（图2-40-7）：①卫生手消毒，戴口罩、手套。②伤口处覆盖无菌敷料。③左手持绷带头端将其展平，右手握住绷带，环绕伤侧上臂在敷料上环形缠绕两圈，经背部至肘对侧腋部，斜经胸前至起始处上部，再环绕上臂向上至肩部。④如此反复缠绕，每缠绕一圈覆盖上一圈的1/3~1/2，直至肩部完全覆盖。⑤用胶布将绷带尾端固定。⑥检查及记录肢端血液循环。

（9）肘部、膝部、足部"人"字形包扎法（图2-40-8）：①卫生手消毒，戴口罩、手套。②伤口处覆盖无菌敷料。③将肘部、膝关节、足腕关节做90°弯曲，左手持绷带头端将其展开，右手握住绷带，绷带放在肘部、膝关节中央、足趾基底部，在敷料上环形缠绕一周固定敷料，由肘外侧、膝关节外侧、足外侧由内向外做人字形缠绕，每一圈遮盖前一圈的2/3。④如此反复，缠成3

个"人"字形后改成环形包扎法缠绕一圈，用胶布将绷带尾端固定或将绷带尾部中间剪开分成两头，打结固定。⑤检查及记录肢端血液循环。

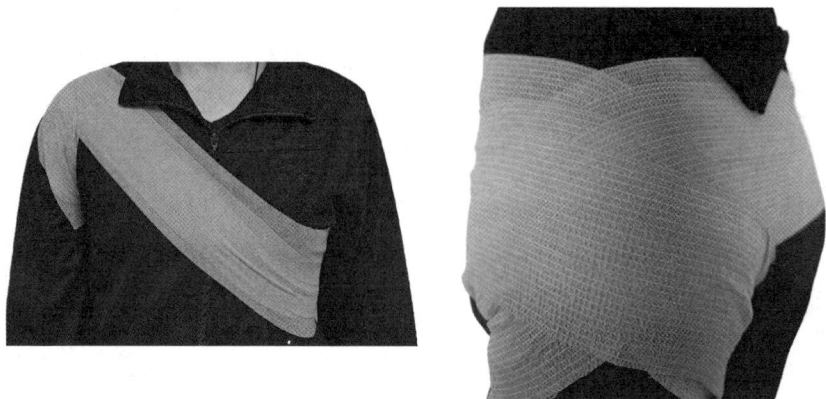

图2-40-7 肩部"人"字形包扎法

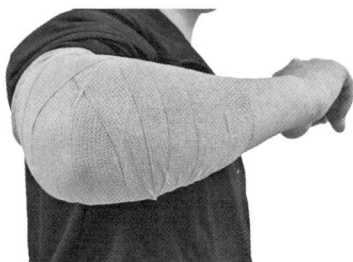

图2-40-8 肘部、膝部、足部"人"字形包扎法

4. 操作评价

（1）按要求进行伤情评估。

（2）根据患者的伤情，清创及使用包扎和处理方法正确。

（3）使用绷带操作熟练、规范，动作轻重适宜，处理及时、有效。

（4）观察及记录包扎肢端的血液循环情况，伤员卧位及处理及时、正确，符合要求。

（5）如果绷带包扎的主要目的是止血，则要求包扎紧一些；如果用作固定保护，就不需要扎得太紧。验证方法：拎着绷带结顺着肢体上下晃动，上下均有2cm左右的空间即可。

【操作重点及难点】

（1）包扎伤口前，将患者衣服解开，充分暴露伤口，先简单清创并覆盖上消毒敷料，然后再行包扎。不准用手或脏物触摸伤口，不准用水冲洗伤口（化学伤除外），不准轻易取出伤口内异物，不准把脱出体腔的内脏还纳。操作时小心谨慎，以免加重疼痛或导致伤口出血及污染。

（2）包扎要牢固，松紧适宜，过紧会影响局部血液循环，过松易致敷料脱落或移动，操作要轻、快，避免加重患者疼痛。

（3）包扎时伤员取舒适体位，伤肢保持功能位。皮肤褶皱处与隆突处要用棉垫或纱布做衬垫。需要抬高肢体时，应给予适当的扶托物。

（4）包扎方向应从远心端向近心端，以帮助静脉血液回流，用力均松紧适当。包扎四肢时，应将指（趾）端外露，以便观察血液循环。

（5）绷带固定时的结应放在肢体外侧面，严禁在伤口上、骨隆突处或易于受压的部位打结。

（6）解除绷带时，先解开固定结或取下胶布，然后以两手互相传递松解。紧急时或绷带已被伤口分泌物浸透干涸时，可用剪刀剪开。

【注意事项】

1. 适应证

（1）环形包扎法：适用于各种包扎的开始和结束；适用于四肢、掌部、额、颈、胸和腹等粗细均匀的部位。

（2）蛇行包扎法：适用于临时行包扎或固定夹板，需由一处迅速延伸到另一处或做简单固定时。

（3）螺旋形包扎法：适用于直径大小差异不大的部位，以螺旋形由下向上缠绕，如上臂、手指、躯干和大腿等。

（4）螺旋反折包扎法：适用于直径大小差异较大的肢体，折转带用于上粗下细的管状部位，如前臂、小腿等部位；但不可在伤口上或骨隆突处反折。

（5）"8"字包扎法：适用于直径不一致的部位或屈曲的关节部位，如肩关节、髋关节和膝关节等。

（6）回返包扎法：适用于头部、指端或截肢残端的包扎。

2. 其他

（1）按包扎部位的大小、形状选择宽度适宜的绷带。绷带过宽使用不便、包扎不平；过窄难以固定，包扎不牢固。包扎时动作应轻巧、迅速、谨慎，不要触及伤口，以免加重疼痛或导致伤口再次出血及污染。

（2）松紧要适当，压迫要均匀，保持整个绷带平整。四肢包扎绷带，必须按静脉血流的方向自下而上缠绕，绷带包扎结束，不能在伤口上打结。四肢部位的结应打在外侧。

（3）包扎时须使患者体位保持舒适，皮肤褶皱处如腋下、乳下和腹股沟等处应用棉垫或纱布衬垫，骨隆突处也须用棉垫保护。

（4）包扎的肢体须保持功能位置，需要抬高肢体时，应给予适当的扶托物。

（5）在操作时绷带不得脱落而受污染。在临床治疗中不宜使用湿绷带进行包扎，因为其不仅会刺激皮肤，而且容易造成感染。

【操作并发症及处理】

1. 感染

（1）包扎前应先简单清创并覆盖消毒纱布后，再用绷带进行包扎。

（2）做细菌培养，确认何种细菌感染，以选择合适抗菌药物。

(3) 对感染伤口进行减压、固定。

(4) 给予清创。

(5) 进行外科手术。

(6) 给予局部/全身抗感染治疗。

2. 肢端血运障碍

(1) 通过看、摸、压、测的方法观察包扎肢端血液循环情况。

(2) 抬高患肢，使之略高于心脏，以利于静脉回流。

(3) 注意保暖，严禁按摩及热敷。

(4) 病情允许情况下尽早进行功能锻炼。

3. 血管损伤、水肿

(1) 维持患者一般情况，补充血容量、白蛋白。

(2) 维持电解质，纠正酸中毒。

(3) 预防肾衰竭。

(4) 适量抗凝和抗感染。

(5) 密切观察患肢血运状况。

第四十一节　上臂骨折固定术

骨折是指骨的完整性和连续性中断。根据骨折处皮肤、黏膜的完整性分类：开放性骨折是骨折处皮肤、筋膜或骨膜破裂，骨折端直接或间接与外界相通。闭合性骨折是骨折处皮肤或黏膜完整，骨折端不与外界相通。根据骨折的稳定程度分为：①稳定性骨折：在生理外力作用下，骨折端不易移位或复位后不易发生的骨折，如裂缝骨折、青枝骨折、横形骨折、压缩骨折和嵌插骨折。②不稳定性骨折：在生理外力作用下，骨折端易移位或复位后易再移位的骨折，如斜形骨折、螺旋形骨折和粉碎性骨折。

【操作目的及意义】

(1) 固定，制动，止痛，防止骨折端活动刺伤血管及神经导致伤情加重。

(2) 减轻患者痛苦，保护伤口，防止感染。

(3) 便于运送。

【操作步骤】

1. 评估患者并解释

(1) 评估：①现场环境及自身安全。②患者的年龄、体重、病情、意识状态，有无活动性大出血，肢体活动能力。

(2) 解释：向患者及家属解释骨折固定术的目的、方法、注意事项及配合要点。

2. 操作准备

(1) 护士准备：①仪表端庄，衣帽整洁，卫生手消毒，戴口罩。②了解患者病情，检查伤处形状、位置及外观，找出受伤原因，协助患者脱离危险环境。③安抚患者，取得患者合作。

(2) 患者准备：了解骨折固定术的目的、方法、注意事项及配合要点并愿意配合。

(3) 物品准备：无菌纱布，三角巾，手消毒液，乳胶手套，各种类型夹板(现场急救可就地取材，如竹竿、木棍、雨伞、树枝等都可用作夹板)，棉垫，绷带。

(4) 环境准备：周围环境安全。

3. 操作方法

(1) 三角巾固定法 (图2-41-1)：①备齐用物，勘察急救现场安全，可以进行施救，戴口罩及手套。②评估患者意识，安抚患者情绪，协助其脱离危险环境，动作要轻柔，避免再次损伤创伤部位。③打开三角巾，折成10~15cm宽的带子，其中央要正对骨折处，将上臂固定在躯干上，于健侧腋下打结。④取另一三角巾，一底角搭于患者健侧肩部，顶角置于患侧手臂腋下。⑤屈肘90°放在三角巾上，另一底角向上翻折两底角边在颈后打U形结 (避开颈椎)并将剩余部分整理好。⑥将患者手指露出，便于观察末梢血液循环是否良好，护送患者到医院进行进一步治疗。

(2) 夹板固定法 (图2-41-2)：①备齐用物，勘察急救现场安全，可以进行施救，戴口罩及手套。②评估患者意识，安抚患者情绪，协助其脱离危险环境，动作要轻柔，避免再次损伤创伤部位。③救护者位于伤员的伤侧肢，取出1块卷式夹板，根据伤员上臂长度 (健侧肩关节至肘关节) 展开并塑形。将卷式夹板对折，放于肱骨内外侧，夹板一端置于腋下，另一端置于肩关节，外侧夹板多余部分剪掉或卷曲在肩关节，然后分别在腋窝和肘关节处加垫敷料。用三角巾先固定骨折的近端，后固定骨折的远端 (用自粘弹性绷带，按照先从骨折的下部即远心端开始包扎，环形缠绕2~3圈，再将绷带自下而上缠绕至肩关节为止)。④打开三角巾，一底角搭于患者健侧肩部，顶角置于患侧手臂腋下。⑤屈肘90°放在三角巾上，另一底角向上翻折，两底角边在颈后 (避开颈椎) 打U形结并将剩余部分整理好。⑥将患者手指露出，便于观察末梢血液循环是否良好，护送患者到医院进行进一步治疗。

4. 操作评价

(1) 操作环境安全，可进行施救。

(2) 操作手法熟练、准确，无二次损伤。

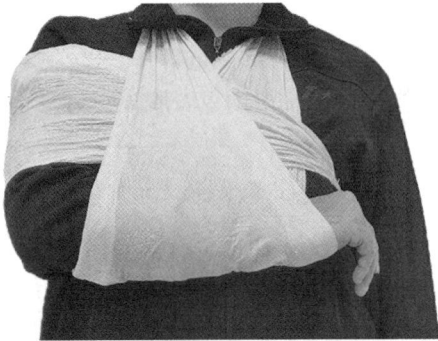

图 2 - 41 - 1 上臂骨折三角巾固定

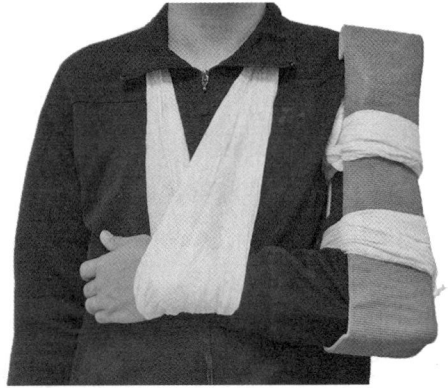

图 2 - 41 - 2 上臂骨折卷式夹板固定

（3）固定部位松紧适中。

（4）患侧手指末梢血运良好，指端无苍白、发冷、麻木、疼痛、水肿或青紫。

（5）伤肢屈曲90°，保持功能位。

【操作重点及难点】

（1）不可强行屈曲或拉直手肘。

（2）急救骨折患者时，应注意先处理危及生命的症状，如出血、呼吸、心率等。

（3）固定时不要随意搬动上臂骨折部位，防止骨断端刺伤周围神经、血管。

（4）绑扎太松或固定垫应用不当，易导致骨折再移位；绑扎太紧可造成缺血性肌痉挛，导致肢体坏疽。

（5）在野外除了医用夹板外，还可以用树枝、竹竿、木棍等，具备相应长度、硬度及轻便的材料都可用作夹板。固定夹板的材料除绷带三角巾外，还可以用扁带、毛巾、三角巾、鞋带或将衣服撕成条状代替。

【注意事项】

（1）有创口者应先止血、消毒、包扎，再固定。

（2）处理开放性骨折时禁用水冲，不涂药物，保持伤口清洁，局部应用无菌纱布包扎，刺出的骨折断端未经清创不可直接还纳伤口内，以免造成感染。

（3）固定前应先在伤处或肢体骨性凸起部位（如内、外踝）垫上衬垫，增加舒适感，防止二次损伤。

（4）用绷带固定夹板时，其长度与宽度要与骨折的肢体相适应，应先从骨折下部缠起，减少伤肢充血水肿，绷带三角巾不要绑扎在骨折处。

（5）固定松紧应适宜，牢固可靠，不影响血液循环；将指端露出，便于随时观察血液循环情况。

【操作并发症及处理】

1. 血液循环不良 即指端苍白、发冷、麻木、疼痛、水肿或青紫、应松开重新固定。

2. 肘外翻

（1）保守治疗：适用于早期且肘关节功能障碍不明显的患者，可进行理疗、按摩等物理治疗。

（2）手术治疗：严重肘外翻畸形、关节疼痛和无力症状明显影响肘关节功能、伴有创伤性关节炎者，给予肱骨髁上截骨矫正术。

3. 创伤性休克

（1）立即抽血做血型鉴定及交叉配合试验，于健侧建立静脉通路，并输入平衡盐溶液、生理盐水或右旋糖酐，但应注意输液速度及总量。

（2）有活动性外出血者，应立即止血；有明确内出血者，应在大量输液、输血的同时进行紧急手术止血。

（3）酌情给予镇静或镇痛药物，疼痛剧烈时可肌内注射或静脉注射哌替啶50mg 或吗啡 10mg（加入 20ml 生理盐水中）。

4. 血管损伤

（1）包扎止血：用急救包或厚敷料覆盖创口后外加绷带缠绕，略加压力。

（2）止血带止血：用于上臂动脉干损伤发生严重出血，不能用其他临时止血法控制及上臂手术有助于减少失血和手术操作者。

5. 缺血性挛缩

（1）去除原有外固定物，解除肢体外部压迫。

（2）静脉输入甘露醇，减轻水肿。

（3）骨折引起血管痉挛，受压者应尽快使骨折复位。

6. 骨筋膜综合征

（1）局部切开减压，使血液循环获得改善。

（2）切开皮肤多因张力过大而不能缝合，可用凡士林纱布填塞，外用无菌敷料包好，待消肿后行延期缝合。

7. 感染

（1）充分引流，引流不畅时应切开引流。

（2）清除异物及坏死组织，但不应为清除异物而做广泛剥离。

（3）局部灌注抗菌药物溶液。

8. 关节僵硬 给予局部按摩、理疗、中药外敷，关节功能锻炼。

第四十二节　前臂骨折固定术

尺、桡骨干均骨折较为多见，占全身骨折的6%左右，多见于青少年。由于解剖功能的复杂关系，两骨干完全骨折后，骨折端可生重叠，成角及旋转移位，复位要求高。这就要求护理人员必须纠正骨折端的种种移位（尤其是旋转移位），并保持复位后良好的固定，直至骨折愈合。

【操作目的及意义】

（1）固定，制动，止痛，防止骨折端活动刺伤血管及神经导致伤情加重。

（2）减轻患者痛苦，保护伤口，防止感染。

（3）便于运送。

【操作步骤】

1. 评估患者并解释

（1）评估：①现场环境及自身安全。②患者的年龄、体重、病情、意识状态，有无活动性大出血，肢体活动能力。

（2）解释：向患者及家属解释骨折固定术的目的、方法、注意事项及配合要点。

2. 操作准备

（1）护士准备：①仪表端庄，衣帽整洁，卫生手消毒，戴口罩。②了解患者病情，安抚患者，取得患者合作。

（2）患者准备：了解骨折固定术的目的、方法、注意事项及配合要点并愿意配合。

（3）物品准备：无菌纱布、三角巾、木质夹板、厚棉垫、手消毒液、乳胶手套。

（4）环境准备：周围环境安全、清洁。

3. 操作方法（图2-42-1）

（1）备齐用物，勘察急救现场安全，可以进行施救，戴口罩及手套。

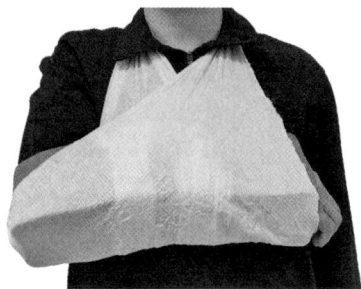

图2-42-1　前臂骨折固定术

（2）评估患者意识，安抚患者情绪，协助其脱离危险环境。动作要轻柔，避免再次损伤创伤部位。

（3）协助患者将伤肢屈曲90°，拇指在上。

（4）衣襟简易固定：伤肢贴于胸前；伤侧衣襟向上反折，包绕伤肢，扣于对侧衣襟。也可将伤侧袖口纽扣扣于对侧衣襟。夹板固定法：救护者位于伤员的伤侧肢，取出一块卷式夹板，根据伤员前臂长度（肘关节至腕关节）展开并塑形。将卷式夹板放置在伤员前臂掌、背部，前端跨过腕关节，后端兜住肘关节，夹板多余部分弯曲在手心处，在关节部位加垫敷料。用自粘弹性绷带，先从骨折的下部即远心端开始包扎，环形缠绕 2~3 圈，再将绷带自下而上缠绕至肘关节为止，屈肘 90°，最后用自粘弹性绷带将伤侧前臂悬吊于胸前。

（5）打开三角巾，一底角搭于患者健侧肩部，顶角置于患侧手臂腋下。

（6）屈肘 90° 放在三角巾上，另一底角向上翻折，两底角边在颈后（避开颈椎）打 U 形结并将剩余部分整理好。

（7）将患者手指露出，便于观察末梢血液循环是否良好，护送患者到医院进行进一步治疗。

4. 操作评价

（1）操作环境安全，可进行施救。

（2）操作手法熟练、准确，无二次损伤。

（3）固定部位松紧适中。

（4）患侧手指末梢血运良好，指端无苍白、发冷、麻木、疼痛、水肿或青紫。

（5）伤肢屈曲 90°，拇指在上。

【操作重点及难点】

（1）急救骨折患者时，应注意先处理危及生命的症状，如出血、呼吸、心率等。

（2）固定时不要随意搬动骨折部位，防止骨断端刺伤神经血管。

（3）绑扎太松或固定垫应用不当，易导致骨折再移位；绑扎太紧可造成缺血性肌痉挛，导致肢体坏疽。

（4）在野外除了医用夹板外，还可以用树枝、竹竿、木棍等，具备相应长度、硬度及轻便的材料都可用作夹板。固定夹板的材料除绷带三角巾外，还可以用扁带、毛巾、三角巾、鞋带或将衣服撕成条状代替。

【注意事项】

（1）有创口者应先止血、消毒、包扎，再固定。

（2）处理开放性骨折时禁用水冲，不涂药物，保持伤口清洁，局部应用无菌纱布包扎，刺出的骨折断端未经清创不可直接还纳伤口内，以免造成感染。

（3）固定前应先在伤处或肢体骨性凸起部位（如内、外踝）垫上衬垫，增加舒适感，防止二次损伤。

（4）用绷带固定夹板时，其长度与宽度要与骨折的肢体相适应，应先从骨折下部缠起，减少伤肢充血水肿，绷带三角巾不可绑扎在骨折处。

（5）固定松紧应适宜，牢固可靠，不影响血液循环。将指端露出，便于随时观察血液循环情况。

（6）定期复查，术后两周内 2~3 天/次。

【操作并发症及处理】

1. 血液循环不良　即指端苍白、发冷、麻木、疼痛、水肿或青紫，应松开重新固定。

2. 桡神经损伤　临床表现为垂腕、各掌指关节不能伸直、拇指不能伸直、手背桡侧皮肤感觉麻木，必要时行手术治疗。

3. 创伤性休克

（1）立即抽血做血型鉴定及交叉配合试验，于健侧建立静脉通路，并输入平衡盐溶液、生理盐水或右旋糖酐，但应注意输液速度及总量。

（2）有活动性外出血者，应立即止血；有明确内出血者，应在大量输液、输血的同时进行紧急手术止血。

（3）酌情给予镇静或镇痛药物，疼痛剧烈时可肌内注射或静脉注射哌替啶50mg 或吗啡 10mg（加入 20ml 生理盐水中）。

4. 血管损伤

（1）包扎止血：用急救包或厚敷料覆盖创口后外加绷带缠绕，略加压力。

（2）止血带止血：用于四肢动脉干损伤发生严重出血，不能用其他临时止血法控制，以及四肢手术有助于减少失血、有利于手术操作者。

5. 缺血性挛缩

（1）去除原有外固定物，解除肢体外部压迫。

（2）静脉输入甘露醇，减轻水肿。

（3）骨折引起血管痉挛，受压者应尽快使骨折复位。

6. 感染

（1）充分引流，引流不畅时应切开引流。

（2）清除异物及坏死组织，但不应为清除异物而做广泛剥离。

（3）局部灌注抗菌药物溶液。

7. 关节僵硬　给予局部按摩、理疗、中药外敷、关节功能锻炼。

8. 骨筋膜综合征

（1）局部切开减压，使血液循环获得改善。

（2）切开皮肤多因张力过大而不能缝合，可用凡士林纱布填塞，外用无菌敷料包好，待消肿后行延期缝合。

第四十三节　大腿骨折固定术

骨折临时固定可避免加重损伤，减轻疼痛，便于运送。大腿骨折多以局部肿胀、疼痛、压痛、功能丧失，出现缩短、成角和旋转畸形，可扪及骨擦音，异常活动为主要表现。大腿骨折可通过观察肢体畸形、异常活动、肢体功能障碍、局部疼痛等表现进行判断。其中股骨干骨折是临床上最常见的骨折之一，约占全身骨折的6%。股骨骨折多发生于中老年人，以女性多见，占成人骨折的3.6%，占髋部骨折的48%～54%。随着医学技术的进步，股骨颈骨折的治疗效果显著提高，但骨折不愈合和股骨头坏死的发生率仍较高。

【操作目的及意义】

（1）固定，制动，止痛，防止骨折端活动刺伤血管及神经导致伤情加重。

（2）减轻患者痛苦，保护伤口，防止感染。

（3）便于运送。

【操作步骤】

1. 评估患者并解释

（1）评估：①现场环境及自身安全。②患者的年龄、体重、病情、意识状态、肢体活动能力。

（2）解释：向患者及家属解释大腿骨折固定术的目的、方法、注意事项及配合要点。

2. 操作准备

（1）护士准备：①仪表端庄，衣帽整洁，卫生手消毒，戴口罩。②了解患者病情，检查伤处形状、位置及外观，安抚患者，取得患者合作。

（2）患者准备：了解大腿骨折固定术的目的、方法、注意事项及配合要点并愿意配合。

（3）物品准备：无菌纱布、三角巾、木质夹板、厚棉垫、手消毒液、乳胶手套。

（4）环境准备：周围环境安全、整洁。

3. 操作方法

（1）夹板固定法（图2-43-1）：①备齐用物，勘察急救现场安全，可以进行施救，戴口罩及手套。②评估患者意识，安抚患者情绪，协助其脱离危险环境，动作要轻柔，避免再次损伤创伤部位。③脱去患者鞋袜，用长、短两块夹板分别置于伤肢外侧和内侧，长夹板的长度自腋下至足跟，短夹板的长度自大腿根部至足跟，在骨隆突、关节和空隙处加棉垫。④用三角巾折成条状，在骨折上下端和关节上下部固定，分别于大腿根部、大腿中部、髋关节、膝关节、小腿上部、小腿中部健侧打结。⑤足部用"8"字形固定，使脚与小腿呈直角功能位。⑥观察患者脚趾末梢血液循环是否良好，护送患者到医院进行进一步治疗。

（2）三角巾固定法（图2-43-2）：①备齐用物，勘察急救现场安全，可以进行施救，戴口罩及手套。②评估患者意识，安抚患者情绪，协助其脱离危险环境，动作要轻柔，避免再次损伤创伤部位。③脱去患者鞋袜，将患者两下肢并紧，在两腿之间的骨突和空隙部位加棉垫。④用三角巾折成条状，在骨折上、下端和关节上、下部固定，分别于大腿根部、大腿中部、髋关节、膝关节、小腿上部、小腿中部健侧打结。⑤足部用"8"字形固定，使脚与小腿呈直角功能位。⑥观察患者脚趾末梢血液循环是否良好，护送患者到医院进行进一步治疗。

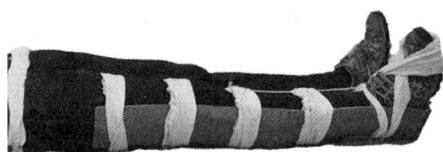

图2-43-1　夹板固定法　　　　　　　图2-43-2　三角巾固定法

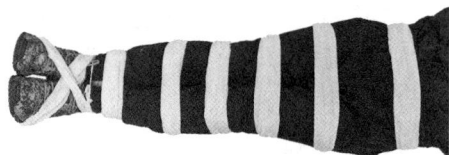

4. 操作评价

（1）操作环境安全，可进行施救。

（2）操作手法熟练、准确，无二次损伤。

（3）固定部位松紧适宜。

（4）患侧趾（指）末梢血运良好，趾端无苍白、发冷、麻木、疼痛、水肿或青紫。

（5）足部呈直角功能位。

【操作重点及难点】

（1）急救骨折患者时，应注意先处理危及生命的症状，如出血、呼吸、心率、内脏损伤等。

（2）固定时不要随意搬动骨折部位，防止骨断端刺伤神经、血管。

（3）夹板长度必须超过骨折上、下两个关节，固定时除骨折部位上、下两端外，还要固定上、下两关节。

（4）绑扎太松或固定垫应用不当，易导致骨折再移位；绑扎太紧可造成缺血性肌痉挛，导致肢体坏疽。

（5）在野外除了医用夹板外，还可以用树枝、竹竿、木棍等，具备相应长度、硬度及轻便的材料都可用作夹板。固定夹板的材料除绷带三角巾外，还可以用扁带、毛巾、三角巾、鞋带或将衣服撕成条状代替。

【注意事项】

（1）有创口者应先止血、消毒、包扎，再固定。

（2）处理开放性骨折时局部应用无菌纱布包扎，刺出的骨折断端未经清创不可直接还纳伤口，以免造成感染。

（3）固定前应先用布料、棉花、毛巾等铺垫在夹板上，以免损伤皮肤。夹板两端、骨隆突出和悬空部位应加厚棉垫，以防局部组织受压或固定不稳。

（4）用绷带固定夹板时，其长度与宽度要与骨折的肢体相适应，应先从骨折下部缠起，减少伤肢充血水肿，绷带、三角巾不要绑扎在骨折处。

（5）固定松紧应适宜，牢固可靠，不影响血液循环，将趾端露出，便于随时观察血液循环情况。

（6）固定后避免不必要的搬动，不可强制伤员进行各种活动。

【操作并发症及处理】

1. 血液循环不良　即趾端苍白、发冷、麻木、疼痛、水肿或青紫，应松开重新固定。消肿或肌肉锻炼促进血液循环。只有骨折断端的肿胀尽快消退，才能促进血液循环的恢复，促进骨折的顺利愈合。消肿的主要方法是抬高部位继续冷敷。肌肉锻炼还能促进血液循环，断裂后需要短时制动，制动时尽量收缩和放松骨折处的肌肉。通过肌肉收缩和放松，加速血液循环，改善局部临床症状，促进骨折愈合。

2. 创伤性休克

（1）立即抽血做血型鉴定及交叉配血试验，于健侧建立静脉通路，并输入平衡盐溶液、生理盐水或右旋糖酐，但应注意输液速度及总量。

（2）有活动性外出血者，应立即止血；有明确内出血者，在大量输液、输血的同时进行紧急手术止血。

（3）酌情给予镇静或镇痛药物，疼痛剧烈时可肌内注射或静脉注射哌替啶50mg 或吗啡 10mg。

3. 血管损伤

（1）包扎止血：用急救包或厚敷料覆盖创口后外加绷带缠绕，略加压力。

（2）止血带止血：用于四肢动脉干损伤发生严重出血，不能用其他临时止血法控制，以及四肢手术有助于减少失血、有利于手术操作者。

4. 缺血性挛缩

（1）去除原有外固定物，解除肢体外部压迫。

（2）静脉输入甘露醇，减轻水肿。

（3）骨折引起血管痉挛，受压者应尽快使骨折复位。

5. 感染

（1）充分引流，引流不畅时应切开引流。

（2）清除异物及坏死组织，但不应为清除异物而做广泛剥离。

（3）局部灌注抗菌药物溶液。

6. 关节僵硬　给予局部按摩、理疗、中药外敷，关节功能锻炼。

7. 髋外翻　牵引固定，必要时手术治疗。

8. 患肢缩短或延长　复位，固定，功能锻炼。

9. 下肢静脉血栓

（1）卧床休息，避免大幅度运动，禁止按摩患肢。

（2）经常抬高患肢高过心脏平面 20～30cm，防止淤血。

（3）每天观察皮肤温度和脉搏，注意患者有无呼吸困难、胸闷等，一旦出现立即平躺，吸氧，报告医生。

10. 压疮

（1）床铺要松软、平整，2～3 小时后协助患者翻身并按摩受压处皮肤，动作轻柔，严禁推、拉、拖等以免擦伤皮肤。

（2）受压部位垫气垫、棉圈、海绵垫等，保持皮肤和被褥的干燥、清洁，防止尿液、粪便污染皮肤或创面，经常用温水擦浴，促进血液循环。

（3）注意饮食，摄入足够的蛋白质、维生素和热量，多吃蔬菜及水果。

第四十四节　小腿骨折固定术

骨骼受到外力打击，发生完全或不完全断裂称骨折，一般分为闭合性骨折和开放性骨折两种类型。小腿骨折包括胫骨骨折、腓骨骨折、髌骨骨折等，多由间接外力所致，表现为伤处肿胀、疼痛、伤肢畸形。由于整个胫骨位于皮下，骨折端容易穿破皮肤，成为开放性骨折。胫腓骨干骨折指胫骨平台以下至踝以上部分发生的骨折，是长骨骨折中最常见的一种，占全身骨折的 4%。

【操作目的及意义】

（1）固定，制动，防止骨折端活动刺伤血管及神经导致伤情加重。

（2）减轻患者痛苦，保护伤口，防止感染。

（3）便于运送。

【操作步骤】

1. 评估患者并解释

（1）评估：①现场环境及自身安全。②患者的年龄、体重、病情、意识状态、肢体活动能力。

（2）解释：向患者及家属解释小腿骨折固定术的目的、方法、注意事项及配合要点。

2. 操作准备

（1）护士准备：①仪表端庄，衣帽整洁，卫生手消毒，戴口罩。②了解患者病情，检查伤处形状、位置及外观，安抚患者，取得患者合作。

（2）患者准备：了解小腿骨折固定术的目的、方法、注意事项及配合要点并愿意配合。

（3）物品准备：无菌纱布、三角巾、木质夹板、厚棉垫、手消毒液、乳胶手套。

（4）环境准备：周围环境安全、清洁。

3. 操作方法

（1）夹板固定法（图2-44-1）：①备齐用物，勘察急救现场安全，可以进行施救，戴口罩及手套。②评估患者意识，安抚患者情绪，协助其脱离危险环境，动作要轻柔，避免再次损伤创伤部位。③脱去患者鞋袜，取两块相当于大腿根部至足跟长度的夹板，分别置于小腿的内、外侧，在骨隆突、关节和空隙处加棉垫。④用三角巾折成条状，在骨折上下端和关节上下部固定，分别于膝关节、小腿上部、小腿中部健侧打结。⑤足部用"8"字形固定，使脚与小腿呈直角功能位。⑥观察患者脚趾末梢血液循环是否良好，护送患者到医院进行进一步治疗。

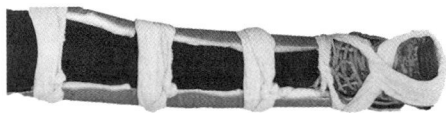

（2）三角巾固定法（图2-44-2）：①备齐用物，勘察急救现场安全，可以进行施救，戴口罩及手套。②评估患者意识，安抚患者情绪，协助其脱离危险环境，动作要轻柔，避免再次损伤创伤部位。③脱去患者鞋袜，将患者两下肢并紧，两腿之间的骨突部位和空隙部位加棉垫。④用三角巾折成条状，在骨折上、下端和关节上、下部固定，分别于膝关节、小腿上部、小腿中部健侧打结。⑤足部用"8"字形固定，使脚与小腿呈直角功能位。⑥观察患者脚趾末梢血液循环是否良好，护送患者到医院进行进一步治疗。

图2-44-1　夹板固定法　　　　　　　图2-44-2　三角巾固定法

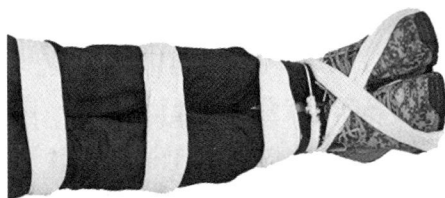

4. 操作评价

（1）操作环境安全，可进行施救。

（2）操作手法熟练、准确，无二次损伤。

（3）固定部位松紧适宜。

（4）患侧趾（指）末梢血运良好，趾端无苍白、发冷、麻木、疼痛、水肿或青紫。

（5）足部呈直角功能位。

【操作重点及难点】

（1）急救骨折患者时，应注意先处理危及生命的症状，如出血、呼吸、心率、内脏损伤等。

（2）固定时不要随意搬动骨折部位，防止骨断端刺伤神经、血管。

（3）夹板长度必须超过骨折上、下两个关节，托扶整个患肢，固定时除骨折部位上、下两端外，还要固定上、下两关节。

（4）绑扎太松或固定垫应用不当，易导致骨折再移位；绑扎太紧可造成缺血性肌痉挛，导致肢体坏疽，绷带三角巾不要绑扎在骨折处。

（5）在野外除了医用夹板外，还可以用树枝、竹竿、木棍等，具备相应长度、硬度及轻便的材料都可用作夹板。固定夹板的材料除绷带三角巾外，还可以用扁带、毛巾、三角巾、鞋带或将衣服撕成条状代替。

【注意事项】

（1）有创口者应先止血、消毒、包扎，再固定，伤员出现休克时应同时抢救。

（2）处理开放性骨折时禁用水冲，不涂药物，保持伤口清洁，局部应用无菌纱布包扎，刺出的骨折断端未经清创不可直接还纳伤口，以免造成感染。

（3）固定前应先用布料、棉花、毛巾等铺垫在夹板上，以免损伤皮肤。夹板两端、骨隆突出和悬空部位应加厚棉垫，以防局部组织受压或固定不稳。

（4）用绷带固定夹板时，其长度与宽度要与骨折的肢体相适应，应先从骨折下部缠起，减少伤肢充血水肿。

（5）固定松紧应适宜，牢固可靠，不影响血液循环。将趾端露出，便于随时观察血液循环情况。

（6）固定后避免不必要的搬动，不可强制伤员进行各种活动。

【操作并发症及处理】

1. 血液循环不良　即趾端苍白、发冷、麻木、疼痛、水肿或青紫，应松开重新固定。消肿促进血液循环。只有骨折断端的肿胀尽快消退，才能促进血液循环的恢复，促进骨折的顺利愈合。消肿的主要方法是抬高部位继续冷敷。肌肉锻炼也能促进血液循环，断裂后需要短时制动，制动时尽量收缩和放松骨折处的肌肉。通过肌肉收缩和放松，加速血液循环，改善局部临床症状，促进骨折愈合。

2. 创伤性休克

（1）立即抽血做血型鉴定及交叉配血试验，建立静脉通路，并输入平衡盐溶液、生理盐水或右旋糖酐，但应注意输液速度及总量。

（2）有活动性外出血者，应立即止血；有明确内出血者，应在大量输液、输血的同时进行紧急手术止血。

（3）酌情给予镇静或镇痛药物，疼痛剧烈时可肌内注射或静脉注射哌替啶 50mg 或吗啡 10mg。

3. 血管损伤

（1）包扎止血：用急救包或厚敷料覆盖创口后外加绷带缠绕，略加压力。

（2）止血带止血：用于四肢动脉干损伤发生严重出血，不能用其他临时止血法控制，以及四肢手术有助于减少失血、有利于手术操作者。

4. 缺血性挛缩

（1）去除原有外固定物，解除肢体外部压迫。

（2）静脉输入甘露醇，减轻水肿。

（3）骨折引起血管痉挛，受压者应尽快使骨折复位。

5. 感染

（1）充分引流，引流不畅时应切开引流。

（2）清除异物及坏死组织，但不应为清除异物而做广泛剥离。

（3）局部灌注抗菌药物溶液。

6. 关节僵硬　给予局部按摩、理疗、中药外敷、关节功能锻炼。

7. 患肢缩短或延长　复位，固定，功能锻炼。

8. 下肢静脉血栓

（1）卧床休息，避免大幅度运动，禁止按摩患肢。

（2）经常抬高患肢高过心脏平面 20 ~ 30cm，防止淤血。

（3）每天观察皮肤温度和脉搏，注意患者有无呼吸困难、胸闷等，一旦出现立即平躺，吸氧，报告医生。

9. 腓总神经损伤　早期进行手术探查，可通过神经吻合术进行修复。

2 - 44　胫腓骨骨折卷式夹板固定

第四十五节　担架搬运技术

担架搬运技术是最常用的搬运方法，适用于对全身各部位负伤、骨折的中、重度伤员进行搬运。常用的担架有帆布担架、板式担架、铲式担架、四轮担架以及自制的临时担架（如绳索担架、被服担架）等类型。目前最常使用的担架有普通担架和轮式担架等。

【操作目的及意义】

（1）运送不能行走的患者。

（2）将重伤患者安全转至急救地点。

（3）保证患者不被二次伤害，暂时稳定病情。

【操作步骤】

1. 评估患者并解释

（1）评估：①评估现场环境及自身安全。②患者的年龄、体重、病情、意识状态、肢体活动能力。

（2）解释：向患者及家属解释搬运的目的、方法、注意事项及配合要点。

2. 操作准备

（1）护士准备：①仪表端庄，衣帽整洁，卫生手消毒，戴手套、口罩。②了解患者病情、意识状态、肢体肌力、配合能力。③了解患者有无约束、各种管路情况。④对清醒患者解释操作目的，取得合作。

（2）患者准备：①了解操作目的及方法，情绪稳定，与护士配合。②患者应了解操作时可用力的部位，与护士同时用力。

（3）物品准备：担架上置中单、枕头、毛毯或被褥，需要时备大单、手消毒液、乳胶手套。

（4）环境准备：现场环境安全。

3. 操作方法

（1）由 3~4 人组成一组，将患者移上担架。

（2）患者头部向后，足部向前，以便后面的担架员随时观察病情变化。

（3）担架员脚步行动要一致，平稳前进。

（4）向高处抬时，前面的担架员要放低，后面的担架员要抬高，使患者保持水平状态；向低处抬时则相反。

4. 操作评价

（1）患者安全抵达目的地。

（2）搬运过程中无意外发生，无跌落或擦伤等二次伤害。

（3）搬运过程中，患者体位舒适，知晓搬运目的，能够积极配合。

【操作重点及难点】

（1）保持呼吸通畅，防止窒息。

（2）注意保暖，对于意识不清和感觉障碍患者，忌用热水袋，以免烫伤。

（3）搬运过程中，救援人员动作要轻巧、敏捷、步调一致，遵循节力原则，速度适宜，避免震动，以减少患者痛苦。

（4）对于创伤患者，如果无明显禁忌证，可注射小剂量吗啡或哌替啶镇痛，以减轻转运途中的疼痛，防止创伤休克。

（5）颈部固定时，注意要轴线转动，不只颈部不能前屈、后伸和扭曲，身体其他骨关节和脊椎也要避免弯曲和扭转，以免加重损伤。

【注意事项】

搬运患者关键是要避免二次伤害。在现场进行急救时应在安全、及时、有效的前提下搬运患者。

（1）患者未进行现场急救处理或搬运用品未准备妥当时，切忌匆忙搬运患者，以免延误抢救时机或引起滚落、摔伤等意外。

（2）对不同病情的患者要求有不同的体位。

（3）患者抬上担架后必须扣好安全带，以防止翻落（或跌落）。

（4）患者上下楼梯时应保持头高位，尽量保持水平状态。

（5）担架上车后应予固定，患者保持头朝前、脚向后的体位。

（6）搬运过程中严密监测患者伤势和病情变化，确保患者安全。如发现面色苍白、头昏、眼花和脉搏细弱等休克征象，必要时应暂停护送，进行就地急救处理，待情况好转后再继续护送。

【操作并发症及处理】

1. 擦伤　患者身体擦伤，局部皮肤刮擦或破损，出现小出血点，组织液渗出。

（1）皮肤擦伤后伤口予以清创处理，预防感染发生。

（2）每天给予伤口换药，更换敷料。

（3）患处不必包扎，注意保持创面干燥、清洁，不要沾水。

2. 跌倒或坠地

（1）患者跌倒或坠地后，立即报告医生，协助评估患者意识、受伤部位与伤情、全身状况等。

（2）疑有骨折或肌肉、韧带损伤或脱臼的患者，根据跌伤的部位或伤情采取相应的搬运方法，保护伤肢不要因搬动再受伤害；协助医生完成相关检查，密切观察病情变化，做好伤情及病情的记录。

（3）患者头部跌伤，出现意识障碍等严重情况时，迅速建立静脉通道、心电监护、氧气吸入等，并遵医嘱采取相应的急救措施，严密监测生命体征、意识状态的变化。

（4）皮肤擦伤者按前述擦伤处理。

（5）皮下血肿可行局部冷敷。如出现皮肤破损，出血较多时先用无菌敷料压迫止血，再由医生酌情进行伤口清创缝合，遵医嘱注射破伤风抗毒素等。

（6）根据疼痛的部位协助患者采取舒适的体位，遵医嘱给予治疗，并观察效果和不良反应。

（7）做好患者及家属的安抚工作，消除恐惧、紧张心理。

第四十六节　徒手搬运技术

徒手搬运技术适用于现场无担架、转运路途较近、患者病情较轻的情况。

【操作目的及意义】

（1）协助病情较轻的患者转运。

（2）紧急情况下，及时、迅速、安全地将患者搬离事发现场。

（3）搬运工作的准确可减轻患者痛苦，以免延误治疗。

【操作步骤】

1. 评估患者并解释

（1）评估：①现场环境及自身安全。②患者的年龄、体重、病情、意识状态、肢体活动能力。

（2）解释：向患者及家属解释搬运的目的、方法、注意事项及配合要点。

2. 操作准备

（1）护士准备：①仪表端庄，衣帽整洁，卫生手消毒，戴口罩、手套。②了解患者病情、意识状态、肢体肌力、配合能力。③对患者解释操作目的，取得合作。

（2）患者准备：①了解操作目的及方法，情绪稳定，与护士配合。②患者应了解操作时可用力的部位，与护士同时用力。

（3）物品准备：手消毒液、乳胶手套。

（4）环境准备：现场环境安全。

3. 操作方法

（1）单人搬运法（图2-46-1）：适用于儿童或病情平稳、体重较轻的患者。①扶持法：适用于病情轻、能站立行走的患者，救护者站在患者一侧，使患者手臂揽着自己的头颈，然后救护者用外侧的手牵着患者的手腕，另一手伸进患者的背部扶持患者的腰，使其身体略靠着救护者，扶着行走。②抱持法（图2-46-2）：救护者站在患者一侧，一手托其背部，一手托其大腿将其抱起，患者若有感觉，可让其一手抱住救护者的颈部。患者仰卧屈膝，操作者站在患者一侧；近床头侧手臂由患者腋下伸至对侧腋下，另一手臂抱住患者双大腿；嘱患者双臂抱住操作者颈部，尽量靠近操作者；抱起患者，将其轻放于平车上。③背驮法（图2-46-3）：搬运者站在患者的前面，先蹲下，将患者上肢拉住，然后将患者背起，再用双手抱住患者的大腿中部，使其大腿向前弯曲，然后搬运者站立后上身略向前倾斜行走。呼吸困难（如心脏病、哮喘、急性呼吸窘迫综合征等）和胸部外伤患者不宜用此法。④肩扛法（图2-46-4）：将患者的一只手搭在自己肩上，然后一手抱起患者的腰，另一手托起大腿，手掌托其臀部，将患者扛起。患者的躯干绕颈背部，其上肢垂于胸前。搬运者一手压其上肢，另一手托其臀部。

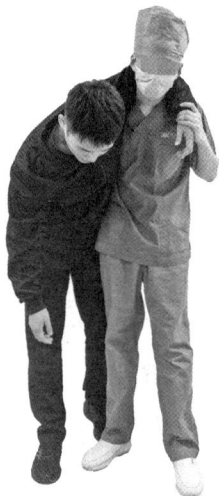

图 2 - 46 - 1　单人搬运法 - 扶持法　　图 2 - 46 - 2　单人搬运法 - 抱持法

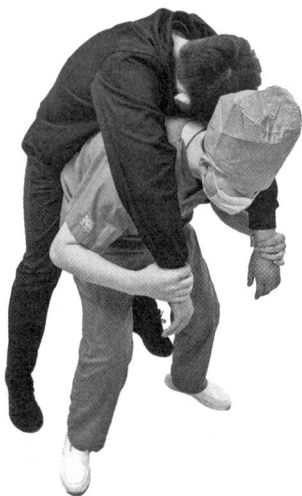

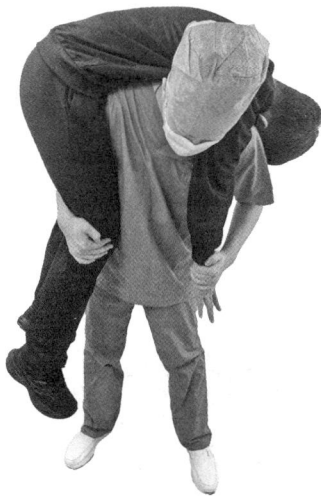

图 2 - 46 - 3　单人搬运法 - 背驮法　　图 2 - 46 - 4　单人搬运法 - 肩扛法

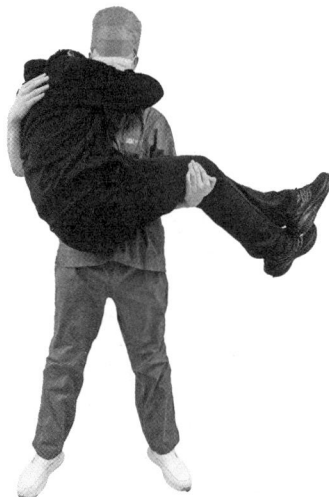

（2）双人搬运法：适用于不能自行活动或体重较重，以及病情较轻、自己可以活动、体重较重的患者。①椅托法（图 2 - 46 - 5）：甲乙两人相对而立，甲以右膝、乙以左膝跪地，各以一手伸入患者大腿之下而互相紧握，另一手彼此交错支持患者背部。②拉车法（图 2 - 46 - 6）：两名救护者，一人站在患者头部，从患者腋下穿过，在胸前交叉抱紧。两手插到其腋前，将其抱在怀内，另一人站在患者两腿之间，双手穿过膝下抱住膝关节及其足部，跨在患者两腿中间，两人步调一致，慢慢抬起患者卧式前行。③平抱或平抬法（图 2 - 47 - 7）：二人站在患者的同侧，交叉托住患者肩部和臀部，或一人托住肩及腰部，另一人托住臀部及腘窝部，两人同时抬起患者轻放于平车。两人可并排一侧，将患者抱起；亦可一前一后、一左一右将患者平抬。

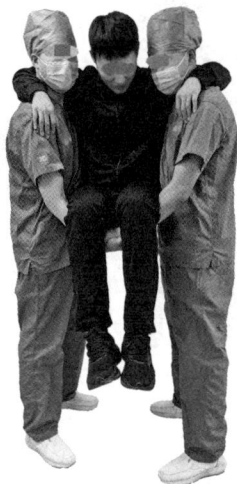

图 2 - 46 - 5 双人搬运法 - 椅托法

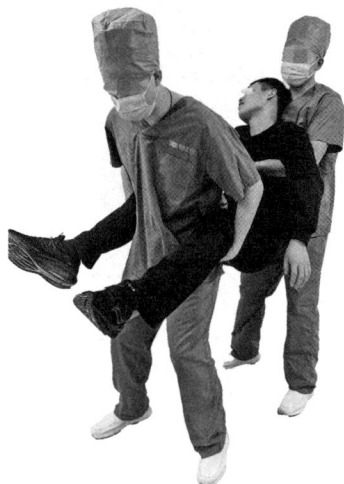

图 2 - 46 - 6 双人搬运法 - 拉车法

（3）三人搬运法（图 2 - 46 - 8）或多人搬运法：适用于病情较轻、自己不能活动、体重较重的患者。三位操作者站在患者同一侧，第一操作者一手托住患者头、颈、肩，另一手托胸背部；第二操作者一手托住患者腰部，另一手托住臀部；第三操作者一手托住患者腘窝，另一手托小腿部，使患者身体向搬运者倾斜，合力抬起患者轻放平车上。

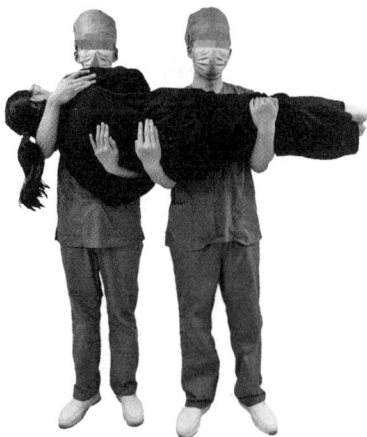

图 2 - 46 - 7 双人搬运法 - 平抱法

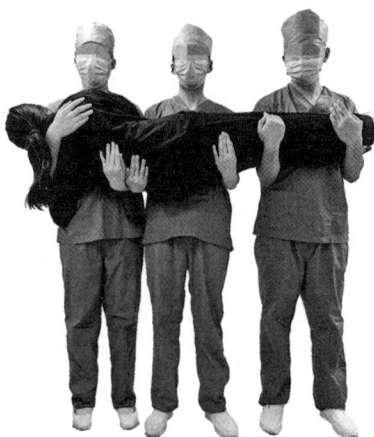

图 2 - 46 - 8 三人搬运法

三人并排，将患者抱起，齐步一致向前；四人或六人可面对面站立将患者抱起。适用于不能自行活动或体重较重的患者。

4. 操作评价

（1）患者安全抵达目的地。

（2）搬运过程中无意外（如跌落或擦伤等）发生。

【操作重点及难点】

（1）保持呼吸通畅，防止窒息。

（2）搬运过程中，救援人员动作要轻巧、敏捷、步调一致，遵循节力原则，速度适宜，避免震动，以减少患者的痛苦。

（3）颈部固定时，注意要轴线转动，不只颈部不能前屈、后伸和扭曲，身体其他骨关节和脊椎也要避免弯曲和扭转，以免加重损伤。

【注意事项】

（1）搬运患者关键是要避免二次伤害，在现场进行急救时应在安全、及时、有效的前提下搬运患者。

（2）患者未进行现场急救处理或搬运用品未准备妥当时，切忌匆忙搬运患者，以免延误抢救时机或引起滚落、摔伤等意外。

（3）对不同病情的患者要求有不同的体位。

（4）患者上下楼梯时应保持头高位，尽量保持水平状态。

（5）搬运过程中严密监测患者伤势和病情变化，确保患者安全。如发现患者出现面色苍白、头昏眼花和脉搏细弱等休克征象，必要时应暂停护送，进行就地急救处理；待情况好转后，再继续护送。

【操作并发症及处理】

（1）擦伤：患者身体擦伤，局部皮肤刮擦或破损，出现小出血点，组织液渗出。皮肤擦伤后伤口予以清创处理，预防感染发生。

（2）摔伤：搬运过程中，操作者动作不协调一致，导致患者身体或者身体某一部位触地以致摔伤。立即报告医生，协助评估患者意识、受伤部位与伤情、全身状况；如需处理应协助医生包扎固定受伤部位；安抚患者情绪。

（3）头晕：搬运过程中，患者身体被操作者来回摆动，用力不均匀或颠簸，易导致患者出现眩晕的感觉。应及时发现患者症状，注意患者主诉。若头晕严重可暂停搬运，测量生命体征，必要时使用药物止晕。

第四十七节　腹部内脏脱出转运技术

腹部内脏脱出转运技术即对开放性腹部损伤伴内脏脱出患者的转运。

【操作目的及意义】

（1）对确定腹部内脏脱出患者尽快实施处理并转运。

（2）避免患者受到二次伤害，保证患者安全。

【操作步骤】

1. 评估患者并解释

（1）评估：①现场环境及自身安全。②患者的年龄、体重、病情、意识状态，有无活动性大出血、肢体活动能力。

（2）解释：向患者及家属解释腹部内脏脱出转运技术的目的、方法、注意事项及配合要点。

2. 操作准备

（1）护士准备：①仪表端庄，衣帽整洁，卫生手消毒，戴口罩、手套。②了解患者病情、意识状态、肢体肌力、配合能力。③了解患者内脏脱出程度，是否已暂行包扎，各种管路情况。④对患者解释操作目的，取得其合作。

（2）患者准备：①了解操作目的及方法，情绪稳定，与护士配合。②向患者解释病情，摆好体位，避免活动。

（3）物品准备：消毒碗、止血钳、纱布、三角巾、手消毒液、乳胶手套。

（4）环境准备：现场环境安全。

3. 操作方法

腹部内脏脱出的患者：先进行包扎以保护脱出的内脏，然后搬运。包扎方法如下所述。

（1）患者双腿屈曲，腹肌放松，防止内脏继续脱出。

（2）脱出的内脏严禁送回腹腔，避免加重污染，可用大小适当的碗扣住内脏或取患者的腰带做成略大于脱出内脏的环，圈住脱出的脏器后用三角巾包扎固定。

（3）包扎后取仰卧位，注意腹部保暖，防止肠管过度胀气。

4. 操作评价

（1）患者伤势及病情无恶化，无肠管坏死等并发症。

（2）安全抵达目的地。

【操作重点及难点】

（1）及时止血，做好包扎固定，包扎时根据不同情况采取不同方法。

（2）如有少量肠管脱出，可用大小适当的碗扣住脱出部分，并用三角巾包扎固定，令其双腿屈曲，腹部放松。

（3）在搬运过程中避免过度活动。

【注意事项】

（1）搬运途中应注意观察伤员伤势和病情，有无失血性休克及其他器官可能出现的并发症。

（2）注意生命体征（如呼吸、脉搏、血压）的变化，观察神志、意识。

（3）注意检查腹部体征，转运过程中有无内脏继续脱出等情况。

（4）搬运动作应轻巧、敏捷、一致，避免震动，避免增加患者痛苦。

【操作并发症及处理】

1. 管道脱出　移动过程中管道脱出可导致出血、疼痛、引流液自置管处外溢、进入空气等，严重者可危及生命。

（1）立即通知医生，协助患者保持合适体位，安慰患者，消除其紧张情绪。

（2）脱管处伤口有出血、渗液或引流液流出时，对伤口予以消毒后用无菌敷料覆盖。

（3）检查脱出的导管是否完整，如有管道断落在体内，须进一步处理。

（4）协助医生采取必要的紧急措施，必要时立即予以重新置管。

（5）继续观察患者的生命体征，并做好护理记录。

2. 擦伤　患者身体皮肤擦伤，局部皮肤刮擦或破损，出现小出血点，组织液渗出。

（1）皮肤擦伤后伤口予以清创处理，预防感染发生。

（2）每天给予伤口换药、更换敷料。

（3）患处不必包扎，注意保持创面干燥、清洁，不要沾水。

3. 失血性休克　腹部内脏脱出患者因肠管脱出、出血以及外伤等原因易导致失血过多继而休克。

（1）转运前做好包扎，转运过程中注意观察患者是否有大量出血以及伤口敷料是否浸透。

（2）转运前建立两组以上静脉通路，转运过程中保证液体持续输注。

（3）转运过程中严密监测生命体征，注意患者意识改变。

第四十八节　昏迷患者转运技术

昏迷患者转运技术指对丧失意识及自主活动能力的危重患者的转运方法。转运是抢救重症患者不可分割的重要组成部分，是救治过程不可忽略的重要环节。昏迷患者安全转运关键在于掌握转运的指征，转运前的风险评估，转运的急救器械和药品的准备，转运前的预防处理，转运途中的观察与抢救，搬运方法是否正确，抢救预案是否有效实施及严格交接班等。

【操作目的及意义】

（1）将病情危重的昏迷患者迅速安全转运。

（2）保证患者治疗的持续性以及后期得到更有效的治疗及抢救。

【操作步骤】

1. 评估患者并解释

（1）评估：①现场环境及自身安全。②患者的年龄、体重、病情、意识状态、肢体活动能力。

（2）解释：向家属解释昏迷患者转运的目的、方法、注意事项及配合要点。

2. 操作准备

（1）护士准备：①仪表端庄，衣帽整洁，卫生手消毒，戴手套、口罩。②了解患者病情、意识状态、肢体肌力。③了解患者内脏脱出程度、是否已暂行包扎、各种管路情况。

（2）患者准备：①摆好体位，头偏向一侧。②盖好被褥，注意保暖。

（3）物品准备：中单、毛毯、抢救药品（多巴胺、肾上腺素、阿托品等）、抢救物品（气管插管、喉镜、注射器等）、手消毒液、乳胶手套。

（4）环境准备：现场环境安全。

3. 操作方法

（1）患者平卧或俯卧于担架上，头偏向一侧，以利于呼吸道分泌物引流。

（2）妥善固定各种导管，防止意外脱出。

（3）维持呼吸循环稳定，持续监测生命体征，发现病情变化及时处理。

4. 操作评价

（1）搬运过程安全、顺利，患者无病情恶化。

（2）患者体位无不适。

（3）未造成损伤等并发症。

（4）患者的持续性治疗未受影响。

【操作重点及难点】

（1）昏迷患者病情危重，随时可能发生病情变化，因此转运前应对患者进行评估。

（2）转运中的监测：基本监测有心率、血压、呼吸频率、血氧饱和度，机械通气患者应监测呼吸机参数。

【注意事项】

（1）搬运动作应轻巧、敏捷、步调一致，避免震动，避免增加患者的痛苦。

（2）搬运患者时，尽量让患者身体靠近搬运者，使重力线通过支撑面保持平衡，又可因缩短重力力臂而达到省力的目的。

（3）转运时，护士应站在患者头侧，便于观察病情，要注意患者面色、呼吸及脉搏的变化。平车上下坡时，患者头部应在高处一端，以免引起不适；如平车一端为小轮，一端为大轮，患者头部应卧于大轮端，因小轮转弯灵活，大轮转动次数少，可以减少颠簸。冬季注意保暖，避免受凉；有输液及引流管，须保持通畅；推车进出门时，应先将门打开，不可用车撞门，以免震动患者或损害物品。

【操作并发症及处理】

1. 擦伤　患者身体擦伤，局部皮肤刮擦或破损，出现小出血点，组织液渗出。

（1）皮肤擦伤后伤口予以清创处理，预防感染发生。

（2）每天给予伤口换药、更换敷料。

（3）患处不必包扎，注意保持创面干燥、清洁，不要沾水。

2. 管道脱出　移动过程中，身体各种管道脱出可导致出血、疼痛、引流液自置管处外溢、进入空气等，严重者可危及生命。

（1）立即通知医生，协助患者保持合适体位，安慰患者，消除其紧张情绪。

（2）脱管处伤口有出血、渗液或引流液流出时，对伤口予以消毒后用无菌敷料覆盖。

（3）检查脱出的导管是否完整，如有管道断落在体内，须进一步处理。

（4）协助医生采取必要的紧急措施，必要时立即予以重新置管。

（5）继续观察患者的生命体征，并做好护理记录。

3. 坠地

（1）患者坠地后，立即报告医生，协助评估患者的意识、受伤部位与伤情、全身状况等。

（2）疑有骨折或肌肉、韧带损伤或脱臼的患者，根据受伤的部位或伤情采取相应的搬运方法，保护伤肢不要因搬动再受伤害；协助医生完成相关检查，密切观察病情变化，做好伤情及病情的记录。

（3）患者头部跌伤，出现意识障碍等严重情况时，迅速建立静脉通道、心电监护、氧气吸入等，并遵医嘱采取相应的急救措施，严密监测生命体征、意识状态的变化。

（4）皮肤擦伤者按前述擦伤处理。

（5）皮下血肿可行局部冷敷，如出现皮肤破损，出血较多时先用无菌敷料压迫止血，再由医生酌情进行伤口清创缝合，遵医嘱注射破伤风抗毒素等。

（6）根据疼痛的部位协助患者采取舒适的体位，遵医嘱给予治疗，并观察效果和不良反应。

(7) 做好患者及家属的安抚工作,消除其恐惧、紧张心理。

第四十九节　骨盆骨折转运技术

骨盆骨折转运技术是指因病情需要,将骨盆骨折患者尽快转运至手术室或上一级医院。

【操作目的及意义】

(1) 将骨盆骨折患者尽早转至医院进行救治,尽快手术。

(2) 保证患者转运途中安全、舒适,尽快到达目的地。

【操作步骤】

1. 评估患者并解释

(1) 评估:①现场环境及自身安全。②患者的年龄、体重、病情、意识状态、肢体活动能力。

(2) 解释:向患者及家属解释骨盆骨折转运术的目的、方法、注意事项及配合要点。

2. 操作准备

(1) 护士准备:①仪表端庄,衣帽整洁,卫生手消毒,戴手套、口罩。②了解患者病情、意识状态、肢体肌力、配合能力。③了解患者有无约束、各种管路情况。④对清醒患者解释操作目的,取得其合作。

(2) 患者准备:①了解操作目的及方法,情绪稳定,与护士配合。②患者应保持体位,避免过度活动。

(3) 物品准备:三角巾或大块包布,手消毒液,乳胶手套,枕垫,担架上置中单、枕头、毛毯或被褥,需要时备大单。

(4) 环境准备:现场环境安全。

3. 操作方法

(1) 先将骨盆用三角巾或大块包扎材料做环形包扎。

(2) 让患者卧于门板或硬质担架上,膝微屈,下部加垫,再进行搬运。

4. 操作评价

(1) 搬运过程安全、顺利,患者无病情恶化。

(2) 患者体位舒适,知晓搬运目的,情绪稳定,配合搬运。

(3) 未造成二次损伤及并发症。

(4) 患者的持续性治疗未受影响。

【操作重点及难点】

(1) 骨盆损伤时,应先将骨盆用三角巾或大块包扎材料做环形包扎。

（2）患者体位应为仰卧膝微屈，下部加垫。

【注意事项】

（1）搬运途中，要随时观察患者的伤情有无变化，如神志、表情、面色、脉搏、呼吸等。

（2）搬运动作应轻巧、敏捷、步调一致，避免震动，避免增加患者的痛苦。

（3）避免二次伤害以及因搬运不当造成的意外伤害。

【操作并发症及处理】

1. 擦伤　患者身体擦伤，局部皮肤刮擦或破损，出现小出血点，组织液渗出。

（1）皮肤擦伤后伤口予以清创处理，预防感染发生。

（2）每天给予伤口换药、更换敷料。

（3）患处不必包扎，注意保持创面干燥、清洁，不要沾水。

2. 失血性休克　腹部内脏脱出患者因肠管脱出、出血以及外伤等原因易导致失血过多继而休克。

（1）转运前做好包扎，转运过程中注意观察是否有大量出血以及伤口敷料是否浸透。

（2）转运前建立两组以上静脉通路，转运过程中保证液体持续输注。

（3）转运过程中严密监测生命体征，注意患者意识改变。

3. 坠地

（1）患者坠地后，立即报告医生，协助评估患者意识、受伤部位与伤情、全身状况等，并对患者受伤部位进行处理。

（2）做好患者及家属的安抚工作，消除其恐惧、紧张心理。

第五十节　清创缝合术的配合

清创缝合术的配合是指对于开放性外伤需手术的患者，在医生进行手术前后都应有护士进行协助操作。

【操作目的及意义】

（1）协助医生手术，保证手术过程顺利进行。

（2）保证物品、环境符合手术要求。

（3）为患者进行快速有效的伤口处理。

【操作步骤】

1. 评估患者并解释

（1）评估：患者的年龄、体重、病情、意识状态、心理状况、手术区域及周围皮肤有无异常。

（2）解释：向患者及家属告知清创缝合术的目的及注意事项，取得患者的配合。

2. 操作准备

（1）护士准备：①仪表端庄，衣帽整洁，戴好无菌口罩、帽子，口罩须遮住鼻孔，头发不可飘露在帽外。②修剪指甲，用肥皂洗去手、前臂、肘部及上臂下半部之污垢与油脂。③刷洗手臂：取无菌刷蘸消毒液，按下述顺序彻底、无遗漏地刷洗：先刷指尖，然后刷手、腕、前臂、肘部至上臂下1/2段，特别要刷净甲沟、指间、腕部。刷洗时，双手稍抬高，如此反复刷手3遍，每遍约3分钟，每遍刷完，用净水冲去肥皂沫，水由手、上臂至肘部淋下，手应放在较高位，以免臂部的水反流到手。刷洗毕，用无菌小毛巾依次拭干手、臂。手、臂不可触碰他物，如误触他物必须重新刷洗。

（2）患者准备：①了解病情，将贵重物品交由家属保管。②患者取舒适体位，手术部位备皮、消毒，做好术前准备。

（3）物品准备：清创缝合包、注射器、利多卡因、消毒液、无菌纱布、无菌手套、适当数量及型号的带针缝合线、手消毒液。

（4）环境准备：周围环境清洁、安静，光线充足。

3. 操作方法

（1）患者手术部位消毒后，遵医嘱抽取适量利多卡因，配合医生进行局部麻醉。

（2）遵医嘱打开缝合包平铺于手术台上，取合适型号的缝合线和适量的无菌纱布用无菌方法置于手术无菌区内。

（3）手术过程中随时根据医生需要遵循无菌原则取用手术器械，注意观察患者神志、意识，如患者出现胸闷、憋气等不适，应立即采取吸氧等措施及时处理。

（4）手术后遵医嘱包扎伤口。

（5）垃圾分类处理。

4. 操作评价

（1）患者伤口得到及时、有效的清创缝合处理，手术过程顺利。

（2）手术过程中无污染、针刺伤等不良事件发生。

（3）护士对患者进行宣教后，患者能知晓操作目的，了解病情。

【操作重点及难点】

（1）操作过程中应严格遵守无菌原则。

（2）为患者包扎松紧适度，避免因包扎过紧造成末梢循环不良。

【注意事项】

（1）任何人发现或被指出违反无菌技术时，必须立即纠正。手和器械都不可放到无菌平面以外，如器械掉至无菌平面以外，须重新灭菌处理才能再使用。

（2）手术者或助手皆不可随意伸臂横过手术区取器械，器械护士不可从术者身后传递器械，必要时可从术者手臂下传递，但不得低于手术台的边缘。

（3）已取出的无菌物品包括手套、手术衣、手术巾、手术单、器械、敷料、注射器、针头、导尿管等，虽未被污染，也不能放回无菌容器中，须重新灭菌后再使用。

（4）手套破口时，应及时更换，凡怀疑物品、器械被污染时，要重新灭菌后再用。

（5）术中已污染的器械，如接触污染区的器械等，均需另放于弯盘内，不能重复用于无菌区。

【操作并发症及处理】

1. 伤口疼痛　评估疼痛原因，遵医嘱再次局部麻醉或进行相应处理，安抚患者情绪。

2. 感染

（1）操作时严格遵守无菌操作原则，保证手术室环境清洁，每天定时进行空气消毒。

（2）手术时谢绝家属及探视人员进入。

（3）严格区分无菌区和非无菌区，无菌物品和非无菌物品分类放置，无菌物品注明灭菌日期和有效期，定期检查消毒日期。

（4）严格执行伤口清创处理原则，注意手卫生，操作时戴无菌手套。

第三章

急诊科监测技术操作规范

第一节 无创循环监测技术

血压是血管内的血液流动时对血管壁产生的侧压力。在人体血液循环过程中，随着心脏的收缩和舒张，血液会经过左心室、主动脉、小动脉以及静脉等部分最终流入右心房中。血压可以分为动脉血压、静脉血压、毛细血管血压。其中动脉血压又可分为中心动脉血压和外周动脉血压，临床上涉及的高血压一般是指外周动脉血压。众所周知，血压会产生波动，血液对动脉壁的侧压上升到最大值时测得的血压为收缩压（SBP），降到最小值时测得的血压为舒张压（DBP）。血压书写格式一般为收缩压/舒张压，国际常用单位为 Pa 或者 mmHg（1mmHg = 0.133kPa）。无创血压测量是基于对动脉压在身体表面通过"断、续、流"原理进行测压的一种传统间接测量人体血压的方法，通过袖带阻断肱动脉的正常血流，在袖带压缩过程中记录动脉压。

【操作目的及意义】

在危重患者最初的复苏阶段，因为在急诊室或手术室中无法应用创伤性血流动力学监测，往往无法对患者的病情发展、治疗和预后进行及时评估。应用无创性血流动力学监测系统，在急诊室或手术室仅用数分钟即可进行检测。无创血流动力学监测系统必须满足：①能够提供与创伤性监测近似的信息。②能够连续同步显示生理数据。③根据检测值可对循环功能障碍做早期诊断和纠正。④能够综合评价心、肺、组织灌注动能。无创性血流动力学监测用于创伤性监测不适用的病例或有创检测将结束时，二者都可显示出低血流量和组织的灌注不良，而这些变化常在急危症的早期阶段，有效治疗可使其得到逆转。

【操作步骤】

1. 评估患者并解释

（1）评估：①患者的病情、年龄、意识状态，并向患者做好解释工作，解除其顾虑，以取得合作。②了解患者的合作程度。③患者是否了解监测血压的相关知识。

（2）解释：向患者及家属解释操作的目的及意义。

2. 操作准备

（1）护士准备：仪表端庄，衣帽整洁，执行手卫生，戴口罩。

（2）患者准备：①测量血压前30分钟患者应避免吸烟、喝咖啡或酒、进食和运动，若患者准备不充分，则可以间隔较长时间后再次测量血压。②排空膀胱，开始测量血压前在诊室休息5～10分钟。③取仰卧位或坐位，上肢裸露，上臂伸直，轻度外展，肘部和心脏处于同一水平。

（3）物品准备：血压计、听诊器、手消毒液。

（4）环境准备：周围环境清洁、安静，关闭门窗，温度舒适，注意保暖。有合适高度的桌子及有靠背的椅子（坐位血压）或诊疗床（仰卧位血压）。

3. 操作方法

（1）操作者准备血压计和听诊器。

（2）执行查对制度，对患者进行两种及以上方式核对患者信息。

（3）嘱患者排空膀胱，开始测量血压前让患者在诊室休息5～10分钟。

（4）坐位血压测量时患者倚靠在椅背上，双腿不交叉，双脚平放于地面；建议手臂裸露测量：上肢裸露，上臂伸直、轻度外展。若患者不便，薄层衣物厚度应不超过1mm，放在桌子上，袖带中点与心脏保持同一水平；上臂捆绑袖带，袖带的下端应位于肘前窝上方2～3cm，袖带顶部和底部边缘应松紧适宜，可轻松容纳一根手指，气囊的中部应放置于肘前窝的肱动脉搏动处。

（5）使用（12～13）cm×35cm标准袖带，手臂粗者用大袖带，儿童用小袖带。袖带紧贴皮肤缚于上臂，下缘距肘横纹上2～3cm。

（6）用手触摸肱动脉搏动，将听诊器胸件置于肘窝处动脉上。听诊器胸件与皮肤紧密接触，不可重压，不可与袖带接触，更不可塞在袖带下（图3-1-1）。

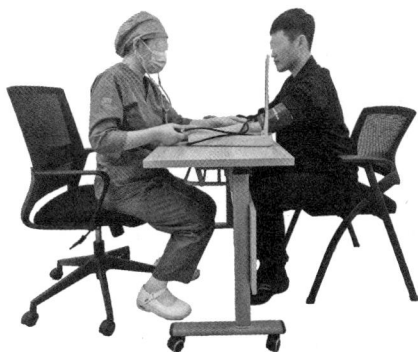

图3-1-1　血压测量图

（7）向袖带内充气，边充边听，待肱动脉搏动消失，再将汞柱升高20～

30mmHg。

（8）缓慢放气，听到第一声音为收缩压，声音消失为舒张压。两者之差为脉压。

（9）怀疑有周围血管疾病时，应测双上肢或下肢血压，双上肢血压可相差5～10mmHg，上、下肢血压可相差20～40mmHg。

（10）老年人、糖尿病患者及易发生体位性低血压患者，应测立位血压。

（11）不管患者体位如何，应将血压计袖带中点与心脏保持同一水平。

（12）首次就诊时应测双臂血压，以防止末梢血管疾病的存在。

（13）洗手，记录。

（14）及时将血压数值报告医生。

4. 操作评价

（1）操作准确，无差错。

（2）患者获得相关知识并积极配合。

【注意事项】

（1）适应证：动脉血压是重要的循环监测指标，心排出量和外周阻力决定动脉压值的高低。该方法简单、方便和迅速，通常比较准确。测量周期至少需要1～2分钟，需有波动性血流。

（2）禁忌证：①不能用于体外循环时的血压监测。②在高血压或低血压、心律失常或有外周动脉硬化时，准确性差，因此不适用于重症患者的血压监测。

（3）测量血压之前5～10分钟开始，就应该保持心情平静，使患者的精神安静下来。精神紧张、情绪波动大、剧烈运动和活动之后测量的血压值都是不准确的。

（4）血压计要定期检查，以保持其准确性，并应放置平稳，切勿倒置或震荡。其校准方法和周期需要符合2018年《AAMI/ESH/ISO血压测量仪器验证的通用标准》和2010年全国压力技术计量委员会制订的《无创自动血压计检定规程》（JJG692－2010）的要求。

（5）打气不可过高、过猛，用后驱尽袖带内的空气，卷好。橡胶球须放于盒内固定位置，以防玻璃压断，凡水银柱下有开关者，用毕应将开关关闭。如水银柱里出现气泡，应调节检修，不可带着气泡测量。

（6）如发现血压计听不清或异常，应重测。测量时使汞柱降至"0"点再测，必要时测双上臂以资对照。

（7）须密切观察血压者，应尽量做到"四定"：定时间、定部位、定体位、定血压计。

（8）对偏瘫患者，应在健侧手臂上测量。

（9）防止血压计本身造成的误差：水银不足，则测得血压偏低。水银柱上端通气小孔被阻塞，空气进出有困难，可造成收缩压偏低、舒张压偏高。

（10）为了避免血液流动作用的影响，在测量血压时，血压计"0"点应和肱动脉、心脏处在同一水平。坐位时，肱动脉平第四肋软骨；卧位时，和腋中线平。如果肢体过高，测出的血压常偏低；肢体过低，则测得的血压偏高。

（11）测量血压时，测量者和被测者避免与他人交谈；被测者肢体避免活动。第一次测量值往往偏高，所以第一次测量 1~2 分钟后重复测量，取两次读数的平均值，同时应测定脉搏并记录。如果两次读数相差 >5mmHg，应再次测量，取 3 次读数的平均值记录。

（12）仰卧位血压测量方式为患者平躺于诊疗床上，如果存在体位性低血压，特别是老年人和退行性疾病（如帕金森病、痴呆）或糖尿病患者，应测量立位血压。站立且静止 1 分钟后测量血压，3 分钟后再次测量；3 分钟内若血压降低 ≥20mmHg 表明存在体位性低血压。

（13）需注意首诊时应测量双上肢上臂血压以便发现动脉狭窄或闭塞，若双上肢血压差异持续存在，以血压读数较高一侧的血压作为测量的血压。若上肢臂间收缩压差（IASBPD）> 10mmHg，需重复测量进行确认；IASBPD > 20mmHg，需筛查上肢动脉疾病。

【操作并发症及处理】

1. 疼痛

（1）原因：①血压计袖带过紧，充气时造成肢体胀痛。②血压计袖带捆绑不当，夹住患者皮肤，造成疼痛。

（2）处理：①正确选择测量部位，血压计袖带下缘距肘窝 2 横指，袖带与皮肤之间能容 1 指。②测量前整理好患者衣袖，如果患者穿的衣物过多，应嘱患者充分暴露测量的部位。③测量前将袖带展平，平整捆绑在测量部位。

（3）处理流程：患者测量血压部位疼痛→查看并去除造成疼痛的因素→检查患者皮肤情况→给予局部按摩→安抚患者→换对侧肢体测量血压。

2. 皮下淤血

（1）原因：①刚刚拔除静脉输液，即在输液肢体测量血压，导致穿刺点渗血或皮下淤血。②使用心电监护仪，持续捆绑袖带，未定时松解，造成捆绑部位皮下淤血。

（2）临床表现：测量部位疼痛、酸胀，有压痛，肉眼皮下瘀斑。

（3）预防：①测量前评估患者情况，对凝血机制障碍患者，充气速度不可过快，充气不可过度。②对刚刚结束输液的患者，尽量避开输液肢体测量。若确实不可避免，应保证在静脉穿刺处按压 >5 分钟后方可在此肢体测量血压。③对长期心电监护，需频繁测量血压者，应定期放松血压计袖带或变换测量部位。

（4）处理流程：患者出现肢体皮下淤血→立即松解袖带→评估局部皮肤情况→查找原因→安抚患者→更换测量部位→如皮下淤血严重→报告医生、护士长→遵医嘱采取相应措施、加强观察。

第二节　有创动脉压监测

有创动脉血压（IBP）测量是通过有创的方式测量动脉内压力，其方法是将动脉导管置入动脉内直接感知动脉内压力，通过连接压力换能器将信号转换为实时压力波形曲线和血压数值显示在监护仪上。IBP 测量技术被认为是血压测量的"金标准"。

【操作目的及意义】

循环波动需要反复测量血压或采取动脉血标本。当患者处于休克状态或低血容量时，手测血压及其他无创法所测血压均不准确，此时动脉内压力监测可以提供十分有价值的数据。实施有创动脉压监测，可持续测量动脉内血压，掌握其动态变化过程，具体了解其循环功能、心肌收缩力；根据动脉压波形特征，评估心律失常、心力衰竭的发生风险。

【操作步骤】

1. 评估患者并解释

（1）评估：①了解患者病情，安抚患者，取得患者合作。②术前了解患者三大常规、凝血功能等，防止出血不止或血液黏稠阻塞血管。

（2）解释：向患者以及家属解释操作的目的及意义。

2. 操作准备

（1）护士准备：仪表端庄，衣帽整洁，卫生手消毒，执行手卫生，戴口罩。

（2）患者准备：患者以及家属了解操作的必要性，知晓操作的配合点。

（3）物品准备：动脉套管针（成人 20G，小儿 22G）、压力套装固定前臂短夹板、生理盐水 500ml、一次性注射器 1ml、肝素钠注射液、多功能重症监护仪、加压袋、测压模块、碘棉签、压力线、透明敷料、合适型号的无菌手套、2% 利多卡因、手消毒液。

（4）环境准备：治疗室 30 分钟内无打扫，无扬尘，环境清洁、卫生。

3. 操作方法

（1）操作者执行手卫生，戴口罩。

（2）执行查对制度，对患者进行两种及以上方式核对患者信息，查对医嘱请二人查对。

（3）检查动脉套管针及各种物品的有效期，物品外包装是否完好。

（4）遵守无菌原则，根据医嘱正确配制肝素盐水。

（5）选择穿刺部位：首选桡动脉作为穿刺点，穿刺前行改良艾伦试验。根据患者的实际情况，还可以选择尺动脉、股动脉、肱动脉或足背动脉进行测量。足背动脉置管前检查胫后动脉的血液供应均良好方可穿刺。改良艾伦试验具体的操作方法：患者处于坐位且腕关节处于自然伸直位，测试者用手指分别压迫尺、桡动脉，终止血流，嘱患者将手举过头部并做握拳、放松动作数次，然后紧紧握拳30秒，解除对尺动脉的压迫，同时保持对桡动脉的压迫，嘱患者将手下垂并自然伸开，观察并记录手、掌部颜色由苍白转红的时间。当恢复时间≤15秒时，MAT结果阴性，表示试验侧尺动脉供血良好，掌部组织侧支循环血流灌注良好，可以经该侧桡动脉入路进行有创操作；当恢复时间>15秒时，MAT结果阳性，表示试验侧尺动脉供血障碍，掌部组织侧支循环血流灌注不良，不建议经该侧桡动脉入路进行有创操作。

（6）肝素盐水放入加压袋，遵守无菌原则，连接压力套装，连接多功能监护仪，加压袋加压至300mmHg，排气并关闭三通。

（7）打开无菌包，执行手卫生，戴手套，最大无菌屏障消毒皮肤，铺无菌治疗巾。

（8）以2%利多卡因做局部浸润麻醉。

（9）动脉套管针在脉搏最明显处进针，进针时针头与皮肤呈30°角。

（10）缓慢地向前推进，若见到鲜红色血即证明导管在血管内。

（11）在退出金属针芯的同时将套管缓慢向前推进。

（12）左手按压套管前端防止出血，将动脉导管与压力套装连接，将加压袋压力升至300mmHg。

（13）用胶布固定导管。

（14）以腋中线第4肋间水平作为零点，通向大气调零。

（15）测压系统阻尼检测，快速冲激试验监测整个测压系统阻尼和共振频率是否正常。

（16）监测动脉压和波形：将换能器测压管的三通转向动脉导管，可持续监测动脉压波形和压力。

（17）正确读取监护仪数值。

（18）卫生手消毒，准确记录数值。

4. 操作评价

（1）在有创脉压监测的过程中，操作风险事件的发生会影响到监测过程的安全性，同时也会增加患者的痛苦，不利于诊疗工作的顺利开展。针对急诊患者接受有创动脉压监测期间的风险因素，实施预防性的护理措施。加强管道护理，保障管道的通畅、连接严密，防止脱出、折叠、扭曲等问题的发生。保护穿刺点部位，严格执行无菌操作，降低感染风险。

（2）关注患者的情绪变化，做好心理疏导工作，减轻患者的心理压力，减少负面情绪对于有创动脉监测的影响，进而保障有创动脉压监测的安全性，对于患者的快速、良好恢复有着积极的影响。

【操作重点及难点】

1. 管道的护理　测量装置、管道的管理过程中，需要检查管道有无扭曲的情况，确认管道连接是否严密，及时发现漏气、漏液等问题。患者需要调整体位姿势时，需要做好管道的防护措施，避免其发生脱出、折叠、扭曲等情况。同时排空气泡，防止气泡进入动脉，降低栓塞的发生风险。

2. 意识评估及心理护理

（1）加强患者意识评估，对谵妄患者进行安全护理，必要时应用镇静，加强约束带的护理，预防约束带摩擦引起的血管损伤及影响监测的准确性。

（2）进行心理护理，患者处于意识清醒状态时，应用有创动脉压监测，容易受到情绪因素的影响。患者的情绪波动，会影响到监测结果。心理应激反应的发生，则会影响有创动脉压监测工作的顺利进行，增加治疗风险。故应该做好患者的情绪安抚工作。

【注意事项】

（1）适应证：①各种原因引起的休克（低血容量、心源性和感染性休克等）。②应用血管活性药物者。③血压不易控制的高血压患者。④低温麻醉和控制性降温。⑤嗜铬细胞瘤手术。⑥心肌梗死和心力衰竭抢救时。⑦需反复抽取动脉血标本做血气分析。⑧严重创伤和多器官功能衰竭患者。⑨心脏大血管手术。⑩须重复采集血标本做血气分析、血氨及乳酸盐监测。⑪在采血困难时，用此法获取大量血标本。⑫需要准确监测动脉血压者。

（2）禁忌证：①若该动脉是某肢体或部位唯一的血液供应来源，不得在此做长时间的动脉内置管，如艾伦试验阳性禁忌行桡动脉穿刺测压。②凝血功能障碍：对已使用抗凝剂患者，最好选用浅表且处于肌体远端的血管。③患有血管疾病的患者，如脉管炎等。④穿刺局部感染、外伤。⑤肝肾损害。⑥癫痫。⑦手术操作涉及同一部位。

（3）在桡动脉置管前先做艾伦试验。

（4）穿刺点应选动脉搏动最明显处，消毒面积较静脉穿刺广。

（5）做血氧分析时，空针内绝不能进入空气。

（6）操作完毕，局部必须加压 5 分钟，直至无出血为止。

（7）一般情况下有创动脉压较无创动脉压高 5～20mmHg，股动脉收缩压较桡动脉收缩压高 10～20mmHg，而舒张压低 15～20mmHg。

（8）测压前必须先调零。

（9）压力传感器位置平齐于第 4 肋间腋中线水平，即相当右心房水平，过低或过高均可造成误差。

（10）测压通路需保持通畅，不能有任何气泡或凝血块。经常用肝素盐水冲洗，冲洗时压力曲线为垂直上下则提示管路畅通无阻。

（11）测压装置的延长管不宜长于 100cm，直径大于 0.3cm，质地较硬，以防压力衰减。

（12）测压装置中输液管内需用 300mmHg 的加压袋以 3ml/h 的速度均匀冲洗管路。

（13）妥善固定套管针、延长管，防止管道扭曲及打折。

（14）肝素盐水每 24 小时更换 1 次。

（15）测压管道的各个接头要衔接紧密，防止测压管道脱落或漏液。

（16）严格遵循无菌操作原则，动脉穿刺部位应每日消毒，更换敷料。敷料如有渗血或贴膜卷边，应及时更换敷料，妥善固定。

（17）防止气栓发生。在抽血后应及时、快速冲洗导管严防气泡进入动脉。

（18）局部包扎不宜过紧，以免影响血液循环。

（19）测压管留置时间一般不超过 7 天，一旦发现感染迹象应立即拔除导管。

【操作并发症及处理】

1. 导管相关血流感染

（1）按标准流程对导管进行维护，置管操作应严格遵守无菌操作，穿刺部位每 24 小时用安尔碘消毒及更换敷料 1 次，密切观察穿刺部位有无渗液渗血及肿胀，防止细菌从导管入口处进入血液而导致逆行感染发生菌血症或败血症。

（2）严密观察动脉穿刺部位远端皮肤的颜色与温度，固定患者肢体时，切勿行环形包扎或包扎过紧，注意末梢血液循环。当发现有缺血征象，如肤色苍白、发凉及有疼痛感等，应立即予以拔管，报告医生作紧急处理。

（3）留取血标本、测压和冲洗管道等操作，应严格遵守无菌原则，加强临床监护，有感染征象应及时寻找感染源，必要时做细菌培养，置管时间一般 3～4天，最长不超过 7 天（动脉置管时间长短与血栓形成成正相关）。一旦发现感染迹象应立即拔出动脉导管。

2. 局部出血

（1）观察穿刺点部位，及时进行消毒、更换敷料，保持无菌状态，检查有无出血、血肿的迹象。在有创动脉压监测过程中，警惕异常的动脉压波形变化，分析其原因，及时发现各类风险事件并迅速予以处理，减轻风险事件的危害性。

（2）持续动脉压监测与 CVP 进行动态数据分析，能准确地判断患者心排血量及组织器官的灌注情况，及时调整用药治疗及护理问题针对性。

3. 血栓形成　保持导管通畅，严防阻塞和空气栓塞形成。临床工作中，由于冲洗液的不断冲入而至加压袋的压力降低，每班要检查加压装置，使压力保持在 300mmHg 左右，防止由于压力降低或冲洗液滴空回血堵管。同时每 24 小时更换冲洗液，注明加药的日期、时间及签名。在调试零点、测压和取血标本等操作过程中，测压管各连接处衔接一定要紧密，严防气体进入管道造成空气栓塞。告知患者置管肢体不可过度活动，避免穿刺针打折造成监测结果的不准确，应严防被其自行拔出造成出血。对于意识不清、烦躁不安的患者，应给予适当的制动或者镇静镇痛，确保患者安全。

4. 导管阻塞　导管阻塞的处理为了防止凝血，用肝素稀释液间断或持续冲洗测压管，如果因管道内有凝血而发生部分堵塞的情况，应抽出凝血块加以疏通，千万不可强行推注，以免造成血栓栓塞。必要时拔出，重新置管。

第三节　呼吸监测技术

呼吸力学是以物理的观念和措施对呼吸运动进行研究的一门学科。呼吸监测技术就是研究呼吸运动过程中，与呼吸运动有关的压力、容量、流速、顺应性、阻力及呼吸做功等力学参数的一门学科。

【操作目的及意义】

了解呼吸功能状况，及时发现呼吸功能异常，尤其是接受机械通气的患者，检测呼吸力学和呼吸功能有利于临床医生制定合理的治疗方案。从呼吸力学的角度来讲，肺通气过程是呼吸的动力克服阻力，驱动气体运动的过程。气体进出肺取决于两方面因素的相互作用，即推动气体流动的动力和阻止其流动的阻力，其驱动力来源于呼吸肌肉的活动或外来的力量（如呼吸机等），其阻力来源于胸廓和肺脏。通过对呼吸力学参数的检测，有利于认识疾病的发病机制、诊断和指导治疗。在进行机械通气时，密切监测这些参数，有利于发现病情变化和指导呼吸机的合理应用，以便更加合理地运用呼吸机辅助治疗。临床上适用于各类危重症患者，特别是因呼吸衰竭、呼吸窘迫综合征、肺部感染、肺部占位病变、胸廓畸形、胸膜肥厚、外伤等原因使呼吸功能受损的患者。

【操作步骤】

1. 评估患者并解释

（1）评估：①患者的病情、年龄、意识状态及治疗情况。②患者有无呼吸道问题。③患者的合作程度。④患者是否了解检测的相关知识。

（2）解释：向患者及家属解释操作的注意事项。

2. 操作准备

（1）护士准备：①仪表端庄，衣帽整洁，洗手，戴口罩。②了解患者病情，安抚患者，向患者以及家属讲解操作的目的和意义。

（2）患者准备：情绪稳定，愿意配合。

（3）环境准备：周围环境清洁、安静，光线充足。

3. 操作方法

（1）卫生手消毒，戴口罩，操作者准备时间准确的手表。

（2）两种方式核对患者身份信息。

（3）协助患者取舒适的卧位。

4. 操作评价

（1）测量方法准确，无差错。

（2）患者获得有关知识并积极配合。

【操作重点及难点】

（1）呼吸频率：正常成人静息状态下，呼吸频率为 16～20 次/分。呼吸与脉搏之比为 1:4。成人呼吸频率 >24 次/分称为呼吸增快；<12 次/分为呼吸缓慢。新生儿呼吸约 44 次/分，随着年龄的增长而逐渐减慢。

常见的呼吸频率改变：①呼吸过速：呼吸频率超过 24 次/分为呼吸过速。可见于发热、疼痛、贫血、甲状腺功能亢进、心力衰竭等；一般体温升高 1℃，呼吸大约增加 4 次/分。②呼吸过缓：呼吸频率低于 12 次/分。呼吸浅慢见于麻醉剂或镇静剂过量及颅内压增高等。

（2）呼吸节律：呼吸节律是指患者呼吸的规律性。正常情况下，呼吸应该是有规律的，呼吸间隔相等。不规律的呼吸节律可能是呼吸系统疾病的表现之一。通过观察患者的呼吸频率和呼吸深度的变化，可以初步评估呼吸节律。

（3）呼吸深度：呼吸深度是指在一个呼吸周期内，呼吸运动所产生的气体交换量。它是指人们在呼吸过程中吸入和呼出的气体量的大小。呼吸深度是呼吸功能的一个重要指标，对人体的健康状态和呼吸系统的正常功能具有重要意义。

（4）胸部听诊呼吸音的变化，判断有无肺叶通气不良、痰液阻塞、支气管痉挛等情况的发生。

（5）常见的异常呼吸类型：哮喘性呼吸、紧促式呼吸、深浅不规则呼吸、叹息式呼吸、蝉鸣样呼吸、鼾音呼吸、点头式呼吸、潮式呼吸。

（6）气道通畅度评估：气道通畅度是指患者气道是否畅通无阻。正常情况下，气道应该是通畅的，患者能够自由呼吸。气道阻塞可能是呼吸系统疾病的表现之一。通过观察患者的呼吸频率、呼吸深度和呼吸音，可以初步评估气道通畅度。

（7）肺容量监测：①潮气量（VT）：反映人体静息状态下的通气功能，可用肺功能监测仪或肺量仪直接测定，正常值为 8～12ml/kg，平均约为 10ml/kg，男性略大于女性。②肺活量（VC）：是指从最大吸气到最大呼气所能呼出的最大容积。肺活量可以通过肺活量计或肺功能仪来测定。肺活量与身高、年龄、性别等因素有关，一般为 3～5 升。由于肺活量包括了深呼吸时每次吸入或呼出的最大容积（深度容积），以及平静呼吸时每次吸入或呼出的容积（潮气容积），因此可以用肺活量除以深度容积的比值来估算潮气量。一般认为，深度容积是潮气量的 4～5 倍，因此潮气量约等于肺活量的 20%～25%。正常肺活量为 30～70ml/kg，肺活量的预计值比较正常可有 20% 波动，同一患者可有 5% 波动。临床上 VC 小于 15ml/kg 即为气管插管或气管造口应用呼吸机的指征。VC≥15ml/kg 为撤掉呼吸机的指标之一。③功能残气量（FRC）：是平静呼气后肺内所残留的气量，FRC 减补呼气量即为残气量，其可衡量肺泡是否通气过度。功能残气量是呼吸系统疾病重要的临床检测和研究指标之一，对于明确呼吸功能障碍类型、诊断病变部位、评价病情严重程度等有重要意义。

（8）肺通气功能监测：①分钟通气量（MV 或 VE）：是指在静息状态下每分钟呼出或吸入的气体量。分钟通气量可以通过呼吸频率计或呼吸监测仪来测定。分钟通气量等于潮气量乘以呼吸频率，因此可以用分钟通气量除以呼吸频率来估算潮气量。一般认为，正常成人的呼吸频率为 12～20 次/分，分钟通气量为 6～8 升/分，因此潮气量约等于分钟通气量的 30%～40%。②分钟肺泡通气量（VA）：是指在静息状态下每分钟吸入气量中能到达肺泡进行气体交换的有效通气量。VA =（VT－VD）×RR，正常值为 4.2L/min，它是通气功能中较有价值的测定项目。③生理无效腔容积：是解剖无效腔与肺泡无效腔的容积之和。解剖无效腔是指从口、鼻、气管到细支气管之间的呼吸道所占空间；肺泡无效腔是指肺泡中未参与气体交换的空间。健康人平卧时解剖无效腔与生理无效腔容积近似相等，疾病时生理无效腔容积可增大。VD/VT 的值反映通气的效率，正常值为 0.2～0.35，主要用于评价无效腔对患者通气功能的影响，可帮助寻找无效腔增加的原因。

【注意事项】

1. 适应证

（1）呼吸系统疾病：慢性阻塞性肺疾病、哮喘急性发作、重症肺炎等，可监测呼吸频率、节律及血氧饱和度，帮助医生判断病情与治疗效果。

（2）心血管系统疾病：如急性左心衰竭引发肺水肿，影响气体交换，呼吸监护能及时发现呼吸异常，为治疗调整提供依据。

（3）危重症：多器官功能障碍综合征、严重创伤、休克等，患者呼吸功能易受累，持续监护可捕捉早期呼吸变化，利于抢救。

（4）手术麻醉：特别是胸部、上腹部手术及全身麻醉，会影响呼吸功能，术中术后监护可保障呼吸稳定。

（5）神经系统疾病：如颅脑损伤、脑出血、脑梗死累及呼吸中枢，需通过监护掌握呼吸情况，防止呼吸衰竭。

2. 禁忌证

（1）皮肤疾病或损伤：如严重皮疹、大面积皮肤破损，粘贴电极片会刺激伤口，影响愈合，还可能导致感染，可更换监测方式或选择合适部位。

（2）电磁干扰环境：附近有强电磁设备，会干扰监护仪信号，导致数据不准。需远离或用抗干扰设备。

（3）患者无法配合：如极度躁动、意识障碍无法配合的患者，强行监护易致监测电极移位或脱落，影响结果，需先适当镇静或约束。

3. 其他

（1）药物治疗监测：应用麻醉药、镇静药、肌肉松弛药等，可能抑制呼吸，呼吸监护可及时察觉药物不良反应，进而调整剂量。

（2）新生儿与儿童：新生儿呼吸中枢发育不完善，儿童呼吸道疾病高发，呼吸监护有助于及时发现呼吸异常，保障安全。

（3）睡眠呼吸障碍监测：对疑似睡眠呼吸暂停低通气综合征患者，可在睡眠期间监测呼吸，辅助诊断并评估病情严重程度。

【操作并发症及处理】

在进行呼吸系统评估时，医务人员应该仔细观察患者的呼吸情况，并记录相关数据。如果发现呼吸异常，应及时采取相应措施，如给予氧气治疗、进行呼吸道护理、调整体位等。此外，医务人员还应对患者进行全面的体格检查，以便发现其他与呼吸系统相关的疾病或并发症。

第四节 呼气末二氧化碳监测技术

呼气末二氧化碳分压（$PETCO_2$）是一种临床检测技术，具有高度的灵敏性，不仅可以检测患者通气情况，还能够反映呼吸和循环功能以及代谢状态。$PETCO_2$ 正常值为 $35 \sim 40mmHg$，$PaCO_2$ 与 $PETCO_2$ 的差值正常值为 $5 \sim 10mmHg$。

【操作目的及意义】

使用呼吸机及麻醉时，根据 $PETCO_2$ 测量来调节通气量，保持 $PETCO_2$ 接近术前水平。监测其波形还可确定气管导管是否在气道内，如果患者的肺部出现了连续的 CO_2 波，就可以确认导管在气管插管内。而对于正在进行机械通气者，发生漏气、导管扭曲、气管阻塞等故障时，可立即出现 $PETCO_2$ 数字及形态改变和报警，这时应及时发现和处理。连续监测对安全撤离机械通气提供了依据。而恶性高热、体温升高、静脉注射大量 $NaHCO_3$ 等可使 CO_2 产量增加，$PETCO_2$ 增高，波幅变大，休克、心搏骤停及肺空气栓塞或血栓梗死时，肺血流减少可使 CO_2 深度迅速下降至零。$PETCO_2$ 也有助于判断心肺复苏的有效性。

$PETCO_2$ 的测定原理如下所述。

呼出气二氧化碳监测曲线的问世，是使用无创技术监测肺功能特别是肺通气功能的又一大进步，使在床边连续、定量监测患者成为可能，尤其是为麻醉患者、ICU、呼吸科及呼吸支持和呼吸管理提供明确指标。若没有正常的波形 CO_2 的四个部分，则意味着患者的肺气流、通气系统、供气系统出现障碍。呼气末二氧化碳分压（$ETCO_2$）波形图见图 3-4-1。

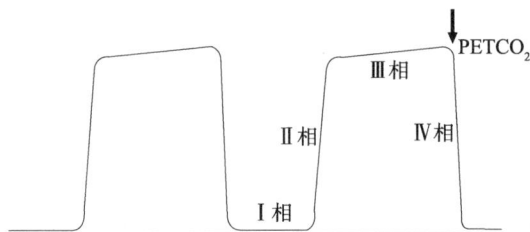

正常 $ETCO_2$ 监测波形大致呈矩形，由呼吸周期的 4 个不同阶段组成

图 3-4-1 呼气末二氧化碳波形图

（1）Ⅰ相为基线，代表呼气开始部分，呼出气为呼吸道中无效腔气体，一般不含 CO_2。

（2）Ⅱ相为呼气上升支，为无效腔气体与肺泡气体的混合肺泡气。

（3）Ⅲ相为呼气平台期，几乎呈水平线，代表呼气末期，呼出气为含高浓度 CO_2 的肺泡气，平台末端 CO_2 分压最高，最高值即为 $PETCO_2$。

（4）Ⅳ相为吸气下降支，陡直下降至基线水平，代表吸气过程开始，CO_2 浓度急剧下降为 0。

最常用的方法是红外线吸收光谱技术，是基于红外光通过检测气样时，其吸收率与二氧化碳浓度相关的原理（CO_2 主要吸收波长为 4260nm 的红外光），反应迅速，测定方便。同时，还有其他方法如质谱分析法、罗曼光谱法、光声光谱法、二氧化碳化学电极法等。

依据传感器在气流中的位置不同，常用取样方法有两种：主流与侧孔取样。主流取样是将传感器连接在患者的气道内，优点是直接与气流接触，识别反应快；气道内分泌物或水蒸气对监测效果影响小；不丢失气体。缺点为传感器重量较大；增加额外死腔量（大约20ml）；不适用于未插气管导管的患者。侧孔取样是经取样管从气道内持续吸出部分气体做测定，传感器并不直接连接在通气回路中，且不增加回路的死腔量；不增加部件的重量；对未插气管导管的患者，改装后的取样管经鼻腔仍可做出精确的测定。不足之处是识别反应稍慢；因水蒸气或气道内分泌物而影响取样；在行低流量麻醉或小儿麻醉中应注意补充因取样而丢失的气体量。目前大部分监测仪采用侧孔取样法。

【操作步骤】

1. 评估患者并解释

（1）评估：①患者的病情、年龄、意识状态及现治疗情况。②患者的合作程度。③患者是否了解相关知识。

（2）解释：向患者及家属解释操作目的和注意事项。

2. 操作准备

（1）护士准备：仪表端庄，衣帽整洁，执行手卫生，戴口罩。

（2）患者准备：①了解操作的必要性，熟知配合要点。②做好思想准备，愿意配合。

（3）物品准备：监护仪、二氧化碳监测模块、导联线、传感器（图3-4-2），手消毒液。

（4）环境准备：周围环境清洁、安静、光线充足。

3. 操作方法

（1）执行手卫生，戴口罩，备齐用物后二人执行查对医嘱。

（2）患者取舒适的卧位。

（3）采用可拆卸式呼气末二氧化碳监测模块，$PETCO_2$ 数值和波形直接显示在监护仪屏幕上。

（4）设置仪器报警参数，根据仪器提示手动或自动完成校零。

图3-4-2　主流二氧化碳
传感器图片

（5）主流型监测仪是在气管插管与呼吸机回路连接处接上 $PETCO_2$ 监测传感器，另一端连接二氧化碳监测模块；旁流型监测仪选择合适的一次性使用压力型采样管，机器端连接二氧化碳监测模块。插管患者连接在气管插管处，非插管患者则根据患者呼吸方式、舒适度放入患者鼻腔或口腔，并妥善固定。

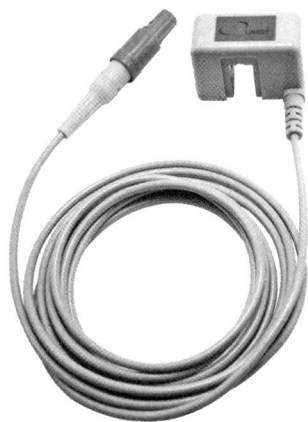

（6）操作模式设置为"测量"，当患者平静呼吸时，即可显示持续且稳定的数值和波形。

（7）整理床单位，洗手，记录。

（8）观察与记录患者操作后有无不良反应等。

4. 操作评价

（1）目前临床上利用 PETCO$_2$ 监测、辨识插管位置的方法较为常用且可靠。若插管在气管内，监测仪上会显示正常 PETCO$_2$ 连续波形且高度大于 30mmHg（1mmHg = 133.32Pa）；若插管误插入食管，将不会监测到 CO$_2$ 排出。根据 PETCO$_2$ 的波形变化，还可大致判断导管在气道内所处置，如导管前端位于喉头左侧或右侧时，PETCO$_2$ 波形图高度降低，呼气平台下降，呼气上升支延长，斜率增大。

（2）正常人 PETCO$_2$，监测值为 35～40mmHg，观察 PETCO$_2$，监测仪结果显示，PETCO$_2$ 曲线分为四相，临床监测主要观察第三相，即平台期，患者呼出气体主要来自肺泡，平台终末点即为 PETCO$_2$ 检测值。

（3）呼气末二氧化碳分压监测作为一种持续的无创检测措施，是各种急危重症的重要监测指标，能够较好反映患者呼吸、循环、代谢等功能，具有简单、持续、无创、反应快速等特点，能够迅速、有效地帮助医生发现并解决异常情况，同时指导判断患者的病情及预后。

【操作重点及难点】

呼气末二氧化碳监测在验证气管插管位置中的应用：临床上判断气管导管插入气管的方法有以下几种。

（1）插管者看见气管导管进入声门。

（2）行纤维支气管镜检查气管导管在气管内。

（3）呼气末二氧化碳分压监测法是判断气管插管是否插入气管内最准确的方法，呼气末二氧化碳分压有显示则可确认气管导管进入气管内。

（4）需要注意的是，如患者出现循环衰竭、急性气道痉挛、呼吸暂停等病理因素，气道内将无法检测出二氧化碳气体，要注意辨别出现假阴性的结果。

【注意事项】

1. 适应证

（1）麻醉机和呼吸机的安全应用：用于调整呼吸机参数。

（2）各类呼吸功能不全。

（3）心肺复苏。

（4）严重休克。

（5）心力衰竭和肺梗死。

（6）确定全身麻醉气管内插管的位置。

2. 临床应用

（1）评估二氧化碳高低，调节肺泡通气量，对心肺功能正常的患者，$PETCO_2$能较准确地反映二氧化碳高低。

（2）结合二氧化碳分析和处理异常情况。

3. 影响因素

（1）呼吸频率快慢。

（2）发热、甲亢等。

（3）低温、呼吸心跳骤停、肺栓塞、气管插管误入食管等。

4. 监测的临床意义

（1）监测呼吸机相关故障，如管路脱开，$PETCO_2$ 将明显降低。

（2）监测气管插管的位置，气管插管误入食管，$PETCO_2$ 几乎为零。气管插管误入一侧支气管也可能造成 $PETCO_2$ 降低。

（3）监测机械通气的效率，计算 $PaCO_2 - PETCO_2$ 的值，当该值增大时提示 CO_2 排出减少，见于通气不足。

（4）早期监测肺部病变情况，如急性肺栓塞、肺不张、肺炎、肺水肿等都可导致 $PETCO_2$ 降低。

（5）帮助预测撤机，当进行性 $PETCO_2$ 增高提示时呼吸功能增加，撤机成功性小，如撤机过程中 $PETCO_2$ 降低，$PaCO_2 - PETCO_2$ 的值增大，提示出现呼吸肌疲劳伴有呼吸表浅。

（6）控制性通气时，通过监测 $PETCO_2$ 维持 $PaCO_2$ 在低水平。

（7）心肺复苏时监测通气效果 $PETCO_2$ 的主要用途：①判断通气功能：$PETCO_2$ 的正常值为 0.33~0.6kPa（2.5~4.5mmHg）。在多数情况下，$PETCO_2$ 可以准确地反映 $PaCO_2$，可迅速反映患者的通气状态，在呼吸治疗或麻醉手术过程中，可随时调节潮气量和呼吸频率，保证正常通气，避免通气过度或通气不足。②发现麻醉机或呼吸机故障：气管导管接头脱落，$PETCO_2$ 立即下降至零；呼气活瓣失灵和钠石灰失效时，$PETCO_2$ 升高，误吸后 $PETCO_2$ 急剧升高。③诊断肺栓塞：如空气、羊水、脂肪和血栓栓塞时，$PETCO_2$ 突然降低，低血压时 $PETCO_2$ 逐渐降低。④反映循环功能：$PETCO_2$ 也可反映循环功能，在低血压、低血容量、休克和心力衰竭时，随着肺血流减少，$PETCO_2$ 逐渐降低，呼吸心跳停止，$PETCO_2$ 急剧降至零，复苏后逐渐回升，如 $PETCO_2$ 大于 1.33kPa（10mmHg），则复苏成功率高。⑤证实气管导管的位置及通畅程度：确定双腔气管导管的正确位置。如果气管和导管部分阻塞，$PETCO_2$ 和气道压力升高，压力波形高尖，平台降低。诊断气道阻塞见图 3-4-3。⑥代谢监测及早期诊断恶性高热：恶性高热时，CO_2 产量增加，$PETCO_2$ 不明原因地突然升高达正常的 3~4 倍，经有效治疗后，$PETCO_2$ 首先开始下降，因此，$PETCO_2$ 对恶性高热的诊断和疗效评定有特殊价值。静脉滴注 $NaHCO_3$ 过快、过多也可引起血中 CO_2 突然升高，$PETCO_2$ 增加。⑦非气管插管患者监测：可了解通气功能和呼吸频率，用于高位硬脑膜外麻醉患者，非气管插管全身麻醉（如小儿基础麻醉）及危重患者监测，有利于观察病情变化和呼吸治疗。使用时可将导管置于鼻腔内或用面罩测量，并能同时吸氧。文献报道经鼻采样 $PaCO_2$ 与 $PETCO_2$ 相关显著（$r = 0.96$，$P < 0.01$）。因此，经鼻采样的 $PETCO_2$ 是一种操作简便、连续、无创和反应迅速的定量呼吸监测方法。

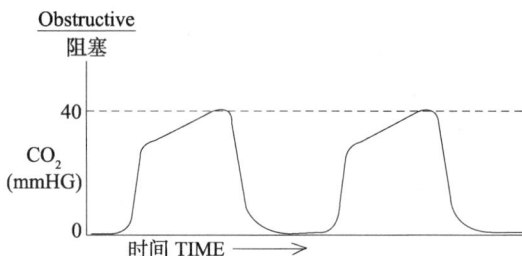

图 3 – 4 – 3 气道阻塞 $PETCO_2$ 波形

5. 其他

（1）更换呼吸机及管路或长时间不用 CO_2 监测功能时，在下次使用前要重新定标，但应注意不要朝传感器方向呼气。

（2）当通气和血流受影响时均会影响数值的准确性，故在开始检测时同时取动脉血气分析，以了解 $PaCO_2$ 的关系。

（3）应及时去除二氧化碳监测窗口的冷凝水。

（4）要注意是否有影响 $PETCO_2$ 监测的因素如：CO_2 的产量、肺换气量、肺血流灌注及机械故障等。

（5）采用旁流型二氧化碳监测时要用专用的硬质采样管。

【操作并发症以及处理】

（1）气道分泌物的影响：气道分泌物或过度湿化，可黏附在主流型装置的监测腔内壁或者堵塞旁流型装置的采样管，导致测量不准确。长时间连续监测的患者，需要注意观察监测装置的清洁、通畅情况。

（2）感染因素：不论主流型还是旁流型二氧化碳监测仪，均会接触患者气道分泌物而被污染。对于可重复使用的装置和附件，应根据供应商的要求进行高级别的清洁消毒。对于监测仪表面，也应当按需清洁，避免交叉感染。

第五节　脉搏血氧饱和度监测技术

脉搏血氧饱和度（SpO_2）监测是将指套固定在患者指端甲床，利用手指作为盛装血红蛋白的透明容器，使用波长 660nm 的红光测量去氧血红蛋白（Hb）和 940nm 的近红外光测量氧合血红蛋白（HbO_2）。HbO_2 和 Hb 对特定波长的光线吸收程度不同，血氧仪将这些信号转换为动脉血氧饱和度（SaO_2）和脉搏的数值，故又称双谱法。可用于各种患者的血氧监护。

【操作目的及意义】

血氧饱和度是血液中被氧结合的氧合血红蛋白（HbO_2）的容量占全部可结合的血红蛋白（Hb）容量的百分比，即血液中血氧的浓度，其是呼吸循环的重要生理参数。而功能性氧饱和度为 HbO_2 浓度与 HbO_2 + Hb 浓度之比，有别于氧合血红蛋白所占百分数。因此，监测 SaO_2 可以对肺的氧合和血红蛋白携氧能力进行估计。正常人体动脉血的血氧饱和度正常值为 95%～98%，静脉血的血氧饱和度正常值为 65%～85%。应用脉搏血氧仪能够连续无创观察动脉血氧饱和度，即脉搏容积血氧饱和度（SpO_2）监测。由于使用方便、记录准确、耐受性好，脉搏血氧仪已经成为病房、ICU 和门诊患者非介入血氧饱和度的首选检查方法。

缺氧对机体的影响是人所共知的，低氧血症不但损害人体生理功能，而且对各器官造成严重的破坏。动脉血氧分压（PaO_2）持续低于 55mmHg 的患者与长期接受氧疗的患者相比，存活率大约降低 60%。

【操作步骤】

1. 评估患者并解释

（1）评估：①患者的病情、年龄、意识状态及治疗情况，患者自理能力。②患者局部皮肤或者指（趾）甲情况，周围环境光照条件，是否有电磁干扰。③患者的合作程度，有无躁动等情况。④患者是否了解脉搏血氧饱和度监测的相关知识。

（2）解释：向患者及家属解释脉搏血氧饱和度监测的注意事项。

2. 操作准备

（1）护士准备：仪表端庄，衣帽整洁，洗手，戴口罩。

（2）患者准备：①注意保暖。②做好思想准备，愿意配合。③了解监测目的及方法。

（3）物品准备：血氧饱和度监测仪、连接线、一次性血氧饱和度探头、手消毒液。

（4）环境准备：周围环境清洁、安静，关闭门窗。

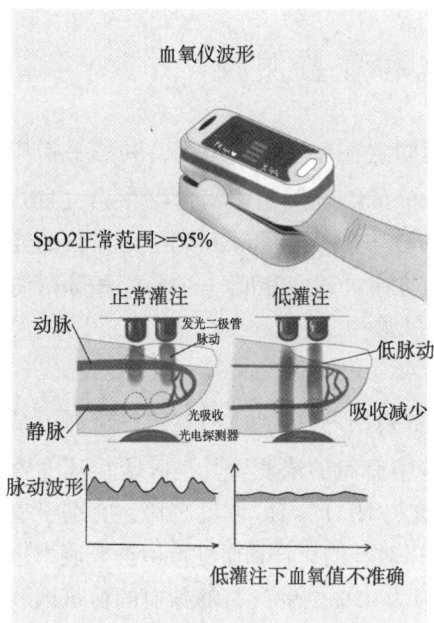

血氧仪波形

SpO2正常范围>=95%

正常灌注　　低灌注

动脉　　　　发光二极管
　　　　　　脉冲
　　　　　　　　　　　　低脉动
静脉　　　光吸收　　吸收减少
　　　　　光电探测器

脉动波形

低灌注下血氧值不准确

图 3 - 5 - 1　脉搏血氧饱和度监测技术

3. 操作方法（图 3 - 5 - 1）

（1）携用物至床旁，核对患者信息，协助患者取舒适卧位。

（2）连接电源，打开开关，检测仪器功能是否完好。

（3）清洁患者皮肤及指（趾）甲。

（4）将传感器正确安置在患者手指、足趾处，使其光源透过组织，保证接触良好。

（5）根据患者病情调节波幅及报警参数界限。

（6）整理床单位，洗手，记录。

4. 操作评价

（1）血氧饱和度监测准确，无差错。

（2）患者达到血氧饱和度监测预期目标，有助于医护人员快速评估病情。

（3）患者及家属获得血氧饱和度监测的知识并配合。

【操作重点及难点】

1. 适应证

（1）持续监测 SpO_2。

（2）及时发现患者出现的低氧血症。

（3）指导机械通气患者呼吸模式选择和参数调节。

2. 禁忌证　无绝对禁忌证。

3. 影响血氧饱和度测定准确性的因素　血氧饱和度 <70%、异常血红蛋白血症、低血压、低灌注、皮肤色素沉着、运动、指甲油等因素。

4. 局限性　脉搏血氧饱和度测定对低氧血症的监测较为可靠，由于氧离曲线形状的关系，当血氧饱和度 > 90% 时，氧离曲线处于平坦段，氧分压为 90mmHg 或 150mmHg 时对应的血氧饱和度差别很小，此时用血氧饱和度不能很好地评估氧分压的水平。

【注意事项】

（1）告知患者不可随意摘取传感器。

（2）告知患者和家属避免在监测仪附近使用手机，以免干扰监测波形。

（3）观察监测结果，发现异常及时报告医生。

（4）下列情况可以影响监测结果：患者发生休克、体温过低、使用血管活性药物及贫血等。周围环境光照太强、电磁干扰及涂抹指甲油等也可以影响监测结果。

（5）注意为患者保暖，患者体温过低时，采取保暖措施。

（6）观察患者局部皮肤及指（趾）甲情况，定时更换传感器位置，避免皮肤损伤。

【操作并发症及处理】

监测探查夹的使用不当，长时间夹住患者手指容易压迫手指局部造成循环不良；使用的探查夹过大或过小，探查夹探入过深、过浅或宽松，均会影响监测数据的准确性，故应根据患者手指粗细选择，如果手指太细，可将探查夹夹在脚趾或耳垂上，遇新生儿可选用鼻部胶粘垫样传感器或绷带式传感器监测。如需持续监测 SpO_2，应避免长时间对同一部位监测，可每隔 4 小时更换检测部位 1 次。

第六节 呼吸力学监测技术

呼吸力学是以物理力学的观点和方法对呼吸运动进行研究的一门学科。呼吸力学监测，主要从力学的观点对呼吸运动进行分析，有利于了解机体的呼吸功能，是应用呼吸生理学指导临床诊断和治疗的重要环节。

呼吸力学监测的参数包括与呼吸相关的压力、容积、流速、顺应性、气道阻力和呼吸做功等。压力、流速和容积是呼吸力学监测的三要素。容积的变化由压差驱动所致，通过流速的变化来反映；其他呼吸力学指标可以通过这三类原始指标进行推算。严格掌握这些参数的测定条件，结合临床分析其结果，有利于认识疾病的发病机制、诊断和指导治疗，在进行机械通气时，密切监测这些参数，有利于发现病情变化和指导呼吸机的合理应用。

【操作目的及意义】

（1）遵照医嘱提供呼吸力学监测技术，安全协助患者，正确地给予呼吸支持治疗。

（2）达到避免肺脏损伤、治疗呼吸衰竭、指导撤机、评价人机协调的作用。

【操作步骤】

1. 评估患者并解释

（1）评估：①患者的病情、年龄、意识状态及呼吸治疗情况，既往肺脏病史。②患者使用呼吸机的情况。③患者的合作程度，有无躁动情况。④患者及家属是否了解呼吸力学技术的相关知识。

（2）解释：向患者及家属解释呼吸力学监护技术的注意事项并签署知情同意书。

2. 操作准备

（1）护士准备：仪表端庄，衣帽整洁，洗手，戴口罩。

（2）患者准备：了解呼吸力学监护的必要性，愿意配合完善相关血液检查，如血气分析。

（3）物品准备：治疗车、治疗盘、医嘱单、呼吸机、纱布、20ml 注射器、生理盐水 100ml、负压吸引器、复苏设备、心电监护仪、氧气装置、简易呼吸器、生活垃圾桶、医疗垃圾桶、手消毒液。

（4）环境准备：周围环境清洁、安静、光线充足。

3. 操作方法

（1）携用物至患者床旁，两种方法核对患者身份信息，为患者取仰卧位，根据病情也可取半卧位或坐位。

（2）观察患者心电监护参数，观察呼吸机使用过程中的参数。

1）压力：①气道峰压（PD）：用于克服胸肺黏滞阻力和弹性阻力，与吸气流速、潮气量、气道阻力、胸肺顺应性和呼气末正压（PEEP）有关。②平台压（PS）：用于克服胸肺弹性阻力，与潮气量、胸肺顺应性和呼气末正压有关。若吸入气体在体内有足够的平衡时间，可代表肺泡压，平台压与气压伤的关系最为密切，临床应尽可能控制在 $30 \sim 35cmH_2O$。③气道平均压（Pmean）：为数个周期中气道压的平均值。与影响 PD 的因素及吸气时间长短有关，近似于平均肺泡压，其大小与对机械通气心血管系统的影响直接相关，通常认为气道平均压在 $7cmH_2O$ 以上即可引起血流动力学变化。④最大吸气压（MIP）：是指在残气位（RV）或功能残气位（FRV）气道阻断时，用最大努力吸气能产生的最大口腔压或气道压，反映所有吸气肌产生的肌力的总和。

2）容量、流速：①容量监测：a. 常用的容量参数：呼吸容量的参数包括吸气潮气量、呼气潮气量、呼气末肺容量和深吸气量。此外，在正压通气时，还应该注意呼吸机通路的压缩容量。压缩容量的大小与呼吸机管道的顺应性和吸气－呼气压力差有关，压缩容量是无效的通气量，导致患者实际接受的通气量减少。b. 容量检测的方法：在临床上，通常采用呼吸流量与时间的积分的方法测定容量。容量监测因容量传感器安置的部位不同而有不同的内涵，在呼吸机送气端监测的容量代表进入呼吸管道压缩气体容量和进入患者呼吸系统容量的总和；Y 形接口前监测的容量代表进入患者呼吸系统的容量；呼吸机呼气端监测的容量代表患者呼出气量和呼吸机管道压缩气量的总和。压缩容量可以通过呼吸机管道的顺应性与吸气平台压的乘积而计算。呼吸机管道的顺应性测定可以通过在管道的 Y 接头处阻断，观察吸入气量与管道压力的关系来计算，部分呼吸机设计有这一检测功能。②流量 – 容量曲线监测：流量 – 容量曲线是反映呼吸功能的基本测定之一。通常采用呼吸流量测定的方法，计算出容量（如上述），然后以容量变化为横坐标、流量变化为纵坐标来显示流量 – 容量曲线。该曲线除了能够反映容量和流量相关的指标以外，曲线的形态还可以用于下列情况的判断：a. $PEEP_I$：呼气末持续存在呼气的流量，提示存在 $PEEP_I$。b. 呼气流量受限：呼气相流量曲线表现为典型的衰减形，提示呼气流量受限的存在。c. 判断对治疗的反应：经过适当的药物治疗或呼吸参数调节后，观察流量 – 容量曲线的变化，有利于观察对治疗的反应。d. 特殊的曲线形态的意义：例如流量 – 容量曲线出现锯齿样改变，提示存在气道分泌物；容量环不闭合，提示存在漏气等。

　　3）顺应性：呼吸相关的顺应性指标顺应性（C）由胸廓和肺组织弹性形成，是表示胸廓和肺扩张程度的一个指标，是指单位压力改变（$\triangle P$）所产生的容量变化（$\triangle V$），是反映弹性回缩力大小的指标（弹性回缩力 $=1/C$）。呼吸系统的顺应性（Crs）包括肺的顺应性（CL）和胸廓顺应性（CL），根据其检测方法的不同，顺应性又分为动态顺应性和静态顺应性。①肺顺应性（CL）=肺容积改变（$\triangle V$）/经肺压（$\triangle PL$）。与肺弹性相关的因素有：肺弹性组织、表面张力和肺血容积等，其中主要是表面张力和肺弹性组织。②监测胸肺顺应性的意义：a. 监测病情变化，了解在各种病理情况下特别是限制性肺疾患时其顺应性的变化；b. 判断肺疾患的严重性：顺应性随肺组织损害加重而逐渐下降，可以反映病变的严重程度，即顺应性 $\geq 80ml/cmH_2O$ 为正常，$\geq 40ml/cmH_2O$ 为轻至中度损害，$<40ml/cmH_2O$ 则提示可能有重度损害；c. 观察治疗效果：顺应性随治疗而逐渐增加，说明疗效显著；d. 判断是否可以停用呼吸机：顺应性 $<25ml/cmH_2O$ 时，不能停机；e. 指导合理应用 PEEP 和潮气量：静态的压力 – 容积曲线通常呈 S 形。在低肺容量位，小气道和肺泡倾向于闭合，打开关闭气道所需的压力高，顺应性低。曲线的中段，已经开放的气道和肺泡的顺应性增加。高肺容量位，肺倾向于过度膨胀，顺应性下降。S 形的曲线特点形成上、下两个拐点。按照一般原则，建议将 PEEP 水平设定在稍高于下拐点，而吸气末肺容量低于上拐点。

　　4）呼吸阻力：呼吸系统的阻力分为弹性阻力和非弹性阻力。肺和胸壁的弹性阻力通过顺应性的检测来反映。非弹性阻力包括气道阻力（RAW）、惯性阻力（Rin）、重力（Rgr）和肺组织与胸廓的变形阻力（Rdis）。在多数情况下，气道阻力是非弹性阻力最主要的组成部分。①气道阻力（RAW）：气道阻力是由气体在呼吸道内流动时的摩擦和组织黏性形成，指气流通过气道进出肺泡所消耗的压力，用单位流量所需要的压力差来表示，即 RAW = （Pao – Palv）/F（Pao 为气道开口压，Palv 为肺泡内压），反映压力与通气流速的关系。AW 的大小受到气流形式的影响，其正常值为每秒 $1 \sim 3cmH_2O/L$，呼气时阻力为每秒 $2 \sim 5cmH_2O/L$。一些性能比较完善的呼吸机已具有监测呼吸道阻力的功能，可随时测定。给患者机械通气支持呼吸时，呼吸道阻力升高的常见原因为：a. 气管内径缩小，如呼吸道黏膜水肿、充血、支气管痉挛、分泌物阻塞以及单侧肺通气等；b. 气管导管内径过小，或接头过细、过长。监测气道阻力的意义：a. 了解在各种病理情况下，特别是阻塞性肺疾患时，气道功能的变化；b. 估计人工气道、加热湿化器和细菌过滤器等对气道阻力的影响；c. 观察支气管扩张药的疗效；d. 帮助选择机械通气方式：如气道阻力增加明显，使气道压上升过高时（$>25 \sim 30cmH_2O$），应选用压力控制模式（PCV）或压力支持（PSV）的通气方式，以降低气道压及改善肺内气体分布；e. 指导呼吸机的参数调节：I∶E，由于呼吸时气道半径变化，呼气阻力大于吸气，机械通气时应适当减少 I∶E 的值，延长呼气时间，保证充分呼气；PEEP 气道萎陷时，阻力增加，应用 PEEP 后，减轻气道萎陷，阻力减少，呼吸阻力的监测有利于调节合适的 PEEP；f. 判断患者是否可以停用呼吸机。②机械通气的总阻力（RTOT）：在机械通气过程中，气管插管的阻力（Rtube）通常与呼吸系统的阻力（RRS）一样大甚至比后者大。气管插管和呼吸系统的阻力呈串联和相加的关系，因此机械通气时的总阻力（Rtot）为：Rtot = RRS + Rtube。

5）呼吸做功：有关呼吸做功指标：①呼吸做功（WOB）是指呼吸运动时气体进出呼吸道和肺的过程中，用以克服气道的阻力、肺和胸壁的弹性阻力等所消耗的能量。其动力来源有呼吸肌肉（自主呼吸时）和/或呼吸机（机械通气时）。在物理学上，做功 = 作用力 × 移动的距离。而对于呼吸运动，WOB = 压力 × 容量的改变。由于压力和容量的变化呈非线性，所以 WOB 的计算需要用压力和容量变化的积分即 WOB = $\int P * dV$，通常用焦耳/每升通气量（J/L）来表示。正常人平静呼吸的做功为 $0.3 \sim 0.5J/L$，在呼吸衰竭患者中可以成数倍地增加。②呼吸做功分为吸气做功（Wi）和呼气做功（Wex），在平静呼吸时，呼吸功全部由吸气肌肉完成。吸气肌肉所做的功中，大约50% 用于克服气流阻力转换为热量散发，另 50% 储存于肺组织和胸壁中，并用于呼气做功。但在通气要求增加或呼气阻力增加时，呼气肌需参与完成呼气做功。③呼吸机做功：机械通气时呼吸机参与呼吸做功。当控制通气时，呼吸机完成所有的呼吸做功。当辅助通气时，呼吸肌肉和呼吸机共同完成呼吸做功。

4. 操作评价

（1）操作方法正确，监测指标正确。

（2）患者及家属了解呼吸力学技术的目的及意义。

（3）给予个性化和精准的参数，准确地发现病情变化，指导呼吸机的合理应用，增加舒适度，促进恢复。

【操作重点及难点】

（1）评价呼吸肌功能状态：是反映呼吸肌肉负荷的综合性指标。通过同时对呼吸做功和呼吸肌肉的功能储备进行检测，可以判断呼吸肌肉负荷与储备能力的失衡，预测呼吸肌肉的疲劳，指导呼吸衰竭的防治。

（2）指导治疗：机械通气时，通过计算患者和呼吸机做功的比例，分析增加的原因，有利于临床治疗对策的设定。例如：阻力做功的增加可以通过改善气道通畅性而得到改善；内源性 PEEP 导致的呼吸做功的增加则需要针对改善PEEP 的处理。

（3）指导呼吸机撤机：呼吸机撤机前，通过计算患者和呼吸机做功的比例，预测撤机的成败。

【注意事项】

呼吸动力学的临床检测受到众多因素的影响，每一项目的检查均有其相应的前提条件。比如：应用气道压力检测的方法必须在没有自主呼吸肌肉活动的前提下才能真实反映呼吸动力学的特点。动态顺应性的检测需要判断吸气开始和吸气末的零流量点。由于流量的自然波动或流量计基线的漂移，有可能导致计算的误差。呼吸做功的计算受呼气末肺容量的影响较大，必须对呼气末肺容量进行准确的定位。总的来说，呼吸动力学的临床检测的结果，必须综合考虑临床的实际情况，如检测的条件、方法和动态变化的规律来判断，才能提高其在临床工作中的指导意义。

【操作并发症及处理】

自主呼吸会在胸腔内产生一个正压或负压，而它与气道压综合作用产生的跨肺压才是真正与肺损伤有关的压力。跨肺压（PL）等于气道开口压（Pao）与食管压（Pes）的差值（PL = Pao – Pes），所以通过食管压（Pes）测定来评估患者的跨肺压（PL），间接反映患者肺损伤情况，是呼吸力学监测用于避免肺损伤非常经典的应用场景。

呼吸力学监测用于避免肺损伤，在自主呼吸患者中也能发挥这种作用。自主呼吸患者也会出现肺损伤，这在早期可能并未被充分认识，但现在支持呼吸相关肺损伤越来越受到重视，分为肺脏损伤和膈肌损伤。肺脏损伤主要是过高的呼吸努力，包括人机不同步、PEEP 过低导致肺不张，以及 PEEP 过高导致的过度充气，这些情况都可以通过上述呼吸力学指标进行评价。膈肌损伤与容控通气引起的向心性收缩，人机不同步引起的无效触发及反向触发，过度呼吸支持可导致废用性问题等情况通过呼吸力学监测也能识别出来。对于支持通气下的肺损伤，利用呼吸力学工具也可以观测到。

第七节　动脉血气分析监测技术

动脉血气分析是对动脉血液中氧分压（PO_2）、氧饱和度（SO_2）、二氧化碳分压（PCO_2）和酸碱度（pH）进行测定，根据结果判断是否缺氧、有无二氧化碳潴留及酸碱平衡是否紊乱等。

【操作目的及意义】

客观评价患者的氧合、通气及酸碱平衡状况，以及肺脏、肾脏和其他脏器的功能，为协助临床诊断疾病及临床治疗提供依据。

【操作步骤】

1. 评估患者并解释

（1）评估：①患者的病情、年龄、意识状态及治疗情况，患者口服药物的自理能力。②患者穿刺部位皮肤完好，无红肿、硬结。选择穿刺部位：首选桡动脉，次选是足背动脉、胫后动脉、颞浅动脉、肱动脉和股动脉。凝血功能异常患者，肱动脉和股动脉穿刺应为禁忌。任何经外科手术重建的血管都不应用于动脉穿刺。③患者的合作程度，有无躁动情况。④患者是否了解动脉血气分析监测技术的相关知识。

（2）解释：向患者及家属解释动脉血气分析技术的注意事项。

2. 操作准备

（1）护士准备：仪表端庄，衣帽整洁，洗手，戴口罩。

（2）患者准备：①周围环境清洁、安静。②做好思想准备，愿意配合。

（3）物品准备：治疗车、治疗盘、消毒棉签、动脉采血针、无菌棉球、医用垃圾桶、生活垃圾桶、锐器收集桶、手消毒液、无菌手套、一次性治疗巾、医嘱单、检验单、条形码。

（4）环境准备：周围环境清洁、安静。

3. 操作方法

（1）洗手，戴口罩。

（2）核对医嘱。核对医嘱单、检验申请单及条形码，打勾，请二人核对。

（3）检查物品有效期。

（4）备齐物品至床旁，核对患者信息，向患者解释。

（5）摆体位：平卧位，上肢外展，手掌朝上，手指放松。

（6）进行艾伦试验来确认尺动脉灌注：①穿刺侧手指握拳，然后将手抬至心脏水平以上。②确定并紧压该腕部桡、尺二动脉，此时手掌因缺血而变成苍白色。③5 秒钟后受检侧手指放松，并将手放回心脏水平。检查者松开尺动脉同时观察受检手血运情况。④如松开尺动脉后 15 秒内手掌转红为艾伦试验阴性，表示尺动脉通畅。若 15 秒后手掌未转红为艾伦试验阳性，说明尺动脉堵塞，不能做桡动脉穿刺。

（7）核对医嘱。核对医嘱单、检验申请单及条形码，打勾，请二人核对。铺治疗巾，备无菌纱布，取出采血针，血气针活塞向上回抽至采血预设位置（1～1.5cm）。

（8）碘棉签消毒采血部位皮肤，直径大于 5～6cm。戴无菌手套。

（9）示指及中指触摸动脉搏动最强点，右手持针（持笔姿势），再次查对，操作者手消毒，戴无菌手套，用一只手摸到并固定动脉，针面朝上，与皮肤呈 45°角缓慢进针，见回血后固定采血针，直到血自动涌入到注射器内预设位置（图 3 - 7 - 1）。

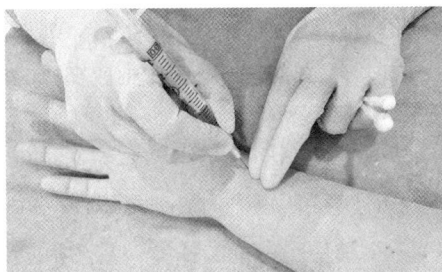
图 3 - 7 - 1　动脉血气分析监测技术

（10）拔针的同时用无菌棉球压住穿刺部位（桡动脉）直到出血停止；针头未完全抽出时，不应该施加压力，因为其会导致不必要的疼痛和损伤动脉的危险。如果患者有凝血障碍应用绷带。

（11）再次核对患者信息，将条形码粘贴于采血针上。

（12）脱手套，进行手消毒。向患者交待注意事项。

4. 操作评价

（1）严格执行无菌操作，降低感染风险。

（2）医生获得准确的血气分析参数并指导用药及治疗。

（3）患者获得有关动脉血气分析监测技术的作用及注意事项并配合。

【操作重点及难点】

（1）采血部位的选择：以穿刺成功率为首选，同时可以减轻患者疼痛，避免血肿的发生。股动脉、桡动脉、肱动脉、足背动脉选择哪个部位视患者具体情况而定（图 3 - 7 - 2、图 3 - 7 - 3、图 3 - 7 - 4）。

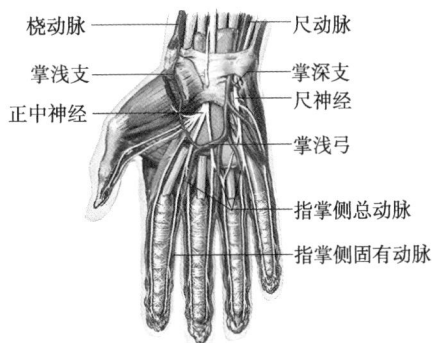

桡动脉　　　尺动脉
掌浅支　　　掌深支
正中神经　　尺神经
　　　　　　掌浅弓
　　　　　　指掌侧总动脉
　　　　　　指掌侧固有动脉

图 3 - 7 - 2　桡动脉及其分支

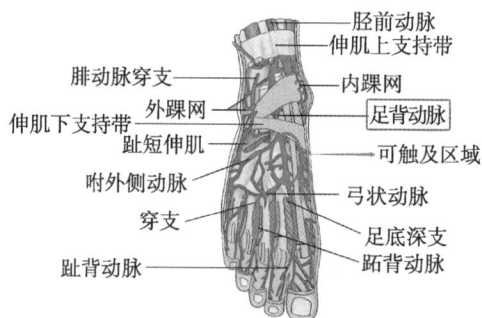

图 3 – 7 – 3　足背动脉

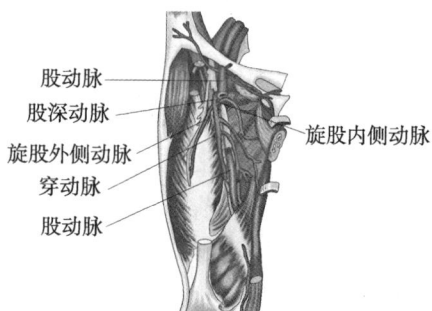

图 3 – 7 – 4　股动脉及其分支（前面观）

（2）穿刺位置：距腕横纹一横指（1 ~ 2 厘米）、距手臂外侧 0.5 ~ 1 厘米处，以桡动脉搏动最明显处为穿刺点。

（3）为提高桡动脉穿刺成功率，嘱清醒患者尽量保持穿刺手腕处于过伸状态，使桡动脉充分暴露。

（4）穿刺操作不当，容易造成穿刺部位血肿、瘀斑。

【注意事项】

1. 适应证

（1）各种疾病、创伤、手术所导致的呼吸功能障碍者。

（2）呼吸衰竭患者，使用机械辅助呼吸治疗时。

（3）抢救心肺复苏后，对患者的继续监测。

2. 禁忌证　无绝对禁忌证，除凝血功能差者需谨慎动脉穿刺。

3. 其他

（1）PaO_2：当在海平面呼吸空气时，正常值范围 80 ~ 100mmHg。PaO_2 低于正常值就已经提示缺氧，但一般只有当 $PaO_2 < 60$mmHg 时，临床方可诊断为低氧血症。

（2）SaO_2：正常值：95% ~ 98%。当合并贫血或 Hb 减低时，此时虽然 SaO_2 正常，但却可能存在着一定程度的缺氧。

（3）动脉血酸碱度（pH）：正常值 7.35 ~ 7.45，是诊断酸碱失衡的重要指标。pH 正常也不能表明机体没有酸碱平衡失调，还需要结合其他指标进行综合分析。

（4）动脉血二氧化碳分压（$PaCO_2$）：正常值 35 ~ 45mmHg，平均 40mmHg。$PaCO_2$ 是反映呼吸性酸碱平衡失调的重要指标，常可反映肺泡通气情况。一般情况下，$PaO_2 > 45$mmHg 为呼吸性酸中毒，而 $PaO_2 < 35$mmHg 为是呼吸性碱中毒，50mmHg $< PaO_2 < 60$mmHg 为 Ⅱ 型呼吸衰竭。

（5）动脉血标准碳酸氢盐和实际碳酸氢盐（HCO_3std 和 HCO_3act）正常值：

22 ~ 27mmol/L，是主要的碱性指标，酸中毒时减少，碱中毒时增加。两者的区别在于标准碳酸氢盐不受呼吸因素影响，仅仅反映代谢因素 HCO_3^- 的储备量，不能反映体内 HCO_3^- 的真实含量。实际碳酸氢盐受呼吸因素影响，反映体内 HCO_3^- 的真实含量。

（6）动脉血二氧化碳总量正常值：24 ~ 32mmol/L，临床意义：动脉血二氧化碳总量也是重要的碱性指标，主要代表 HCO_3^- 的含量，< 24mmol/L 时提示酸中毒，而 > 32mmol/L 时提示碱中毒。

（7）动脉血标准碱储备或碱剩余和实际碱储备或碱剩余［BE（B）和 BE（ecf）］正常值：– 3 ~ + 3mmol/L。BE（B）和 BE（ecf）代表体内碱储备的增加或减少，是判断代谢性酸碱失衡的重要指标。< – 3mmol/L 提示代谢性酸中毒；> + 3mmol/L 提示代谢性碱中毒。

（8）红细胞压积（Hct）：男 42% ~ 49%，女 37% ~ 43%。ctHb（est）（血红蛋白总量）：男 12 ~ 16g/dl，女 11 ~ 15g/dl。Na^+（135 ~ 150mmol/L，平均 142mmol/L）；K^+（3.5 ~ 5.5mmol/L，平均 4.0 ~ 4.5mmol/L）；Cl^-（98 ~ 108mmol/L，平均 103mmol/L）。

【操作并发症及处理】

1. 皮下血肿

（1）加强穿刺基本功的训练，掌握穿刺技能。掌握进针的角度和深度，徐徐进入，防止穿破动脉后壁，引起出血。避免在同一个部位反复穿刺，以免引起动脉痉挛，增加对动脉的损伤，造成出血不止。

（2）如血肿轻微，应观察肿胀范围有无扩展。若肿胀局限，不影响血流，可暂不行特殊处理；若肿胀加剧，应使用 50% 硫酸镁溶液湿敷。

（3）压迫止血无效时可以加压包扎，穿刺成功后局部加压止血 3 ~ 5 分钟，或用小沙袋压迫止血 10 分钟左右，直到不出血为止，严重凝血机制障碍者应避免动脉穿刺。

（4）血肿发生后，24 小时内采用冷敷使局部血管收缩利于止血，24 小时后采用热敷促进局部血液循环利于血肿吸收，也可予 50% 硫酸镁湿敷使血肿消退，疼痛减轻。

2. 感染

（1）穿刺时严格执行无菌原则，遵守操作规程，所使用的穿刺针应符合要求，在有效期之内，严格消毒，确保无菌；穿刺时怀疑有污染应立即更换。

（2）穿刺前认真选择血管，避免在有皮肤感染的部位穿刺。

（3）已发生感染者，除对症处理外，还应根据病情和医嘱使用抗菌药物抗感染。

第八节　意识水平监测技术

意识状态评估是急危重症患者监护的重要指标之一，仅次于生命体征，是中枢神经系统对内、外环境中的刺激具有的有意义的应答能力，反映的是大脑皮质和脑干网状结构的功能状态。根据患者对刺激（问话或疼痛）所产生的反应程度、清醒水平及维持时间来判断其意识状态。国际上常用格拉斯哥昏迷评分（Glasgow coma scale，GCS）来评价意识障碍的程度，从睁眼反应、语言反应和运动反应三个方面评分。

【操作目的及意义】

（1）通过患者对周围环境和自身状态的认知和觉察能力，评估患者的意识障碍或昏迷程度。

（2）及时发现意识障碍，为治疗和护理提供可靠的依据。

【操作步骤】

1. 评估患者并解释

（1）评估：①患者的病情、年龄、生命体征、治疗情况、自理能力。②患者能否沟通，合作程度，有无躁动情况。③患者是否了解意识水平监测的相关知识。

（2）解释：向患者及家属解释意识水平监测的注意事项。

2. 操作准备

（1）护士准备：①仪表端庄，衣帽整洁，卫生手消毒，戴口罩。②了解患者病情。

（2）患者准备：做好思想准备，愿意配合。

（3）物品准备：手电筒、测量尺、GCS计分表、手消毒液。

（4）环境准备：病室整洁、干净、明亮。

3. 操作方法

（1）操作者准备：备齐物品至床旁，核对患者信息。

（2）使用GCS计分标准评估患者的意识障碍或昏迷程度。①评估患者的睁眼反应，可压迫眶上切迹（眉弓处）或捏挤上臂或大腿内侧，观察患者有无睁眼或能用语言表达的痛苦表情，如失语、气管切开、语言不通等患者，观察其身体语言。②评估患者的语言反应，可呼唤患者姓名或摇动患者，观察有无睁眼甚至言语，询问其近期生活事件，判断患者是否能正确回答问题。③评估患者的运动反应，可指令患者动作，观察患者能否按吩咐进行动作。

（3）评估患者的意识状态　观察患者是否意识清醒，有无嗜睡、昏睡、浅昏迷或深昏迷，有无意识混浊、谵妄等。发现患者意识改变，同时观察患者生命体征、瞳孔对光反射、眼球运动等中枢神经功能情况。

（4）记录：将评估结果准确记录在评估单和护理记录单上。

4. 操作评价

（1）意识水平监测准确，无差错。

（2）患者达到预期监测的要求。

（3）患者及家属获得有关意识水平监测的重要性并配合。

【操作重点及难点】

（1）一般患者入院时评估，对颅脑损伤、颅内压增高、脑血管疾病、心肺复苏后、中毒、术后病情变化以及使用麻醉镇静类等特殊药物者，应随时评估。

（2）每次刺激应选择在健康肢体，避免在偏瘫肢体进行，上肢的反应比下肢反应可靠。

（3）格拉斯哥评分表（表3-8-1）是利用模糊数学的原理，将意识障碍进行量化，最高15分，表示意识清醒，≤8分表示昏迷，总分最低3分，分数越低表明意识障碍越严重。13~14分为轻度障碍，9~12分为中度障碍，3~8分为重度障碍（昏迷状态）。

表3-8-1 GLASGOW 评分表

运动	(1~6)	语言	(1~5)	睁眼	(1~4)
按吩咐动作	6	回答正确	5	自动睁眼	4
刺痛定位	5	回答错乱	4	呼唤睁眼	3
刺痛躲避	4	答非所问	3	刺痛睁眼	2
刺痛屈曲反应	3	只能发音	2	无反应	1
刺痛背伸反应	2	不语	1		
不动	1				

【注意事项】

1. 适应证

（1）急性重症颅内感染。

（2）颅脑非感染性疾病，如脑血管疾病、脑占位性疾病、颅脑损伤、癫痫。

（3）内分泌与代谢障碍疾病，如肝性脑病、肺性脑病、尿毒症等。

（4）心血管疾病，如重度休克、心律失常等。

（5）某些手术或检查前的准备。

2. 禁忌证

（1）手术患者麻醉作用尚未消失。

（2）有各种睁眼障碍。

（3）戴有气管插管的患者。

3. 其他

（1）饮酒对中枢神经系统有麻痹作用，可使人反应迟钝，对光、声刺激反应时间延长，反射动作的时间也相应延长，感觉器官和运动器官如眼、手、脚之间的配合功能发生障碍，在进行 GCS 判定时影响其准确性。

（2）对烦躁不安、情绪激动、睡眠障碍患者使用镇静剂（如地西泮、苯巴比妥或冬眠合剂）时，做 GCS 评定，往往使分值降低。

【操作并发症及处理】

（1）压疮：预防压疮，定时翻身、叩背，保持床单位整洁、干燥。

（2）舌咬伤：注意患者安全保护，在癫痫发作时，使用口咽通气道保持气道通畅，并预防舌咬伤。

（3）关节强直，肌肉萎缩：长期昏迷患者，应按时给予关节活动，防止关节强直，有肢体瘫痪者，应防止患者足下垂，并按瘫痪患者护理常规。

（4）舌后坠：保持气道通畅，及时清除气道内分泌物，必要时可配合使用口咽通气道、鼻咽通气管。

第九节　神经系统体征动态检查技术

神经系统体征动态检查技术主要包括患者的意识、瞳孔大小和反应，以及运动、感觉和反射等神经系统的情况。

【操作目的及意义】

（1）神经系统体征动态检查是对神经系统功能进行连续观察和评估。

（2）监测病情变化，及时发现神经系统疾病的进展或好转，为调整治疗方案提供依据。

（3）评估治疗效果：判断治疗措施对神经系统功能的改善情况。

【操作步骤】

1. 评估并解释

（1）评估：①患者意识状态：观察患者是否清醒、嗜睡、昏迷等。清醒说明大脑皮质功能基本正常，能维持觉醒状态；嗜睡可能提示脑部轻度功能抑制；昏迷则往往意味着严重的脑功能障碍，可能是颅脑损伤、大面积脑梗死等所致。②精神状态：看患者有无烦躁、抑郁、认知障碍等表现。比如阿尔茨海默病患者常出现认知功能下降、精神行为异常，这可能与大脑神经细胞退变等有关。

（2）解释：向患者家属交待检查的目的、方法和过程，取得理解及配合，签署知情同意书。

2. 操作准备

（1）护士准备：仪表端庄，衣帽整洁，洗手，戴口罩。

（2）患者准备：①了解检查的目的、方法和过程，愿意配合。②患者应处于安静、舒适的状态，调整体位至合适的检查姿势。

（3）物品准备：①检查工具：如手电筒、叩诊锤、棉絮、大头针等用于检查瞳孔对光反射、各种反射及感觉功能。②测量工具：软尺用于测量肢体周径等，量角器可用于测量关节活动度。③记录用品：准备好病历本、检查记录表、笔等，以便准确记录检查结果。

（4）环境准备：①检查环境应安静、光线适宜，避免强光和噪音干扰检查结果。②确保检查空间足够，便于患者肢体活动和检查者操作。

3. 操作方法

（1）一般检查

1）意识状态：①嗜睡：呈持续性睡眠状态，对外界刺激仍有反应，唤醒后有一定的语言及运动能力，定向力基本完整，能配合检查，一旦刺激去除则又陷入睡眠状态。属于意识障碍早期表现，常见于颅内压增高的患者。②意识模糊：意识能力轻度下降，但仍保留基本反应与简单的精神活动，其注意力和记忆力减弱，但理解和判断能力基本正常。③昏睡：较深的睡眠状态，较重的疼痛或语言刺激方可唤醒，反应迟钝，仅可简单模糊作答，旋即熟睡。④昏迷：浅昏迷患者给予较强疼痛刺激，患者有躲避反射，也有不自主动作如肢体收缩等，但患者的正常反射都存在；中度昏迷患者给予强烈刺激也没有躲避反射，但中度昏迷患者生命体征相对较稳定且自主神经反射存在；深度昏迷患者，给予任何刺激都无任何反应且各种反射消失，还可出现呼吸、循环生命体征不稳情况。

2）精神状态：感情淡漠、兴奋躁动、多语、错觉、妄想（错误、与现实不符但坚定的信念）等。

3）脑膜刺激征：脑膜病变是脊髓膜受到刺激并影响到脊神经根，当牵拉刺激时引起相应肌群反射性痉挛的一种病理反射。如：①颈项强直：患者仰卧，检查者以一手托起患者枕部，另一只手置于胸前做屈颈动作，如这一被动屈颈检查时感觉到抵抗力增强，即为颈部阻力增高或颈强直。②凯尼格征：患者仰卧，一侧下肢髋膝关节屈曲呈直角，检查者将患者小腿抬高伸膝。正常人膝关节可伸达135°以上，如伸膝受阻且伴疼痛与屈肌痉挛，则为阳性。③布鲁金斯基征：患者仰卧，下肢伸直，检查者一手托起患者枕部，另一手按于其胸前，当头部前屈时，双髋与膝关节同时屈曲则为阳性。④头部和颈部：面容表情，强迫头位等。⑤躯干及四肢：体位改变情况，四肢活动情况。⑥眼底镜检查：颅内压升高时，可见视神经乳头水肿，充血，隆起，边缘模糊。颅内出血时，可见视网膜内出血或渗血。脑血管异常或动脉硬化时，可见视网膜动脉硬化、动脉变细。

（2）神经系统检查

1）瞳孔：最常见的检查为瞳孔的大小、是否对称、对光反应如何，见表 3 - 9 - 1。

表 3 - 9 - 1　瞳孔大小示意图

瞳孔	●	●	●	●	●	●
大小	1	2	3	4	5	6

①一侧瞳孔缩小：天幕裂孔疝早期可出现，继而瞳孔扩大。②双侧瞳孔缩小：脑桥出血或吗啡阿片类药物中毒，亦可见于脑室或蛛网膜下隙出血。③一侧瞳孔扩大：见于中脑受压，如合并同侧视力急剧减退，应考虑同侧眼动脉或颈内动脉闭塞。④双侧瞳孔散大：对光反射消失，系中脑的严重损伤。⑤一侧瞳孔缩小伴眼睑下垂，于霍纳综合征。

2）颈部：颈项强直提示脑部受刺激、脑膜炎症、蛛网膜下隙出血、颅内压升高等。

3）运动神经：①肌力：分为六级：0 级，肌力完全丧失；1 级，仅见肌肉轻微收缩；2 级，肢体可以水平运动，但不可抬离床面；3 级，肢体能抬离床面，但不能对抗阻力；4 级，能做拮抗阻力运动，但肌力有不同程度的减弱；5 级，正常肌力。重点检查两侧力量是否均衡。②肌张力：指静息状态下的肌肉紧张度，有锥体束疾患时，肌力减弱而张力增强，但肢体的运动范围受限。

4）生理反射：①浅反射：a. 角膜反射：深昏迷患者可消失。检查方法：用细棉签毛由角膜外缘轻触患者的角膜。正常时，被检者眼睑迅速闭合，称为直接角膜反射。同时和刺激无关的另一只眼睛也会同时产生反应，称为间接角膜反射。b. 腹壁反射：患者有锥体束疾患时消失。检查方法：平卧位，屈膝，用硬物分别在上腹、中腹、下腹滑动，会看到局部腹肌收缩。对有颅内病变（如偏瘫）患者，由于中枢神经受损，会发生一侧反射减弱或者消失；c. 提睾反射：用钝头竹签由上向下轻划股内侧上方皮肤，可以引起同侧提睾肌收缩，使睾丸上提，男性患者有锥体束疾患时消失。②深反射：a. 膝腱反射：在膝半屈和小腿自由下垂时，轻快地叩击膝腱（膝盖下韧带），引起股四头肌收缩，使小腿作急速前踢的反应。患者在极度衰弱时可减弱，昏迷时消失，有锥体束疾患时增强；b. 跟腱反射：叩击跟腱引起的腓肠肌收缩。患者在极度衰弱时可减弱，昏迷时消失，有锥体束疾患时增强；c. 二头肌反射：叩击肱二头肌肌腱，引起肱二头肌收缩，患者在极度衰弱时可减弱，昏迷时消失，有锥体束疾患时增强；d. 三头肌反射：叩击三头肌肌腱，引起三头肌收缩，患者在极度衰弱时可减弱，昏迷时消失，有锥体束疾患时增强。

5）病理反射：①巴宾斯基征：用竹签沿患者足底外侧缘，由后向前至小趾跟部并转向内侧。阳性反射特征：阳性反应为足蹈趾背伸，余趾呈扇形展开。患者有锥体束疾患时，意识不清或深睡时出现。②Hoffmann 征：用左手托住患者一侧的腕部，并使腕关节略背屈，各手指轻度屈曲，医生以右手示、中两指夹住患者中指远侧指间关节，以拇指迅速向下弹刮患者中指指甲，正常时无反应，如患者拇指内收，其余各指也呈屈曲动作即为阳性。患者有锥体束疾患时拇指做屈曲及内展运动。③Oppenheim 征：检查者用拇指及示指沿被检者胫骨前缘用力由上向下滑压。阳性反射特征：阳性反应为足蹈趾背伸，余趾呈扇形展开。④Gordon 征：检查时用手以一定力量捏压被检者腓肠肌中部。阳性反射特征：足蹈趾背伸，余趾呈扇形展开。⑤Chaddock 征：竹签在外踝下方由后向前划至趾跖关节处为止。阳性反射特征：足蹈趾背伸，余趾呈扇形展开。⑥Schaffer 征：用拇、示指捏压患者跟腱，出现蹈趾背屈为阳性。⑦阵挛：膝阵挛和踝阵挛出现，提示膝腱反射和跟腱反射显著增强，可见于锥体束疾患或精神高度紧张患者。

4. 操作评价　可在不同的医疗环境中应用，无论是重症监护病房还是普通病房，都能为医生提供有价值的信息。

【操作重点及难点】

1. 难点

（1）准确判断意识状态：意识状态的评估较为复杂，不同程度的意识障碍表现相似，需要仔细观察患者的反应、语言、行为等多方面来准确判断，且意识状态可能随时变化，增加了判断的难度。

（2）评估感觉功能：感觉功能的检查主观性较强，患者的表达和配合程度会影响结果的准确性。不同类型的感觉（如痛觉、温度觉、触觉等）需要采用不同的检查方法，操作较为繁琐。

2. 重点

（1）意识状态监测：意识状态是反映神经系统功能的重要指标，应密切关注患者的清醒程度、嗜睡、昏睡或昏迷状态，以及意识障碍的进展或好转。

（2）瞳孔检查：瞳孔的大小、形状、对光反射等变化可以提示颅内病变的情况，如脑疝、颅内压增高等。因此准确检查瞳孔并及时发现异常变化至关重要。

【注意事项】

（1）检查时动作要轻柔、准确，避免过度用力或粗暴操作，以免引起患者不适或加重病情。

（2）注意顺序：按照一定的顺序进行检查，避免遗漏重要体征。一般可先检查意识状态、瞳孔再依次检查运动、感觉和反射功能。

【操作并发症及处理】

（1）疼痛：检查者应调整刺激力度，尽量减轻患者的疼痛。向患者解释检查的必要性，取得患者理解。

（2）意外损伤：检查前应做好对不配合患者的固定和保护措施，如使用约束带等，但要注意避免过度约束引起患者不适。

第十节　颅内压监测技术

颅腔容积就个体而言是相对固定的。颅内容物由脑组织、脑脊液和血液构成，当颅内存在占位且体积不断增加时，伴随着脑脊液和血流量的改变和重分布，对颅内压（ICP）起着缓冲作用。颅内压增高是指颅内压持续超过 15mmHg（20cmH$_2$O 或 2.00kPa）。多种重症神经系统疾病，如颅脑创伤、脑血管疾病、脑炎、脑膜炎、静脉窦血栓、脑肿瘤等，多伴有不同程度的颅内压增高。颅内压增高可使患者出现意识障碍，严重者出现脑疝，并可在短时间内危及生命。颅内压监测对判断病情、指导降颅压治疗方面有着重要的临床意义。

【操作目的及意义】

（1）实时监测颅内压变化：连续、动态地观察颅内压数值，及时发现颅内压升高或降低的情况。

（2）指导治疗决策：根据颅内压监测结果，调整治疗方案，如调整脱水药物的使用剂量、决定是否进行手术干预等。

（3）早期发现异常：有助于在颅内压出现明显异常之前就采取相应措施，防止病情恶化。

（4）评估病情严重程度：颅内压的高低可以反映脑部病变的严重程度，为医生判断病情提供重要依据。

（5）提高治疗效果：通过精确的颅内压监测，可以更有针对性地进行治疗，提高治疗的有效性。

【操作步骤】

1. 评估并解释

（1）评估：颅内压监测技术就是通过在颅腔内放置特定的监测装置，来实时获取颅内压力的相关数据。

（2）解释：向患者家属交待颅内压监测技术的注意事项，取得其理解并配合，签署知情同意书。

2. 操作准备

（1）护士准备：仪表端庄，衣帽整洁，洗手，戴口罩。

（2）患者准备：患者应处于安静、舒适的状态。

（3）物品准备：颅内压监护仪及相关配套设备，传感器。

（4）环境准备：检查环境应安静、光线适宜，避免强光和噪音干扰检查结果。

3. 操作方法

（1）有创颅内压监测

根据传感器放置位置的不同，可将颅内压监测分为脑室内、脑实质内、硬网膜下和硬脑膜外监测（图3-10-1）。

按其准确性和可行性依次排序为：脑室内导管＞脑实质内光纤传感器＞硬网膜下传感器＞硬脑膜外传感器。

1）脑室内压力监测：是目前测量颅内压的金标准。它能准确地测定颅内压与波形，便于调零与校准，可行脑脊液引流，便于取脑脊液化验与脑内注射

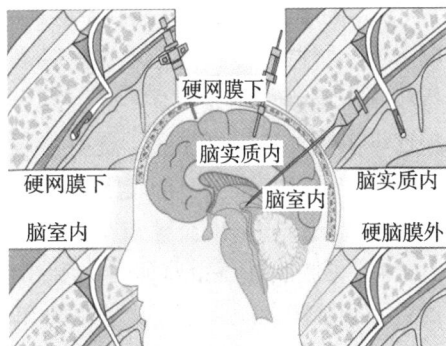

图3-10-1 脑室解剖图

药物，安装技术较简单。无菌条件下，选右侧脑室前角穿刺，于发际后2cm（或眉弓上9cm）、中线旁2.5cm处颅骨钻孔，穿刺方向垂直于两外耳道连线，深度一般为4～7cm。置入内径为1～1.5mm带探头的颅内压监测导管，将导臂置入侧脑室前角，将导管的颅外端与传感器、换能器及监测仪相连接。将传感器固定并保持在室间孔水平（图3-10-2）。如选用光导纤维传感器须预先调零，持续监测不会发生零点漂移。如选用液压传感器，则监测过程中需调整零点。①优点：颅内压测定准确，方法简单易行；可通过导管间断放出脑脊液，以降低颅内压或留取脑脊液化验，适用于有脑室梗阻和需要引流脑脊液的患者。②缺点：易引起颅内感染、颅内出血、脑脊液漏、脑组织损伤等并发症；脑室移位或受压、塌陷变小，置管困难。

2）脑实质内压力监测：是目前国外使用较多的一种颅内压监测方法（图3-10-3）。操作方便，技术要求不高。在额部颅骨钻孔，将光纤探头插入脑实质（非优势半球额叶）内2～3cm即可。①优点：测压准确，不易发生零

点漂移，创伤小，操作简便；容易固定；颅内感染发生率低。②缺点：拔出后不能重新放回原处；价格较昂贵。

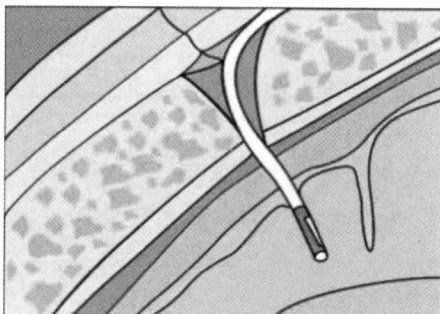

图 3 - 10 - 2　脑室内压力监测　　　　　图 3 - 10 - 3　脑实质测压

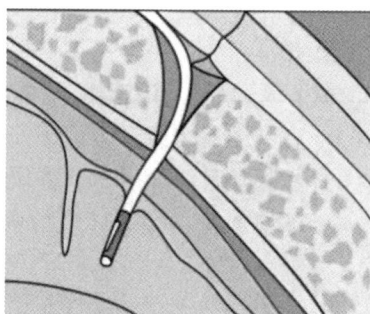

3）硬脑膜下（或蛛网膜下隙）压力监测（亦称脑表面液压监测）：用于开颅术中，将微型传感器置于蛛网膜表面或蛛网膜下隙，可对术中和术后患者进行颅内压监测（图 3 - 10 - 4）。因为没有硬脑膜的张力和减幅作用，其测量结果比硬脑膜外法更可靠。①优点：颅内压测定准确，误差小。②缺点：传感器置入过程复杂；置入时间受限，一般不超过 1 周；易引起颅内感染、脑脊液漏、脑组织损伤、颅内出血等并发症。

4）硬脑膜外压力监测：于颅骨钻孔或开颅术中，将光纤传感器或电子传感器置于硬脑膜与颅骨之间，紧贴硬脑膜（图 3 - 10 - 5）。①优点：保持硬脑膜的完整性，减少颅内感染、出血等并发症；监测时间长；不必担心导管堵塞；患者活动不影响测压，监测期间易于管理。②缺点：由于硬脑膜的影响有时不够敏感，影响监测的准确性，光纤传感器价格昂贵。

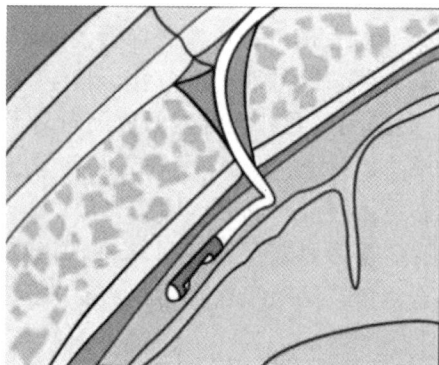

图 3 - 10 - 4　硬脑膜下压力监测　　　　图 3 - 10 - 5　硬脑膜外压力监测

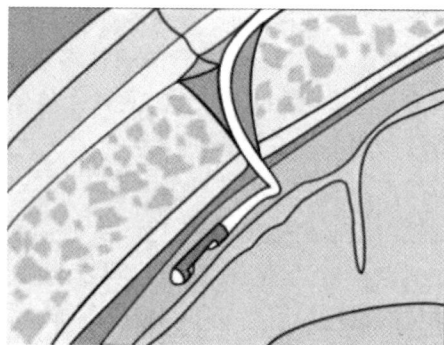

（2）无创颅内压监测

颅内压监测方法最初多为有创的，但技术条件要求高、价格较昂贵且并发症多；近年来无创性颅内压监测有了很大发展并成为新的热点。

1）经颅多普勒（TCD）：TCD 搏动指数（PI）与 ICP 水平密切相关，临床上可用 TCD 观察脑血流动力学变化，从而间接监测 ICP。因此，可以利用 TCD 进行连续监测 ICP，并可评价药物对 ICP 的治疗作用。①优点：操作方便、无创、快速、可重复，能床旁监测；能反映脑血流动态变化；可观察 ICP 增高时脑血管自动调节功能的变化，提示临床积极治疗的时机。②缺点：TCD 测量的是流速而非流率指标，脑血管活性受多种因素（$PaCO_2$、PaO_2、pH、血压、脑血管的自身调节）影响时，ICP 和脑血流速度的关系会发生变化，用 TCD 准确算出 ICP 有一定困难；TCD 表现血流速度增加时，须鉴别是脑血管痉挛还是脑功能损伤后脑过度灌注。

2）无创脑水肿动态监测：工作原理包括生物电磁场原理和异物扰动原理。视正常的脑部结构为一种稳定状态，颅内水肿或血肿从结构上来说是一种异形物体，可扰动脑结构的稳定状态，从而使颅脑表面注入的低频电流形成的电流场发生改变，引起电流场的重新分布，电流场分布随着病灶变化而变化，电流场的改变引起边界电位的改变，通过现代技术直观读取边界上的电位改变值，客观反映出颅内水肿的变化情况。①优点：无创脑水肿监护能够比较可观地反映颅内血肿变化，其操作方法不仅简单，而且具有能够进行床旁 24 小时实时监测等优点，为临床提供了重要的依据与指导意见。②缺点：同 TCD。

4. 操作评价　颅内压监测技术在临床应用中具有重要价值，但也存在一定的局限性。在操作过程中，应严格掌握适应证和禁忌证，提高操作技术水平，确保监测结果的准确性和安全性，为患者的治疗和康复提供有力支持。

【操作重点及难点】

（1）技术要求高：颅内压监测技术需要操作人员具备扎实的神经解剖学知识、熟练的穿刺技术和丰富的临床经验。尤其是在脑实质内穿刺等难度较大的操作中，需要准确判断穿刺路径，避免损伤重要血管和神经结构。

（2）准确选择穿刺部位：根据患者的具体情况，选择合适的穿刺部位至关重要。侧脑室穿刺较为常用，但需要准确掌握穿刺角度和深度，以避免损伤重要结构。考虑到病变部位、手术风险等因素，脑实质内穿刺和硬网膜下穿刺等方法也需谨慎选择。

（3）严格无菌操作：颅内感染是颅内压监测的严重并发症之一，因此在操作过程中必须严格遵守无菌原则。对穿刺部位进行充分消毒，使用无菌器械和敷料，操作人员要严格洗手、戴口罩和帽子。

【注意事项】

（1）调零 ICP：监测系统的组成包括光导纤维及颅内压力换能系统或外部

充液换能系统。颅内换能 ICP 监测系统常将换能器置于 ICP 导管内而无须调零；外部充液换能系统因换能器位于颅外，需要将液体充满导臂，并需将换能器固定在正确的位置以便调零。外部传感器正确的调零位置应与颅内导管或螺栓的尖端相对。硬脑膜外/下螺栓应恰好使传感器位于颅外；脑室内导管的外部传感器的体表标志应对应室间孔位置，建议以耳尖和外眦的假想连线中点为零参照点的位置。

（2）勿引流过度：行持续性闭式引流术时，压力控制在 15～20mmHg 很重要，不能将颅内压过度降低，否则会引起脑室塌陷。

（3）非颅内因素：应避免非颅内情况引起的颅内压增高，如呼吸道不通畅、躁动、体位不正、高热等。

【操作并发症及处理】

（1）感染：监测过程中应始终注意无菌操作，一般监测 3～4 天为宜，否则时间长感染的机会也增多。轻者为伤口感染，重者可发生脑膜炎、脑室炎和脑脓肿等。

（2）颅内出血：虽然其发生率较低（0.2%～1.4%），但却为 ICP 监测中的严重致命性并发症，其发生率与监测方法直接相关。与脑实质内监测装置相比，脑室内监测装置更易发生出血并发症。另外，颅内出血亦与凝血机制障碍或监测系统安置中的多次穿刺有关。

（3）医源性颅内高压：颅内容量增加所致的意外性 ICP 增高是应用脑室穿刺时的潜在并发症，通常发生在技术失误的情况下。因此在 ICP 监测中，应仔细标记监测系统的每一根管道，并严格按照操作规程处理。

（4）脑实质损伤：主要由穿刺方向失误或监测装置放置过深引起，最常发生在脑室穿刺患者。脑室穿刺方向不当常可损伤尾核、内囊或丘脑前部的神经核群；而监测装置放入过深，常损伤下丘脑。

（5）监测装置故障：设备质量问题、操作不当等，可导致颅内压监测数值不准确、波动较大或监测装置无法正常工作。检查监测装置的连接是否正常，排除操作不当的因素。如确定是设备故障，应及时更换监测装置。

第十一节　脑电图监测技术

脑电图的本质是大脑皮层神经元自发电位的总和，其反映了两点间的电位差与时间的函数关系，通过电子放大器放大并记录下来，呈节律性脑电活动，是大脑皮层锥体细胞及其垂直树突的突触后电位同步综合波，并由丘脑中线部位的非特异性核起调节作用，而丘脑、脑干网状结构与大脑皮层各部间的兴奋或抑制刺激和反馈作用，决定着脑电活动的节律性同步活动。

【操作目的及意义】

脑电图有助于诊断脑功能的异常状态，如癫痫、颅内占位性病变、炎症、昏迷、脑死亡等；也可以随着脑部某些疾病的演变、转归及药物治疗反应，对某些内科疾病、代谢异常（如肝昏迷前期）等亦有诊断上的帮助；脑电图也用于研究正常和异常睡眠过程。

【操作步骤】

1. 评估患者并解释

（1）评估：①询问患者是否有癫痫、脑血管疾病（如脑梗死、脑出血）、脑肿瘤、头部外伤等病史。有癫痫病史者脑电图监测重点在于捕捉癫痫发作相关波形以评估病情控制情况。②若头皮有破损，电极放置可能引起疼痛、感染等问题，需先处理好头皮状况再进行操作；炎症或皮疹部位可能影响电极与头皮的接触，导致信号传输不佳，影响脑电图质量。

（2）解释：向患者家属交待脑电图监护技术的注意事项，取得其理解并配合，签署知情同意书。

2. 操作准备

（1）护士准备：仪表端庄，衣帽整洁，洗手，戴口罩。

（2）患者准备：①了解检查的目的、方法和过程，愿意配合。②患者应处于安静、舒适的状态，如有必要，可先帮助患者调整体位至合适的检查姿势。

（3）物品准备：脑电图监护仪，电极线，导电膏。

（4）环境准备：①检查环境应安静、光线适宜，避免强光和噪音干扰检查结果。②确保检查空间足够，便于患者肢体活动和检查者操作。

3. 操作方法

（1）受检者在检查前洗头，以避免头皮、头发油腻增加皮肤电阻；要求受检者接受检查前 1~3 天停服镇静剂、安眠药；对正在服用抗癫痫药物的患者进行常规脑电图检查时，一般不应减药、停药，避免导致病情反复及可能出现的癫痫持续状态。受检前 3 小时内应进食，不宜空腹，以免血糖降低影响检查结果。与受检者讲清楚注意事项，消除其紧张心理，对初次接受检查者尤为重要。白天做睡眠脑电图检查前应进行 12~24 小时睡眠剥夺，入睡非常困难的受检者可在检查前酌情应用水合氯醛等药物诱导睡眠。检查前向患者解释：脑电图检查无痛苦；检查时应保持心情平静；尽量保持身体各部位静止不动；如何做好"睁闭眼"试验、过度换气及闪光刺激。

（2）电极：常规脑电图宜使用经过氯化的桥式电极，耳电极使用弹性夹电极；视频脑电图检查宜使用盘状电极；必要时使用特殊电极：包括一次性毫针蝶骨电极、鼻咽电极等。不推荐使用针电极，因其在头皮下的部位不准确，阻抗高，易引起患者痛苦，国际上已不再应用。在特殊情况下必须应用针电极时只能用一次性针电极以避免感染。柱状电极因其不易固定已很少使用。

电极氯化方法：先将拟氯化的电极清洗干净，取导线将拟氯化的电极串联后置于不导电的盘状容器的一侧，碳棒置于另一侧，取两节 1.5V 1 号干电池串联后，将要氯化的电极连接正极，碳棒连接负极，向盘内注入适量 2% ~ 5% 氯化钠溶液，两极勿相触，氯化 30 分钟，电极表面结一层均匀的黑褐色氯化银薄膜为止。根据使用情况，每 1 ~ 2 个月氯化一次。氯化好的桥式电极还应用 3 ~ 4 层纱布包裹并用线扎紧，安放电极时用氯化钠溶液使其保持湿润。根据使用情况，包裹电极的纱布每 7 ~ 10 天更换一次。

（3）电极位置：国际通用 10 - 20 系统 19 个记录电极及 2 个参考电极。应用皮尺测量基线长度后按比例安置电极才能称之为 10 - 20 系统（图 3 - 11 - 1），否则只能称为近似 10 - 20 系统。

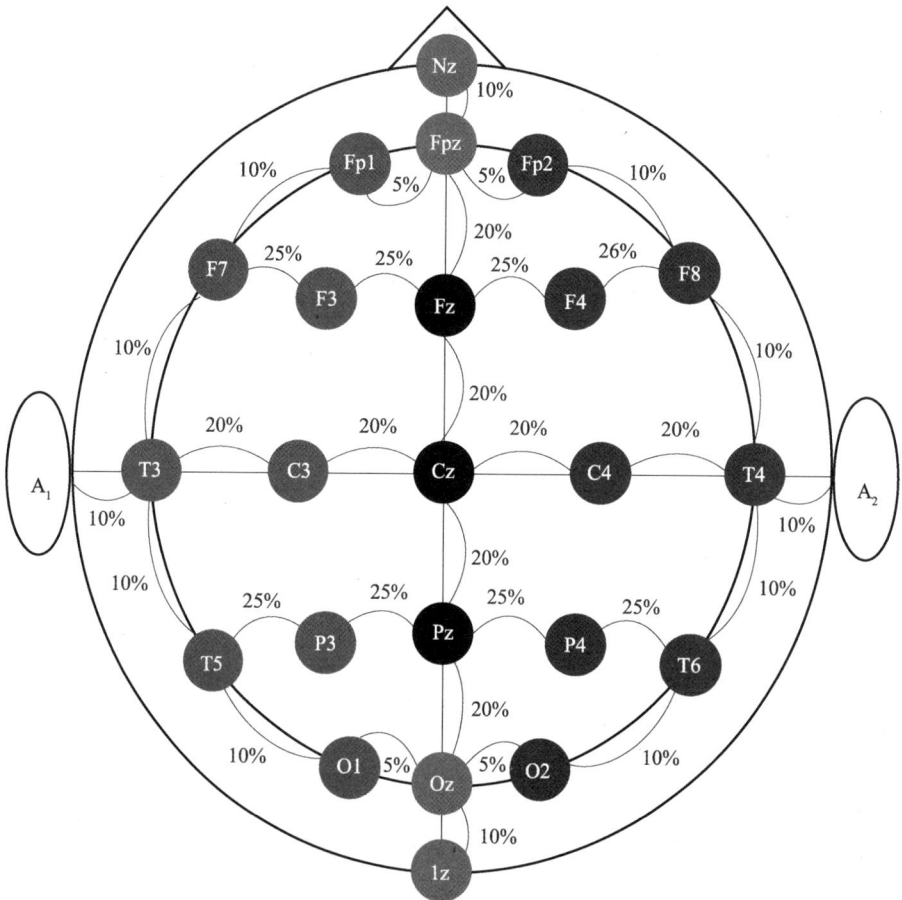

图 3 - 11 - 1　10 - 20 系统

先用皮尺测量两条基线，一为鼻额缝至枕外粗隆的前后联线，另一为双耳前窝的左右联线。两者在头顶的交点为Cz（中央中线）电极的位置，从鼻额缝向后10%为Fpz（额极中线）电极，从Fpz向后20%为Fz（额中线），以后依次每20%为一个电极位置，从Fz向后依次为Cz（中央中线）、Pz（顶中线）及Oz（枕中线），Oz与枕外粗隆间的距离应为10%。另一基线为双耳前窝联线（图3-11-2），从左向右距左耳前窝

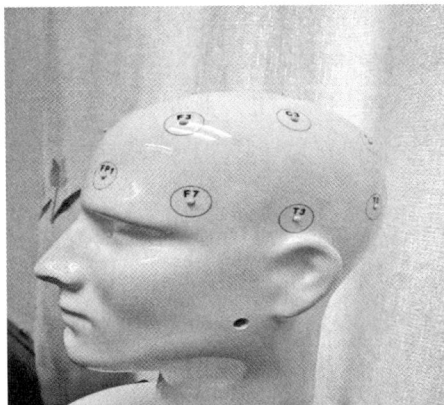

图3-11-2　双耳前窝连线各电极位置示意图

10%为T3（左中颞）电极，以后向右每20%放置一个电极，依次为C3（左中央），Cz应与鼻额缝枕外粗隆联线Cz相重合，Cz向右20%为C4（右中央），T4（右中颞），T4应距右耳前窝10%。从FPz通过T3至Oz联线为左颞平面，距FPz向左10%为Fp1（右额极），从Fp1每向后20%放置电极一个，依次为F7（左前颞）、T3、T5（左后颞）及O1，其中T3为此线与双耳前窝联线之交点，O1应距O2 10%。右侧与此相同从前到后为Fp2（右额极）、F8（右前颞）、T4（右中颞）、O_2（右枕）。从Fp1至O1及Fp2至O_2各做一联线，为矢状旁平面，从Fp1向后各20%分别放置一个电极，左侧为F3（左额），C3（左中央）及P3（左顶），P3应距O1 20%。右侧与此相同，电极为F4（右额）、C4（右中央）及P4（右顶）。双侧参考电极置于左、右耳垂（A1、A2）新生儿和婴儿可置于双侧乳突（M1、M2）。测量时应用标志笔在头皮上点出电极位置。测量后用70%乙醇或丙酮充分去脂后用导电胶将盘状电极一一粘于正确位置。长期监测脑电图除用导电胶外，加用火胶固定电极。电极安放完毕测头皮电极间阻抗，应小于5KΩ，而且各电极阻抗应基本匹配。特殊电极：必要时可以加特殊电极，如蝶骨电极用于癫痫或疑为癫痫患者，硬脑膜外电极及深部植入电极用于癫痫患者手术前或手术中定位。

（4）导联：每一个放大器有两个输入端，有两种基本导联。①参考导联：记录电极进入输入1，参考电极进入输入2。在6道脑电图仪具体安置如下：FP1-A1，FP2-A2，F3-A1，F4-A2，C3-A1，C4-A2，P2-A1，P4-A2，O1-A1，O_2-A2，F7-A1，F8-A2，T3-A1，4-A2，T5-A1。②双极导联：一对记录电极分别进入放大器的输入1和输入2。常规应用两种导联：纵向双极导联：FP1-F3，FP2-F4，F3-C3，F4-C4，C3-P3，C4-P4，P3-O1，P4-O2，FP1-F7，FP2-F8，F7-T3，F8-T4，T3-T5，T4-T6，T5-O1，T6-

O2。横向双极导联：FP1 – FP2，F7 – F3，F3 – Fz，Fz – F4、F4 – F8，A1 – T3，T3 – C3，C3 – Cz，Cz – C4，C4 – T4，T4 – A2，T5 – P3，P3 – Pz，Pz – P4，P4 – T6，O1 – O2。此外，可根据临床需要增添顺时针环状导联、逆时针环状导联、横向三角导联、小三角导联等。

（5）放大器：有 4 项主要功能：①敏感性：输入电压和波幅之比，单位为 $\mu V/mm$，国际通用敏感性为 $10\mu V/mm$ 或 $7\mu V/mm$。②时间常数：输入电压通过放大器后衰减 63% 所需的时间，国际通用 0.3 秒。③高频滤波：又称低通滤波，国际通用 75Hz 即大于 75Hz 的频率通过放大器后明显衰减。改变放大器参数来消除伪迹是错误的，因其可以导致波形、波幅失真。④交流滤波：仅使 50Hz 或 60Hz 电流（视输入电源周期数而定）明显衰减。国际脑电图及临床神经生理学会规定尽量不用交流滤波。但目前国内受脑电图室设备的限制，可以用交流滤波。

（6）记录速度：脑电图仪纸速应为每秒 30mm。用荧光屏扫描显示的脑电图仪，在具备自动测量频率条件下扫描速度可变，仍以每 30mm 相当 1 秒为宜。

（7）脑电图报告：应采用描写式报告。①α（alpha）波：应描写其存在部位、频率范围、波幅及两侧对称性；是否在全部描记中为主要频率。②β（beta）波：应描写其存在部位、频率范围、波幅及两侧对称性，单个散在还是成节律，并应估计其在全部描记中所占的比例。③θ（theta）波及 δ（delta）波：应分别描写其存在部位、频率范围、波幅及两侧对称性，单个散在还是成节律，并应估计其在全部描记中所占的比例。④睁闭眼：一般描记开始 3 分钟后，做睁闭眼试验，睁眼 3 ~ 5 秒然后闭眼。整个记录过程睁闭眼试验不少于 3 次，每次间隔应在 10 秒以上。主要观测 α 波活动的生理病理变化，观测异常波的反应。⑤过度换气：嘱受检者闭目做过度换气，过度换气要求深而长，每分钟 20 ~ 25 次，采取腹式呼气，减少对电极的影响。持续 3 分钟，必要时可以适当延长。过度换气停止后，要继续描记 2 ~ 3 分钟。若重复之，两次要间隔 5 分钟以上。描写过度换气后脑电图的变化及其出现时间、持续时间。过度换气后恢复至过度换气前的时间。如出现异常波应描写其波形及部位以及出现方式，即单个散在还是成节律。⑥闪光刺激：受检者觉醒闭目，在暗室或光线较暗的室内，在受试者眼前 20 ~ 30cm 处放置闪光灯。常用的光照强度为 10 万烛光，给予 1 ~ 30 次/秒的间歇性闪光刺激，每次闪光持续时间为 0.1 ~ 1.0 毫秒，闪光刺激时间一般为 5 ~ 10 秒，间隔 10 秒后再选择另一频率进行刺激。在应用闪光系列频率时，一般是由低频率开始，开始频率一般为 3Hz，每次递增 3Hz，至 30Hz 或更高结束，逐渐由低频率转换到高频率。在闪光刺激过程中如出现临床发作，应立即停止刺激。描写闪光中及闪光后脑电图变化。如有节律同化应注明出现部位及刺激频率。如有异常波应描写其波形、部位及出现方式。⑦睡眠：除描写背景活动外，应描写睡眠现象（顶尖波、睡眠纺锤，K复合波）的出现部位，两侧是否对称，还应叙述睡眠纺锤的频率及波幅以及每次出现的持续时间，还应对睡眠分期做描述。如睡眠中出现异常波，应描写出现于哪一期、出现部位及出现方式。

（8）维护：清洗电极和电极帽：每天工作结束时，用中性皂液清洗桥式电极和电极帽，用清水漂洗干净。银质电极的消毒可以用75%乙醇浸泡消毒20～30分钟，然后用清水洗净。不能使用含强氧化剂或强还原剂的消毒剂，如过氧化氢溶液、高锰酸钾溶液、碘酒、新洁尔灭、巴氏消毒液、漂白粉等浸泡电极。盘状银质电极使用完毕，将导电膏从电极片的表面除去，用一个吸水的浸有乙醇的棉布擦洗电极片，然后使之干燥，如采用一次性电极，使用完毕后需按国家相关标准由专门机构进行销毁处理。在描记完传染病患者后，对电极、电极帽应采取消毒预防措施：将2ml的家用84消毒剂注入1L清水中，即可获得浓度为100ppm的次氯酸钠溶液，将电极和电极帽浸泡在此溶液中5～10分钟，进行有效消毒；或将电极和电极帽放置在58%～75%乙醇中浸泡30分钟进行消毒；或对电极进行高压蒸汽消毒。在清洁或消毒仪器表面之前，请断开电源。不要用乙醇擦拭电极连线和电缆，否则电极连线和电缆表皮会硬化；可以用温水擦拭电极连线和电缆。电极连线应避免扭转或锐角折叠。不要对电脑主机进行消毒和灭菌；千万不要使用紫外线灭菌，否则会导致设备变形、出现裂缝或变色。不要使用挥发性液体如稀释剂或汽油擦拭设备，因为这些物质会使设备融化或出现裂缝。如果要对系统部件的外表面进行消毒，用蘸有2%的戊二醛溶液或0.2%的新洁尔灭用不脱毛的较柔软的布擦拭，然后再用清水洗净的软布擦拭一遍。建立脑电图仪的仪器档案：发现故障及时请专职维修人员维修，并详细记录维修档案。

4. 操作评价 脑电图监测技术在神经系统疾病的诊断和监测中具有重要价值，但也存在一定的局限性。在操作过程中，应注意提高操作质量，减少干扰因素，准确解读结果，为临床提供可靠的依据。

【操作重点及难点】

1. 难点

（1）伪差识别与排除：脑电图监护过程中容易受到各种伪差的干扰，如心电伪差、肌电伪差、眼动伪差等。操作人员需要具备识别伪差的能力，并采取相应的措施进行排除，这需要丰富的经验和专业知识。一些伪差与脑电异常信号相似，准确区分它们是一个难点。

（2）异常波形判断：准确判断脑电图中的异常波形是脑电图监护的关键之

一。不同的神经系统疾病可能表现出不同的异常波形，如癫痫样放电、慢波活动等。操作人员需要熟悉各种异常波形的特点，并结合患者的临床症状进行综合分析。对于一些不典型的异常波形，判断其临床意义较为困难。

2. 重点

（1）电极放置准确：严格按照国际标准的电极安放位置进行操作，确保电极位置准确无误，这是获得准确脑电信号的基础。不同的电极放置方法适用于不同的检查目的，操作人员需根据具体情况选择合适的方案。

（2）信号质量保证：做好患者的皮肤准备工作，清洁头皮，去除油脂和角质，以降低电极与皮肤之间的阻抗，提高信号质量。正确使用导电膏，确保良好的导电性。在监护过程中，密切关注信号的稳定性，及时处理可能出现的干扰因素，如电极松动、患者移动等。

（3）准确记录和标记：详细记录患者的基本信息、检查时间、用药情况等，以便后续分析时参考。对患者在检查过程中的特殊行为、发作情况等进行准确标记，为诊断提供重要线索。

【注意事项】

1. 适应证

（1）中枢神经系统疾病，特别是发作性疾病。

（2）癫痫手术治疗的术前定位。

（3）围生期异常的新生儿监测。

（4）脑外伤及大脑手术后监测。

（5）危重患者监测。

（6）睡眠障碍。

（7）脑死亡的辅助检查。

2. 禁忌证 颅脑外伤及颅脑手术后头皮破裂伤或手术切口未愈合时。

【操作并发症及处理】

1. 电极相关并发症

（1）皮肤损伤：电极粘贴处可能出现皮肤发红、瘙痒、破损等情况，主要是由于电极粘贴时间过长、对导电膏过敏或粘贴过紧等原因引起。如果出现皮肤发红、瘙痒等情况，可暂时取下电极，清洁皮肤，涂抹抗过敏药膏。如果皮肤破损，应进行消毒处理，避免感染。更换电极位置时，应选择皮肤完好的部位，并注意调整电极粘贴的力度。

（2）电极脱落：患者活动、出汗等可能导致电极松动或脱落，影响监测效果。及时发现电极脱落情况，重新粘贴电极，并确保粘贴牢固。对于容易出汗的患者，可以使用防水电极或采取适当的措施减少出汗。

2. 患者不适

（1）焦虑和紧张：部分患者可能对脑电图监测感到焦虑和紧张，尤其是在长时间监护过程中。在操作前向患者充分解释脑电图监护的目的、过程和安全性，缓解患者的焦虑和紧张情绪。在监测过程中，可与患者进行交流，分散其注意力。

（2）头部不适：长时间佩戴电极可能引起头部不适，如压迫感、疼痛等。适当调整电极的位置和压力，减轻头部不适。如果患者疼痛明显，可以给予适当的止痛药物。

第十二节　脑室持续引流监测技术

脑室持续引流术是经颅骨钻孔行脑室穿刺后或在开颅手术中，将有数个侧孔的引流管前端置于脑室内，末端外接无菌引流瓶，将脑脊液引出体外的一项技术。

【操作目的及意义】

（1）引流脑脊液或血液：通过引流管将颅内的脑脊液或血液引出体外，降低颅内压，减轻脑水肿，防止脑疝的发生。

（2）挽救生命：在颅内压增高、脑出血等紧急情况下，及时进行神经系统引流可以迅速降低颅内压，挽救患者生命。

【操作步骤】

1. 评估患者并解释

（1）评估：①明确患者是清醒、嗜睡、昏迷还是存在其他意识障碍情况。意识状态影响患者对引流操作的配合度以及后续对自身感受的反馈能力。②询问患者能否配合完成引流监护的各项要求，如保持特定体位、避免自行拔除引流管等。对于配合度低的患者，像儿童、认知障碍患者，可能需要采取一些特殊措施。

（2）解释：向患者家属交待脑室持续引流术的注意事项，取得其理解并配合，签署知情同意书。

2. 操作准备

（1）护士准备：①仪表端庄，衣帽整洁，洗手，戴口罩。②了解患者手术过程。

（2）患者准备：①了解操作目的、过程和可能的风险，同意并签署知情同意书。②取合适体位，一般为平卧位，头偏向一侧，以防止误吸。

（3）物品准备：①脑室引流装置，包括引流管、引流瓶或引流袋，确保装置无菌、无破损且通畅。②局部麻醉药物（如利多卡因）、消毒用品（如碘伏、酒精）、无菌手套、无菌洞巾、注射器、头皮针等。③监护设备，如颅内压监护仪（如果需要进行颅内压监测）。

（4）环境准备：①检查环境应安静、光线适宜，避免强光和噪音干扰检查结果。②确保检查空间足够，便于患者肢体活动和检查者操作。

3. 操作方法

（1）选择引流部位：根据患者的病情和需要，选择合适的引流部位，如侧脑室、腰大池等。

（2）消毒与麻醉：①对引流部位进行严格的消毒，范围应包括穿刺点周围至少15厘米的区域。②使用局部麻醉药物对穿刺点进行浸润麻醉，减轻患者的疼痛。

（3）穿刺与置管：①根据选择的引流部位，使用穿刺针或导管进行穿刺。②在穿刺过程中，应缓慢进针，避免损伤周围的脑组织和血管。③当穿刺针或导管进入颅内后，可通过脑脊液流出或压力传感器的读数来判断是否成功穿刺。④将引流管缓慢插入颅内，固定好引流管，防止移位。

（4）连接引流装置：①将引流管与引流袋或引流瓶连接，确保连接牢固。②调整引流装置的高度，使其高于患者的头部一定距离，以控制引流速度。

4. 操作评价

（1）脑室引流管调节瓶内的液面可随患者心跳和呼吸上下波动。

（2）波动不明显时，可嘱患者咳嗽或轻压患者双侧颈内静脉使颅内压暂时升高，液面即可上升，解除压迫后液面随即下降，表示引流管通畅。

（3）如波动停止，则表示完全不通，应及时通知医生处理。严禁用生理盐水冲洗，可在无菌操作下用空针抽吸，以免造成颅内感染。

（4）引流液观察准确性：对引流液的颜色、性状、量等观察的准确程度，以及实验室检查结果的可靠性。

【操作重点及难点】

1. 重点

（1）引流管放置高度：脑室引流装置的放置高度在护理中尤为重要。过高，颅内压增高，一定程度内不能通过引流管引流，易发生脑疝；过低、引流过量，引起低颅压或颅内压突然降低，易发生颅内出血或小脑幕孔上疝。正确高度应为平卧时引流装置距双耳孔水平连线上 10~20cm（平均 15cm），侧卧时距穿刺点上方 10~20cm（平均 15cm）。患者变换体位时也要随之调整引流袋高度，使患者颅内压始终保持在 1.96~2.45kPa。因此，每班必须加强巡视及严格床头交接班。

（2）引流速度的观察：脑室引流早期，切忌引流过快、过多，引流量应控制在每日 150～300ml，最多不超过 500ml。如流速过快应调高引流装置高度；反之，则适当降低引流装置高度。若颅内感染患者脑脊液分泌过度，则可适当增加引流量，同时也需适当补液，避免患者出现水、电解质失衡。

（3）引流脑脊液的性质与量的观察：引流后出血一般发生在术后 24 小时内。正常脑脊液无色透明、无沉淀，术后 1～2 天内可稍带血性，以后转为橙色。如果术后出现血性脑脊液或原有的血性脑脊液颜色加深，提示脑室内继续出血，应及时报告医生行止血处理；如脑脊液浑浊，呈毛玻璃状或有絮状物，提示发生感染。

正常脑脊液的分泌量是 0.3ml/min，每 24 小时分泌量是 400～500ml。在颅内有继发感染出血及脑脊液吸收功能下降或循环受阻时，分泌量将增加。脑室引流早期，切忌引流过快、过多，流量应控制在每日 150～300ml，最多不超过 500ml。如流速过快，应调高引流装置高度；反之，则适当降低引流装置高度。

2. 难点

（1）拔管前后护理：在临床上，脑室引流管一般放置 3～4 天，脑水肿期将过，颅内压已逐渐降低，应尽早拔除引流管，最长不可超过 7 天。拔管前 1 天，为方便了解颅内压是否升高，脑脊液循环是否畅通，可试行夹闭引流管。拔管后至少 24 小时内每隔 30～60 分钟密切观察患者的呼吸、血压、脉搏、体温、意识及瞳孔的变化并做好详细的记录。注意观察患者有无头痛、恶心、呕吐等颅内压增高症状，如有异常，及时告之医生处理。此外，脑室内血液清除干净即引流量与出血量的比例基本相等时，一般在置管 3 天后拔管，准备拔管时必须关闭引流管 24 小时，观察有无颅内压升高，有无引流液排出，病情平稳后再拔管。拔管前复查头颅 CT，伤口消毒后用无菌纱布覆盖处理。

（2）保持伤口周围清洁、干燥，防止交叉感染。

【注意事项】

（1）无菌治疗巾垫于患者头部。

（2）搬动患者时，避免引流管牵拉、滑脱、扭曲、受压。

（3）更换引流袋时，也应夹闭引流管，避免管内脑脊液逆流回脑室，同时禁止任意拆卸引流袋，或者在引流管上进行穿刺，以避免脑脊液渗漏或者污染的发生。

（4）患者出现精神症状、意识障碍时，应适当给予约束。

（5）患者发生引流不畅时，告知医生。

【操作并发症及处理】

1. 再出血

（1）术后应将血压控制在 120～157mmHg/67～90mmHg 范围内，避免再次出血。

（2）要注意随时观察脑脊液流量及颜色，每班记录引流量，保持头部与引流管的活动方向一致。当发现引流出的脑室液有异常改变时，及时行颅脑 CT 扫描。少量出血一般不需要特殊处理，大量出血时可手术探查止血。

（3）脑室引流速度不可过快，对于梗阻性脑积水患者一般引流量维持在 15ml/h 左右为宜，脑室液每 24 小时生成量为 350~450ml。引流管的位置、高度要保持适当。平卧时，引流瓶连接脑室穿刺管，最高点比侧脑室水平高 10~15cm，以维持一定的脑压，做正压引流。头抬高时引流瓶/袋位置相应抬高，切忌低于脑室水平位。搬动患者时，应先夹闭引流管，预防颅内压急剧变动。

2. 颅内积气

（1）引流装置要始终保持密闭、无菌、通畅，各接口要衔接牢固。引流开放时要使引流管保持在侧脑室水平以上 15~20cm，防止引流过度。

（2）搬动患者及进行各种检查和治疗前应将引流管夹毕，待完成检查和治疗后再给予开放，防止气体逆行入颅。

（3）用闭式引流袋可以有效防止颅内积气。

3. 低颅压

（1）定时记录引流量以免引流过度。

（2）引流管保持在侧脑室水平以上 15~20cm，防止引流过度。

（3）患者出现头痛、躁动不安、出冷汗、血压波动等症状，难以鉴别时，及时行 CT 检查。

（4）防止颅内积气重要的是在治疗过程中注意颅内压的变化，适时调整引流袋的位置。

4. 颅内感染

（1）严格各项无菌操作，防止频繁、无效冲洗，搬动患者时暂时关闭引流管，避免引流液反流而发生逆行感染。

（2）头皮切口处每天更换敷料并保持清洁、干燥。

（3）当患者病情稳定、引流液变清、每天引流量少于 10ml、CT 检查脑室内无积血时，可提醒医生试夹管。

5. 引流管堵塞

（1）引流管扭曲、受压，被血凝块或脑组织堵塞等。

（2）引流不畅，引流液减少或停止，颅内压升高症状加重。

（3）检查引流管是否通畅，如有扭曲、受压等情况及时调整。可使用生理盐水冲洗引流管，如仍不通畅，可考虑更换引流管。

6. 过度引流

（1）引流速度过快、引流管位置不当等。

（2）患者出现头痛、恶心、呕吐等低颅内压症状，严重时可出现脑疝。

（3）立即调整引流管高度，降低引流速度。给予补液治疗，增加颅内压。密切观察患者病情变化，如有脑疝迹象，应及时进行手术治疗。

7. 脑脊液漏

（1）穿刺部位愈合不良、引流管拔除后伤口未愈合等。

（2）患者出现鼻腔、外耳道或伤口处有脑脊液流出。

（3）采取头高位，避免用力咳嗽、打喷嚏等增加颅内压的动作。给予抗菌药物预防感染，如脑脊液漏持续不愈，可考虑进行手术修补。

第十三节　镇静镇痛治疗监测技术

疼痛、躁动、谵妄的评估与处理是急诊患者综合救治的重要内容，其中被称为"第五大生命体征"的疼痛在急诊中非常普遍。急诊医学的发生与发展旨在为多器官功能障碍的非终末期重症患者提供全面而有效的生命支持，以挽救患者的生命并最大限度地恢复和保持患者的生活质量。镇痛与镇静治疗是应用药物手段消除患者疼痛，减轻患者焦虑和躁动，催眠并诱导顺行性遗忘的治疗。镇静镇痛的用药途径有口服、外敷、PCA（patient control analgesia）泵等，而临床上最常用的则是 PCA 泵，即将一个特制的储药泵通过管道连接在患者身上，止痛药物经过这个泵以特定的速度持续将药物注入人体起到镇痛的作用。泵上有个自控按钮，当患者疼痛时可自己按压以增加注药量。

【操作目的及意义】

（1）消除或减轻患者的疼痛及躯体不适感。

（2）帮助和改善患者睡眠。

（3）减轻或消除患者焦虑、躁动甚至谵妄。

（4）减轻器官应激负荷，降低患者的代谢速率。

【操作步骤】

1. 评估患者并解释

（1）评估：①疼痛评估：患者的一般病史，手术方式，年龄、意识状态及治疗情况。根据数字疼痛量表，疼痛评分总分为 10 分；1~3 分为轻度；4~6 分为中度；7~10 分为重度。当评分≥4 分时，需要给予镇痛处置。②患者的合作程度，有无躁动、谵妄等情况。③患者是否了解药物的相关知识。

（2）解释：向患者及家属解释给药目的和用药过程中的注意事项。

2. 操作准备

（1）护士准备：①仪表端庄，衣帽整洁，洗手，戴口罩。②评估患者病情及生命体征，安抚患者，取得患者合作并签署知情同意书。

（2）患者准备：患者/家属了解镇痛泵给药的必要性，知晓所泵药物的药理作用，熟知药物的正确用法和配合要点。

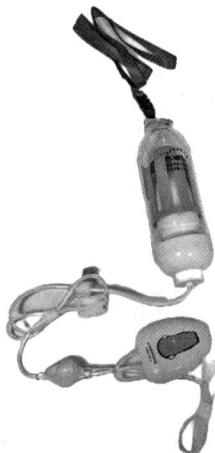

（3）物品准备：镇痛药物、医嘱单、手消毒液、治疗盘、碘伏、棉签、执行单、医疗垃圾桶、生活垃圾桶、一次性 PCA 泵（图 3 - 13 - 1）。

（4）环境准备：周围环境清洁、安静，光线充足。

3. 操作方法

（1）卫生手消毒，戴口罩，检查一次性物品的名称、规格、有效期，包装是否完好，挤压有无漏气。根据无菌操作原则配制镇痛药液，二人核对。

（2）备齐用物至患者床旁，两种方法核对患者身份信息。

图 3 - 13 - 1　一次性 PCA 泵

（3）协助患者取合适体位。

（4）建立静脉通路。

（5）根据无菌操作原则，加药至 PCA 泵内。

（6）根据患者年龄、身体状况，遵医嘱调节泵速。

（7）连接患者的静脉通路，开始使用 PCA 泵持续给药，观察患者的生命体征以及用药时的反应。

（8）协助患者取舒适体位，整理床单位，再次核对患者信息，教会患者使用 PCA 泵的方法，自控追加药量，卫生手消毒。

（9）整理用物，推车回处置室，垃圾按要求分类处理。

（10）卫生手消毒，记录。

4. 操作评价

（1）操作方法正确，严格遵守无菌操作原则。

（2）患者了解使用 PCA 泵的目的及意义并配合。

（3）减轻疼痛，增加舒适度，促进恢复。

【操作重点及难点】

（1）保持连接导管的固定与通畅，注意穿刺部位有无红肿，协助患者翻身时不要牵拉，防止管道脱落，保持管道通畅，局部每天更换无菌敷料。

（2）密切监测患者的生命体征。

（3）评估患者的镇痛效果，用药 30 分钟后进行疼痛复评，之后每隔 2 小时评估一次，有无不良反应发生。

（4）保护 PCA 泵管路不受污染，避免感染。

（5）严密观察储液囊中的药量与所用时间和按压次数是否相符，检查 PCA 泵是否处于工作状态。

【注意事项】

1. 适应证

（1）手术范围广、时间长的患者。

（2）开腹且切口较长的手术患者。

（3）有高血压或冠心病病史的手术患者。

（4）部分腔镜手术患者。

（5）对疼痛敏感的患者。

（6）强烈要求使用镇痛泵的患者。

（7）肿瘤疼痛的治疗。

（8）神经病理性疼痛。

2. 禁忌证　年纪过大或过小、精神异常、无法控制按钮以及不愿意接受 PCA 泵的患者；既往曾经对镇痛药物过敏者，既往有吸毒或不良的镇痛药用药史者。

3. 其他

（1）切忌盲目解释，切忌盲目夹泵，不可随意更改面板上的功能键与各项参数。

（2）加强患者应用前的知识宣教，详细说明 PCA 泵应用后的优点，使其解除思想顾虑，自愿接受并配合治疗，同时教会患者简单的操作方法和使用中的注意事项。

（3）正确区分静脉 PCA 泵和硬脑膜外 PCA 泵的不同，因为药物的配制不同，所以对机体产生的作用也就不同，绝对不可混用。

（4）注意观察患者的按键次数及注入的总药量，这对老年、低血容量患者尤为重要。如果剂量过大，易引起呼吸抑制现象。

（5）PCA 泵可使肠蠕动减慢，胃排空延迟，因而易产生腹胀、便秘，所以应进食易消化、半流质饮食，多进食蔬菜和水果。

【操作并发症及处理】

1. 镇痛不全

（1）检查 PCA 泵，保证连接和管道通畅。

（2）协助患者加药。

（3）检查镇痛药物是否用完。

（4）无法处理者报告麻醉医生。

2. 恶心呕吐

（1）明确恶心呕吐的原因（麻醉、疼痛、手术、术后用药、患者体质、病友影响等）。

（2）切忌盲目夹泵。

（3）及时、积极给予对症处理。

3. 呼吸抑制　呼吸抑制是最致命的。应采用血氧饱和度进行监测，当呼吸频率变得很慢时应立即检查患者的状态和皮肤颜色，气道是否通畅。必要时给予吸氧，抬高床头 15°~30°。

4. 尿潴留　局部麻醉药物、阿片类药都有可能引起尿潴留，一旦发生，首先可以让患者听流水声、按摩膀胱区等。如这些护理无效，可以行留置导尿，应严格无菌操作。

5. 皮肤瘙痒　为阿片类药物的不良反应，程度轻者可不处理，重者可使用抗过敏药。

6. 低血压　与体位变动、血容量不足或麻醉药物引起的周围血管扩张有关，必要时暂停使用 PCA 泵。

7. 毒性反应　观察局部麻醉药物对中枢神经系统的毒性反应，如头痛、头晕、舌和唇麻木，必要时请麻醉医生处理。

8. 观察肠蠕动的恢复情况　镇痛药物有抑制肠蠕动恢复的不良反应，故应向患者讲解术后早期活动的必要性，一方面可以避免局部皮肤长期受压，防止压疮的发生；另一方面，可以促进肠蠕动，有利于肠功能的恢复。一般术后 48~72 小时肛门排气，若排气时间延长，出现腹胀，可指导患者多活动，进行腹部按摩促进肠蠕动。在病情允许的情况下，可以用 1 支开塞露塞肛，严重者可通便灌肠或针灸治疗。

9. 心理护理　行有关 PCA 泵使用的宣教，说明其原理及安全性，向患者说明术后会引起切口疼痛，使用 PCA 泵后切口疼痛会明显减轻，从而鼓励患者，以利于消除或减轻恐惧心理，增加其战胜疼痛的信心，使患者保持良好的心理状态。使用 PCA 泵术后护理工作重点是防止管道脱出及观察并发症的发生。

第十四节　肾功能监测技术

肾功能监测是危重症患者器官功能监测的一项重要内容。肾脏是机体液体调节的最重要器官，发挥着排泄代谢产物，维持水、电解质平衡，维持内环境稳定等作用；也是危重症患者早期最易受累的器官之一。连续或间断地监测肾脏功能具有重要临床意义。

【操作目的及意义】

（1）熟悉并掌握各项肾功能监测技术。

（2）掌握尿量及管型、肾小球滤过率、血清尿素氮、血肌酐、血尿素氮/肌酐比值、浓缩－稀释功能、尿渗透压等观察指标的临床意义和正常值。

【操作步骤】

1. 评估患者并解释

（1）评估：①患者的病情、年龄、意识状态及治疗情况，患者自理能力。②患者是否携带尿管。③患者的合作程度。

（2）解释：向患者及家属解释肾功能监测的注意事项。

2. 操作准备

（1）护士准备：仪表端庄，衣帽整洁，洗手，戴口罩。

（2）患者准备：患者/家属了解肾功能监测的必要性和配合要点。

（3）物品准备：治疗车、治疗盘、一次性手套、医嘱单、检验单、条形码、医用垃圾桶、生活垃圾桶、收集尿液标本的容器、带刻度的量杯、尿标本管、手消毒液等。

（4）环境准备：周围环境清洁、安静，光线充足。

3. 操作方法

（1）操作者准备：卫生手消毒，戴口罩。

（2）核对医嘱。核对医嘱单，检验申请单及条形码，打勾，请二人核对。

（3）备齐物品至床旁。

（4）两种方式核对患者身份信息。

（5）安慰、告知患者相关注意事项及配合要点，关闭门窗，遮挡屏风，保护患者隐私。

（6）使用尿量及管型、肾小滤过率、血清尿素氮、血肌酐、血尿素氮/肌酐比值、浓缩－稀释功能、尿渗透压等指标监测患者肾功能状况。

1）监测患者的尿量及管型：临床上应记录患者每小时尿量及 24 小时尿量。每小时尿量小于 0.5ml/kg 提示肾脏灌注不足，应补液。24 小时尿量小于 400ml 称为少尿，提示肾功能已有一定程度的损害。24 小时尿量小于 100ml 称为无尿，是肾衰竭的重要诊断依据之一。24 小时尿量超过 2500ml 称为多尿，常见于尿崩症、慢性肾盂肾炎期间肾间质受损、慢性肾炎后期肾浓缩功能受损等情况。管型是尿中一种极其细小的类似于管状的蛋白质沉积物。正常人尿中一般无管型出现，如发现颗粒管型、细胞管型、蜡样管型可考虑肾脏有各种急慢性损伤、各种肾炎、肾衰竭等严重肾脏疾病，应予以注意并及早防治。

2）监测患者的肾小球功能：①肾小球滤过率（GFR）：即单位时间内经肾小球滤出的血浆毫升数，是反映肾小球功能最为客观的指标，也是慢性肾脏病（CKD）分期的重要指标，但临床测定困难且受到饮食、运动等诸多因素干扰。其估算公式如下：男性 GFR = 186 × 血肌酐（mg/dl）− 1.154 × 年龄 − 0.203；女性 GFR = 186 × 血肌酐（mg/dl）− 1.154 × 年龄 − 0.203 × 0.742。临床中更为常用的是以内生肌酐清除率（Ccr）来间接反映 GFR 水平，若 Ccr 小于正常值的80%，则提示肾小球滤过功能已有减退，可较早地提示肾小球功能受损。②血清尿素氮（BUN）：正常值为 3.2 ~ 7.1mmol/L。急性肾衰竭血透指标为 BUN ≥ 21.4mmol/L；慢性肾衰竭血透指标为 BUN ≥ 28.6mmol/L。③血清肌酐（Scr）：正常值为 83 ~ 177μmol/L。急性肾衰竭血透指标为 Scr ≥ 442μmol/L；慢性肾衰竭血透指标为 Scr ≥ 707μmol/L。④血尿素氮/肌酐比值（BUN/Scr）：正常值为10，该指标常用于鉴别肾功能异常来源。比值增高多由肾前性疾患引起，比值降低多由肾性疾患所致。

3）监测患者的肾小管功能：①浓缩−稀释功能：是测定远曲小管功能的敏感指标。正常昼尿量与夜间尿量比为（3 ~ 4）:1，夜间 12 小时尿量应小于750ml，最高的一次尿比重应在 1.020 以上，最高尿比重与最低尿比重之差应大于 0.009。若夜尿量 > 750ml，常为肾功能不全的早期表现；最高尿比重 < 1.018，提示肾脏浓缩功能不全；当肾脏功能损害严重时，尿比重可固定在1.010 左右（等张尿），多见于 CKD 晚期。②尿渗透压测定：反映的是肾脏的浓缩稀释功能，随意尿一般为 600 ~ 1000mOsm/（kg·H_2O）。正常 12 小时禁水后尿渗透压 > 800mOsm/（kg·H_2O），低于此值提示肾浓缩功能不全。

（7）留取标本后及时送检。

（8）记录：将监测结果准确记录在评估单和护理记录单上。

4. 操作评价

（1）操作方法正确，严格遵守无菌操作原则。

（2）对于预防和早期发现肾脏疾病具有重要意义。

【操作重点及难点】

（1）留取 24 小时尿液时应在早 7 点嘱患者弃尿排空，将早 7 点后的尿液全部收集于一大容器内至次日早 7 点，将全部 24 小时尿液标本混合均匀后，用量桶量取总尿量并记录。

（2）肾浓缩−稀释试验测定方法：在试验的 24 小时内患者保持日常的饮食和生活习惯，晨 8 时排弃尿液自晨 8 时至晚 8 时每 2 小时留尿一次，晚 8 时至次晨 8 时留尿一次分别测定各次尿量和比重。

（3）尿渗透压测定方法（12 小时禁水后）：试验日前晚 18 时禁食、水至次日晨 7 时，次日晨 6 时排弃尿液，7 时再排尿并做渗透压测定。

【注意事项】

（1）尿标本留取以中段尿为宜，所留尿液应尽快送实验室检查，时间若过长会有葡萄糖被细菌分解、管型破坏、细胞溶解等问题出现。

（2）血清尿素氮升高多由肾脏疾病本身所引起，亦可见于高蛋白饮食、消化道出血（一过性氮质血症）、血液浓缩（如剧烈呕吐、腹泻等）和尿路梗阻（如尿路结石）等情况。但饮食中蛋白质的含量和水的排出量对血肌酐无影响，综合血 BUN、Cr 结果可对某些情况做出正确甄别。

（3）血清尿素氮、肌酐在临床上极少出现降低，如出现则提示患者存在严重的负氮平衡（营养不良）。

（4）不能自理者：协助床上使用便盆，收集尿液于标本容器里。

（5）留取 12 小时或 24 小时标本：注明留取尿液的起止时间，便于识别；根据检验目的正确使用防腐剂，防止结果错误；测量并记录总尿量。

第十五节　胃肠黏膜内 pH 监测技术

胃肠黏膜内 pH（pHi）的监测是近年发展起来的一种新的灵敏、可靠的评价肠道黏膜，并提示内脏血流灌注与氧合状态的监测手段。胃肠道由于其自身功能和结构的特点，血液灌注较为丰富，同时对缺血、缺氧较为敏感。循环病理生理学表明，在循环遭受打击时，最早做出反应、最先受累的是胃肠道黏膜；而当机体缺氧状态改善时，最晚恢复血液灌注的还是胃肠道黏膜。它直接与危重患者、严重创伤患者及重大手术患者的治疗及康复过程有关，可作为危重患者预后的早期预测指标和指导治疗指标；可借以判断病情的严重程度及预后，预测并发症的发生。胃黏膜 pH 低的患者提示有更多发生脓毒血症和多器官功能衰竭的倾向。胃肠黏膜内 pH 监测有 3 种方法：胃管法、胃张力计导管法、胃张力测定仪法（Da – tex – Ohmeda，TONOCAPTM 监测）。我们重点介绍前两种，临床上最常用的是胃管法。

【操作目的及意义】

（1）确定肠道缺血，提示黏膜屏障损害和肠道细菌易位。

（2）应用于危重患者。

（3）评估内脏血流灌注情况。

（4）指导临床复苏治疗。

（5）胃 pH 监测病症黏膜低灌注的发生机制，预测应激性溃疡出血，指导机械通气患者脱机等方面的应用。

【操作步骤】

1. 评估患者并解释

（1）评估：①患者的病情、年龄、意识状态及生命体征等情况。②患者鼻腔黏膜有无损伤，患者的吞咽能力，有无口腔、食管和病理问题以及是否有恶心、呕吐状况。③患者的合作程度，有无躁动等情况。④患者是否了解胃肠黏膜内 pH 监测技术的相关知识。

（2）解释：向患者及家属解释胃肠黏膜内 pH 监测技术的注意事项，并签署知情同意书。

2. 操作准备

（1）护士准备：①仪表端庄，衣帽整洁，洗手，戴口罩。②评估患者病情及生命体征，安抚患者，取得患者合作。

（2）患者准备：①注意保暖。②测定前患者应禁食 12 小时以上，并且在测定期间绝对禁食。③做好思想准备，愿意配合。

（3）物品准备：一次性 10ml 注射器、一次性 20ml 注射器、一次性 5ml 注射器、纱布、生理盐水 100ml、一次性胃管、一次性动脉血气针、一次性手套、液状石蜡、TRIP－NGS 导管、手电筒、弯盘、听诊器、胶布、执行单、手消毒液、医用垃圾桶、生活垃圾桶。

（4）环境准备：周围环境清洁、安静，关闭门窗。

3. 操作方法

（1）卫生手消毒，戴口罩，检查一次性物品的名称、规格、有效期、包装是否完好、挤压有无漏气。

（2）备齐用物至患者床旁，查对患者的床号、姓名，核对患者腕带并做解释，取得合作。

（3）协助患者取合适体位，即半坐卧位或坐位，取下义齿。胸前铺一次性治疗巾，嘱患者放松。

（4）测量胃管长度：取出胃管，成人插入长度为 44～55cm，测量方法有两种：①从前额发髻至胸骨剑突的距离。②由鼻尖至耳垂再到胸骨剑突的距离。

（5）润滑胃管：用液状石蜡纱布润滑胃管前端 20cm。

（6）插胃管：沿选定的鼻孔插入胃管，先稍向上而后再平行向后下缓慢、轻轻地插入，插入 10～15cm（咽喉部）时嘱患者做吞咽动作，当患者吞咽时顺势将胃管向前推进，直至预定长度。初步固定胃管，检查胃管是否盘曲在口中。

（7）确定胃管位置通常有三种方法：①抽取胃液法，这是确定胃管是否在胃内最可靠的方法。②听气过水声法，将听诊器置于患者胃区，快速经胃管向胃内注入 10ml 空气，听到气过水声。③将胃管末端置于盛有水的治疗碗内，无气泡逸出。

（8）确定胃管在胃内后，用纱布擦拭口角分泌物，摘手套，用胶布将胃管固定于面颊部。

（9）胃管法：患者经鼻插入胃管后，取仰卧位，吸尽胃内容物后，向胃内注入 30ml 生理盐水，夹闭胃管，30～90 分钟后抽取胃液，弃去其前 10ml，留取后 20ml。所得标本立即用血气分析仪测定胃液二氧化碳分压（PCO_2），同时经动脉抽取动脉血进行血气分析，利用 Henderson - Hassebalch 公式计算出 pH，$pH = 6.1 + lg [HCO_3^- / (PCO_2 \times 0.03)]$。胃管法测定 pH 不仅简单方便、经济实用，而且测定结果准确、可靠。

（10）胃张力计导管法（图 3 - 15 - 1）：应用专用的胃黏膜 pH 测压管，此管既可用于 pH 测定，又可用于胃肠减压，其重要结构为距导管顶端 11.4cm 处有一特殊材料制成的水囊，囊壁允许二氧化碳自由通过。然后采用常规经鼻插胃管法插入测压管至胃腔，并经 X 线片确定测压管水囊确实在胃腔内，用胶布妥善固定测压管。测量时，患者取仰卧位，首先排空囊内气体，为此需要在三通一侧开口处连接一具装有 4ml 生理盐水的注射器反复灌洗，抽吸气囊，并通过三通开关和另一侧开口推进气体，直至气囊内气体完全排尽。按插入胃管的常规操作方法插入测压管至胃腔，应使导管在胃内无盘曲并需经 X 线证实。向囊内注入 4ml 生理盐水，关闭导管并准确记录注入时间，30～90 分钟后抽出囊内生理盐水，弃去前 1.5ml 死腔内液体，保留余下的 2.5ml 做血气分析，同时经动脉抽取动脉血进行血气分析，利用 Henderson - Hassebalch 公式计算出 pH。$pH = 6.1 + lg [HCO_3^- / (PCO_2 \times 0.03)]$（图 3 - 15 - 1）。

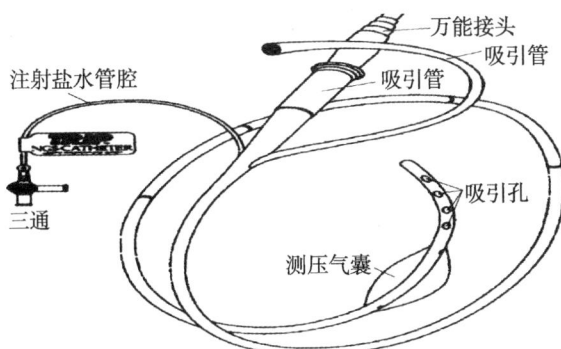

图 3 - 15 - 1　胃张力计导管法

4. 操作评价

（1）及时了解患者组织灌注和氧合的指标。

（2）能作为危重症患者的早期诊断、预后、治疗效果评价的一项重要指标。

【操作重点及难点】

（1）保留胃管：对于长期保留胃管的禁食患者，持续测定胃 pH 还存在很大困难；另外，对于没有禁食、水的患者，测定胃 pH，应至少禁食、水 1 小时以上，所获得的结果方较为理想。若患者有胃出血现象，则不适宜测定胃 pH。

（2）操作：操作人员、测定设备也可影响胃黏膜 pH 的测定结果，因此，执行操作的人员必须通过严格培训，并选用同一型号的血气分析仪以保证所测定的结果误差无显著差异。有研究显示，使用磷酸缓冲液，可以提高测定数据的可靠性，比使用生理盐水更能增加胃黏膜 pH 的精确度。pH 的正常范围及对胃黏膜 pH 正常下限值的理解对于判定所测定的胃黏膜 pH 的意义有直接的影响，部分学者采用 7.32，也有一些专家采用 7.35。事实上，想获得精确的胃黏膜 pH 正常下限值是很困难的，在利用胃黏膜 pH 判断患者病情时一定要结合当时患者的具体病情。pH 的正常范围为 7.35～7.45，而 7.32 则为最低限，此值可信度能达 90% 以上。

（3）胃黏膜 pH 可以比较准确地反映胃肠功能障碍患者的病情变化，进一步为及早采取治疗措施提供临床诊断依据；但由于患者的疾病种类不同、病情变化复杂，在测定胃 pH 时需要综合分析技术操作。

【注意事项】

1. 适应证

（1）多器官功能障碍综合征（MODS）。

（2）长期禁食的危重患者。

（3）急性有机磷中毒的危重患者。

（4）低心排血量综合征（心源性休克）。

（5）感染性休克。

（6）大面积烧伤复苏早期。

（7）重大手术的围手术期。

2. 禁忌证

（1）严重的食管静脉曲张。

（2）腐蚀性胃炎、食管胃静脉曲张出血。

（3）鼻咽部阻塞、面部创伤。

（4）食管或贲门狭窄或梗阻。

（5）严重凝血功能障碍。

3. 其他　若干因素可以影响 pH 测量的准确性，应该注意避免。

（1）碱性肠液可以反流入胃，与胃酸中和后产生额外的 CO_2 造成假性 pH 降低。对此建议在测量前给予 H_2 受体阻滞剂，以减少胃酸分泌，但禁止使用抗酸剂。

（2）测量 pH 期间进食或胃内残余食物可以影响测量的准确性，因此至少在测量前 60 分钟停止摄食。

（3）胃肠道出血不宜进行 pH 测量。

（4）不同血气机测量 PCO_2 结果的差异可以很大，目前已知 NODV 血气机所测 PO_2 最低，不宜为测量 pH 所用。为减少误差，应强调用相同品牌和型号的血气机测量 PCO_2。

（5）有报告显示，使用磷酸缓冲盐液代替生理盐水可以提高测量 PCO_2 的稳定性。

（6）任何引起胃内压增加的活动，如翻身、坐起均会影响 pH 测量的结果，所以测量过程中应保持患者休息、侧卧位。

（7）生理盐水与动脉血气必须同时送检。

（8）持续胃管负压吸引、静脉输注碳酸氢钠使用皮质激素，会影响 PCO_2 的测量结果。

（9）操作过程需注意避免与空气接触，排气、排液过程应充分利用三通开关，不需将注射器取下。在抽吸囊内气体和液体时，形成负压后要立即关闭开口，在完成一次检测后，必须保证囊内无气体进入，以便进行后续检测。

【操作并发症及处理】

（1）反渗：使用 H_2 受体抑制剂或质子泵抑制剂，如西咪替丁（甲氰咪胍）、雷尼替丁、奥美拉唑镁片等，可达到抑制胃酸分泌的作用。另外，长期禁食的患者胃酸分泌也很少，以上措施可显著减少对临床判读胃黏膜 pH 的干扰。

（2）全身性酸中毒：将胃黏膜 pH 标准化即胃黏膜 $pH = 7.40 - \lg (PCO_2/PaCO_2)$，可避免诸如肺通气障碍或肾功能不全等对测定结果的影响。

（3）CO_2 排出减少：当组织灌注减少但又不伴有细胞缺氧时，不会造成组织 CO_2 蓄积。有关实验表明，只有出现无氧代谢时，CO_2 才显著升高。

（4）其他：黏膜内 pH 测量法同样有可能受许多非循环因素的影响。在胃内实施测量，可因为酸与碱性的反流肠液中和而导致 $PaCO_2$ 测量值升高，因此提议在实施测量前应使用 H_2 受体抑制剂以减少胃酸分泌，但绝对禁用制酸药中和胃酸。

第十六节　腹内压监测技术

腹内压（IAP）指腹腔内压力，正常情况下与大气压相等或略高于大气压，任何引起腹腔内容物体积增加的情况都可以增加腹腔内压力。IAP 增高常发生于创伤后或腹部手术后，如腹腔感染、术后腹腔内出血、复杂的腹腔血管手术（如肝脏移植）、严重的腹腔外伤伴随脏器肿胀、腹腔内或腹膜后血肿形成、急性胰腺炎等。IAP 升高达到一定程度后对人体各器官功能产生不良影响，此时称之为腹腔高压症（IAH），IAH 持续一定时间，可导致多个器官功能不全甚至衰竭，称之为腹腔室隔综合征（ACS）。后者在临床上表现为严重腹胀、通气障碍、难治性高碳酸血症、肾功能障碍等，如果得不到及时地处理，患者很快就会死亡。

【操作目的和意义】

腹内压升高导致病理生理改变极为广泛和严重，这些病理生理改变可导致一系列临床症状，如明显腹胀，腹内压增加，呼吸困难（表现为频率快及低氧血症），心功能障碍（心排量下降、血压下降），下肢静脉滞留、栓塞、肾功能障碍（少尿或无尿）；由于肠细菌移位，更可能有全身过度反应综合征（SIRS），甚至多脏器功能障碍综合征（MODS）。腹内压监测对判断病情危重程度具有临床意义，对危重患者早期肠内营养也具有指导作用。

【操作步骤】

1. 评估患者并解释

（1）评估：①患者的病情、年龄、意识状态、临床诊断、生命体征、膀胱充盈度及治疗情况，患者生活自理能力。②评估患者尿管或膀胱造瘘管置管情况，评估有无影响膀胱内压（UBP）值测量的其他干扰因素，如烦躁不安、机械通气、使用胸腹带、棉被过重等；评估有无压力测量模块和连接导线。③患者的合作程度。④患者是否了解腹内压监测的相关知识。

（2）解释：向患者及家属解释腹内压监测的目的和注意事项。

2. 操作准备

（1）护士准备：①衣帽整洁，洗手，戴口罩。②核对医嘱：双人核对医嘱单与执行单，核对无误，双人签字。③查看病例：查看患者病情，是否有膀胱病史、腹部外伤史等，了解患者是否可用膀胱内压（UBP）代替 IAP。

（2）患者准备：患者/家属了解腹内压监测的必要性及配合要点。

（3）物品准备：精密尿袋 1 个、输血器 1 个、三通 1 个、无菌剪刀 1 把、无菌手套 1 副、20ml 注射器 1 个、压力传感器 1 个、100ml 生理盐水 1 袋、标识 1 个、纱布 1 块、尿垫一个、手消毒液。

（4）环境准备：周围环境清洁、安静，关闭门窗，床帘或屏风遮挡。

3. 操作方法

（1）直接测压：即通过腹腔引流管或穿刺针连接压力传感器进行测压，或是腹腔镜手术中通过自动气腹机对压力进行连续监测，测量值准确，但为有创，故临床上少用。

（2）间接测压：通过测量下腔静脉压力、胃内压力及膀胱压力，间接反映腹内压力，其中通过膀胱测压方法简单、准确，作为测定腹内压的客观指标已被大家接受，甚至称连续监测膀胱内压是早期发现 ACS 的金标准。因为当膀胱容量小于 100ml 时，膀胱仅为一被动储存库，可以传递腹腔内压力，而不附加任何一点来自自己肌肉的压力，其测量数值比实际腹内压要低 5mmHg。

1）下腔静脉压力测量：通过股静脉置管来测量下腔静脉压力，置管 > 30cm，相关性较好，但为有创检查，并发症多，穿刺技术要求高。

2）胃内压力测量：胃排空，向胃内注入 50～100ml 生理盐水后，以平腋中线为零点，采用水柱法或压力感受器法，通过鼻导管或胃造瘘口管进行测压，但临床相关性较差。

3）膀胱压具体测量法：①携用物至床旁，核对患者身份、床号、姓名及腕带信息。②向患者做好解释，隔帘遮挡，保护隐私。③患者完全仰卧位，暴露尿管，排空膀胱，腹部肌肉保持松弛，并在尿管与尿袋连接处下垫小尿垫。如患者病情不允许，则每次测量腹内压时，应使患者处于相同位置下进行测量。④进行快速手消毒。⑤制作"测压尿袋装置"：打开精密尿袋外包装，建立无菌区，将三通、输血器、无菌剪刀以无菌技术置入无菌区，戴无菌手套，在无菌区内操作：取下输血器上螺旋接口，在距尿袋接头处 5～10cm 处剪开，连接尿袋、三通和螺旋接口。⑥分离原有尿管和尿袋接口，用安尔碘棉签消毒尿管接口两遍，注意消毒横切面和外围，连接"测压尿袋装置"，并悬挂于床边。⑦摘手套，进行快速手消毒，初步整理治疗车上用物。⑧连接压力传感器测压管路及测压装置，保证测压系统连接正确、紧密，排气，备用。⑨抽取 20ml 37～40℃生理盐水，再次核对患者身份信息后，通过三通向膀胱内匀速、缓慢注入加温生理盐水。⑩将测压管路与三通连接，连通 UBP 测量管路。⑪用水平尺校准压力换能器，通大气，然后按监护仪上的调零按钮。⑫以腋中线水平为零点位置，校准零点正确后，将患者置于平卧位，使腹肌处于无收缩情况下，排除干扰因素后观察监护仪上的曲线变化，待稳定后读数，在呼气末读数，以"mmHg"为单位。⑬测量完毕后，分离测压管路与"测压尿管装置"，用压力传感器包装内的备用接头密封分离后的两侧接头，保证压力传感器测压管路和"测压尿管装置"的密闭性。⑭用纱布包裹"测压尿管装置"的三通，并用高举平抬法固定于患者腿上，避免拖拽和受压。⑮整理床单位，协助患者取舒适卧位，妥善放置呼叫器，撤除隔帘遮挡。⑯快速手消毒。⑰书写"腹压监测"标识，并贴于传感器上莫菲氏滴壶下约 3cm 处，在尿袋上写上更换日期，再次核对医嘱无误后，在执行单上签字。⑱整理用物，快速手消毒，向患者做指导。⑲医疗垃圾分类处理，快速手消毒，书写护理记录，处理医嘱。

4. 操作评价

（1）严格无菌操作，防止交叉感染。

（2）患者了解操作目的，并主动配合。

（3）患者取平卧位，注意保护隐私。

（4）评估患者导尿管通畅，排空膀胱。

（5）烦躁者可适当约束，必要时镇静。

（6）最好由专人动态监测，测量结果与病情不符时，排除影响因素，重复测量 2 ~ 3 次，取平均值。

（7）减少人为误差，规范操作流程准确，掌握测量方法。

【操作重点及难点】

（1）世界腹腔间隔室综合征协会建议 UBP 监测的标准方法为：完全平卧位，腹肌无收缩情况下，以腋中线为零点，膀胱内注入最多 25ml 生理盐水，在呼气末读数，并以"mmHg"为单位。

（2）腹内压可分为 4 级。Ⅰ级：腹内压 12 ~ 15mmHg，刺激无须特殊治疗；Ⅱ级：腹内压 16 ~ 20mmHg；根据患者情况治疗；Ⅲ级：腹内压 21 ~ 25mmHg，腹内压达到 25mmHg 时是一个警戒线，应考虑剖腹、敞开减压；Ⅳ级：腹内压 > 35mmHg，临床症状将明显加重，则一定要剖腹、敞开减压。Ⅳ级腹内高压患者尽量避免床头抬高。

（3）IAP < 12mmHg 时，8 小时监测一次；IAP > 12mmHg 时，4 小时监测一次。一旦发现 IAP 增高的征象，如患者出现腹胀、腹痛、腹部膨隆等肠道损伤征象，应及时通知医生处理。

（4）腹内压力的测定是发现 ACS 的关键，要求护士准确掌握测量方法，及时发现，及时处理腹胀。当患者有主诉或出现腹胀等体征时，应及时寻找原因，遵医嘱对腹胀给予积极治疗，控制其发展。早期肠腔内胀气可给予吸氧和胃肠减压，如无禁忌，可给予促进肠蠕动的药物或灌肠，并对腹内压进行动态观察，最好有专人动态监测（每日至少两次精确测量）以减少人为的误差，认真做好记录，准确描记变化趋势，及时通知医生协助诊断和治疗。

【注意事项】

1. 适应证

（1）腹部疾病，如腹腔内急性与感染性疾病，如腹腔内与腹膜后大出血、胃肠道出血、急性胰腺炎和肠梗阻等。

（2）非腹部疾病，如烧伤、创伤、全身感染等。

2. 禁忌证

（1）膀胱手术史、膀胱肿瘤、膀胱炎、神经性膀胱。

（2）膀胱外伤是 UBP 监测的绝对禁忌证。

3. 其他影响 UBP 测量的因素

（1）患者本身因素：①患者应处于安静状态，必要时予以镇静治疗。因烦躁不安，频繁咳嗽、咳痰、呼吸困难、屏气等因素均可导致 IAP 增高。②膀胱本身因素。③腹部手术史：若腹膜粘连会引起腹腔局限性高压，此类患者即使 UBP 正常，也不能排除腹内高压的存在，应结合临床判断。

（2）外界因素：①使用胸腹带，棉被过重压迫腹部，未采取平卧位等。②机械通气：患者应脱机 5 分钟，无法脱机腹内压（IAP）＝膀胱内压（UBP）－呼吸末正压（PEEP）。③注入生理盐水的温度与时间：过冷、过热及灌注速度过快均会刺激膀胱，使 UBP 增高。

【操作并发症及处理】

感染

（1）无菌操作，防止发生泌尿系逆行感染。

（2）连续测压患者，每 72 小时更换测压管路及压力套装。

（3）每 24 小时更换冲洗生理盐水。

（4）每 7 天更换 1 次测压尿袋装置。

（5）遵医嘱合理应用抗菌药物控制感染。

第十七节　呼吸道湿化技术

呼吸道湿化技术是指应用湿化器将水和溶液分散成极细微粒，以增加吸入气体的湿度，使呼吸道和肺吸入含饱和水量的气体，达到湿润气道黏膜、稀释痰液、保持黏液纤毛正常运动和功能的目的的一种物理疗法。正常人呼吸道具有湿化、加温空气的作用，可以使吸入空气经黏膜加温到 37℃ 左右，并达到 96% 的相对湿度以适应生理要求。环境干燥、发热及呼吸道疾病均可影响呼吸道湿化，特别是进行气管插管和气管切开的患者，外界空气直接进入气管，上呼吸道完全丧失了对气体的加温、湿化、过滤作用，防御功能减弱。如果在护理工作中对人工气道湿化不够，将在人工气道或上呼吸道上形成痰痂，痰痂一旦形成，可阻塞支气管，使气道阻力增大，引起周围性呼吸困难、窒息，因此气道湿化显得十分重要。

【操作目的及意义】

（1）稀释痰液，促进痰液及时排出。

（2）保持呼吸道通畅。

（3）保持呼吸道的温度和湿度。

【操作步骤】

1. 评估患者并解释

（1）评估：①患者的病情、年龄、意识状态及治疗情况、自理能力。②患者呼吸道是否通畅、口腔及鼻腔情况。③患者的合作程度。④患者是否了解呼吸道湿化技术的相关知识。

（2）解释：向患者及家属解释呼吸道湿化技术的注意事项，取得合作。

2. 操作准备

（1）护士准备：①仪表端庄，衣帽整洁，戴好无菌口罩、帽子，口罩须遮住鼻孔，头发不可飘露在帽外，戴手套。②了解患者意识状态、生命体征、血氧饱和度、呼吸情况、吸氧流量，对于使用呼吸机患者要了解呼吸机参数。

（2）患者准备：意识清醒患者，了解操作目的，积极配合并摆合适体位；意识不清患者，应向家属解释操作目的，为患者取合适体位，适当采取约束等措施，避免拔管。

（3）物品准备：氧气装置（氧气表、湿化瓶）、治疗盘、弯盘、鼻导管、棉签、胶布、记录单、小药杯（盛放湿化水用）、手消毒液、湿化用水、注射器、加热湿化器、温湿交换器、无菌纱布、必要时备中心负压装置或电动吸引器装置、吸痰管。

（4）环境准备：周围环境清洁、安静，关闭门窗。

3. 操作方法

（1）呼吸道内直接滴注加湿：通过直接向呼吸道内持续或间断滴入湿化液的方法进行呼吸道湿化。滴入量根据患者情况确定，一般每日不少于 200 ~ 250ml，但此办法可能导致细菌移行，增加感染风险，建议慎用。

（2）气泡式氧气吸入湿化（图 3 - 17 - 1）：①携用物至床旁，核对患者信息、腕带，帮助患者取合适体位，向患者告知操作目的。②取湿化瓶，倾倒湿化液于湿化瓶内，液面不能高于上水位线。③将湿化瓶安装在流量表上。④将氧气装置安装于氧气管道接头处。⑤检查鼻腔通气情况，清洁湿润鼻腔。⑥连接鼻导管于湿化瓶导管上，开流量表，检测氧气装置，调节所需的氧流量。⑦将鼻导管浸入小药杯中湿润鼻导管，用别针固定导管。⑧记录吸氧

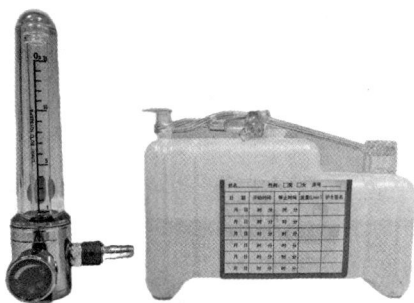

图 3 - 17 - 1　气泡式氧气吸入装置

时间及流量，并将记录单挂于氧气表上，向患者交待注意事项。

（3）加热湿化器（图 3 - 17 - 2）：①携用物至床旁，核对患者信息、腕带，帮助患者取合适体位，向患者告知操作目的。②取加热湿化器，倾倒湿化液于加热湿化器内，液面不能高于高水位线。③将湿化器与呼吸机管路连接。④检查管路密闭性是否良好。⑤将管路与呼吸机连接，并设定参数。⑥观察患者生命体征、血氧饱和度是否正常，呼吸机运行正常后记录开始时间，向患者及家属交待注意事项。

（4）温湿交换器（HME），又称"人工鼻"（图 3 - 17 - 3）：其中的氯化锂海绵具有结合水和储热的作用，呼出气中的水分及热量部分进行循环吸入，从而减少呼吸道失水及对吸入气体进行适当的加温。HME 分为疏水型 HME、吸湿型 HME 和复合型 HME 三类。通过呼出气体中的热量和水分，对吸入气体进行加湿和加热，因此在一定程度上能对吸入气体进行加温和湿化，减少呼吸道失水，但它不额外提供热量和水分，并且不同的"人工鼻"对呼吸道的保水程度不同。对脱水、呼吸道分泌物黏稠的患者来说不是理想的湿化装置，同时呼吸道高阻力患者也不宜使用。建议每 48 ~ 96 小时或遵产品说明书进行更换，出现破损或明显污染时应随时更换。

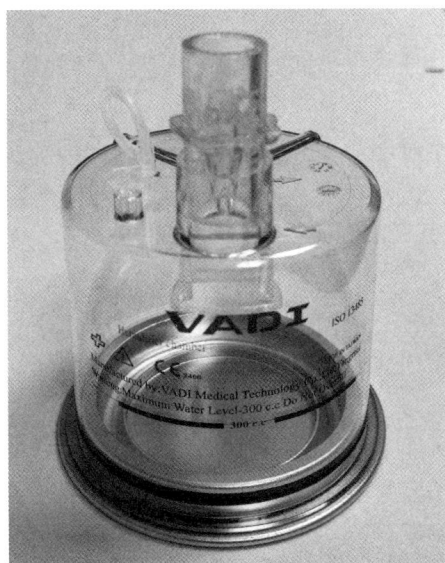

图 3 - 17 - 2　加热湿化装置　　　　　图 3 - 17 - 3　人工鼻

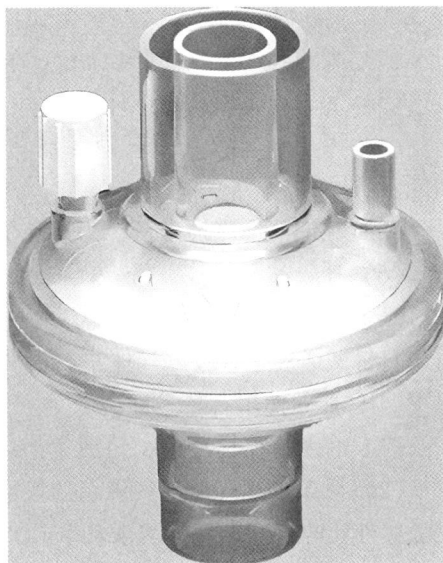

4. 操作评价

（1）患者安静、舒适，呼吸通畅。

（2）湿化满意，患者痰液稀薄，能顺利吸引出或咳出，导管内无痰栓，听诊气管内无干鸣音或大量痰鸣音。

（3）经鼻吸氧，温度应达到22℃，相对湿度应达到50%；经咽部（面罩或鼻导管）吸氧，温度应达到29～32℃，相对湿度应达到95%；经气管处机械通气患者，温度应为32～34℃，相对湿度应为95%～100%。

【操作重点及难点】

（1）湿化液必须经灭菌消毒后使用，湿化器及连接管道均应在使用前、后进行消毒。

（2）气泡式氧气吸入湿化应及时添加湿化用水，每次加水不能超过刻度线，以避免由于气泡的搅拌作用使水溢出管道，应定期对湿化装置进行消毒处理。该法无加热功能且湿化效能较低，故不建议留置人工气道的重症患者长期使用该湿化方法。

（3）湿化器或雾化器常与呼吸机配合使用，雾化微粒为2～4μm，湿化温度为32～35℃，24小时湿化耗水量不少于250ml。

【注意事项】

1. 适应证

（1）当使用气管插管或气管切开时，无论是否有自主呼吸，为了吸入具有生理性湿度和温度的气体，均需湿化疗法。

（2）吸入高流量（>40L/min）医疗气体进行治疗时。

（3）为了预防或纠正低体温。

（4）因疾病导致气道黏液运输功能障碍的患者，为改善黏液纤毛的运输功能。

（5）气道高反应性患者，为避免干冷空气诱发支气管痉挛。

（6）呼吸黏稠或咳痰困难。

2. 禁忌证

对机械通气患者吸入气体进行湿化属于生理替代，无禁忌证，但在以下情况下，HME的使用有禁忌证。

（1）有明显血性痰液，痰液过于黏稠而且痰量过多的患者。

（2）对于小潮气量通气患者的气道湿化，不主张应用HME，因为该做法会增加额外死腔，增加通气需求和$PaCO_2$水平。

（3）HME所产生的死腔和气道阻力会降低无创正压通气效果，并增加额外的呼吸做功。

（4）自主分钟通气量过高（>10L/min）的患者。

（5）呼出潮气量低于吸入潮气量70%的患者：功能正常时，吸入气体和呼出气体都必须通过HME（如存在较大支气管胸、膜瘘、人工气道的气囊功能障碍、气囊缺失患者)。

(6) 低体温患者:体温低于32℃,不应该应用 HME。

(7) 将雾化器连接于呼吸机管路上进行雾化吸入治疗时,HME 必须转变为雾化旁路模式或撤离于患者呼吸回路。

(8) 面罩漏气量过多的无创通气患者因为呼出潮气量降低不能为 HME 提供足够的热量和水分。

(9) HME 会增加死腔量以及 $PaCO_2$ 水平,因而可能会增加机械通气患者的通气需求。

【操作并发症及处理】

(1) 湿化过度:气道阻力增加,损害肺泡表面活性物质,引起肺泡萎缩或顺应性下降,痰液过度稀薄,需不断增加吸引,听诊呼吸道内痰鸣音多,患者频繁咳嗽,烦躁不安,人机对抗,可出现缺氧性发绀、脉搏氧饱和度下降及心率、血压等改变。处理:停止湿化,及时吸痰,报告医生,严密监测生命体征,安抚患者。

(2) 湿化不足:痰液黏稠,不易吸引出或咳出,听诊呼吸道内有干鸣音,导管内可形成痰痂,患者可出现突然的呼吸困难、烦躁、发绀及脉搏氧饱和度下降等。眼结膜充血水肿,血压升高。处理:报告医生,遵医嘱再次进行气道湿化,严密监测病情变化,遵医嘱查动脉血气分析、应用气道湿化药物或降压药物,安抚患者。

第十八节 心输出量监测技术

脉搏指示连续心排血量(PICCO)是综合经肺热稀释技术和脉搏波型轮廓分析技术的一种新型监测技术,具有准确、连续、全面监测以及创伤性小等特点,常用于危重患者的血流动力学监测,如休克,心脏、腹部大手术,严重创伤,脏器移植,急性呼吸窘迫综合征,心功能不全等患者。

【操作目的及意义】

用于心肌梗死、心力衰竭、急性肺水肿、急性肺动脉栓塞、各种原因导致的休克、心跳呼吸骤停、严重多发伤、多器官功能衰竭、重大手术围手术期等危重病症需严密监测循环系统功能变化者,以便指导心血管活性药物的应用。

【操作步骤】

1. 评估患者并解释

(1) 评估:①患者的病情、意识状态及配合程度。②患者的导管通畅程度及固定情况。

(2) 解释:向患者和家属说明 PICCO 监测的必要性,清醒患者争取患者的配合，告知患者在测量过程中尽量避免咳嗽、翻身、蜷腿等，烦躁患者遵医嘱给予镇静。

2. 操作准备

（1）护士准备：①仪表端庄，衣帽整洁，洗手，戴口罩。②了解患者病情，向患者解释，取得患者合作。

（2）患者准备：①注意保暖。②体位：患者在测量前取平卧位。③了解监测目的及方法。

（3）物品准备：PICCO 监测仪、冰生理盐水（<8℃）、一次性无菌注射器（20ml）、一次性无菌中心静脉导管、橡胶手套、手消毒液。

（4）环境准备：周围环境清洁、安静，关闭门窗。

3. 操作方法（图 3 - 18 - 1）

（1）携用物至床旁，核对患者信息，协助患者取平卧位。

（2）准确测量 CVP 和动脉压：CVP 测定选择中心静脉主腔测量，中心静脉管路选择经颈内静脉或锁骨下静脉植入路径的静脉管路，测量前需要停用经中心静脉管路的输液。CVP 测量前需要校零，校零时要求换能器的指示点与右心房、腋中线在同一水平。常规选择股动脉测定动脉压，测量前需要归零，方法同 CVP，同时需要观察动脉压波形是否正常。

（3）准备冰生理盐水：测量前需要准备冰生理盐水，温度小于8℃，冰水混合为佳，将冰生理盐水袋置于冰袋中，防止在等待过程中温度上升影响测量结果。

（4）注射冰生理盐水：①注射量：选择注射液量统一为 15ml，注射器内排空气泡，注射器和注射液温度探头容纳管直接相连，避免加入三通管。②注射时机：注射时要求信息窗口显示"基线稳定"。③注射时长：开始注射时长要求在 4 秒左右，要求快速、均匀注入。④注射频次：至少测量 3 次，但不能超过 5 次。⑤注射间隔时间，每次间隔时间要在 70 秒以上。

（5）选取三次注射测量结果进行计算，得到一组 PICCO 监测各项参数并记录。

（6）将 PICCO 结果汇报给医生，和医生结合临床共同进行分析、反馈。

（7）应至少每 8 小时测量 1 次，具体频次根据医嘱执行。

4. 操作评价

（1）测量数值准确，无差错。

（2）患者达到预期疗效。

（3）医生获得准确的参数，提供指导性治疗意见。

【操作重点及难点】

1. 操作重点

（1）严格执行无菌技术操作规范。

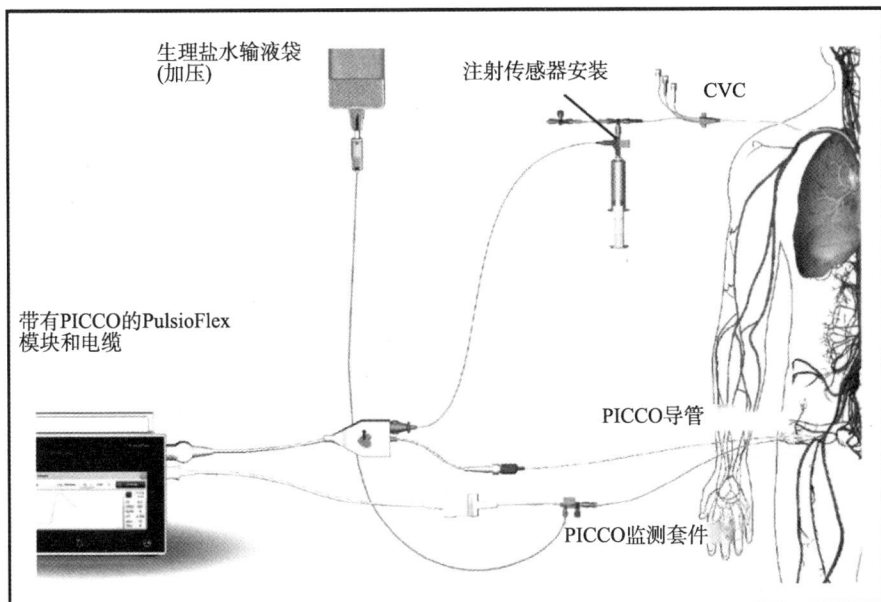

图 3 - 18 - 1　PICCO 监测技术示意图

（2）严格执行查对制度。

（3）首次定标前，需暂停中心静脉输液 30 秒以上，每次注射生理盐水的时间 <5 秒。

（4）结束时做到液体复位，患者复位，注射液温度探头固定仓复位。

2. 操作难点

（1）监测信号稳定性及中心静脉压力、动脉压力波形，进行方波试验。

（2）将动静脉通路上的换能器均置于右心房水平（腋中线第四肋间）进行压力调零。

（3）暂停中心静脉输液 30 秒以上，待患者血液温度的基线稳定后经中心静脉导管主腔快速稳定注射冰生理盐水，10 分钟内至少重复 3 次，取平均值。

（4）积极处理并发症。

【注意事项】

1. 适应证

（1）血流动力学不稳定及循环状态复杂的患者，如休克、急性心功能不全、急性呼吸窘迫综合征（ARDS）、肺动脉高压患者。

（2）器官移植及大手术患者。

2. 禁忌证

（1）凝血功能障碍，有出血风险者。

（2）动脉置管困难者。

3. 其他

（1）要求定标的冰生理盐水与患者血液温度相差12℃以上。

（2）一般定标每8小时一次。如果病情变化或测量数值突然变化需重新进行 PICCO 定标。

（3）补液过程中严密观察中心静脉压和 PICCO 的监测结果，根据结果调整补液的速度、量和性质。

（4）应妥善固定测压管路系统，保持导管连接通畅，避免导管扭曲、反折与血液反流，定时对管路进行冲洗，保证动脉管路加压袋压力维持在 300mmHg。

（5）严格按照无菌原则操作，做好穿刺点及患者全身情况的观察护理，预防感染。

（6）密切观察股动脉穿刺侧足背动脉搏动、皮肤温度及血液供应情况。

【操作并发症及处理】

1. 血肿形成

（1）原因：穿刺技术不当导致血管损伤；患者自身血管脆性大、弹性差；患者自身凝血功能不好或在使用抗凝剂；拔管后按压方法不正确。

（2）临床表现：穿刺点处敷料渗血，穿刺点周围发生皮下血肿。

（3）预防：提高穿刺技术；严重凝血功能障碍者尽量避免穿刺；拔管后使用压迫器按压至少6小时。

（4）处理：若轻微血肿可使用沙袋压迫止血，若血肿进展使用压迫器压迫。

2. 感染

（1）原因：与导管置管中无菌操作不严格，导管维护中污染，患者自身免疫力低下，导管留置的时间、使用频率等因素相关。

（2）临床表现：局部感染时出现置管口红肿热痛，分泌物增多及脓性分泌物；造成全身感染症状包括发热、WBC 增高、CRP 增高等脓毒性休克表现。

（3）预防：严格遵守消毒、隔离制度，严格执行手卫生；规范的导管使用和维护；置管时间尽量缩短。PULSION 建议 10 天后需拔出 PICCO 导管。

（4）处理：可疑导管相关性血流感染时，根据保留还是拔除导管的不同进行血培养标本的采集，一旦确定导管相关性感染，遵医嘱拔除导管，应用抗感染药物治疗。

3. 血栓形成

（1）原因：与导管的放置造成血管内膜损伤，血流缓慢，患者凝血功能障碍等因素有关。

（2）临床表现：置管侧肢体出现肿胀、疼痛，皮肤颜色、温度改变，肢端麻木、搏动减弱或消失。

（3）预防：提高穿刺技术，穿刺侧肢体保持功能位及活动度，密切关注肢体有无血栓栓塞表现，尽量减少导管留置的时间。

（4）处理：抬高患肢，禁止热敷和按摩，行血管彩超检查，遵医嘱行溶栓抗凝治疗，观察血栓转归情况。

第十九节　体外膜肺氧合操作流程

体外膜肺氧合（ECMO，图3-19-1）是体外心肺辅助技术的一种，是指将血液从体内引到体外，经膜式氧合器氧合后再用泵将血灌入体内，从而达到心肺功能支持的一种技术。ECMO治疗期间，全身氧供和血流动力学处在相对稳定的状态，心脏和肺可以得到充分的休息。在野外救治条件有限的情况下，对于病情危重、心肺功能受到创伤的患者，利用ECMO技术可以使患者得到基本的心肺功能支持，为下一步转运后送赢得宝贵时间，适用于紧急状态下战创伤危重症的急救。

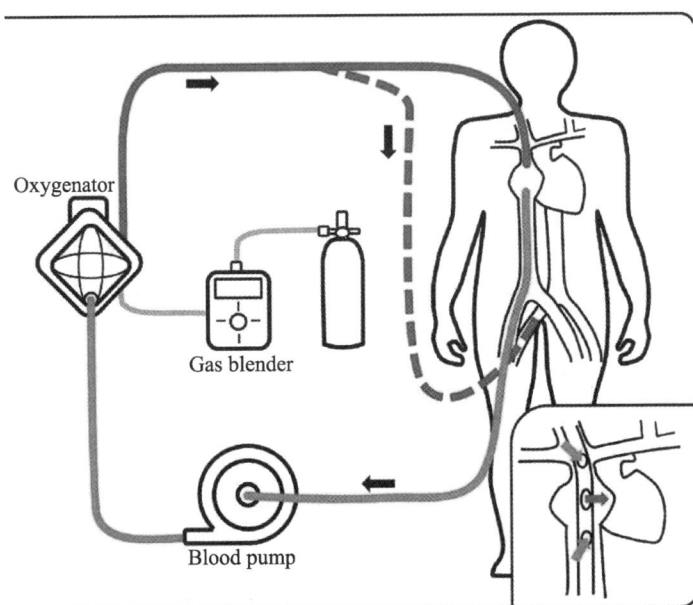

图3-19-1　ECMO示意图

【操作目的及意义】

（1）遵照医嘱提供ECMO治疗准备，安全协助患者顺利开展ECMO治疗。

（2）达到部分或全部替代心肺功能的作用，防止并发症。

【操作步骤】

1. 评估患者并解释

（1）评估：患者的伤情状况，是否符合使用 ECMO 的指征和适用范围，如出现创伤后心搏骤停或呼吸窘迫综合征；有无使用 ECMO 的禁忌证，如不可控制的大量出血等。①患者的病情、年龄、意识状态及治疗情况，有无颅内出血等并发症的发生。②定时评估呼吸系统情况，及时吸痰，保持呼吸道通畅。③循环系统评估：血流动力学变化、末梢循环、尿量等。④液体平衡状态评估：出入量、水肿等情况。

（2）解释：向患者及家属解释 ECMO 的目的和运转过程中的注意事项。

2. 操作准备

（1）护士准备：①护士准备：仪表端庄，衣帽整洁，外科洗手，戴口罩，穿隔离衣。②评估患者病情及生命体征，安抚患者，取得患者合作并签署知情同意书。

（2）患者准备：患者/家属了解 ECMO 的必要性及配合要点。①病情允许，留置 PICC。②留置动脉测压管路、胃管、尿管。③外周静脉留置针≥3 个。④颈部、腹股沟处备皮。⑤剃头。⑥氯己定溶液全身擦浴。

（3）物品准备：①ECMO 主机、手动离心泵、UPS 电源、水箱、彩色超声、ACT 机、ECMO 套包（膜肺和管路）、穿刺套包（手术组）、ECMO 插管（手术组）、加压袋 2 个、排液袋 500ml、注射器 5 支、灭菌注射用水 2000ml、生理盐水 1000ml、无菌管钳、穿刺针、精管、导丝、微创扩张引流套件、动静脉导管手术衣、无菌铺巾包、血管切开包、换药包、缝合包、缝线、75% 乙醇、络合碘、耦合剂、手电筒、免洗手消毒液、监护记录单、医疗垃圾桶等。②药品准备：生理盐水、复方电解质溶液、林格液、盐酸利多卡因、肝素钠注射液、肾上腺素、多巴胺、丙泊酚、咪达唑仑、芬太尼，备血等。

（4）环境准备：周围环境清洁、安静，光线充足。

3. 操作方法

（1）查对：查对患者床号、姓名、年龄、腕带信息。

（2）准备：ECMO 套包一套，检查所需物品的有效期，检查 ECMO 管路品牌及型号，外包装是否完整；清醒患者可以给予镇静剂，准备肝素钠注射液，各种血管活性药物（如多巴胺、肾上腺素等）。

（3）与台上手术组医生确认开始预冲上机。

（4）连接主机电源、氧源、空气源，合理布线，确保固定，打开开关。

（5）检查水箱，灌入灭菌注射用水至水位线。

（6）检查并打开 ECMO 套包，检查泵头和膜肺有无裂痕、缺损。

（7）连接泵头、动静脉管路、膜肺。

（8）侧枝管连接三通（关闭），再连接膜肺，建立侧支。

⑨两条输液管路分别与泵后静脉三通处相连接（关闭三通以及输液管路夹子）。

（10）检查3000ml生理盐水，将3000ml生理盐水连接输液管路（近泵端），500ml排液袋子连接输液管路（远泵端），再次检查管路各个接口处是否紧密（保证管路动静脉连接伤员端无菌）。

（11）开始预冲泵头：管钳夹闭泵后静脉两三通之间管路，打开3000ml生理盐水输液管路夹子、三通及侧枝三通，预冲离心泵及膜前管路，取另一管钳夹闭预冲好的膜前管路，安装离心泵于驱动马达，涂抹耦合剂，调节转速至1.5L/min。

（12）预冲膜肺：打开膜前管路夹子，开泵预冲膜内气体，保证膜内预冲完毕，安装膜肺于固定架。关闭带侧枝三通，打开排气端输液管路夹子及三通，缓慢旋转管路至预冲完毕（注意保持无菌），将转速调至"0"，检查管路有无气泡。

（13）连接水箱，连接供氧连接管。

（14）检查所有管路无气泡，关闭所有输液管路夹子及三通并取下，打开泵后两三通间夹子，旋转主机转速至1.5L/min，检查有无气泡，转速调至"0"，等待动静脉管路置入患者体内后连接开机。

（15）导管与管路完全对接，ECMO初始转速1500r/min，气流量2L/min，开始运转后注意运行状况。

（16）医疗垃圾分类处理，洗手，记录。

4. 操作评价

（1）操作方法正确，严格遵守无菌操作原则。

（2）患者/家属了解使用ECMO的目的及意义并配合。

（3）治疗呼吸衰竭，促进患者恢复。

【操作重点及难点】

（1）保持连接导管的固定与通畅，注意穿刺部位有无红肿，协助患者翻身时不要牵拉，防止管道脱落，保持管道通畅，局部每天更换无菌敷料。

（2）密切监测患者的生命体征。

（3）评估患者的凝血功能，每日观察膜肺血栓情况，每日测量应用膜肺前后血气；每日监测膜前、膜后压力差；监测血红蛋白、胆红素、血钾等情况。

（4）保护ECMO管路不受污染，避免感染。

（5）严密观察ECMO机器是否处于工作状态，有无故障。

【注意事项】

1. 适应证

（1）循环系统支持：爆震伤、冲击伤等各种原因所致的心搏骤停、心源性休克、各种严重的心肌病变等。

（2）呼吸系统支持：急性呼吸窘迫综合征，各种原因所致的急性呼吸衰竭、高原肺水肿、海战淹溺等。

（3）其他应用：各种创伤手术需体外循环时、气道烧伤、低体温、中毒、感染、中毒性休克等。

2. 禁忌证

（1）不可逆脑死亡。

（2）慢性阻塞性肺疾病合并成人呼吸窘迫症。

（3）持续进展的退化性全身性疾病。

（4）不可控制的出血。

（5）卧床，不能自理 >3 月。

（6）机械通气 >7 天。

3. 其他

（1）各个管路连接时严格遵循无菌技术操作规程。

（2）各个管路、侧支、三通接口要连接紧密。

（3）预冲结束后要仔细检查管路内是否有气泡，尤其是泵头与膜肺内有无贴壁气泡。如果存在气泡，可再次打开预冲液体，轻拍摇动促进气泡排出。

（4）泵头安装驱动马达时，涂抹耦合剂要均匀。

（5）膜肺安装固定架时要听到"咔哒"的锁扣声。

（6）预冲后管路妥善放置于车架上，准备与动静脉导管连接。

（7）呼吸管理：包括保证呼吸通畅，避免肺泡萎陷，减少肺泡渗出，避免氧中毒。持续机械通气应该采用保护性肺通气策略，根据临床表现和血气分析结果，综合评定心肺功能。期间应注意避免肺不张和肺部感染。

（8）温度管理：注意保持体温在 35 ~ 36℃。温度过高，机体氧耗增加；温度过低，易发生凝血机制和血流动力学紊乱。

【操作并发症及处理】

1. 低氧　若输血情况允许，维持 Hb >80g/L。尽可能降低患者氧耗，如控制感染、发热、躁动等。提高 ECMO 供氧能力，监测膜肺功能。利用患者自身肺功能，优化呼吸机参数，联合肺复张、俯卧位等治疗方式。

2. 低流量　查看流量与管路，<2L/min 的流量，是否有紧急血栓事件，管路是否打折。

3. 机器故障与处理

（1）系统停机：夹闭循环，取出离心泵头，放入手摇泵内启用；根据停机之前转速，维持手摇泵在相应的转速刻度；检查 ECMO 电源连接情况，重启主机；如 ECMO 主机无法工作，启动备机，将离心泵头安放至电动泵，启动 ECMO 运转；再次核查 ECMO 情况。

（2）离心泵故障：离心泵工作异常，表现为嗡鸣声、泵头异响等。长时间 ECMO 运转，离心泵过热，泵头故障，应每日定期检查 ECMO 运转情况包括离心泵运转情况。如出现故障，ECMO 转速调至"0"，停机，手摇泵驱动，更换离心泵或启用备机，再次运转 ECMO，观察运行情况。

（3）膜肺故障：膜肺后管路血液颜色不鲜红；膜肺后可见大量、多处血栓；膜肺后血气分析 CO_2 清除降低，膜肺后血氧饱和度明显降低；膜肺前后压力差明显增加（>50mmHg）；血浆渗漏，从膜肺排气口处排出黄色泡沫状液体。应每日监测膜肺后血气、压力的变化。排除气源因素影响；规范抗凝，减少膜肺后血栓形成；如膜肺后 PaO_2 < 200mmHg 或血氧饱和度 < 95%（供气 FiO_2 100%），需考虑更换膜肺；若出现血浆渗透，及时更换膜肺。

（4）气源故障：患者血氧下降，血气分析提示低氧及 CO_2 升高；心率加快、血压升高或降低；膜肺后血色变暗；空氧混合器长鸣。可能原因是设备带气源压力不足，空氧混合器损坏、漏气，氧气瓶供气故障。应迅速更换气源（接口）或更换新的氧气瓶。

（5）泵后管路漏血：出现失血性休克表现（心率加快、血压降低、升压药明显增量）；发现泵管后管路有出血；相同转速下，ECMO 流量减低。可能原因是三通、猪尾管破裂，锐气损伤 ECMO 管路。应管钳夹闭破裂配件（三通、猪尾管等）的管路两端，更换配件，输血支持，软管损伤较小的可用无菌骨蜡修补。

（6）变温水箱硬件故障：低体温表现，体表温度降低，心率减慢；变温水箱显示实际温度与设置温度不符合。可能是变温水箱硬件故障，应更换变温水箱。

（7）流量探测报警：流量监测信号显示异常，提示"SIG（即流量探测故障）"，可能是流量监测槽内超声触面胶（耦合剂）干燥。建议 3 天更换一次超声触面胶。出现故障，对于自身肺功能极差的患者，应加深镇静，上调呼吸机参数至纯氧，尽量维持每分钟通气量 >2L/min，备好抢救药品；迅速下调 ECMO 转速至 1500r/min，管钳夹闭离心泵与膜肺间管路，下调 ECMO 转速至"0"，待监测界面显示为"0"后打开离心泵锁定固件，快速擦拭且清除干涸的超声触面胶并重新涂抹；重新置于离心泵中并固定，快速上调 ECMO 转速至 1500r/min 并松开管钳，快速恢复至原转速，待稳定后下调呼吸机参数至原水平。

（8）气栓：ECMO 管路内进入气体，多始于离心泵头负压端；ECMO 离心泵里可见气体，伴血沫形成及异响；ECMO 流量突然明显降低或无流量；如出现大量气体，气体有可能会出现于灌注端管路。可能是因离心泵前（负压端）各连接处（三通、接头等）出现松动或裂痕；ECMO 转速过大，导致引流端负压过高；与负压端进行输液、CRRT 等操作相关，此过程中各接头连接不紧密，导致气体进入。应第一时间夹闭膜肺后管路，ECMO 调整转速至"0"，迅速调整呼吸机参数及血管活性药，维持患者生命体征，并随时准备抢救。气体滞留泵头，Maquet 机器的处理方法：拆下离心泵，依靠重力将气体排至膜肺前，打开黄色排气帽，重新固定膜肺前各连接三通，安装离心泵，转速调至 1500r/min，打开夹闭管钳，转速调至所需转速，建议不超过 4500r/min，待膜肺前气体全部排出后，安装黄色排气帽。

第二十节 自动体外除颤

电除颤仪是应用电击来抢救和治疗心律失常的一种医疗电子设备，尤其是对心室颤动的抢救起到关键作用。心脏电除颤又称心脏电复律，临床上分为非同步电复律和同步电复律。

【操作目的及意义】

临床上利用电除颤仪发出高能量短时限脉冲电流通过心肌，使所有的心肌纤维瞬间同时除极而迅速终止异位心律，然后由窦房结或房室结发放冲动，从而恢复有规律的、协调一致的收缩，使之转复为窦性心率，用以纠正各种心律失常。通过自动体外除颤（AED），纠正、治疗心律失常、心室颤动、无脉性室性心动过速，恢复窦性心率，挽救伤员生命。

【操作步骤】

1. 评估患者并解释

（1）评估：患者的年龄、病情、意识状态、心理状况及配合程度等。

（2）向患者及家属解释电除颤的目的、方法、注意事项及配合要点。

2. 操作准备

（1）护士准备：①仪表端庄，衣帽整洁，卫生手消毒，戴口罩。②除颤仪处于完好备用状态。

（2）患者准备：注意保暖，做好思想准备，愿意配合。

（3）物品准备：除颤仪、导电糊或生理盐水纱布、手消毒液、特别护理记录单、纱布两块、医用垃圾桶、生活垃圾桶。

（4）环境准备：周围环境清洁、安静，关闭门窗。

3. 操作方法（图 3 - 20 - 1）

（1）备齐物品，迅速携用物至床旁。

（2）除颤前监测患者心电示波，必要时遵医嘱给予药物，以提高心室颤动阈值。

（3）戴橡胶手套。

（4）确定心电示波为心室颤动波，查看患者胸前皮肤无多毛，无破损，无潮湿，电极片已避开除颤部位。

（5）将左臂外展。

（6）取下电极板，均匀涂抹导电糊。

图 3 - 20 - 1　自动电除颤

（7）打开除颤仪开关。

（8）确认电复律方式为非同步方式，遵医嘱选择能量（单向波一般选择 200 ~ 360J，双向波一般选择 150 ~ 200J）。

（9）将两个电极分别放在患者的心尖和心底部，电极板分别放于心尖部（左侧腋中线第 5 ~ 6 肋间）和心底部（胸骨右缘第 2 ~ 3 肋间）。正极放于患者左乳头外侧，电极板上缘距腋窝 7cm 左右；负极放于患者右上胸壁锁骨上方。用较大压力尽量使胸壁与电极板紧密接触，以减少肺容积和电阻，保证除颤效果。

（10）再次观察心电示波。

（11）嘱其他人员离开患者床边，操作者充电至所需能量后，两手拇指同时按压放电按钮电击除颤。

（12）放电后立即观察心电示波，进行 5 个循环 CPR。了解除颤效果，必要时再次除颤。检查患者心律，根据需要重复进行电击及 CPR。

（13）关机，继续给予心电监护。

（14）用纱布擦拭患者除颤部位的导电糊，并观察除颤部位的皮肤有无红肿、灼伤。

（15）脱手套。

（16）为患者整理衣物、床单位，安慰患者。

（17）取另一块纱布擦拭除颤仪的电极板，将电极板归位。

（18）除颤仪核查、消毒、充电，使之处于完好备用状态。

（19）垃圾分类处理。

（20）卫生手消毒，记录。

4. 操作评价

（1）清醒患者了解操作目的及意义，能够配合。

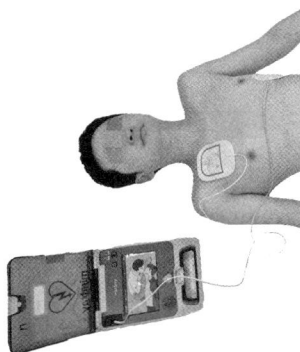

（2）严格执行查对制度，操作规范，达到治疗目的。

（3）心律失常得到纠正，除颤有效。

（4）除颤部位无红肿及灼伤。

【操作重点及难点】

（1）除颤前确定患者除颤部位无潮湿、无敷料、无破损。如患者戴有植入性起搏器应注意避开起搏器部位至少 10cm。

（2）除颤前确定周围人员无直接或者间接与患者接触。

（3）操作者身体不能与患者接触，不能与金属类物品接触。

（4）动作迅速、准确。

（5）保持除颤器完好备用。

（6）除颤时最好将患者置于抢救设备齐全的抢救室或监护室。

（7）可与胸外按压交替进行。

（8）除心室颤动、心室扑动用非同步电除颤外，其余全部用同步电复律。

（9）心室颤动来不及连接导线时，除颤后两个电极板不离开胸壁，直接观察心电示波情况。

【注意事项】

1. 适应证

（1）非同步电复律：①心室颤动。②心室扑动。③快速室性心动过速伴血流动力学紊乱，QRS 波增宽不能与 T 波区别者。

（2）同步电复律：①新近发生的心房扑动或心房颤动，在去除诱因或使用抗心律失常药物后不能恢复窦性心律者。②室上性心动过速，非洋地黄中毒引起，并对迷走神经刺激或抗心律失常治疗无效。③室性心动过速，抗心律失常治疗无效或伴有血流动力学紊乱者。

2. 禁忌证

（1）缓慢心律失常伴病态窦房结综合征的异位性快速心律失常。

（2）洋地黄过量引起的心律失常（除心室颤动外）。

（3）严重低钾血症。

（4）心房颤动持续一年以上，长期心室收缩频率慢，心脏明显增大，心房内有新鲜血栓形成或近 3 个月有栓塞史。

（5）病史多年，伴有高度或完全性房室传导阻滞的心房颤动、心房扑动和房性心动过速。

（6）不能耐受转复后长期抗心律失常药物的治疗者。

3. 其他

（1）若心电显示为细颤，应坚持心脏按压或用药，先用 1% 肾上腺素 1ml

静脉推注，3～5分钟后可重复一次，使细颤波转为粗波后方可施行电击除颤。

（2）电击时电极要与皮肤充分接触，勿留缝隙，以免发生皮肤烧灼。

（3）触电早期（3～10分钟内）所致的心搏骤停，宜先用利多卡因100mg静脉注射。

（4）许多患者方面因素和操作因素将影响除颤的结局。患者方面的因素包括除颤前心室颤动和CPR的时间、心肌的功能状态、酸碱平衡、缺氧和应用某些抗心律失常药。

（5）除颤成功率有时可经应用某些药物（如肾上腺素）而提高。

（6）影响操作成功的因素包括时间、除颤电极位置、电能水平和经胸阻抗等。

（7）正确选择电极板大小：成人电极板直径10～13cm，婴儿4～5cm，儿童8cm。

（8）电极板的放置位置有两种：一种是前侧位，即一个电极板放在心尖部，另一个放在胸骨右缘第2～3肋间；另一种是前后位，即一个电极板放在患者背部左肩胛下区，另一个放在胸骨左缘3～4肋间，此种部位通过心脏的电流较多，电能量需要减少1/2，成功率高于前者，并发症亦可减少。这是公认的择期复律患者电极板放置的最佳方式。

【操作并发症及处理】

1. 心律失常

（1）大多心律失常在数分钟后可自行消失，无须特殊处理。

（2）对频发室性早搏、室早二联律和短暂室性心动过速，应遵医嘱使用抗心律失常药物，如利多卡因静脉注射治疗。

（3）若发生室性心动过速和心室颤动，可再行电击复律，并与胸外按压交替进行，如已复律，应立即检查有无有效脉搏。

2. 栓塞和低血压

（1）有栓塞史的患者，复律前后宜进行抗凝治疗两周，以防新生成的血栓在转复时脱落。

（2）电复律后出现低血压，一般无须特殊处理。若血压下降明显和持续时间长，遵医嘱使用多巴胺等升压药。

3. 心肌损伤

（1）尽可能用最低有效电量，电极板不能放置在起搏器上，应距离起搏器的脉冲发生器的位置不少于10cm，并尽量用前后位放置电极板。

（2）持续长时间ST段抬高，心肌酶也明显升高，则常提示心肌损伤，给予营养心肌治疗，同时监测心律失常或心力衰竭。

4. 皮肤灼伤

（1）电极板放的位置要准确，与患者皮肤密切接触，导电糊涂满电极板的边缘，以免烧伤皮肤。

（2）保持除颤两电极板之间皮肤干燥，避免导致穿越心脏的电流减少引起复律失败。

（3）如出现轻度红斑、疼痛或肌肉痛，一般 3～5 日可自行缓解，不需处理。重者按灼伤进行局部消毒换药处理。

5. 肺水肿　可适当应用血管扩张剂、利尿剂和强心苷类药物。

图 3-20　AED 的使用方法

第二十一节　鼻空肠管置管术

鼻空肠管是一种由鼻腔插入，经咽部、食管、胃，置入十二指肠或空肠，用于肠内营养输注的管道。

【操作目的及意义】

（1）鼻空肠管置管术是将导管插入胃肠道，给患者提供必需的食物、营养液、水及药物的方法，是临床中提供或补充营养的极为重要的方法之一。

（2）对下列不能自行经口进食患者以鼻空肠管供给食物和药物，以维持患者营养和治疗的需要。①昏迷患者。②口腔疾患或口腔手术后患者，上消化道肿瘤等引起吞咽困难患者。③不能张口的患者，如破伤风患者。④其他患者，如早产儿、病情危重者、拒绝进食者等。

【操作步骤】

（一）徒手盲插置管法

1. 评估患者并解释

（1）评估：患者的年龄、病情、意识状态、生命体征、现病史、既往史、心理状态及了解鼻饲的相关知识。

（2）专科评估：营养风险筛查评分、鼻咽及口腔情况、吞咽及呛咳反射、误吸风险、消化道相关疾病（食管/胃底静脉曲张、气道/食管瘘、胃肠道手术情况）、出凝血功能等。

（3）解释：向患者及家属解释鼻空肠管留置的目的、重要性、注意事项及配合技巧等。

（4）签署知情同意书。

2. 操作准备

（1）护士准备：①鼻空肠管的置管需由 2 名均经过鼻空肠管置管相关知识

培训的临床护士共同完成。②仪表端庄，衣帽整洁，洗手，戴口罩。

（2）患者准备：①患者注意保暖。②禁食与胃肠减压：置管前 6~8 小时开始禁食或进行胃肠减压。③促胃肠动力药物的使用：置管前 10 分钟静脉注射甲氧氯普胺注射液或置管前 30 分钟肌内注射，剂量为 10~20mg，对于肾功能不全的患者推荐使用量为 10mg。④测量和标记：置管前需要做 3 个标记。测量前额发际线至剑突的距离，标记为第一刻度；在第一刻度的基础上加 25cm 为到达幽门附近的深度，标记为第二刻度；在第二刻度的基础上再增加 25cm 为鼻空肠管到达十二指肠与空肠交界处附近的深度，标记为第三刻度，此时的第三刻度即为最终的置管深度。

（3）物品准备：①治疗车上层。鼻空肠管、治疗盘（内盛棉签、碘伏、甲氧氯普胺注射液 1 支、胶布、pH 试纸）、压舌板、纱布、无菌圆碗、5ml 和 50ml 注射器各 1 支、生理盐水 500ml、无菌治疗巾、手电筒、听诊器、手消毒液、医嘱单、无菌手套、管路标识、温开水适量（也可取患者饮水壶内的水），按需备漱口或口腔护理用物及松节油。②治疗车下层。利器桶、生活垃圾桶、医疗垃圾桶。

（4）环境准备：周围环境清洁、安静，光线、温湿度适宜。

3. 操作方法

（1）卫生手消毒，戴口罩，操作者备齐物品推车至床旁。

（2）两种方式核对患者身份信息。

（3）患者取半卧位，颌下铺治疗巾，置弯盘，检查并清洁鼻腔。

（4）戴无菌手套。

（5）润滑鼻空肠管：在无菌圆碗中倒入生理盐水，注射器抽吸生理盐水预冲管腔，检查管路通畅情况，将鼻空肠管浸润在圆碗中 2~3 分钟，以激活鼻空肠管管壁的水活性润滑成分，固定导丝并关闭侧孔。

（6）将导管头端置入胃腔：经鼻腔置入鼻空肠管，插至会咽部（10~15cm）稍停，清醒患者做吞咽动作，对于昏迷患者协助其下颌贴近胸骨柄，使鼻空肠管顺利通过会咽部。将导管插入至第一记号处，至少采用两种方法确认导管进入胃内（导管抽出胃液或听诊有气过水声以证实导管在胃内）。

（7）推送鼻空肠管头端通过幽门：一名护士持笔试利用患者肠蠕动缓慢推送导管，另一名护士经鼻空肠管向胃内注入空气，注气量以每千克体重 10ml 为宜，最多不超过 500ml；注入空气可使胃产生容受性扩张，诱导排空反射，促使导管头端通过幽门；导管在通过幽门时有一定阻力，通过后稍有落空感，导管置入第二个标记处。由导管尾孔回抽见金黄色十二指肠液；或抽取肠液测 pH > 7。听诊法是向导管内注入空气，并依次听诊剑突下—右肋腹—左肋腹，闻及逐渐增强的气过水声可初步判断导管已过幽门则表明导管已通过幽门进入十二指肠。继续缓慢推送导管至 105cm 以上，此时的第三刻度即为最终的置管深度（图 3 - 21 - 1）。

（8）拔除导丝，生理盐水 20ml 脉冲式冲管，封闭导管末端各腔。

（9）固定　采用 Y 字形 + 高举平台法（图 3 - 21 - 2）。

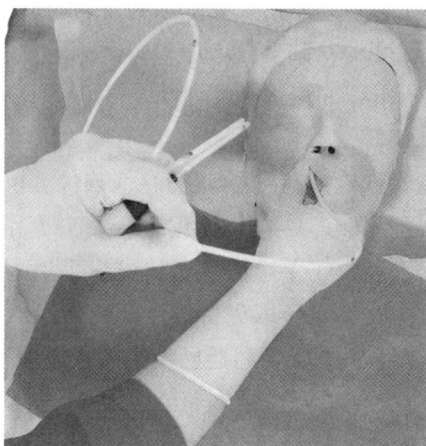

图 3 - 21 - 1　徒手盲插鼻空肠管技术　　　图 3 - 21 - 2　鼻空肠管固定法

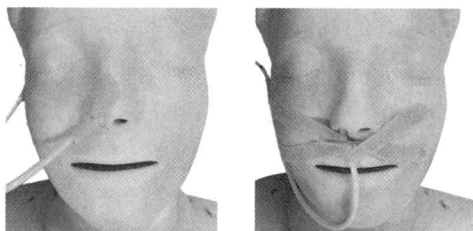

（10）标识　将填写好管道名称、刻度及置管日期的标识贴于导管末端处。

（11）脱手套，洗手。

（12）取舒适体位，整理床单位，再次核对患者信息，清醒患者询问感受，向患者和家属交待注意事项。

（13）整理用物：推车回处置室，垃圾按要求分类处理。

（14）洗手，记录。

4. 操作评价

（1）置管后位置判断：腹部平片是判断鼻空肠管末端位置的"金标准"。鼻空肠管留置成功的腹部平片主要具有以下特征：①鼻空肠管在腹部呈"左—右—左"的走势，并伴有螺旋式下降。②在脊柱右侧形成十二指肠环，呈"C"形且导管下降高度 >1 个锥体。③导管远端位于左下腹，远离胃腔轮廓之外。

（2）插入动作轻、柔，无黏膜损伤，患者无不适。

（3）导丝拔出过程顺畅，外观上无明显折痕。

（4）真空实验　注水 10ml 后迅速回抽，回抽量少于 3ml。

（5）pH 试纸测定，监测回抽液 pH，碱性提示位于空肠内。

【操作步骤】

（二）超声引导下置管法

1. 评估患者并解释

（1）评估：患者的年龄、病情、意识状态、生命体征、现病史、既往史、心理状态及了解鼻饲的相关知识。

（2）专科评估：营养风险筛查评分、鼻咽及口腔情况、吞咽及呛咳反射、误吸风险、消化道相关疾病（食管/胃底静脉曲张、气道/食管瘘、胃肠道手术情况）、出凝血功能等。

（3）操作前宜采用超声评估：①食管。选用线阵探头，探头标志点朝向患者右侧，沿胸骨上窝偏患者左侧进行扫查，可见"气管、食管、颈动脉"解剖结构在超声屏幕中呈倒立三角形，食管位于气管、颈动脉之间。②胃窦位置、大小、胃内容物性状及胃窦运动状况，选用凸阵探头在剑突下探查，探头标记点指向头部，获取胃窦短轴切面。③十二指肠球部位置。位于胆囊后下方、胰头上方、胆总管、门静脉及下腔静脉的前方。④十二指肠水平部。位于在腹主动脉、下腔静脉、肠系膜上动脉、肠系膜上静脉之间。

（4）解释：向患者及家属解释鼻空肠管留置的目的、重要性、注意事项及配合技巧等。

（5）签署知情同意书。

2. 操作准备

（1）护士准备：①鼻空肠管的置管需由2名均经过鼻空肠管置管及超声相关知识培训的临床护士共同完成。②仪表端庄，衣帽整洁，洗手，戴口罩。

（2）患者准备：①患者注意保暖。②禁食与胃肠减压：置管前6~8小时开始禁食或进行胃肠减压。③测量和标记：置管前需要做3个标记。测量前额发际线至剑突的距离，标记为第一刻度；在第一刻度的基础上加25cm为到达幽门附近的深度，标记为第二刻度；在第二刻度的基础上再增加25cm为鼻空肠管到达十二指肠与空肠交界处附近的深度，标记为第三刻度，此时的第三刻度即为最终的置管深度。

（3）物品准备：①治疗车上层。鼻空肠管、压舌板、纱布、无菌圆碗、50ml注射器、生理盐水500ml、无菌治疗巾、手电筒、手消毒液、医嘱单、无菌手套、管路标识。②治疗车下层。利器桶、生活垃圾桶、医疗垃圾桶。③另备。彩色多普勒超声诊断仪、医用超声耦合剂。

（4）环境准备：周围环境清洁、安静，光线、温湿度适宜。

3. 操作方法

（1）卫生手消毒，戴口罩，操作者备齐物品推车至床旁。

（2）两种方式核对患者身份信息。

（3）患者取半卧位，颌下铺治疗巾，置弯盘，检查并清洁鼻腔。

（4）戴无菌手套。

（5）润滑鼻空肠管：在无菌圆碗中倒入生理盐水，注射器抽吸生理盐水预冲管腔，检查管路通畅情况，将鼻空肠管浸润在圆碗中 2~3 分钟，以激活鼻空肠管管壁的水活性润滑成分，固定导丝并关闭侧孔。

（6）鼻空肠管置入食管及超声定位：①经鼻腔置入鼻空肠管，插至会咽部（10~15cm）稍停，清醒患者做吞咽动作，对于昏迷患者协助其下颌贴近胸骨柄，使鼻空肠管顺利通过会咽部。②鼻空肠管置入食管，超声定位鼻空肠管置入体内约30cm时，患者头向后仰，转向右侧，充分暴露左颈部，选择超声线阵探头，横向放置于左侧甲状腺水平位置进行扫描（图 3-21-3a），超声图像可显示食管、气管、颈动脉三者位置呈倒三角形（图 3-21-3b），此时在食管腔内观测到鼻空肠管高回声亮点；旋转线阵探头 90°（图 3-21-3c），食管腔内可见两条平行的高回声线，即"双轨征"（图 3-21-3d），纵切面有导管的轨道征象，由此可确定鼻空肠管在食管内，继续置入鼻空肠管至第一刻度（胃内）。③鼻空肠管置入幽门及超声定位：鼻空肠管至第一刻度（胃内）处，协助患者取右侧卧位。缓慢置入鼻空肠管到达第二刻度处（幽门附近），此时将超声凸阵探头置于患者剑突下，探头标记点朝向头侧，探查胃窦短轴，逆时针旋转探头，探头标记点朝向患者右侧，沿患者右侧肋缘下移动，探查胃窦长轴（图 3-21-4a），判断鼻空肠管是否表现为"双轨征"（图 3-21-4b）。继续向患者右侧移动探头，追溯胃窦至幽门，可依次观察幽门管及十二指肠球部起点（图 3-21-4c~d）。若难以观察，快速注入生理盐水 15ml，幽门处呈现"云雾征"（图 3-21-5）并向右侧扩散，提示鼻空肠管穿过幽门。④置入空肠：继续将鼻空肠管缓慢置入至第三刻度处（十二指肠与空肠交界处）。

（7）拔除导丝，生理盐水 20ml 脉冲式冲管，封闭导管末端各腔。

（8）固定：采用 Y 字形 + 高举平台法。

（9）标识：将填写好管道名称、刻度及置管日期的标识贴于导管末端处。

（10）脱手套，洗手。

（11）取舒适体位，整理床单位，再次核对患者信息，清醒患者询问感受，向患者和家属交待注意事项。

（12）整理用物：推车回处置室，垃圾按要求分类处理。

（13）洗手，记录。

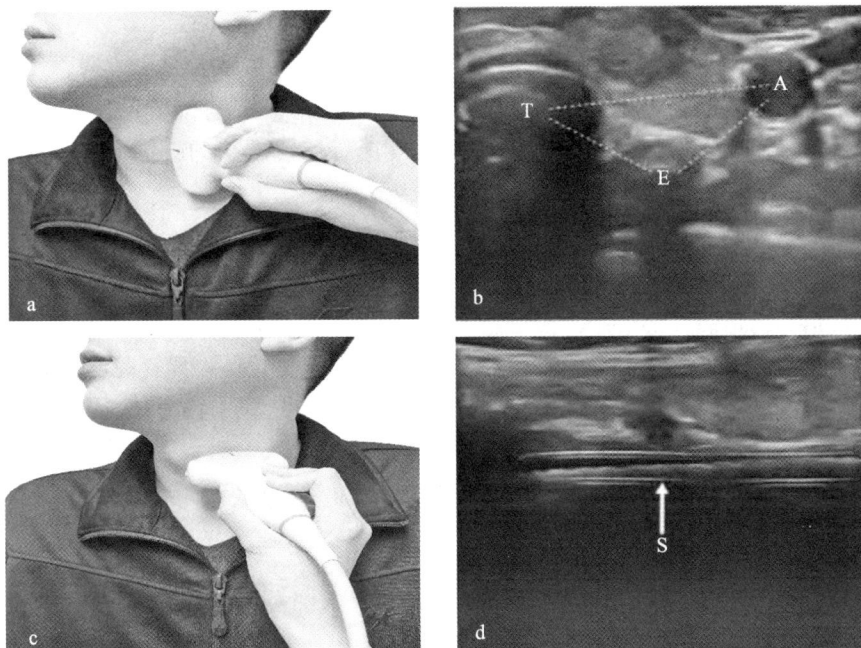

图 3 - 21 - 3 鼻空肠管食管定位：a：食管横切探头摆放；b：食管横切图像：气管、呈倒
三角形（E）；c：食管纵切探头摆放；d：食管"双轨征"（S）

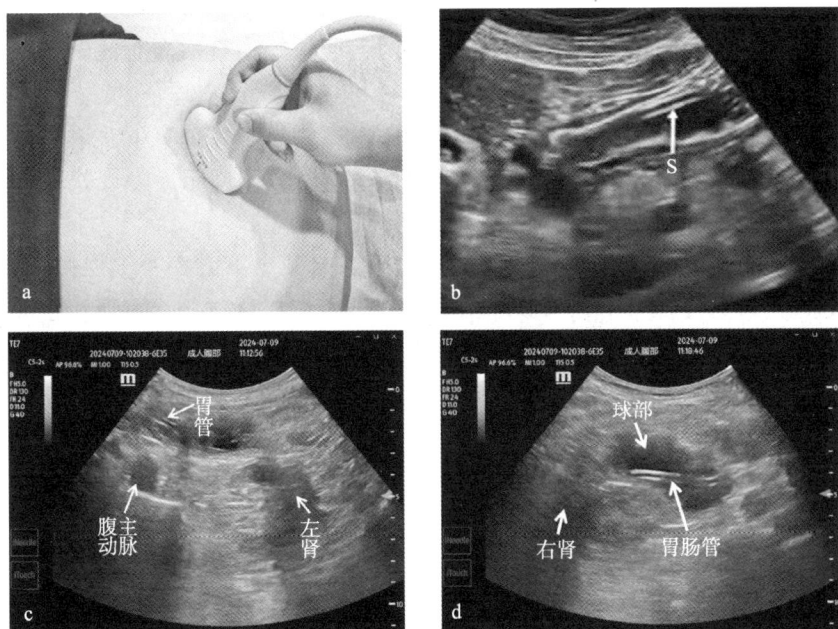

图 3 - 21 - 4 鼻空肠管腹部定位：a：胃窦长轴的探头摆放；b：鼻空肠管"双轨征"：
纵切面有导管（S）的轨道征象；c~d：十二指肠球部影像

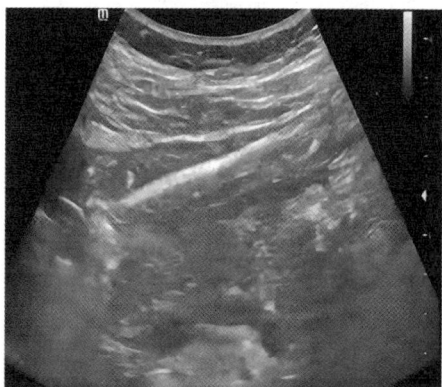

图 3-21-5　"云雾征"

4. 操作评价

（1）置管后位置判断：腹部平片是判断鼻空肠管末端位置的"金标准"。鼻空肠管留置成功的腹部平片主要具有以下特征：①鼻空肠管在腹部呈"左—右—左"的走势，并伴有螺旋式下降。②在脊柱右侧形成十二指肠环，呈"C"形且导管下降高度 >1 个锥体。③导管远端位于左下腹，远离胃腔轮廓之外。

（2）插入动作轻、柔，无黏膜损伤，患者无不适。

（3）建议放置鼻空肠管前患者先抬高床头 30°，宜取右侧 45°卧位。

【操作重点及难点】

（1）严格执行查对制度，操作规范，达到治疗目的。

（2）妥善固定导管：是防止导管移位、脱出和非计划拔管，同时还要兼顾患者舒适度、减少胶布粘贴对皮肤损伤的原则。

（3）每日更换固定胶布，检查鼻面部皮肤情况。胶布及固定位置有潮湿、松动，应随时更换。

（4）在鼻空肠管置入深度 25cm 左右时，通过超声获取食管短轴切面，判断鼻空肠管是否进入食管。

（5）当鼻空肠管置入深度为 70~80cm 时，将超声在剑突下获取胃窦、幽门管、十二指肠球部图像；当探头与幽门管平行时，可见胆囊附近处形似"倒8"的幽门管征象，在幽门扩张时及时送管。

（6）将超声探头置于右锁骨中线与肋下缘交叉点下方探查十二指肠球部，可通过超声多角度探查十二指肠球部肠腔内是否存在鼻空肠管声影，亦可快速注水 20ml，沿鼻空肠管走向会呈现鼻空肠管声影增强。

（7）经鼻空肠管注水或者少量注气，可增强回声强度，改善营养管的可视化效果。

【注意事项】

1. 适应证

（1）吞咽和咀嚼困难。

（2）意识障碍或昏迷。

（3）消化道瘘。

（4）短肠综合征。

（5）肠道炎性疾病。

（6）急性胰腺炎。

（7）高代谢状态。

（8）慢性消耗性疾病。

（9）纠正和预防手术前后营养不良。

（10）特殊疾病。

2. 禁忌证　麻痹性和机械性肠梗阻、消化道活动性出血及休克均是肠内营养的禁忌证。严重腹泻、顽固性呕吐也应当慎用。

3. 其他

（1）鼻空肠管的置管需由 2 名均经过鼻空肠管置管及超声相关知识培训的临床护士共同完成。

（2）对于患有传染性疾病的患者，要求采取有效的隔离与预防措施。

（3）环境准备：环境宽敞明亮，温度（24.0±1.5）℃及相对湿度 30%～60%。

（4）在置管过程中常规监测患者的心率、血压、血氧饱和度及呼吸频率等生命体征，密切观察置管并发症。

（5）采用弹性胶布固定鼻空肠营养管，至少 8～12 小时一次评估管路固定处皮肤和黏膜受压情况。

（6）鼻饲前确保鼻空肠管刻度无变化，进行口鼻腔清洁、喂养及注药前后使用 20ml 温开水或生理盐水脉冲式冲管。持续喂养时每隔 4 小时冲管 1 次。注入药物需充分研磨溶解。

（7）导丝管理：一旦确定导管位置，则拔除导丝；拔导丝前可适当注水，避免鼻空肠管脱出；导丝不能重新置入，以避免胃肠道穿孔。

【操作并发症及处理】

（1）鼻空肠管置入后新发呕吐、营养液反流或呼吸困难时，应警惕鼻空肠管可能回缩，需要重新评估鼻空肠管的位置。

（2）妥善固定导管：①皮肤黏膜损伤。对于鼻部皮肤完好的患者，首选人字形＋高举平台法固定。高举平台法是顺应导管自然弧度将导管末端固定于同侧耳垂或面颊，可使导管保持自然弯曲、松弛状态，在一定程度上分解导管重力和避免意外牵拉导致的脱管。如果鼻部皮肤、黏膜出现损伤，可避开损伤部位更换为蝶形固定＋高举平台法。②常规情况下宜每 24～48 小时更换胶布及固定位置；有潮湿、松动，应随时更换。

（3）堵管及移位或脱出：受肠道蠕动特别是逆蠕动的影响，更容易出现体内移位和脱管情况，留置期间应重点关注。怀疑导管移位时，首先应暂停喂养，确认导管头端位置；如果确认导管发生移位或脱出，应及时调整或更换导管。

（4）堵管的预防及处理：①预防堵管首先需落实规范冲管。持续喂养时，每4小时使用脉冲式方法冲管1次，冲管液可使用20~30ml生理盐水、灭菌注射用水或温开水。间断喂养时，喂养前后、注药前后及导管夹闭时间超过24小时时，均应进行冲管。②米曲菌胰酶对管腔内凝固的蛋白有一定的溶解作用，5%碳酸氢钠溶液可分解残留的药物沉渣，因此，喂养结束后用5%碳酸氢钠溶液或米曲菌胰酶溶液脉冲式封管，可以降低鼻空肠管的堵管发生率。堵管的常见原因包括外露段扭曲折叠、肠内段反折、喂养管内径过小、营养液黏稠、输入速度过慢、不适当给药、蛋白质凝固等。③为减少堵管发生，建议鼻空肠管喂养宜选用黏稠度适中、细腻、易吸收的肠内营养配方制剂，药物不得混于营养液中进行管饲；注入固态药物时，要先充分研磨、溶解后再注入，同时注意药物之间的配伍禁忌，以减少药物颗粒沉积管壁堵塞管道。④如果发生导管堵塞，可使用注射器连接三通反复抽吸，也可使用药物疏通；但禁止直接插入导丝疏通导管，以免造成导管破裂或黏膜损伤。⑤疏通管路失败时，应拔除导管。

第二十二节　主动脉内球囊反搏术的配合

主动脉内球囊反搏（IABP）术是指经动脉系统置入一根带气囊的导管到左锁骨下以远、肾动脉以上的降主动脉内，通过在心脏舒张期充气、收缩期放气的方式，达到对心脏辅助的作用。

【操作目的及意义】

（1）评估IABP可以降低左室后负荷：球囊在心脏收缩、主动脉瓣开放前瞬间迅速完成排气，使主动脉内瞬间减压，左心室射血阻力（左心室后负荷）同时降低，心排血量增加。

（2）提高舒张压，增加冠状动脉灌注：当心室舒张时，主动脉瓣关闭，球囊立即充气。由于球囊的挤压，产生反搏作用，将主动脉血逆流向挤压至主动脉根部，使近端主动脉舒张压升高，而舒张期冠脉阻力最小，舒张压升高后，缺血心肌的供血改善。

【操作步骤】

1. 评估患者并解释

（1）评估：①患者的病情、治疗情况、用药史、过敏史及禁忌证。②患者的意识状态、心理状态、合作程度及了解手术的相关知识。③IABP应用的血流动力学指征。

（2）解释：协助医生根据病情向患者及家属交待 IABP 的必要性和重要性，介绍手术大致过程及可出现的并发症，争取尽早实施 IABP 术，以免错过最佳抢救时机。向患者及家属解释 IABP 的目的、方法、注意事项。

2. 操作准备

（1）护士准备：仪表端庄，衣帽整洁，洗手，戴口罩。

（2）患者准备：①患者注意保暖。②检查双侧足背动脉、股动脉搏动情况并做标记；听诊股动脉区有无血管杂音。完善血常规及血型、尿常规、出凝血时间等相关检查，必要时备血。③股动脉穿刺术区备皮。给予留置导尿，建立静脉通路，以备术中急用。④术前常规遵医嘱给予抗血小板聚集药物与地西泮等镇静药物。⑤备齐术中用物、抢救物品、器械和药品。

（3）物品准备：①IABP 机器及其所用氦气、压力传感器。②IABP 导管（IABP 导管有 30ml、40ml、50ml 3 种规格。30ml 导管适用于身高 147 ~ 162cm，体表面积 < 1.8m^2；40ml 导管适用于身高 162 ~ 182cm，体表面积 > 1.8m^2；50ml 导管适用于身高 >182cm，体表面积 > 1.8m^2）。③肝素生理盐水（生理盐水 500ml + 肝素钠 100mg）。④其他：穿刺包，加压袋（保持压力 300mmHg），弹力绷带，5ml、10ml、20ml 和 50ml 注射器各 1 支，碘酒，酒精，无菌手套，2% 利多卡因，无菌洞巾及无菌单。

（4）IABP 机器准备：接通主机的电源；打开氦气开关，确认氦气的工作压力符合要求；连接触发反搏的心电图电极，电极片的位置应当放到患者体表能够获得最大 R 波并且其他波形和伪波最小的位置；主机开机；将监测主动脉压力的传感器与主机相连接；压力传感器接三通，分别连接已加压至 300mmHg 的肝素生理盐水和压力延长管；压力延长管肝素盐水冲洗后通大气，IABP 机器压力调零键按压 2 秒压力调零。

（5）环境准备：周围环境清洁、安静，光线、温湿度适宜。

3. 操作方法

（1）卫生手消毒，戴口罩，操作者备齐物品推车至床旁。

（2）两种方式核对患者身份信息。

（3）患者取平卧位。

（4）术前准备：由助手协助，术者穿手术衣，戴无菌手套，打开穿刺包。

（5）预充导管：用 50ml 注射器回抽真空；肝素盐水冲洗中心腔，排出空气；用导管体外测量穿刺处到胸骨柄的距离并标记。

（6）局部麻醉：协助术者用 5ml 注射器抽吸 2% 利多卡因在穿刺部位行局部麻醉。

（7）置管：由术者进行穿刺，协助者戴无菌手套。在术者穿刺过程中协助者密切观察患者生命体征的变化。

（8）使用穿刺套件穿刺股动脉，送入导丝至主动脉弓部，血管扩张器扩张后送入鞘管；将 IABP 导管中心腔穿过导丝，经鞘管缓慢送至左锁骨下动脉开口远端 1～2cm 处（气管隆突水平），撤出导丝；无鞘球囊导管比较细，可以减小对股动脉血流的影响，应用无鞘球囊导管时，先用血管扩张器扩张血管，再用止血钳扩张皮下组织，经导丝直接送入球囊导管，如果皮下脂肪厚度超过 5cm 不推荐用无鞘球囊导管。

（9）经中心腔回抽血液 3ml 并肝素盐水冲洗，连接已调零压力延长管，球囊导管腔连接氦气管；选择自动模式、1:1 反搏比例，启动反搏。

（10）缝合固定氦气管之 Y 形端。

（11）标注置管日期及置管长度。

（12）协助者脱手套取舒适体位，整理床单位，再次核对患者信息，清醒患者询问感受，向患者和家属交待注意事项。

（13）整理用物：推车回处置室，垃圾按要求分类处理。

（14）洗手，记录。

（15）主动脉内球囊反搏导管撤除步骤：逐步减少反搏的辅助比例，从 1:1 减少到 1:2 最终到 1:4。脱离的过程要小于 60 分钟。如果时间延长，可以在每小时内采用 1:1 比例辅助 5 分钟。如果在 1:4 比例辅助下患者的血流动力学稳定则拔出主动脉内球囊反搏导管；逐渐减少抗凝剂的应用，在拔出主动脉内球囊反搏导管前 4 小时停止用肝素，确认凝血活动时间（ACT）＜180 秒或者部分凝血激酶活动时间（APTT）＜40 秒，这样可以将出血的危险性减少到最小；可给予少量镇静药物；剪断固定缝线；关机；将球囊反搏导管与外包的血管鞘一起拔出，让血液从穿刺口冲出几秒或几个心动周期，以便使血块排出，手法压迫＜30 分钟；确认足被压动脉搏动情况；嘱咐患者平卧 12 小时，以避免动脉血管并发症的发生。

4. 操作评价

（1）记录 IABP 前患者生命体征、心率、心律、心排血量、心脏指数等相关指标，以利于术后评价效果。

（2）术中严密监护患者的意识、血压、心率、心律、呼吸等变化，一旦出现紧急情况，积极配合医生进行抢救。

（3）密切监测血小板计数，一般不低于 $150 \times 10^9/L$；防止血栓形成。

（4）注意伤口出血情况及皮肤黏膜、尿液等有无出血。严格卧床休息，适当限制术肢的活动，病情允许者床头摇高不超过 30°，侧卧位时不超过 40°，术肢伸直，避免屈曲。

（5）如床旁置管，术后应立即拍床边胸片，以主动脉弓为解剖标志，确保球囊顶端位于左锁骨下动脉开口远端2cm，位置正确，妥善固定导管。

（6）每小时观察导管外露刻度并登记1次，做好交接班。

【操作重点及难点】

（1）严格执行无菌操作原则。

（2）告知患者穿刺的最佳体位，进针时保持体位不动，以免影响穿刺成功率，取得患者配合。

（3）注意观察IABP并发症的临床表现，如每小时尿量、24小时出入量、双侧足背动脉搏动情况。

（4）IABP置管处每日换药1次，使用消毒液（如2%氯己定溶液）消毒，纱布敷料每2天更换1次，透明敷料每7天更换1次。应完全覆盖穿刺点及缝针处，有渗血应及时更换无菌敷料以防感染。

（5）换药时动作轻柔，避免牵拉导管，造成置管深度改变及导管滑脱。

（6）若穿刺失败，不宜在同侧反复多次穿刺。

（7）IABP治疗期间应注意观察导管内是否出现血液，反搏波形是否正常，如导管内出现血液，反搏波形消失，应立即停机并拔除IABP导管。

（8）影响主动脉内球囊反搏导管使用的因素：反搏触发信号、患者自身因素（>120次/分的窦速、房颤、心房起搏信号干扰）、严重低血压、球囊大小、球囊位置、氦气压力、导管曲折、管道密闭性。

【注意事项】

1. 适应证

（1）急性心肌梗死伴心源性休克。

（2）急性心肌梗死伴机械并发症如急性二尖瓣反流、乳头肌功能不全、室间隔穿孔。

（3）难治性不稳定型心绞痛。

（4）难以控制的心律失常。

（5）顽固性左心衰竭伴心源性休克。

（6）血流动力学不稳定的高危经皮冠状动脉介入治疗患者（如左主干病变、严重多支病变或重度左心室功能不全等）。

（7）冠状动脉旁路手术和术后支持治疗。

（8）心脏外科术后低心排血量综合征。

（9）心脏移植的支持治疗。

2. 禁忌证

（1）重度主动脉瓣关闭不全。

（2）主动脉夹层动脉瘤或胸主动脉瘤。

（3）脑出血或不可逆的脑损害。

（4）严重的主动脉或髂动脉血管病变。

（5）凝血功能异常。

3. 其他

（1）患者卧床休息，肢体制动，插管侧大腿弯曲不应超过 30°，床头抬高也不应超过 30°，以防单管打折或移位。协助做好生活护理和基础护理，定时协助患者翻身、拍背，减少坠积性肺炎及压力性损伤的发生。对意识不清患者还应注意做好安全护理。

（2）每小时使用肝素盐水冲洗测压管道，以免血栓形成，注意严格无菌操作；每小时检查穿刺部位有无出血和血肿情况；每小时观察患者足背动脉搏动情况，注意观察皮肤的温度和患者自我感觉情况。

（3）持续监测并记录患者生命体征、意识状态、尿量、心排血量、心脏指数、心电图变化（主要是反搏波形变化情况）、搏动压力情况等，观察循环辅助的效果，如出现异常及时通知医生。

（4）仔细观察及发现反搏有效的征兆。反搏满意的临床表现为患者神志清醒、尿量增加、中心静脉压和左心房压在正常范围内、升压药物剂量大幅度减少甚至完全撤除。反搏时可见主动脉收缩液降低而舒张波明显上升是反搏辅助有效的最有力证据。

（5）遵医嘱进行血、尿等实验室检查，及时报告医生检查结果。

（6）血流动力学稳定后，根据病情逐渐减少主动脉球囊反搏比率，最后停止反搏，进行观察。每次变换频率间隔应在 1 小时左右，停止反搏后戴管观察时间不可超过 30 分钟，以免发生 IABP 导管血栓形成。

（7）抗凝管理：推荐采用有选择的抗凝方案，若患者发生围手术期心肌缺血、房颤、瓣膜置换、持续血滤以及存在血栓形成高危因素（如外周血管病变、女性以及高龄），给予静脉肝素或低分子肝素抗凝，同时密切观察有无皮下出血、瘀斑等情况，及时调整肝素的剂量，必要时停用；禁用肝素的患者可选择阿加曲班等不同抗凝机制的药物，长期应用 IABP 反搏的患者可选择华法林抗凝。

【操作并发症及处理】

（1）下肢缺血：可出现双下肢疼痛、麻木、苍白或水肿等缺血或坏死的表现。较轻者应使用无创主动脉内球囊反搏导管或插入 IABP 导管后撤出血管鞘管；严重者应立即撤出 IABP 导管。

（2）主动脉破裂：表现为突然发生的持续性撕裂样胸痛、血压和脉搏不稳定甚至休克等不同表现。一旦发生，应立即终止主动脉内球囊反搏，撤出 IABP 导管，配合抢救。

（3）感染：表现为局部发热、红、肿、化脓，严重者出现败血症。严格无菌操作和预防性应用抗菌药物可控制其发生率。

（4）出血、血肿：股动脉插管处出血较常见，可压迫止血后加压包扎。

（5）气囊破裂而发生空气栓塞：气囊破裂时，导管内出现血液，反搏波形消失。应立即停止反搏，更换导管。

第二十三节　复温技术操作流程

复温技术是指机体体温逐渐恢复的方法，包括被动复温和主动复温，后者又包括体外复温和体内复温。复温过程中要注意肺水肿、急性肾衰竭、抽搐以及脑出血等合并症。

【操作目的及意义】

（1）遵医嘱提供复温技术，安全协助患者正确地复温。

（2）达到预防、诊断和治疗疾病的作用。

【操作步骤】

1. 评估患者并解释

（1）评估：①患者的病情、年龄、意识状态及治疗情况。②患者是否具有复温的条件，患者颅内压 <20mmHg；影像学检查示脑水肿减轻，鞍上池、侧裂池、桥前池、脑沟等显示良好，中线无明显移位；脑顺应性好，脑血管自动调节功能恢复。③患者的合作程度，有无躁动情况。④患者及家属是否了解复温技术的相关知识。

（2）解释：向患者及家属解释复温技术的注意事项。

2. 操作准备

（1）护士准备：仪表端庄，衣帽整洁，洗手，戴口罩。

（2）患者准备：患者/家属了解复温技术的必要性，知晓复温作用，熟知复温的正确方法和配合要点。

（3）环境准备：周围环境清洁、安静。

3. 操作方法

（1）携用物至患者床旁，核对患者姓名、床号、年龄、腕带信息，为患者取舒适体位。

血管内低温设备（设复温速率为 0.1~0.25℃/h），包裹式冰毯设温度比目标温度高 0.5℃，在 24~48 小时复温到 36.0~37.5℃（图 3-23-1）。

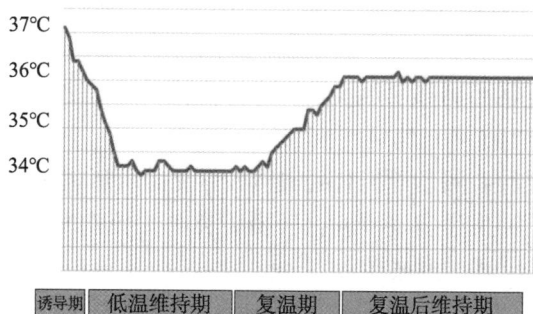

图 3-23-1 复温体温曲线图

（2）将冬眠合剂、咪达唑仑、镇痛药等逐渐减量，加用短效的丙泊酚或右美托咪啶。

（3）先撤除血管内低温设备或体表降温装置（包裹式冰毯模式设置为 normothermia），再停用冬眠合剂等药物，并给患者用普通冰毯。

（4）监测指标：①实时监测生命体征（动脉血压、R、P、血氧饱和度、心电等）、中心静脉压、颅内压（复温阶段易出现颅内压升高，需注意）、脑灌注压、皮肤温度、核心温度（鼻咽、膀胱或直肠）、瞳孔。②每 8 小时监测血气分析（目标使 pH ≥ 7.4，$PaCO_2$ 30~40mmHg，PaO_2 ≥ 80mmHg，K^+ 3.5~4.0mmol/L，因此阶段易出现高钾血症，注意复查血气）。

（5）常温控制阶段：将核心温度控制于 36.0~37.5℃，持续 3~5 天。

（6）告知患者或家属注意事项，处理用物，洗手记录。

4. 操作评价

（1）操作方法正确，监测指标正确。

（2）患者及家属了解复温技术的目的及意义并配合。

（3）给予个性化和精准的治疗，增加舒适度，促进恢复。

【操作重点及难点】

（1）保持机器连接管路的固定与通畅，避免折叠或弯曲，以及温度的设定。

（2）密切监测患者的生命体征、神经功能的恢复情况。

（3）评估复温过程中体温的变化，尽可能缓慢复温。

（4）长时间使用机器，要检查机器工作是否正常。

【注意事项】

1. 适应证

（1）颅脑手术后脑保护。

（2）心搏骤停后高质量目标温度管理患者。

2. 禁忌证

（1）无绝对禁忌证。

（2）相对禁忌证：年老且伴有严重心功能不全或心血管疾病；合并休克，尚未得到彻底纠正；处于全身衰竭状态；严重缺氧尚未纠正。

3. 其他

（1）颅内病变的监测与评估：进行持续脑电监测，观察意识反应，定期神经系统体检。

（2）颅内压监测：指导治疗性温度的启动及目标温度、复温时机和复温速度的确定，并及时预警颅内出现结构性变化。

（3）肠内外营养：早期以低喂养速度启动肠内营养，根据胃肠功能恢复情况，调整喂养速度。

【操作并发症及处理】

（1）体温反跳现象：体温突然升高至38℃以上。所有目标体温管理患者都应避免复温后发热。可予普通冰毯；予降温药物；逐渐减停镇痛镇静药物（RASS 0 ~ -2），逐渐撤除有创颅内压、动脉压等监测。

（2）加重神经系统损伤：复温后高热会增加机体氧耗，影响神经系统结构，故应妥善处理感染导致的高热，可通过右美托咪定改善脑组织代谢，减轻神经细胞损伤，从而发挥脑保护作用。

（3）颅内压增高：肌颤容易导致颅内压增高。在复温过程中要适当给予镇静、肌松等药物以预防颅内压增高。

第二十四节　临时心脏起搏术

人工心脏起搏是缓慢型心律失常治疗学的重要进展之一。锂电池、混合电路、全密封及程序控制等技术的应用，使起搏器基本上实现了小、轻、薄、寿命长、多功能等要求。临时起搏器能够通过人工电脉冲发生器产生具有一定频率和能量的电刺激，使心肌的某一部分产生兴奋点并传导至整个心脏，使心脏收缩与舒张，维持心脏输出量，从而维持心脏正常功能。

【操作目的及意义】

（1）治疗心律失常，维持有效血液循环。

（2）维持心脏正常跳动，挽救生命。

【操作步骤】

1. 评估患者并解释

（1）评估：①患者的病情（心肺功能、肝肾功能）及意识状态。②患者的过敏史及家族史，心律失常的类型及严重程度。③患者当前使用的药物特别是抗心律失常药物，是否停用或调整剂量。

（2）解释：向患者及家属解释操作目的及注意事项。

2. 操作准备

（1）护士准备：①仪表端庄，衣帽整洁，卫生手消毒，洗手，戴口罩。②了解患者病情，评估患者生命体征是否平稳。

（2）患者准备：①患者取仰卧位。②给予患者备皮。

（3）物品准备：临时起搏电极导管、起搏器（图3-24-1）及穿刺导管（18G穿刺针、6F普通静脉穿刺鞘）、电池、急救药品、除颤仪、无菌手套、5ml注射器、利多卡因等。

（4）环境准备：周围环境清洁、安静，光线、温湿度适宜。

3. 操作方法

（1）术前应给患者开放静脉输液，以备随时给药。常规做12导联心电图，并接心电示波器，术中连续进行心电监测。需有功能良好的心脏复律机，以及正常工作的临时人工心脏起搏器。

（2）局部消毒、麻醉后，行经皮静脉穿刺术，穿刺成功后放好静脉穿刺导管，并沿该穿刺导管迅速插入6-7F双极电极导管，在X线或心电图指导下确定电极导管已送到右心室或右心房（图3-24-2）（无房室传导阻滞者可选用右房起搏）。

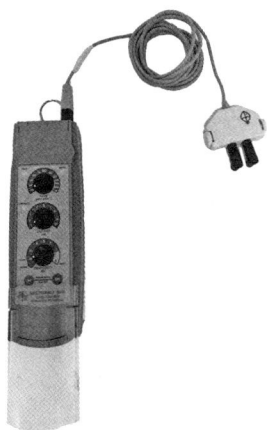

图3-24-1　临时起搏器

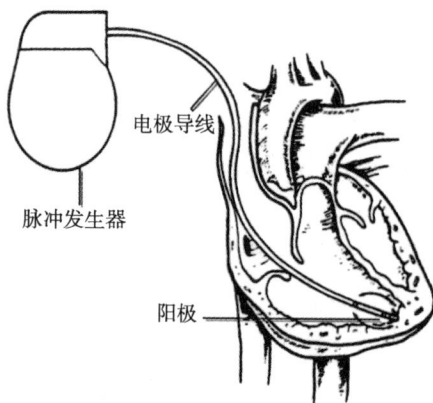

电极导线

脉冲发生器

阳极

图3-24-2　临时起搏电极放置的位置

（3）起搏电极导管到位后，常规做心腔内心电图、起搏阈值测定、感知敏感度测定。一般需达到如下指标：起搏电压 < 1.0mV（心房 < 1.5mV），起搏电流 < 2.0mA（心房 < 3.0mA），500Ω < 起搏系统阻抗 < 1000Ω，P 波幅度 2.5mV，R 波幅度 > 5.0mV。达到上述指标说明电极与心内膜表面接触较好，此后再令患者深呼吸，反复用力咳嗽，体位变化等，上述过程完成后再测定各种参数，如果没有变化提示起搏电极固定良好。

（4）各参数测定无误后，将电极导管在体外裸露部分固定在局部皮肤上，电极尾端盘成一圈后缝合固定在皮肤上。此后再用宽胶布将尾端封贴在局部，进一步加强电极导管的固定。将电极导管的尾端通过导线或直接与临时起搏器的输出端相连。可以用绷带将临时起搏器固定在腿部，不妨碍患者一般活动。

（5）术后复查心电图，心电图应呈完全性左束支传导阻滞的图形。继续心电监测 24 ~ 72 小时，观察心律、心率以及起搏器功能。术后还可给予抗菌药物预防感染。术后患者需卧床 3 ~ 5 日。

（6）卫生手消毒，洗手，记录。

4. 操作评价

（1）评价临时起搏器置入的位置是否正确。

（2）评价起搏效果是否明显。

（3）评价起搏器的参数设置是否合理。

【操作重点及难点】

（1）电极放置与定位：在 X 线或心电图指导下确定电极导管已送到右心室或右心房（无房室传导阻滞者可选用右心房起搏），并在心电图监测下调整电极位置直至出现稳定的起搏图形。

（2）起搏参数设置：起搏电极导管到位后，常规做心腔内心电图，起搏阈值测定，感知敏感度测定。一般需达到如下指标：起搏电压 < 1.0mV（心房 < 1.5mV），起搏电流 < 2.0mA（心房 < 3.0mA），500Ω < 起搏系统阻抗 < 1000Ω，P 波幅度 2.5mV，R 波幅度 > 5.0mV。达到上述指标说明电极与心内膜表面接触较好，此后再令患者深呼吸，反复用力咳嗽，体位变化等，上述过程完成后再测定各种参数，如果没有变化提示起搏电极固定良好。

【注意事项】

1. 适应证

（1）致命性缓慢性心律失常：①完全性房室传导阻滞或高度房室传导阻滞，心室率低于 45 次 / 分，并伴有头晕、黑矇、昏厥发作。②心房扑动或心房颤动伴有心室率过缓或心搏间歇较长者（≥2 秒），并伴有一定的临床症状。③窦房结功能障碍包括窦性心动过缓（≤50 次 / 分钟）、窦性停搏、窦房阻滞伴有临床症状者。④颈动脉过敏综合征因心动过缓或窦性停搏而反复发生晕厥及阿-斯（Adams-Stokes）综合征。⑤慢性双束支及三束支传导阻滞，伴有明显临床症状。⑥急性心肌梗死合并以下情况者：窦房结功能障碍，心率<40次/分钟，或心脏停搏>2秒者；发生高度或完全性房室传导阻滞；室内传导阻滞伴有临床症状者。

（2）阵发性折返型室上性心动过速、心房扑动、预激综合征合并的房室折返性心动过速，都可试用临时起搏发出的电刺激终止之。

（3）心动过缓-心动过速综合征属于病态窦房结综合征的一型，心动过缓可导致心动过速的发生，心动过速（多数为心房颤动）终止时常有较长的心搏间歇，易发生阿-斯（Adams-Stokes）综合征，对生命有威胁。

2. 禁忌证 临床需要时即可施行，无特殊禁忌证。

【操作并发症及处理】

（1）紧急床边心脏起搏，是指心搏骤停、致命性缓慢性心律失常的危重患者，只能在床边没有X线设备条件下的临时起搏。故有以下要求：①起效迅速，治疗成败的关键是"快"，必须分秒必争。②效果稳定。③方法简易。④创伤或刺激性小，患者能耐受。⑤并发症少。⑥起搏效果易观察。

（2）起搏器植入后，如果以R波抑制型（又称心室按需型，VVI）方式起搏，应当注意心电图上是否有明显的室房逆传，血压是否降低，是否有心功能反而下降的情况（患者诉胸闷、气短加剧、头晕恶心，颈静脉充盈较前明显）。起搏器植入后出现的这些临床症状称为起搏器综合征。发生时可做如下处理：①可改为心房起搏（AAI型）。②降低起搏频率，使VVI起搏仪起到保护作用。③停止起搏，拔出电极导管。

（3）少数患者临时心脏起搏术后出现膈肌刺激，这是因为导管电极位置距离膈肌过近引起，通过调节电极导管在右心室的位置可以解决。

第二十五节 亚低温治疗技术

亚低温治疗是一种特殊的治疗方法，通过物理方式降低患者全身体温或局部脑温2~5℃，进而降低脑氧耗、促进脑功能恢复，以达到治疗目的的一种治疗方法。目前国际上将低温划分为：轻度低温（33~35℃）、中度低温（28~32℃）、深低温（17~27℃）、超深低温（4~16℃）。其中轻度低温和中度低温归属亚低温，临床应用最为普遍。多数研究表明，33℃是亚低温治疗最合适的温度，对缺血损伤保护效果最佳。深低温只应用于特殊患者（如主动脉狭窄或者主动脉夹层），与亚低温相比，其相关并发症也更多、更加严重。

【操作目的及意义】

（1）保护神经系统：亚低温治疗可以降低脑细胞能耗，减少脑耗氧量和能量代谢，从而保护神经系统。它有助于减缓脑细胞代谢，降低脑耗氧量，减少氧自由基的产生，并减少脑细胞的凋亡。此外，亚低温还可以收缩颅内血管，减轻脑水肿，降低颅内压，对于治疗中枢神经系统疾病如脑出血、脑梗死、脑外伤等具有重要意义。

（2）抑制炎症反应：亚低温治疗能够抑制炎症反应，减少炎症介质的聚集，从而减轻颅脑损伤带来的机械和生化伤害。

（3）提高治疗效果：结合药物治疗，亚低温治疗可以明显降低死亡和致残率，是一种安全、绿色、不良反应非常少的治疗方法。

（4）改善患者预后：通过降低颅内压，减少脑组织乳酸堆积，有效改善脑功能预后，具有显著的脑保护作用。

【操作步骤】

1. 评估患者并解释

（1）评估：①病情：患者的生命体征是否平稳，意识水平及理解合作程度。意识状态是否清醒，能否理解并配合操作，是否有焦虑、恐惧等情绪，对于意识不清或无法配合的患者，需要采取相应的约束措施或寻求家属的帮助。②体温与循环：了解患者的体温水平及循环状况，确保病情稳定，可以实施亚低温治疗。③皮肤情况：检查患者的皮肤状况，避免治疗过程中的损伤。④禁忌证：确认患者无冷疗禁忌证，如严重心肺疾病、失血性休克等。⑤治疗仪器性能：确认亚低温治疗仪性能良好，处于备用状态。⑥环境：确保治疗环境清洁、舒适，温度、湿度适宜。

（2）解释：向患者及家属解释亚低温治疗的目的、方法、注意事项及配合要点。

2. 操作准备

（1）护士准备：①仪表端庄，衣帽整洁，卫生手消毒，戴口罩，必要时穿一次性医用隔离衣、塑料或橡胶围裙。②安抚患者，取得患者合作。③了解患者病情及合作程度、体温、生命体征、意识状态，评估接触毯面部位的皮肤情况。

（2）患者准备：患者做好思想准备并配合操作，处于安静状态，不影响操作。

（3）物品准备：医嘱单、亚低温治疗仪、冰毯、冰帽、治疗车、治疗盘、电源及插线板、手消毒液，检查用物的有效期，物品处于备用状态。

（4）环境准备：病室安静、整洁，光线充足，适宜操作，关闭门窗（或窗帘），请无关人员回避，保护患者隐私。

3. 操作方法（亚低温治疗仪）

（1）备齐物品至床旁。

（2）采用两种身份识别的方法进行患者身份确认（床头卡、腕带，清醒可沟通患者用反问式）。

（3）取舒适体位：一般取仰面平卧位。

（4）加水：在主机背后的加水口加入适量的水，通常建议加入蒸馏水或软化水，并加入一定量（如500ml）的95%乙醇，以防止产生污垢影响治疗。加水至显示屏要求的水位线，也可从排水管处观察水位情况。

（5）安置设备：将亚低温治疗仪放置在病床旁，确保机器的四个侧面与墙壁或其他物体保持至少10cm的距离，以保证机器通风良好。

（6）电源的连接：机器的电源线应插在有保护接地的三孔插座中，接地线不可接到自来水、电话等的地线，否则有触电的危险。

（7）将冰毯、冰帽及温度传感器与主机连接，注意螺扣松紧适宜。接通电源开机通过自检。

（8）设定模式：①设定亚低温治疗仪水温。②设定患者所需体温。

（9）放置冰毯、冰帽：将冰毯平铺于患者身下（通常是肩部到臀部），上垫双层大单，以确保患者与冰毯之间有一定的隔离。如使用冰帽，则将其放置头下，垫毛巾后戴于患者头上。

（10）放置传感器：将温度传感器的另一端放置于患者腋下、腹股沟或肛门内，以便准确监测体温。

（11）启动及观察亚低温治疗仪运转情况：①按下"启动键"使亚低温治疗仪开始工作。②观察亚低温治疗仪的显示参数是否正常。③检查整理所有连接管（线）有无打折或脱落。

（12）脱手套，卫生手消毒，取舒适体位，整理床单位，卫生手消毒。

（13）再次核对患者信息，告知使用亚低温治疗仪的注意事项。致谢，卫生手消毒。

（14）推车回处置室，处理用物。

（15）卫生手消毒，记录。

4. 操作评价

（1）患者了解亚低温治疗的目的及意义并配合。

（2）放置冰毯、冰帽及温度传感器动作轻柔，无黏膜损伤及皮肤冻伤，患者无不适。

（3）严格执行查对制度，操作规范，达到治疗的目的。

（4）亚低温治疗过程中无冻伤、寒战等并发症发生。

【操作重点及难点】

（1）体温控制：精确控制患者的体温稳定在亚低温范围内（通常为33~35℃），需要持续监测和调整。避免体温过高或过低导致治疗无效或并发症。

（2）患者监测：密切监测患者的生命体征，包括心率、血压、呼吸等，以及神经系统状态，确保治疗安全、有效。

（3）环境准备：为患者提供一个安静、空气新鲜的环境，室温控制在适宜范围内，以减少外界干扰和感染风险。

（4）并发症预防：预防和治疗操作过程中可能出现的并发症，如心律失常、凝血功能障碍、感染等，是操作中的一大挑战，需要积极预防，及时发现并处理。

【注意事项】

1. 适应证

（1）神经外科与神经内科：如脑外伤、脑出血、颅内血肿、高热惊厥、脑梗死以及开颅手术后的治疗。

（2）重症监护与治疗：在ICU、CCU、PICU等科室中，用于重症患者的亚低温治疗，以及患者手术后的护理及康复。

（3）麻醉与手术室：适用于心脏手术、器官移植手术、体外循环手术等过程中的亚低温治疗。

（4）肿瘤科：用于减少肿瘤患者因放疗、化疗产生的不良反应。

（5）其他科室：急诊科、儿科、血液内科、传染科等科室中，用于各类急症、高热患者的治疗。

2. 禁忌证　无绝对禁忌证，相对禁忌证如下所述。

（1）严重心脏疾病患者、失血性休克患者、精神病患者、有肢体感觉障碍者、携带心脏起搏器的患者、体内有外科植入物的患者。

（2）3岁以下儿童、70岁以上老人。

3. 亚低温治疗方式的选择　目前，亚低温脑保护方法主要包括全身体表降温、血管内降温以及局部降温等。

（1）体表降温：常规使用冰袋、冰帽。可用毛巾包裹冰袋，置于头部和大血管体表部位，该方法简单、易行，但不推荐使用冰水浸浴或冰屑（特殊紧急条件下除外，例如野战创伤不具备医疗条件下）。推荐使用降温毯以及亚低温治疗仪等可控电子化降温设备实施靶向目标降温。

（2）血管内降温：①静脉输液法：30分钟内静脉输注4℃晶体液（等渗林格液，30ml/kg）；对于心功能较差或容量负荷过重的患者需谨慎使用。②体外循环法：建立体表血管通路（股动静脉建立循环），经体外循环机变温器或者体外膜肺氧合（ECMO）进行降温，该方法效果最显著，但创伤较大，需全身肝素化；对于脑出血患者不建议使用，其可增加出血面积以及出血量。③血管内热交换法（将闭合的冷生理盐水循环管路置入静脉系统内进行降温）：与体表降温、复温相比，血管内降温、复温更加迅速、均匀，温差小，对血流动力学影响小。

（3）局部降温：选择性头部降温应用于临床已很长时间，但由于设备的限制以及临床疗效较差曾一度被否定。

4. 其他

（1）亚低温治疗持续时间：对于颅脑损伤患者，短期（24~48 小时）的亚低温治疗难以获得较好的临床效果，建议此类患者亚低温治疗时间至少维持 3~5 天。亚低温开始的 24~48 小时更易引起颅内压反跳，应积极观察病情变化并采取对症处理措施。

（2）低温方法：低温过程分为诱导低温、持续低温和控制复温三个部分。

1）诱导低温：诱导低温的速度要求平稳，通常在数小时（3 小时）内达到目标温度（32~35℃）。最低目标温度为 32℃，低于这一温度易引起心律失常、凝血障碍、肺部感染等并发症，并明显影响低温治疗的结局。

2）维持低温：通常 3~5 天，主要依据患者疾病损伤程度和病情变化。

3）控制复温：①复温时机：由于疾病不同以及患者间的差异，很难确定复温时间的定量参考指标，应充分考虑原发病的控制情况、患者状态以及生命体征等。一般来说，患者清醒、病情稳定后即可考虑开始复温。②复温方法：a. 低温后被动复温：逐渐自然复温；b. 低温后主动复温：外源性复温，可采用温暖毛毯、热水袋、水毯等；内源性复温，输注温热液体（成人）或使用体外循环等血液变温设备。③复温注意事项：避免过快复位，应缓慢持续复温，防止出现反弹性高温，加重颅脑损伤。推荐每 4~6 小时复温 1℃，12~24 小时内将温度（肛温）恢复至 36~37℃，复温过程中给予镇静、肌松药物，预防肌颤导致的颅内压增高。

（3）亚低温的监测及护理：①体温监测：保持肛温在 33~35℃。监测呼吸、血压、心率、氧饱和度等生命体征的变化。②脑电图监测：有条件者可实施间断或持续的脑电图监测，监测癫痫的发生。③脑氧饱和度监测：评估脑氧供和脑氧耗。④其他：定期进行血气分析（温度校正），保持电解质平衡和内环境稳定。亚低温诱导和维持阶段，血清 K^+ 建议保持在 3.0~3.5mmol/L，以防止复温时离子反跳造成高钾血症和心律失常。⑤基础护理：气道护理、预防压疮、皮肤护理等等。

【操作并发症及处理】

1. 肺部感染

（1）密切观察患者的呼吸状况，定期进行肺部检查，及时发现并治疗肺部感染。

（2）保持病房环境的无菌、清洁，减少感染源。通常要求单间病房或 ICU 单人单床护理，环境温度不宜过高，通常要低于25℃。

2. 循环系统并发症　低血压及心律失常。

（1）密切监测患者的血压和心率，及时发现并处理循环不稳及体位性低血压。

（2）对于使用镇静药如氯丙嗪的患者，应特别注意其扩张血管及降血压的作用，避免循环不稳。

（3）严格筛选适合做亚低温治疗的患者，确保患者符合适应证，避免对禁忌证患者进行亚低温治疗。

3. 电解质紊乱　低钾血症、低镁血症和低磷酸盐血症。定期监测患者的电解质水平，及时发现并纠正电解质紊乱。在低温诱导期，应特别注意电解质的监测，以避免严重后果。

4. 冻疮

（1）对于亚低温治疗的患者，应密切观察其皮肤状况，提前预防冻疮的发生。

（2）一旦发现冻疮，应及时采取措施进行治疗，避免病情恶化。

（3）体温保持在 33～35℃之间，避免体温过低导致严重后果。

第二十六节　支气管镜检查术

支气管镜检查术是呼吸系统疾病诊断和治疗的重要手段。支气管镜分为可弯曲支气管镜（包括纤支镜和电子支气管镜）及硬质支气管镜。目前临床应用较多的为可弯曲支气管镜，本部分主要介绍可弯曲支气管镜（以下简称支气管镜）检查。

支气管镜是利用光学纤维内镜或电子内镜从口腔、鼻腔、气管导管或气管切开套管进入气管及支气管管腔，在直视下进行检查及治疗的手段。通过支气管镜可对气管及支气管病变进行活检或刷检，钳取异物，吸引或清除阻塞物，支气管及肺泡灌洗行细胞学或液性成分检查，气管内注入药物，切除气管腔内的良性肿瘤等。

随着支气管镜诊疗技术的发展，支气管镜检查及治疗的范围不断扩大。支气管腔内超声（EBUS）检查、经支气管针吸活检术（TBNA）以及超声引导下经支气管针吸活检术（EBUS - TBNA）可以透过管壁对气管支气管以外的病变、肺门及纵隔淋巴结进行穿刺活检；电磁导航支气管镜（EBN）可对常规支气管镜无法到达的肺外周病变、纵隔及肺门淋巴结进行定位及活检；自体荧光支气管镜通过利用异常组织和周围正常组织自体荧光特性的不同，而识别异常组织的存在，可早期发现支气管黏膜的原位癌及癌前病变，提高了早期肺癌诊断的敏感度。

【操作目的及意义】

（1）遵照医嘱提供支气管镜检查术，安全协助患者正确地给予支气管镜检查。

（2）达到预防、诊断和治疗疾病的作用。

【操作步骤】

1. 评估患者并解释

（1）评估：①患者的病情、年龄、意识状态及治疗情况，有无药物过敏史。②患者是否具有行支气管镜检查术的条件，③患者的合作程度，有无躁动情况。④患者及家属是否了解支气管镜检查术的相关知识。

（2）解释：向患者及家属解释支气管镜检查术的注意事项并签署知情同意书。

2. 操作准备

（1）护士准备：仪表端庄，衣帽整洁，洗手，戴口罩。

（2）患者准备：①局部麻醉时术前禁食 4 小时、禁水 2 小时；全身麻醉时术前禁食 8 小时、禁水 2 小时。提前取下活动性义齿。使用抗凝药的患者根据检查的要求及病情遵医嘱提前停用抗凝药。术前常规建立静脉通道，并保留至术后恢复期结束。②术前检查：术前完善胸部 X 片或 CT，凝血功能及心电图等检查。

（3）物品准备：治疗车、治疗盘、医嘱单、支气管镜、液状石蜡、纱布、20ml 注射器、生理盐水 100ml、负压吸引器、复苏设备、2% 利多卡因 1 支、地西泮 10mg、阿托品 0.5mg、心电监护仪、氧气装置、手消毒液、生活垃圾桶、医疗垃圾桶。

（4）环境准备：周围环境清洁、安静。

3. 操作方法

（1）携用物至患者床旁，两种方式核对患者身份信息，为患者取仰卧位体位，根据病情也可取半卧位或坐位。

（2）给予患者心电监护，氧气吸入。

（3）如无禁忌，检查前 30 分钟注射地西泮 10mg、阿托品 0.5mg 达到镇静和减少呼吸道分泌物，防止迷走反射的作用，亦可雾化吸入利多卡因和阿托品（即使无痛支气管镜检查也推荐）。行鼻部麻醉时，2% 利多卡因凝胶的效果优于利多卡因喷雾。行咽喉部麻醉时，多采用 2% ~4% 利多卡因雾化吸入。经鼻插入内镜检查者，若鼻黏膜肥厚可先用含局部麻醉药和麻黄素的棉签插入至后鼻孔麻醉和收缩鼻腔与鼻道以便顺利进镜。

（4）将支气管镜与吸引器及显像系统连接好，开启显像系统及冷光源，调节光源强度，并用屈光调节环调整视野清晰度。

（5）插入支气管镜有三种途径：经鼻、经口和经气管插管。术者左手握气管镜操纵部，左手拇指略向下拨动旋钮，使支气管镜末端稍向上形成自然弯曲，用右手将内镜送入鼻腔，沿鼻道之空隙前进，切勿盲目推进。进入鼻内约1cm，就可看到下鼻甲、鼻底、鼻中隔。内镜沿着鼻底往后徐徐深入4～5cm到达鼻凹，可看到远处的鼻后孔，随之逐步进入鼻咽部，可看到后舌、会厌、会厌谷和侧会厌襞的结构。当内镜进入咽下部时，边插镜边调节角度调节钮，保持镜子靠近咽后壁，并沿着咽后壁中线向下推进，越过会厌就可清晰看到勺状软骨、小角状软骨和楔状软骨的上突、勺会厌襞和声门。如果一侧鼻孔无法进入可选择另一侧，如两侧都无法进入只能选择经口插入，嘱患者含住咬口器并固定，气管镜通过咬口器进入一直到达舌根部，将顶端向上弯曲50°～60°，可观察到会厌及声门。

（6）观察声带活动度，根据患者情况，可在喉部滴入2%利多卡因增加麻醉效果，声门张开时迅速将支气管镜送入气管，注意手法应果断、熟练、轻柔。进入气管后稍作停顿，嘱患者做深呼吸，同时经支气管镜注入2%利多卡因进行气道麻醉。成人利多卡因的总用量应限制在8.2mg/kg；对于老年患者、肝功能或心功能损害患者，使用时可适当减量。通过支气管镜观察隆突形态、活动度及黏膜情况。

（7）支气管镜通过声门后，要灵活调节旋钮角度，使镜体前端保持在气管的中间位，进行直视观察气管的形态、黏膜的色泽、软骨环的清晰度等。应有顺序地全面观察声门、气管、隆突、左右总支气管及其所属各叶段支气管管口。原则上先查健侧后查病侧，重点对可疑部位进行观察，应特别重视对亚段支气管的检查，以免遗漏小的病变，并及时吸出呼吸道分泌物。如病灶不明确，先查右侧，后查左侧。插入右主支气管时，将内镜向右旋转约90°，同时向下稍按动旋钮使镜体前端稍向上弯，沿右主支气管管壁外侧进入可见右上叶开口，继续进入可见右上叶前、尖、后段支气管开口，然后退回原位，沿中间支气管继续插入，远端可见三个呈前后排列的开口，分别为中叶、下叶及下叶背段支气管开口。调节旋钮，使内镜末端稍向上可见右中叶支气管开口，进入中叶开口，可见中叶内侧段和外侧段支气管开口，退出中叶，使内镜稍向下弯即可见与中叶开口同一平面或稍向下方的后外壁上看到下叶背段开口。然后将镜体前端向下推进可见右下叶支气管内侧壁上的内基底支，以及前、外和后基底支气管开口，右侧检查结束后退出气管镜至隆突上方，旋转内镜并调节角度，使内镜末端向左弯曲，视野对准左主支气管徐徐进入，进入4~5cm可见在支气管前外侧壁上的左上叶及舌叶开口，舌叶在其远端分为上、下舌段支气管，左上叶远端分为左上叶前支和尖后支气管。将镜端退至左主支气管远端，使镜端稍向下弯，可在后内侧壁上见到左下叶及背段开口，向下推进可依次观察到左下叶前、外、后基底段支气管开口。检查完毕退出气管镜，退镜的同时吸引气道内及咽喉部分泌物。

（8）在看清病变的部位、范围及形态特征后，可根据需要进行活检、刷检、针吸、冲洗、灌洗等检查。将取出的标本立即送检。

（9）如有大出血，局部滴注肾上腺素等药物止血，止血后方可取镜。

（10）全过程心电监护，密切观察全身状况。

（11）告知患者或家属注意事项，处理用物，洗手，记录。

4. 操作评价

（1）操作方法正确，监测指标正确。

（2）患者及家属了解支气管镜检查术的目的及意义并配合。

（3）给予个性化和精准的治疗，增加舒适度，促进恢复。

【操作重点及难点】

（1）术中观察患者的生命体征、血氧饱和度和反应。遵医嘱用药，做好吸引、灌洗、活检、治疗等操作的配合。

（2）术后观察患者生命体征，有无发热、胸痛、呼吸困难及咯血等。向患者说明术后数小时内，特别是活检后会有少量咯血及痰中带血，缓解患者紧张情绪。对咯血者应通知医生，并观察咯血的性质及量。行支气管肺活检的患者注意观察有无气胸发生。遵医嘱用药，做好吸引、灌洗、活检、治疗等操作的配合。

（3）避免误吸：局部麻醉术后2小时或全身麻醉术后6小时才可饮水、进食。进食前试验小口喝水，无呛咳再进食。

（4）减少咽喉部刺激：术后数小时内避免谈话和咳嗽，使声带得以休息，以免声音嘶哑和咽喉部疼痛。

【注意事项】

1. 适应证

（1）原因不明的咯血或痰中带血，持续1周及以上，尤其是年龄>40岁者。

（2）原因不明的慢性咳嗽，怀疑气管支气管肿瘤、异物或其他病变者。

（3）原因不明的突发喘息、喘鸣，尤其是局限性哮鸣，需排除大气道狭窄或梗阻时。

（4）原因不明的声音嘶哑，可能因喉返神经麻痹或气道新生物引起时。

（5）任何原因引起的单侧肺、肺叶或肺段不张，不明原因的弥漫性肺实质疾病，临床影像学怀疑各种支气管、气管瘘，需协助明确诊断者。

（6）疑诊气管、支气管、肺部肿瘤或肿瘤性病变，需要确定病理分型分期者。

（7）不能明确诊断、进展迅速、抗菌药物治疗效果欠佳的下呼吸道感染或伴有免疫功能受损者。

（8）器官或骨髓移植后新发肺部病变，或疑诊移植肺免疫排斥、移植物抗宿主病。

（9）气道异物、外伤、烧伤、气道狭窄等的评估及治疗。

（10）原因不明的纵隔淋巴结肿大、纵隔异物。

（11）其他如清除黏稠的气道分泌物、黏液栓；行支气管、肺泡灌洗及用药；引导气管插管等。

2. 禁忌证　支气管镜检查目前无绝对禁忌证，相对禁忌证的范围也逐渐缩小。但下列情况下行支气管镜检查及治疗的风险高于一般人群，术前应慎重评估，权衡利弊，若必须进行，需要做好抢救的准备。

（1）活动性大咯血。

（2）急性心肌梗死。

（3）血小板计数 $< 20 \times 10^9/L$。血小板计数 $< 60 \times 10^9/L$ 时不建议进行活检。

（4）妊娠期。

（5）恶性心律失常、高血压危象、不稳定性心绞痛、严重心肺功能不全、严重肺动脉高压、颅内高压、主动脉瘤、主动脉夹层、严重精神疾病及全身极度衰竭等。

3. 其他　做支气管镜有风险情况。

【操作并发症及处理】

（1）麻醉药过敏：出现麻醉药过敏反应，立即停止支气管镜检查。按药物过敏反应处理：对症使用肾上腺素、激素、抗组胺药，监测生命体征变化至平稳。喉头水肿严重者立即行器官切开术。

（2）出血：一般支气管镜检查时很少出血，出血是活检常见的并发症。活检后出血的高危因素有：凝血功能障碍、血小板功能障碍、尿毒症、血液病、肝病，以及免疫抑制状态等基础疾病，或使用抗凝药物。预防大出血，做好术前评估和相关检查。处理出血时，应及时、准确，避免由于决策延误造成处理困难。

（3）缺氧：支气管镜检查时，麻醉可抑制呼吸运动，检查时给予氧疗，同时监测血氧饱和度，出现缺氧，应明确原因，对症处理，若无改善，应停止操作。

（4）喉、支气管痉挛：发生喉痉挛时可面罩加压给氧，加深麻醉，必要时给予肌松剂和静脉注射糖皮质激素。严重支气管痉挛时，可加深麻醉并行面罩正压通气，必要时气管插管并控制通气，同时给予支气管舒张剂和静脉注射糖皮质激素。

（5）反流误吸：检查前患者必须禁食、禁饮，防止反流误吸。一旦发生呕吐，立即使患者取侧卧位，叩拍背部，及时清理口咽部的呕吐物，观察生命体征尤其是血氧饱和度，必要时插入气管导管并在支气管镜下行气管内冲洗和吸引。

（6）心血管并发症：术前评估至关重要，询问患者既往是否存在心律失常和心脏病病史。完善心电图和心脏彩超检查，操作时应轻柔，同时加强监测以便及时发现和处理相关并发症。

（7）发热、感染：发热一般不需特殊处理，但应密切观察，出现持续发热、白细胞增高应进一步检查，必要时给予抽血培养送检，抗菌药物治疗。预防方面，器械按规定消毒或灭菌，规范操作。

（8）气胸：如患者出现剧烈咳嗽、肺部有基础疾病、肺大疱等，操作过程中可出现气胸。确诊气胸后，应排出气体，减少气体泄漏，治愈胸膜瘘，促进再扩张，同时治疗基础疾病，预防和处理气胸的并发症。

第二十七节　转运监护仪操作技术

转运监护仪是医疗设备中的一种，用于监测患者的生命体征和病情变化。正确操作转运监护仪对于及时发现患者的异常情况、提供有效的医疗救治至关重要。

【操作目的及意义】

（1）随时监测患者的生命体征，观察病情变化。

（2）为制定治疗方案提供客观资料和信息。

【操作步骤】

1. 评估患者并解释

（1）评估：①患者的病情、年龄、意识状态及治疗情况，患者自理能力。②患者是否携带各种管路。③患者的合作程度。

（2）解释：向患者及家属解释操作目的及方法，取得配合。

2. 操作准备

（1）护士准备：衣帽整洁，仪表端庄，洗手，戴口罩。

（2）患者准备：患者/家属了解使用转运监护仪的必要性和配合要点。

（3）物品准备：转运监护仪本体、电源线、传感器、导联线、电极片、松节油、无菌纱布、无菌棉签、手消毒液。

（4）环境准备：周围环境清洁、安静，光线充足。

3. 操作方法

（1）操作者洗手，戴口罩、帽子、手套，备齐用物至床旁。

（2）核对医嘱单，检验申请单，打勾，请二人核对。

（3）备齐物品至床旁。

（4）核对患者床号、姓名、性别、年龄及腕带。

（5）安慰、告知患者相关注意事项及配合要点。

（6）接好电源及各条电缆线路。

（7）启动电源开关，打开监护仪，系好袖带，连接各导联电极，夹好指脉氧指夹。

（8）选择更多菜单，进入监护仪设置。

（9）选择波形开启/关闭，选择屏幕上显示心脏导联波形，最多可选择4个。

（10）选择无创血压，进入无创血压监护，选择屏幕下方的无创血压启动/停止。随时可测量血压一次，也可随时终止测量。如选择自动无创血压菜单，可根据患者病情选择测量血压间隔时间。

（11）呼吸波形自动显示在屏幕上，指夹屏幕显示为血氧饱和度，1~2小时更换指夹所夹手指。

（12）如需打印，可按屏幕下方打印启动/关闭键，按一次即可打印，再按一次停止打印。

（13）根据转运监护仪所显示数据，详细记录，认真观察相应数值变化，发现问题及时向医生汇报。

（14）如停止监护或进入其他监护菜单，选择更多菜单，进入其他菜单或选择退出监护。

（15）退出监护后，断开患者身上所有电缆线路，关闭电源开关，拔除电源。

4. 操作评价

（1）电极位置粘贴准确、规范，无脱落或松动情况。

（2）各导联连接正确，导联线清晰、稳定，无松动或断裂。

（3）血压袖带松紧度适宜。

（4）正确调节报警上下限。

（5）操作规范，技术娴熟。

（6）获取数据真实、客观、准确。

【操作重点及难点】

（1）电极片位置。右上：胸骨右缘锁骨中线第一肋间；左上：胸骨左缘锁骨中线第一肋间；中间：胸骨左缘第四肋间；左下：左锁骨中线肋缘处；右下：右锁骨中线肋缘处。

（2）血压袖带位置：优先选择左上臂，袖带下缘距肘窝 2~3cm，松紧适宜。

（3）无创血氧饱和度指夹，置于血压袖带对侧肢体，避免测量处指端异常影响测量结果，及时调整监测部位。

（4）正确设置报警限值，心率 60~100 次/分，血氧饱和度 95%~100%，呼吸 16~20 次/分，血压：收缩压 90~140mmHg，舒张压 60~90mmHg。

（5）观察患者皮肤情况，及时更换电极片及其位置。

（6）避免使用电子产品，以免影响数值。

【注意事项】

（1）将系统应用于实际操作之前，应首先检查电缆线路连接是否有损坏的迹象，如有损坏必须立即更换。

（2）在使用之前，操作人员必须验证该系统是否处于正常的工作状态和运转条件。

（3）操作人员需熟悉转运监护仪的使用说明书和相关操作规程，确保正确操作。

（4）操作人员应保持清洁，洗手并佩戴手套，避免交叉感染。

（5）连接传感器和导联线时，要轻柔操作，避免拉扯和损坏。

（6）定期检查监护仪的工作状态和性能，确保设备的正常运行。

（7）在患者使用转运监护仪过程中，要保持设备的稳定性，避免摔落或碰撞。

参 考 文 献

[1] 于欢欢，唐绪妹，张鑫，等．血液肿瘤患者 PICC 相关并发症预防的最佳证据总结[J]．上海护理，2023，23（9）：44－49．

[2] 张梦霞，冯丽，汪娇．非手术治疗的急性胰腺炎患者胃肠减压的最佳证据总结[J]．护士进修杂志，2022，37（13）：1219－1224．

[3] 桂莉，金静芬．急危重症护理学[M]．5 版．北京：人民卫生出版社，2022．

[4] 中华医学会临床药学分会，中国医药教育协会药事管理专业委员会，临床合理用药专业委员会．雾化吸入疗法合理用药专家共识（2024 版）[J]．医药导报，2024，43（9）：1355－1368．

[5] 李乐之，路潜．外科护理学[M]．7 版．北京：人民卫生出版社，2022．

[6] 徐凤玲．危重症护理技术操作规范[M]．合肥：中国科学技术大学出版社，2020．

[7] 王欣然，孙红，李春燕．重症医学科护士规范操作指南[M]．2 版．北京：中国医药科技出版社，2020．

[8] 张慧利，余为治，康秀文．急危重症急救技术[M]．南昌：江西科学技术出版社，2022．

[9] 吴钟琪．医学临床"三基"训练护士分册[M]．5 版．长沙：湖南科学技术出版社，2020．

[10] 中华护理学会．胸腔闭式引流护理——中华护理学会团体标准 T/CNAS 25—2023 [S]．北京：中华护理学会，2023：01．

[11] 潘洪燕，龚姝，刘清林，等．实用专科护理技能与应用[M]．北京：科学技术文献出版社，2020．

[12] 赵明曦，李奇，罗红波，等．中心静脉压测量的最佳证据总结[J]．中华护理杂志，2021，56（10）：1552－1559．

[13] 李仙莉，梁英，仵晓荣，等．"Seldinger 技术"在消化道大出血留置三腔两囊管中的应用[J]．延安大学学报（医学科学版），2020，18（3）：101－103．

[14] 王文静．呼吸机相关性肺炎预防的护理临床证据实施研究[D]．广州：南方医科大学，2023．

[15] 尹文慧．综合安全项目在 ICU 护士呼吸机集束化策略临床实践转化中的应用研究[D]．太原：山西医科大学，2023．

[16] 李小寒，尚少梅．基础护理学[M].7版．北京：人民卫生出版社，2022.

[17] 尤黎明，吴瑛．内科护理学[M].7版．北京：人民卫生出版社，2022.

[18] 耿可，王华芬，俞超，等．ICU成人患者静脉血管通路装置评估与选择的最佳证据总结[J]．护理学杂志，2024，39（14）：54-58，74.

[19] 李莉莉，华佳丽，张馨尹，等．连续性肾脏替代治疗患者中心静脉导管相关血栓预防的最佳证据总结[J]．中华急危重症护理杂志，2024，5（05）：466-473.

[20] 李强，何小泉，陈刚毅，等．右颈内静脉常规穿刺失败患者DSA下重新穿刺置入长期导管的经验总结[J]．中国中西医结合肾病杂志，2020，21（10）：911-912.

[21] 丁娟，张凤勤，付文芳，等．提高神经外科重症患者肠内营养耐受性的循证护理实践[J]．中华急危重症护理杂志，2020，1（02）：156-160.

[22] 四川大学华西循证护理中心，中华护理学会护理管理专业委员会，中华医学会神经外科学分会．中国卒中肠内营养护理指南[J]．中国循证医学杂志，2021，21（06）：628-641.

[23] 张晓菊，陆箴琦，胡雁，等．经外周静脉置入中心静脉导管置管临床实践指南解读[J]．上海护理，2017，17（03）：9-13.

[24] 中国研究型医院学会神经再生与修复专业委员会心脏重症脑保护学组，中国研究型医院学会神经再生与修复专业委员会神经重症护理与康复学组．亚低温脑保护中国专家共识[J]．中华危重病急救医学，2020，32（04）：385-391.

[25] 中华医学会儿科学分会新生儿学组，中华儿科杂志编辑委员会．亚低温治疗新生儿缺氧缺血性脑病专家共识（2022）[J]．中华儿科杂志，2022，60（10）：983-989.

[26] 郭树明，丁文君，张保东．中西医结合内科急救与护理[M]．兰州：甘肃文化出版社．2018.

[27] 袁跃彬，刘国栋，王新钊．战术战伤救治手册[M]．郑州：郑州大学出版社，2024.

[28] 陈志．初级急救员培训标准教程[M]．北京：人民卫生出版社．2019.

[29] 段以卓，邹玉宝．临床上无创血压测量的方法及应用[J]．中国分子心脏病学杂志，2024，24（01）：5928-5932.

[30] 陈安龙，刘尚昆．全麻术后苏醒期患者呼气末二氧化碳分压监测的研究进展[J]．护理学杂志，2024，39（17）：126-129.

[31] 贾建平．神经病学[M].7版．北京：人民卫生出版社，2022.

［32］中华医学会重症医学分会．中国成人 ICU 镇痛和镇静治疗指南［J］．中华危重病急救医学，2018，30（6）：497 – 514.

［33］中华医学会急诊医学分会危重症学组，中国急诊成人镇痛、镇静与谵妄管理专家共识组．中国急诊成人镇痛、镇静与谵妄管理专家共识［J］．中华急诊医学杂志，2023，32（12）：1594 – 1609.

［34］中国腹腔重症协作组．重症患者腹内高压监测与管理专家共识（2020版）［J］．中华消化外科杂志，2020，19（10）：1030 – 1037.

［35］李庆印，陈永强．重症专科护理［M］．北京：人民卫生出版社，2021.

［36］滕娇，秦寒枝，郭文超，等．ICU 成人患者人工气道湿化管理的最佳证据总结［J］．中华急危重症护理杂志，2022，3（6）：550 – 555.

［37］李向芝，胡丽君，王娅敏，成守珍，成人重症患者人工气道湿化护理专家共识组，广东省护理学会神经外科重症护理专业委员会．成人重症患者人工气道湿化护理专家共识［J］．现代临床护理，2023，22（11）：1 – 10.

［38］李毅民，陆骏，宁丽．护理技术操作流程及常见并发症处理规范［M］．杭州：浙江大学出版社．2023.

［39］王丽竹．PiCCO 监测技术操作管理专家共识［J］．中华急诊医学杂志，2023，3（26）：724 – 735.

［40］詹庆元．ECMO 实操手册［M］．北京：人民卫生出版社，2022.

［41］邓亚雯，何志丽，陈传希，等．成人超声引导下鼻肠管置管的专家共识［J］．现代临床护理，2022，21（10）：1 – 6.

［42］石海燕，刘爱华，马骁，等．《成人鼻肠管的留置与维护》团体标准解读［J］．中华急危重症护理杂志，2023，4（11）：1011 – 1015.

［43］孙建华，罗红波，李尊柱，等．成人重症患者床旁超声引导鼻肠管置入的证据总结［J］．中华护理杂志，2023，58（08）：986 – 992.

［44］国家急诊医学专业医疗质量控制中心，北京市急诊质量控制和改进中心，中华护理学会急诊护理专业委员会．急危重症患者鼻空肠营养管管理专家共识［J］．中华急诊医学杂志，2024，33（6）：761 – 766.

［45］周慧玉，邱逸红，张演，等．主动脉内球囊反搏置管评估与护理管理的最佳证据总结［J］．现代临床护理，2023，22（09）：90 – 98.

［46］中国医师协会神经外科分会神经重症专家委员会，北京医学会神经外科分会神经外科危重症学组，中国神经外科重症管理协作组．神经重症目标温度管理中国专家共识（2022 版）［J］．中华神经医学杂志，2022，21（7）：649 – 656.

［47］赵振华，邢星敏，冯波，等．成人危重患者低体温复温管理的证据总

结[J]. 护理学报, 2021, 21 (7): 649 –656.

[48] 毛艳春, 苏洁. 重症医学科疾病观察与护理技能[M]. 北京: 中国医药科技出版社, 2019.

[49] Kornas RL, Owyang CG, Sakles JC, et al. Society for Airway Management's Special Projects Committee. Evaluation and Management of the Physiologically Difficult Airway: Consensus Recommendations From Society for Airway Management [J]. Anesth Analg. 2021 Feb 1; 132 (2): 395 –405.

[50] Saugel B, Annecke T, Bein B, et al. Intraoperative haemodynamic monitoring and management of adults having non – cardiac surgery: Guidelines of the German Society of Anaesthesiology and Intensive Care Medicine in collaboration with the German Association of the Scientific Medical Societies [J]. J Clin Monit Comput. 2024 Oct; 38 (5): 945 –959.